郭林新气功

林新气功研究会 编著

人民体育出版社

造福爲人民

郭林新气功

郭林新氣功

發展 探索 繼承 團結

练好新炁功
促健康长寿

吕炳奎
八七年八月

全国气功科学研究会会长吕炳奎题

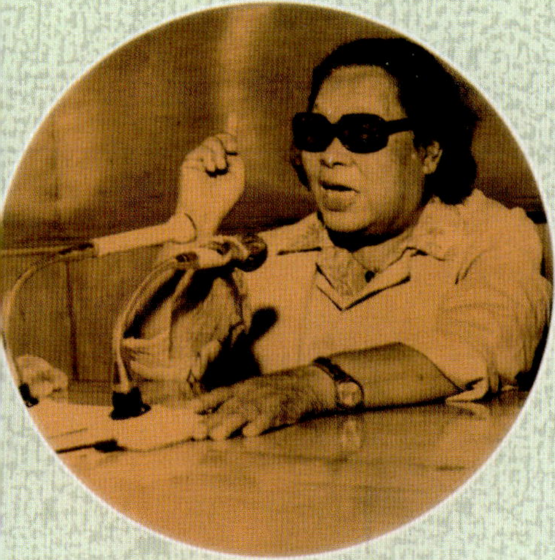

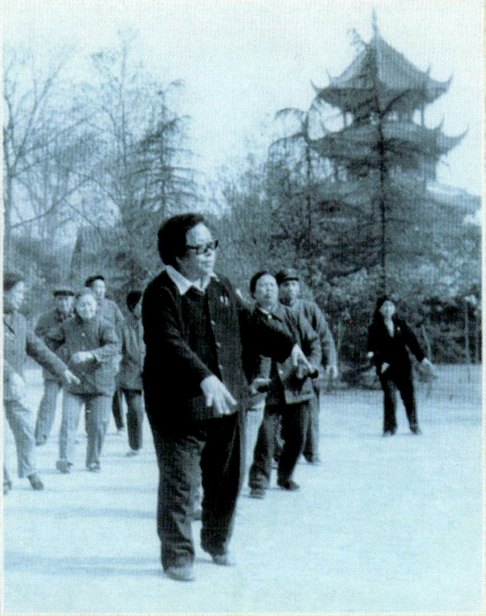

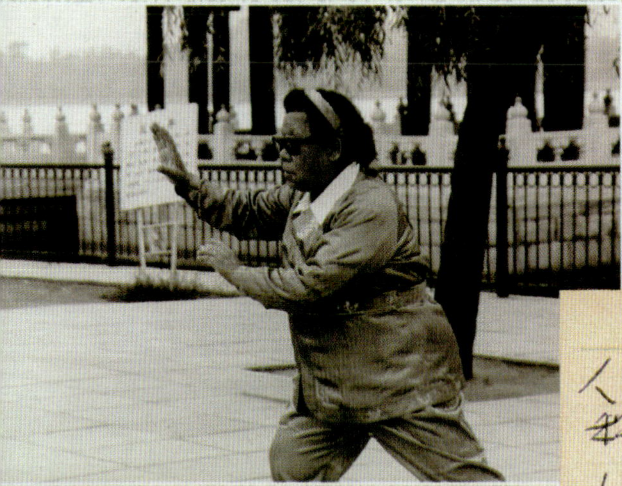

1	2
3	4

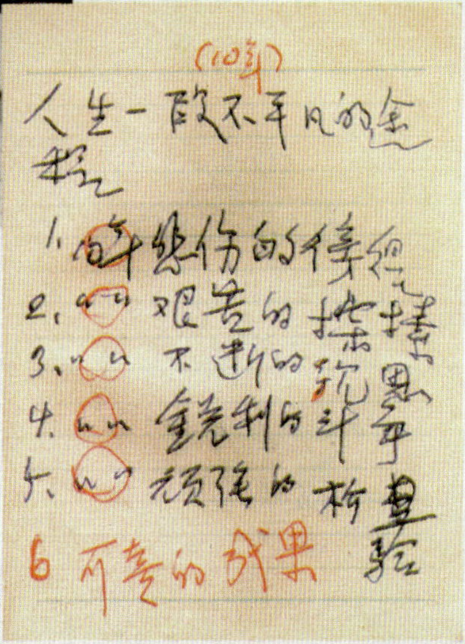

1.功法授课

2.郭林老师在各地授功

3.演练气功“五禽戏”

4.郭林老师笔记手迹

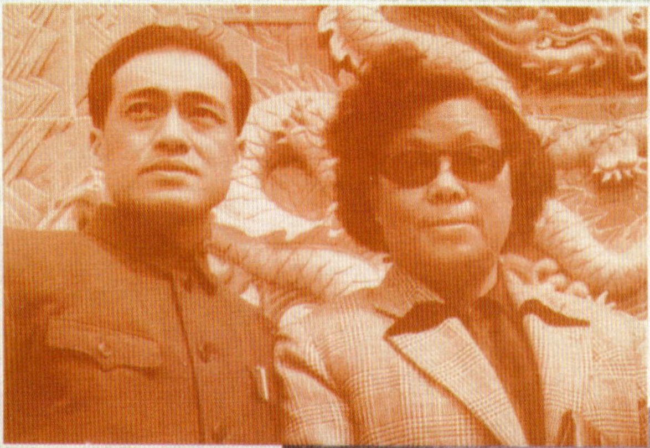

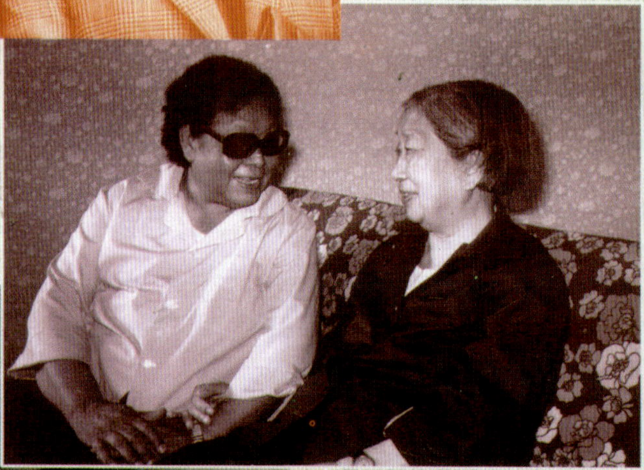

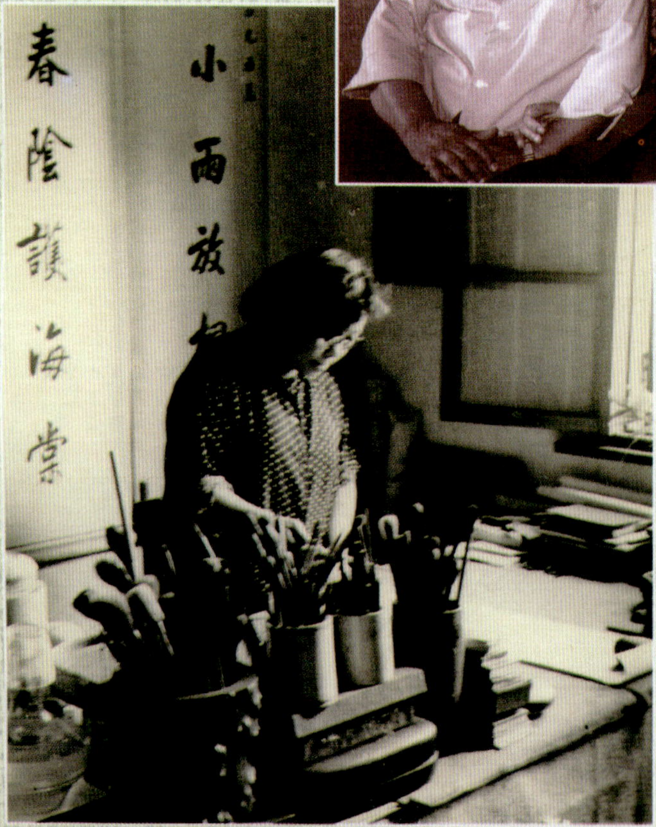

1.郭林老师与丈夫林晓先生合影

2.与柳直荀烈士的夫人李淑一在一起

3.闲来泼墨写丹青

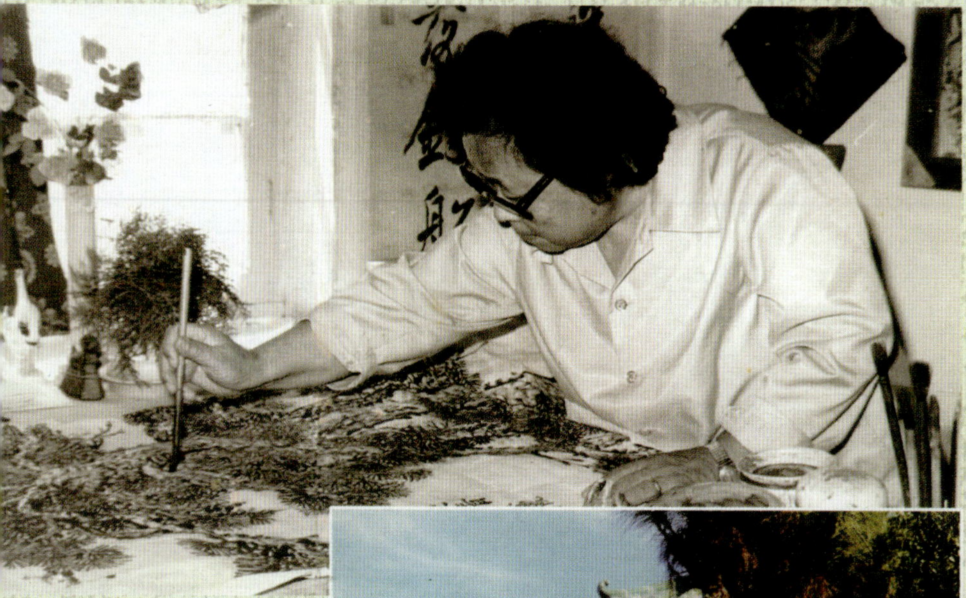

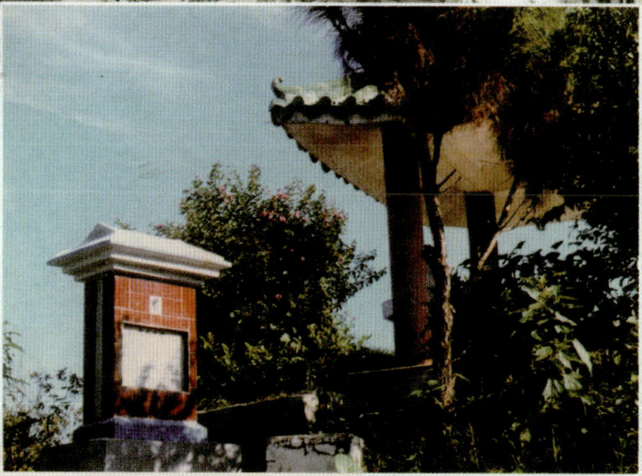

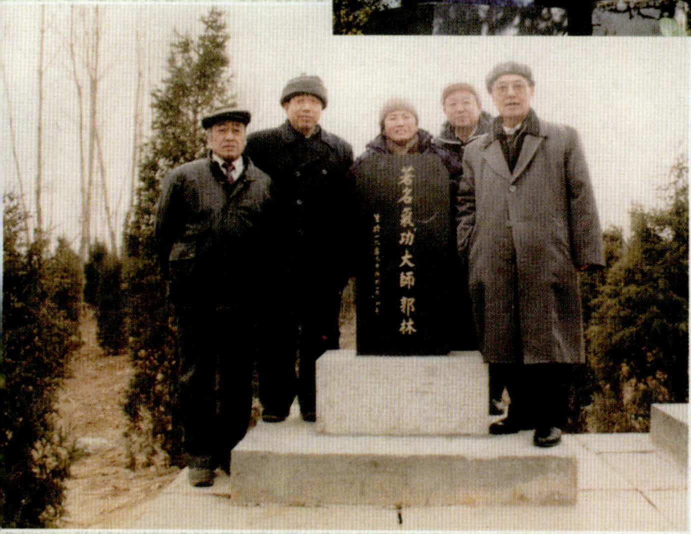

1.将毅力、信念、追求融入画中

2.郭林老师纪念亭及纪念碑

3.怀　念

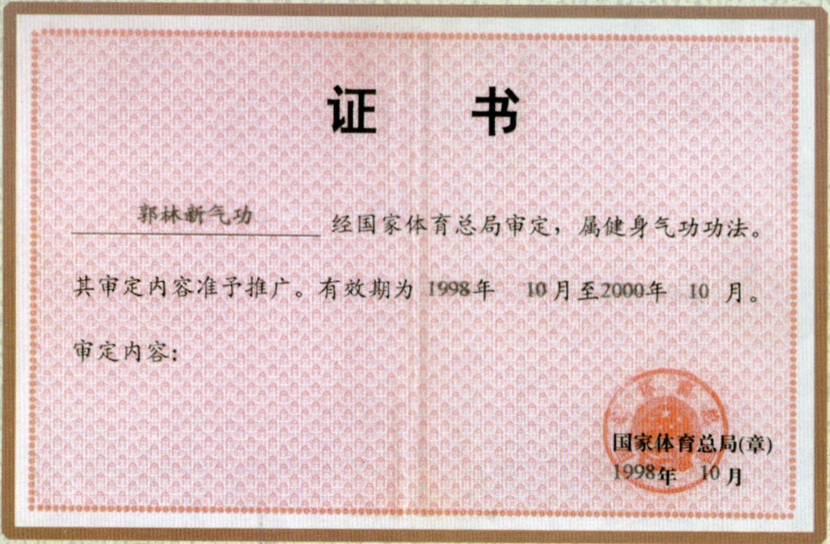

证　书

郭林新气功　经国家体育总局审定，属健身气功功法。

其审定内容准予推广。有效期为1998年　10月至2000年　10月。

审定内容：

国家体育总局(章)

1998年　10月

国家体育总局授予的证书

本书编委会全体成员合影

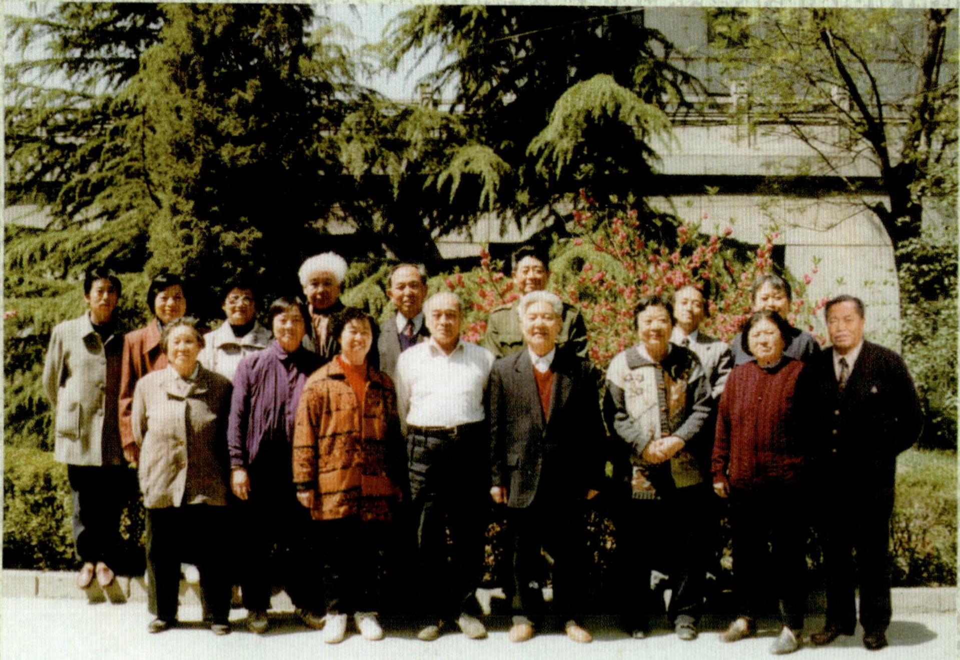

郭林新气功

——治疗功法·挖掘功法·中高级功法

郭林新气功研究会　编著

人民体育出版社

图书在版编目（CIP）数据

郭林新气功：治疗功法、挖掘功法、中高级功法 / 郭林新气功研究会编. -- 北京：人民体育出版社, 1999 (2024.12重印)
ISBN 978-7-5009-1781-6

Ⅰ. ①郭… Ⅱ. ①郭… Ⅲ. ①武术气功－基本知识 Ⅳ. ①G852.6

中国版本图书馆CIP数据核字(2022)第106036号

*
人民体育出版社出版发行
三河兴达印务有限公司印刷
新　华　书　店　经　销
*
850×1168　32开本　12.875印张　280千字　插页4
1999年7月第1版　　2024年12月第16次印刷
印数：82,641—85,640册
*
ISBN 978-7-5009-1781-6
定价：36.00元

社址：北京市东城区体育馆路8号（天坛公园东门）
电话：67151482（发行部）　　邮编：100061
传真：67151483　　邮购：67118491
网址：www.psphpress.com
（购买本社图书，如遇有缺损页可与邮购部联系）

目 录

功理功法

中篇　挖掘功法

中级功

高级功

特种辅助功

指针按摩功法

下篇： 中级功、高级功

中级功——癌症松腰功

高级功——五禽戏

前 言

郭林,郭林新气功创始人。

原名林冠明,又名林姝殊。广东中山人,生于1909年6月8日,卒于1984年12月14日。原系北京画院岭南派画家。

中国气功科学研究会原理事长张震寰热情地称赞:“郭林是建国后中国气功第二次高潮的带头人。”

郭林老师的座右铭是:致力新气功,造福为人民。

郭林老师两岁时,父亲就在辛亥革命中牺牲了。她幼年生活在祖父身边,祖父是道士,曾传授她童子功和华佗五禽戏。

郭林老师青年时期因绘画写生走遍祖国名山,广泛接触到各家各派功夫,也拜访过许多气功高人,这为她后来从事气功研究打下了基础。日本侵略中国后,郭林老师过着颠沛流离的生活,不得不中断练功。停功后得过心脏病、肺病、关节炎,甚至还患了癌症,大小手术做了6次,饱尝了疾病的煎熬和折磨。在死亡的威胁下,郭林老师没有向命运低头,为了年迈的老母亲和远在海外的女儿,她想,我决不能死,我要自救!于是她开始用幼年时代学习的气功为自己治病。郭林老师体会到,死神就在面前,人是不可能完全入静的。她就尝试着把五禽戏中的动作,与传统气功中禁用的风呼吸法结合,创造了一种动静相兼的行功,用它来抑制癌细胞的转移、扩散。她成功了,奇迹般地活了下来。

气功治好了自己的病,能不能用它来救人呢?郭林老师心中萌发了探索用气功治病救人的方法。她一边身体力行去实践,一边大量阅读古气功经典及各类现代医学文献。她钻研中医理论，学习西医的生理学、解剖学、病理学、医理学。她废寝忘食，如醉如痴，笔记、心得写了几十本。有些书买不起，她就在书店一边看，一边抄，连卖书的人都被感动了，借给她拿回去抄，第二天再还。功夫不负苦心人，渐渐形成了郭林新气功功法的轮廓。

1971 年，郭林老师带着她创编的新气功疗法走向社会。一开始，她在东单公园讲授新气功疗法，吸引了许多病患者。虽然常常不被理解，被有些人诬为招摇撞骗，可并未动摇她的决心，越来越多求助者的声音鼓舞了她；真理的光芒深深地吸引着她，坚定了她以新气功造福社会的决心。

野外教功非常艰苦，数九寒天，风霜雨雪，病员们在寒风中聆听老师的教诲，老师一双伤脚，站在雪地上为大家讲课。但在那个时代，“极左”势力仍不允许，诬为聚众闹事，搅得老师和病员们不得不像打游击那样，打一枪换一个地方，今天这个公园，明天那个公园，先后在东单公园、地坛公园、龙潭湖公园、中山公园、北海公园、紫竹院公园等教功讲课。没有教材，只好油印一些材料发给大家。经费哪里来？郭林老师摘下手上的戒指，换了些钱，解决纸张、油印费用。新气功的追随者们紧紧围绕在老师身边。

1975 年郭林老师开始迈进大学校门，到邮电学院、钢铁学院、铁道学院讲课。1977 年郭林老师在北京师范大学讲大课，听众把礼堂的门口、走廊、窗台都挤得满满的。北京市第六医院也为郭林老师培训辅导员开设了小课堂，郭林新气功越来越深入人心。

就在这个阶段，郭林老师多次给卫生部和国家有关部门打报告，反映新气功开展的情况，请求得到党和政府的关怀和指导。

郭林老师非常热爱我们的国家，热爱新社会，对党无比忠诚。当她听说周总理生病的消息后，昼夜难眠，心如刀绞。她立刻给总理写信，报告新气功治癌的成功经验，她多么希望人民的好总理转危为安。可是老师知道，也许总理根本看不到她的信，那也要写，这是人民热爱总理的一颗赤诚的心。

郭林老师有许多亲属在海外，在美国的女儿一次次来信请母亲到美国定居。郭林老师何曾不想与失散多年的女儿团圆?!可新气功的发展,已使她无法脱身。成千上万的病人、癌症患者,恳请老师不要离开他们,老师望着一双双期盼的眼睛,激动地说:"我不走了,女儿是我的孩子,你们也是我的孩子。"卫生部中医局局长吕炳奎亲自出面挽留郭林老师,为振兴祖国的气功事业而留在国内。从此,决定了郭林老师将自己的全部余生献给了新气功事业。

1980年,郭林新气功开始到我国最高学府清华大学,办班、讲课。

1981年始,郭林老师受到全国各地广泛邀请,先后到广州、上海、天津、武汉、成都、郑州、桂林等10多个城市讲学传功,足迹遍及大江南北。虽然郭林老师已是七十多岁高龄,但所到之处,分文不取,十几年教功如一日。这种不为名、不为利,心中全是病人,唯独没有自己的高尚品德,受到所到之地病员们的敬仰。

成功的病例不计其数,许多被判了死刑的晚期癌症患者活了下来,出现了一些癌症明星。像北京的高文彬,胸腔打开后,被确认癌细胞广泛转移,无法手术。在这种情况下,开始练新气功,走几步,停一停,吐口血,硬是用风呼吸走出了癌魔的阴影。晚期鼻咽癌的朱邦本,眼球都被顶出来,癌细胞扩散到脑,吃中药,练新气功,两个月症状消失,开始上班。还有李素芳、顾平旦、于大元、万倪雯、李道显、岳荣富、江德汉、张鹤永……

不仅癌症,还有心血管病、糖尿病等慢性病患者,像李平、刘桂兰、辛德禄、张明武、王淑香。

还有一些疑难病,如红斑狼疮的杨新菊、张树云,血液病的徐焉,乙肝的单长礼、王健,肝硬化的韩天仙、赵成……

多种病的李力……都成了新气功辅导员的骨干队伍。

为了适应形势发展的需要,郭林老师加紧了培训辅导员的工作,并开始传授高层次功法,从小范围过渡到较大规模,集体传授。

1982～1984年，郭林老师每星期二晚，在中国科学院植物研究所小礼堂讲授中级功功理，并开办静功学习班。

1983年中华气功进修学院林中鹏院长邀请郭林老师为全国气功培训班宣讲郭林新气功。

1984年7月，北京正式成立了"郭林新气功研究会"，郭林老师任第一任会长，侨联主席连贯任名誉会长。从此，新气功的发展和延续有了组织上的保证。

郭林老师生前在各大公园、学校、企事业单位，亲自指导的学员就好几万人，追随郭林老师学功的人则不计其数。为了使远在各地及国外的学员都有条件学习新气功，郭林老师开始著书立说，讲解新气功治病原理及功法。先后撰写了《新气功疗法》初级功、中级功、高级功和特种功，《新气功防治癌症疗法》等多种图书。这些书出版后，一版、再版，成为最畅销图书之一。

郭林老师积极提倡中医、西医、气功三结合攻克癌症。从1982年在河北琢县下胡良建立了"西医、中医、新气功肿瘤防治研究所"到现在已先后建立了4家协作性医院及新气功培训中心。

正当郭林新气功事业蓬勃发展、蒸蒸日上的时候，郭林老师却因为劳累过度而突然离开了我们。这给全体新气功受益者及广大病员留下了永远无法弥补的遗憾，也是我们国家气功界的巨大损失。

郭林老师是在气功界万马齐喑的严重关头，挺身而出，为挽救中华民族濒临灭绝的气功文化遗产而大声疾呼的人，她是勇敢的抗争者，她为中国气功史书写了辉煌，也为今天中华气功百花园繁花似锦的大好局面立下汗马功劳。

郭林新气功以行功为主，风呼吸为特色。包含五种导引法，即：意念导引、势子导引、呼吸导引、吐音导引、综合按摩导引。其中意念导引是功法的关键，就是要使人的大脑皮层处于保护性抑制状态，使中枢神经得到调整和平衡。

郭林老师曾谈过四大导引，即：通经接气、飞经走气、收视返听、收发信号。这是一些深层次的功法，老师生前还未来得及传授,成为一大遗憾。

除行功外,还有多种按摩功法、吐音功法、手棍、脚棍、八段锦、五禽戏等特种功和辅助功。因此形成一整套完善的体系。初级功以治疗为主;中级功以巩固疗效为主;高级功法以健身、防病、延年为主。

郭林老师继承古气功传统并不因袭。她大胆改革,推陈出新,使之适合现代人习练。

如:改“三关共渡”为“三关分渡”。即:松静关、意守关、调息关分阶段掌握。初练时,意念活动往往注意在式子上;练一段熟练后,意念活动渐渐集中到“题”上(集中想象一美好事物、景物或数字上);当意念活动可以集中于某一点上时,再由题转向守丹田。这种循序渐进训练意念活动的方法,不易出偏。

又如:为了攻克癌细胞，郭林老师又改变古气功呼吸中一味细、慢、匀、长的做法,而采用比较猛烈、快速的风呼吸法。

再如:郭林老师克癌王牌功法“吐音法”,在古籍中实际上久已失传。吐音法的记载虽然最早可追溯到西汉时期马王堆出土的“导引图”中,但图中并没有具体的练法。明朝宋应星《论气·气声》篇中“其声振山谷”也是侧重对吐音的描述而没有功法。吐音也不同于不出声的“六字诀”。吐音功法是郭林老师在继承的基础上大胆创造的。除“角、徵、宫、商、羽”五脏音外,老师最多用的“哈”字音,是她从自身实践中,证明“哈”音可大泻病邪,用其攻克癌细胞,效果显著。这是郭林老师的创新、发明,是她献给人类文化的宝贵财富。

在教学方法上，郭林老师一改过去气功单传秘授的保守方法,而是首先把新气功推广为群众的实践活动,从而为共同研究、共同探索创造了条件，也为使用现代化手段研究气功开辟了道路。

郭林新气功不仅仅是一种群众性健身运动，它还有待于深入研究、深入探索，它的功法中含有很深的医学价值。我们希望国家的医疗管理部门及研究部门加入研究、探索、挖掘、整理的行列中来。提供先进的理论指导，提供先进的检测仪器，提供专门、正规化的统计条件，使对郭林新气功的研究走上正规化、科学化的道路上来。我们更呼吁，国家医学管理部门加强对气功科学的研究，把它作为21世纪最先进的科学——人体科学而纳入战略计划，这将是非常有远见的做法，是中华民族必将以其灿烂文明而屹立于世界先进之林的千秋伟业。

郭林新气功从1971年走向社会，至今已近30年。回顾这段历程，郭林新气功事业从无到有，从小到大，从北京走向全国，又从中国走向世界，郭林的名字从中国传到美国、日本、加拿大、澳大利亚、新加坡、马来西亚，港、澳、台……

郭林新气功治疗肺癌、肝癌、肠癌、胃癌、乳腺癌、白血病等36种癌症；治疗冠心病、糖尿病、肝炎、肾炎、红斑狼疮、硬皮病等多种慢性病及疑难病，成功病例不计其数，受益者遍及全世界。

郭林新气功得到医学专家的肯定。如，北京中医医院肿瘤科主任郁仁存教授承认："气功能安定病人情绪，增强病人信心，调动病人的主观能动性，起到了一些医药起不到的作用，在肿瘤综合治疗中，显示出越来越重要的作用。"北京肿瘤防治研究所徐光伟教授也在报告中谈到："我们已经搜集了一些典型病例，事实说明，确有不少中晚期癌症患者，在被医院宣判为'死刑'后，通过练功奇迹般地活了下来。"

郭林老师逝世已经15个春秋了。在郭林老师离开我们的这些年里，郭林新气功研究会在李平会长及全体常委们的集体领导下，在全体理事及众多辅导员、会员的积极参与支持下，始终坚持郭林老师"致力新气功，造福为人民"的宏愿，一步一步地去实现和完成着老师未竟的事业。

目前郭林新气功研究会已经拥有一支郭林老师亲自教导、培养出来的早期辅导员为骨干的数百人的辅导员队伍；教学基地已发展到北京各大公园14个辅导站；4家中、西医、气功三结合协作医院。1993年为推进群体抗癌事业还成立了北京抗癌乐园。在全国除西藏、青海外，各省、市、自治区都有郭林新气功研究会或郭林新气功辅导站。现在还建立了稳定的培训中心，有长年辅导病员的，也有短期培训辅导人员的，尽量做到定期、定点。

1998年，郭林新气功被国家体育总局首批评审通过为“健身气功功法”，充分肯定了郭林新气功为全民族健康素质的提高所做的贡献。

1994年夏，在纪念郭林老师85诞辰之际，郭林新气功在北京召开了“郭林新气功防病抗癌国际研讨会”，代表们从全国及世界各地汇聚北京，他们中有新气功受益者，也有专家、学者。他们带来了许多宝贵的研究资料和有学术价值的科研论文。有的是经过科学实验和社会调查的成果；有的是结合自己专业的探究；有的则是以自身切身体验写成的经验。大会秉承“团结、继承、探索、发展”的宗旨，认为我们不仅要缅怀老师的丰功伟绩，更重要的是要把老师披荆斩棘开创的事业继承发展下去。

1999年我们将召开第二次国际大会，进一步研讨郭林新气功发展的长远大计。我们要抓好科研。我们与中国人民解放军301医院黄念秋教授合作的科研项目，曾获中国气功科研会林宏裕气功科研学术一等奖。我们将进一步合作下去，已提出一项新的科研计划，预备在更深、更广大的范围内开展回顾性问卷调查，从而引出更具普遍性、更有充分依据的科研结论。进一步与北大查良琦教授合作开展“多媒体信息技术对郭林新气功疗效检测与抗癌机理的应用研究”。

我们要继续抓紧郭林老师功法的挖掘整理工作。

历经三年多的漫长岁月，这本书终于和大家见面了。它是群策群力的产物，是集体智慧的结晶。

整理出版本书的最初原因是各地学员向辅导员反映，各地教功功法、式子不统一；已经出版的图书中，个别地方有出入，以什么为准，新学员找不到方向。

另一个原因是一些癌症学员，长期习练风呼吸法治疗功，多年没有调整。由于停留在初级功阶段，使功力得不到提高，远期疗效无法保证。

基于以上一些问题急于回答，大家认为应该做一些解释和规范，尤其是郭林老师生前所讲的许多功理功法还未来得及整理出书，有些高级功法只在少数人或个别人中传授；有些老师重要的查功笔记还保存在大家手中，这些无论对教功者和学功者都有现实指导意义和长远深入研究之需要。而这些早年追随郭林老师的辅导员，有些年事已高，倘若不抓紧整理，就有可能失传。大家意识到问题的严重性，建议尽快抢救。这一提议受到郭林新气功研究会领导的重视和认可，于是决定正式成立一个功法挖掘小组，刻不容缓地进行挖掘整理工作。

挖掘小组，即本书编委会，聚集了一批早年跟随郭林老师并长期从事新气功辅导工作的老辅导员。他们中有的有着非常丰富的教学辅导经验；有的曾受过郭林老师亲自点拨；有的手中存有极其宝贵的收藏资料。

挖掘小组成员是：李平、林晓、李素芳、张树云、赵成、张景绪、王健、向心道、刘桂兰、李力、蒋金吾、杨新菊、郭建新、顾平旦、刘书华、桑魁寅。

提供资料的有：李咏、徐金生、张时勇、徐焉、王祖恩、刘建华、刘培林、雪松。

参与抄写稿件的有苏岚、白玉芳、方秀梅。

挖掘小组每周都有工作安排，同志们克服了年迈、交通不便、腿脚伤痛等许多困难，为了不让郭林老师的功法轶散失传这一共同愿望，自觉自愿地工作。经过三年多的回忆、学习、讨论、切磋，终于形成共识，整理成文。本书功法全面，具有一定的权威性，是郭林新气功的较为规范版本。

本书定名为《郭林新气功》——治疗功法·挖掘功法·中、高级功法。

我们挖掘小组仅限于北京的老辅导员,而分散在全国各地的老师的早期弟子,手中也许还有更丰富的资料。所以本书并不是挖掘整理的终结,反而是抛砖引玉的开端。我们还有许许多多的工作要做,希望全国各地的新气功受益者纷纷参与,奉献出更珍贵的材料,使挖掘整理工作更加完善。

借此机会我们告之读者,为配合此书出版,便于大家学练,我们将相继出版1999年版的郭林新气功录像带,希望大家选用。

由于水平、能力和客观条件所限,书中难免会有不尽人意之处,敬请读者批评指正。

在这里通报大家,刘桂兰老师在挖掘整理工作中,不幸殉职。我们表示深深的哀悼和敬意。

郭林新气功研究会

功理功法挖掘整理小组

1999.3

序

郭林大师90诞辰在即。大师亲传的弟子们邀我为即将出版的《郭林新气功——治疗功法·挖掘功法·中、高级功法》一书写几句话。这对我是一种荣誉。此外,我还感到无论于公、于私都是责无旁贷、无可推托的:于公,郭老师作为弘扬中华传统养生文化而鞠躬尽瘁的带头人,早该立丰碑于五洲了;于私,郭老师作为我们锲而不舍、追求真理的榜样,真诚纯朴、襟怀坦白的良师,无私无我、刚直不阿的学长也应留芬芳于百世。

然而,命笔之际,虽百感交集,却无从下手。凝神窗外,此时正飘飘洒洒,下着一场罕见的大雪。一朵朵,洁白、晶莹,如同千树梅花;一缕缕,絪缊、朦胧,好似真气升华。转瞬间,四周连成银白的一片,平日为楼宇、房顶所遮断的视野,突然变得异常开阔。天,格外的高远;地,格外的宽广。我仿佛再次走近郭先生生前无私无畏的境界。

同郭先生的认识,纯属偶然。21年前,也是同样的千里冰封季节,经友人引荐,踏着积雪,登门拜访,目的是讨教山水画的用笔之道。因为是乡谊(郭先生祖籍福建,后迁广东)、宗亲(郭先生原姓林),且同是归侨,又都通广东方言,因此,交谈极感亲切。话题,从国画而及中医,从中医而及气功。此时,郭先生在气功研究方面已是硕果累累、独步江湖的大师,而我则仅知皮毛。郭先生的明快语言,使我获益匪浅,大有茅塞顿开之感。在此后长达7年的交往中,我从她那里得到许多真诚的指导和帮助。

1984年11月，我主持首届“中国气功科学理论研修班”，请郭先生作为首席专家莅临亲授“新气功原理”。尽管先生极忙，但仍然拨冗前来为学友们做了精彩的演讲。课后送别时，先生见我因十几日未眠而疲惫的样子，遂索要纸笔为我亲笔写下了几个大字：“中鹏老弟：健康就是幸福”，然后署下了她的名字，并再三嘱我注意身体，体现了一位学长对后辈的呵护和关怀。想不到这次送行，竟成永诀。数日之后，传来郭先生仙逝的噩耗。记得那也是少见的大雪天，玉龙狂舞、千里雪飘。望着郭老师匆匆走过的那条道，原先多少有些坎坷的路面，已被细柔的白雪铺垫得十分平整、灿烂，一直伸向天边。空中飘飘洒洒的雪花如同先生的清德不停地撒向人间……

文如其人，画如其人。初访郭老师时，印象最深刻是她画室里的一幅国画——青松。纯熟的笔法、古朴的意境自不待言。单就那繁茂的枝叶、敦实的主干，就让人耳目一新。在这里，看不到惯常所见的矫作的怪诞和夸张的挺拔。给人一种实实在在、稳稳当当、根深蒂固的特别美感。此后，这幅作品一再被郭老师选作自己气功著作的封面，可见画家对这幅作品也的确情有独钟。

文如其人，画如其人。郭老师离开我们已近15个春秋了，但是，她留给后人的惠泽如同这枝繁叶茂的大青松永不凋零。今日《郭林新气功》仍如“春雨润物细无声”，滋养着千百万民众就是明证。而郭先生之所以取得如此非凡的成就，并非依靠那种哗众取宠的怪诞和廉价夸张的“挺拔”。她的成就的源泉正是那扎扎实实、稳稳当当的大青松似的深根。

《郭林新气功——治疗功法·挖掘功法·中、高级功法》的出版，如同一座丰碑。她不仅记录一位气功科学研究先驱奉献人类呕心沥血的宝贵经验；而且，也向世人展现了一位普通的中国人如何将青松般的品德和白雪般纯朴完美结合的伟大胸襟。

林中鹏

一九九八年冬月，北京

郭林新气功的本源与发展

董绍明

气功是我国古代文化（精神文明）的瑰宝，是治学修身的根本大道，已为古今现实生活所证实。它是熔德、智、体于一炉的一种最好的健身益智的手段，现代体育运动也不能代替（徐一星语）。

中华人民共和国成立后，20世纪50年代，第一个提倡气功治病的人是刘贵珍同志，他于唐山创立气功疗养院，第二个高潮带头人是郭林女士（1909～1984），她于1971年9月4日在北京公园开始为广大群众宣传气功治病原理，说服病人跟她学练功。她常说人的生命只有一次，当然是重要，但还有比生命更重要的，那就是人生一世，应当做一番有利于人类的事业（古云立德立功立言为三不朽）。她的口号是“致力新气功，造福为人民”。她不取分文，义务教功。她所创编的新气功能治疗癌症及多种慢性病、疑难症，目前，已传播到国内外。

郭林女士为人诚实忠厚，刚直不阿，光明磊落，坦荡豁达，平易近人，虚怀若谷，履仁行义，威武不屈，学而不厌，诲人不倦，一心创业，百折不挠。她亲自培育出一支素质很好的辅导员队伍，他们都是跟她学习新气功治愈的病友，自愿终生从事发展新气功，为人类健康幸福而献身于伟大事业。她所执著追求的是“致力新气功”要科学化，“造福为人民”要大众化。她由身患癌症经加练气功治愈后，见到不少人也患有癌症及慢性病，遂以大无畏的革命精神，超人的气魄，根据家传师传的功法与自身的练功体验，对传统气功进行了彻底改革，在功法上创编了易教、易学、易练的郭林新气功。

她怎样根据传统旧气功进行创编改革呢?

任何一门科学都不是孤立的,它必须建立在其他不同的边缘科学之上,才能形成自己独特的体系。郭林新气功也不例外,她创编新气功的本源是由传统的儒家、道家、佛家、医家、武术等的功理功法中,去粗取精,集各家所长,推陈出新,逐渐形成了自己的功法体系。

郭林新气功分为三个层次:1. 初级功;2. 中级功;3. 高级功。或分五个导引:1. 意念导引;2. 呼吸导引;3. 势子导引;4. 吐音导引;5. 综合按摩导引。其中以慢步行功、升降开合、三关分渡为总的功法核心。

人为什么要生病呢? 一般来说,“患生于多欲而人心难测”;“傲不可长,欲不可纵,志不可满,乐不可极”。大多先由七情六欲不知节制,百忧感心,万事劳形,使身心、阴阳、脏腑、经络、气血常规失调,破坏功能平衡所致。所谓“阴平阳秘,精神乃治;阴阳离决,精气乃绝”(《黄帝内经·素问·生气通天论》)。人若练功,可使身心、阴阳、经络、气血运行畅通,恢复平衡,病自痊愈。

一切气功的功理功法,可用“动、静”二字概括。或约言三调:“调身、调息、调心”;或曰三练:“练精化气,练气化神,练神还虚”。总之都不离“动、静”二字。新气功的初级功和中级功多在动中求静,高级功五禽戏还不离动中静,若跏趺盘坐不动,专注一境,万缘放下,一心不乱,那就近似佛家坐禅入定了。

“导引”二字见《庄子·刻意》“此导引之士,养形之人”。又有云:“导气令和,引体令柔。”

五种导引以意念导引为全功主导,意念活动包括思想、感情、意识、思维等活动。人的言动行止,时时处处都必先由意识发动(有意无意),所谓万事成败在于一念之动能否坚持贯彻始终。练功也是如此,常说“全凭心意用功夫”“大道教人先止念,念头不止也枉然”。人自无始有生以来,即有杂念不断生起,如何止念呢?

不患念起，惟患觉迟。要练意念就是使精神高度集中，达到静定境界（似入无念境，其实尚有微细念头）。儒家讲“知止定静”（《大学》）、“知者乐水，仁者乐山，知者动，仁者静，知者乐，仁者寿”（《论语·雍也》）、道家讲“致虚极守静笃”（《老子十六章》）、佛家讲“戒定慧为三无漏学，定能生慧”。

新气功意念导引功法中，把意念活动集中到某一点、某一词或某一事物上，借以排除各种纷纭的杂念，即所谓“以一念代万念”、“制心一处无事不办”。通过这种功法使大脑皮层逐渐进入并长时间保持在既不兴奋又不抑制的入静状态（无住生心，定慧平等，寂而常照的气功态）。

那么入静境界究竟还有哪一念或无哪一念呢？这个问题很微细，上智一闻即悟，下愚终身莫解，应深研讨。

呼吸引导是佛家天台宗止观法门的下手处，在《小止观》和《六妙门》中讲得具体明确。所谓“调息”，要求把呼吸练到深匀细长。息有四相：风喘气息。前三者为不调相，后者为调相。而郭林新气功为治疗癌症、重症，特别改革为短促的风呼吸。然而风呼吸是被古人认为练功禁忌的。实践证明，风呼吸于行功治疗癌症收效很明显，不追求调息入静的境界，而是着眼于治病的需要，这是依据时代要求来改革、立论立法的。

吐音导引是郭林新气功特有的功法之一。它根据《黄帝内经》脏象学说，人体五脏有五音、肝角、心徵、脾宫、肺商、肾羽。吐音功法约言三句话：三松、三稳、丹田气。

我们知道，天地间最微妙的事物是声音，转瞬即逝；最大的威力是雷电，春雷一震万物复甦。人患疾病，五脏失调，各种功能常规紊乱，辨证吐音可相应引起五脏功能共振同鸣，使之恢复常态，所以病愈。

势子导引多是据华佗五禽戏及《易筋经》、武术、太极、八卦等创编的。

综合按摩导引是根据《黄帝内经·素问·灵枢》有关脏腑经

络学说穴位创编的。

慢步行功是郭林新气功特殊的步法。这种步法功理在一动一静行止之间，具备了五禽戏的形神兼备的姿态，看起来似乎很简单，容易学，其实要认真学好是不容易的。太极拳、八卦掌即是这种步法，所谓“迈步如猫行、运劲若抽丝”。一脚跟先着地落实后，再换另一脚，两足虚实分明，头部左顾右盼，所谓“调动二跻转天柱”，可以调理肾与膀胱经气血运行。

升降开合松静功，采用势子导引三段升降以导三焦之气和三次开合以心包之血，特别是松小棍双手齐转按摩内劳宫，通过心包络血催气行。这也是根据脏腑经络学说创编的。

郭林新气功典型功法之一是“三关分渡”。把三者分开，先练松静，次练调息，后练意守。这种提法把普及气功放在了安全可靠的基础上，使学练气功面貌为之一新，不仅解决了传统气功出偏问题，而且为开展群众性练功奠定了基础。

郭林新气功讲究掌握意、气、形。意指意念活动；气是内气；形是形体动作，即是势子。练功就要练出内气，要想更多地产生内气，就要正确使用各种导引法，过好三关（即松静关、调息关、意念关），其中意念活动起关键作用。意、气、形三字，古人以形神二字概括。“凡人所生者神，所托者形，形大劳则敝，形神离则死”、“神者生之本，形者生之具”（《史记·六家要旨》）。

郭林新气功的任何功目，都要做到圆、软、远。圆是在练功时，躯干身体各节保持圆形，各关节不要僵直。这是依据太极圆周运行不息而来的。

软是通过练功使身体肢节松软，不要僵硬死板，“松而不懈”、“柔中有刚”是本源。“天下莫柔弱于水，而攻坚强莫之能胜”（《老子七十八章》）、“人之生也柔弱，其死也坚强”（《老子七十六章》）。软即柔和之意。

远是闭眼练功时平视前方，不可上视、下视或斜视。初练功时，意念应集中在体外。所谓“其远而无所至极也”（《庄子·逍遥游》)、“外生而后能朝彻”(《庄子·大宗师》)。若认真做到此三字诀,才能更多地产生内气。

郭林老师于 1971 年 9 月 4 日在北京独步进入公园，面向广大群众宣传气功治癌及慢性疑难病,她还别具匠心、开创性地建立起金字塔式的气功辅导员队伍,“大辅导员”下还有“小辅导员”,层层辅导,这不仅打破了传统气功的神秘感,而且为开展群众性的练功提供了组织保证。

革新带来了成果。郭林新气功问世不久,就治好了一些疑难症,包括青光眼、癌症与危重症,于是气功从“文革”前只能治疗功能性疾病、慢性病、轻病,发展到治疗器质性疾病、重病、急性病等。一句话,气功进入了新天地,它以巨大的魅力吸引了那些求索健身养生的人们。即使在“极左”年代,公园里形成了数以百计的练功人群,此即“公园气功”的始端,这是传统气功向气功科学演化的始基。它擂响了改革传统气功的战鼓，给众多病人带来了福音。

党的十一届三中全会以后,郭林新气功有了飞速的发展,北京各大公园几乎都有练功的人群。至 1978 年,北京练功的人数逾万,郭林新气功从北京传播到了祖国南北大地。

1980 年下半年，中华全国总工会主办了全国职工气功骨干培训班,把教功讲课任务由北京气功研究会承办,班中主要教授“郭林新气功”(自控疗法),这对传统气功是巨大冲击。

郭林新气功对传统气功有了重大改革，但基本上尚未跳出 50 年代的“内养功”圈子——以自己练功产生内气，强健自己内因正气为主,不主张发放外气治病。它不仅提供了适合现代时代特点传授气功的经验,更重要的是新气功取得了突破性成果,为改革传统气功、建立新气功树起了旗帜。它向人民表明,时代在前进,社会在变化,作为人民文化的气功也必须赶上时代的步伐,气功必须符合人民的需要,这是历史必然规律。

目前，世界医学形势正处在微妙变化时刻，已由微观世界精细分析而要回到宏观世界系统科学方面来，已渐由偏重外因治疗逐渐转移到重视内因潜力上来。很多国家正在大力开展研究气功疗法。气功本是我们祖先的创造，是我们祖国文化遗产之一，我们岂忍坐失家珍，等闲视之，弃之不用呢？

多年来，如对慢性病中的结核病，虽然有各种抗结核药物治疗，也是有效的，但是它还有一定的局限性和副作用。它强调了偏重外因治疗（抑制细菌、消灭病灶），但有时治肺伤肝、治肝伤肾，顾此失彼，非尽善尽美。因此，有识医家提出"药源性疾病"或"药物公害"之论。总之，目前单纯依靠药物对肺结核病的治疗还不够理想。

祖国医学从整体着眼，认为病之起源与病之治愈，始终不出内因和外因正邪斗争之关系。所谓"正气存内，邪不可干""邪之所凑，其气必虚"、"治病必求于本"。所以防治疾病强调扶正祛邪、培本清源为总的原则。练功可以调动内气，增强机体抵抗力，推动病体起作用的内因发生变化，可以起到药物所起不到的作用。郭林新气功理法就是强调自力更生，练出内气，自行调控治病，不主张发放外气治病。她博观约取，看到世界医学形势在变化中，东西文化哲学在交流中，提出在对治癌病与疑难慢性病时，要药物治疗与气功治疗相结合，不要丢掉药物。倡导气功治病要与中医、西医相结合。这些，都推动了祖国气功向前发展。

发挥群众性癌症康复组织的优势
实行具有中国特色的医学模式

高文彬

我国的群众性癌症康复组织近年来发展很快，已经遍及许多省市。这些组织成立时间最长的不到10年，绝大多数刚刚起步，而群众性抗癌活动却已经有20多年的历史了。群众性癌症康复组织就是在群众抗癌活动的基础上应运而生的。所以我认为我们从事这一活动的同志都应该了解过程、研究渊源、把握群众性抗癌组织、抗癌活动的自身规律，进行工作，开展工作，更好地联系实际，顺应形势，更新观念，更充分地发挥群众组织的优势。下面我想就几个方面，谈谈我所了解的情况和认识。

1. 群众性癌症康复组织的由来。

一个人患癌以后，一般会产生一些复杂的心绪，如恐惧、悲观、失望、孤独感、失落感等等。1971年，癌症康复者郭林带着她创编的气功走向社会，冒着风险公开宣称她的气功可以抗癌，在公园开班教学。她提倡群教群学，开展谈心得、谈体会、交流思想感情。因为都是癌症患者，酸甜苦辣都有亲身体会，互相做工作推心置腹，贴心知心，形成了自己特殊的社交圈。由于确有疗效，影响不断扩大，患者越聚越多，形成抗癌群体。在当时环境下，被有关人员误解曲解，经常受到责难和驱赶，郭林还被加上聚众闹事的罪名。因为郭林气功和她组织的活动，真正能使癌症患者提高生存率，延长生存期，改善生存质量，成为患者的一条“出路”，所以深受患者的欢迎和拥护，硬是顶过来了。随着时间的推移、实践的检验，郭林气功班和群体抗癌像滚雪球似地发展起来。

回顾70年代初期和中期的情景，郭林如果没有一点精神和坚定的信念，哪怕她的动机和气功再好，也很难越过那段严酷的境遇坚持下来。

过去癌症病人得病后，生存时间都比较短，被称做"绝症"，很少考虑以后的问题。自从郭林气功走向社会参与抗癌以后，不少癌症患者（包括中晚期患者）闯过了五年、十年大关，形成了一个特殊的群体。他们接触的面广了，了解的情况多了，有机会思考和议论癌症患者生存率不断提高后，带出来的一系列问题——社会问题、医疗康复问题、家庭问题等等，还有面对患癌人数和死亡人数呈上升趋势，并且向年轻化、知识化发展的现实；治疗癌症的办法、手段不断发展，但绝大多数癌症患者还不能得到合理的治疗，癌症并没有被征服、还在肆虐的现实，给患者造成诸多问题、痛苦和悲剧的现实；萌发了在郭林气功组织的基础上，成立群众性癌症康复组织，把癌症患者组织起来，根据我国的国情国力，通过不同渠道的工作，来改善癌症患者的治疗和生存质量，解决一些需要并可能解决的问题，实行具有中国特色的医学模式。在各方面的支持下，群众性癌症康复组织便应运而生了。80年代末，上海成立了郭林新气功学会，为癌症康复俱乐部的前身。北京成立了抗癌乐园，接着又成立了以患者为主体、医患相结合的中国抗癌协会癌症康复会。影响所及，各地纷纷筹划。几年来发展很快，全国各省市的癌症康复组织已经发展到三十多个，并且还在继续发展。"癌症康复组织"也好，"群体抗癌"也好，"癌症不等于死亡"也好，这些"桃子"都有来历，皆源于郭林气功这棵"树"。我们应该培"树"丰"桃"，实事求是地了解过程、研究历史，将癌症康复组织中的活动内容，特别是能使癌症患者形成一个特殊群体的郭林气功，着意联合专业工作者、科研人员研究、总结、提高，使癌症康复组织屹立于癌症康复医学之林。愿我国癌症康复组织为癌症康复事业不断做出贡献。

2. 保持群众性抗癌团体的特色，充分发挥它特有的社会效应。

群众性抗癌活动最显著的特点就是癌症患者的抗癌实践。一部分癌症患者甚至一些被判“死刑”的癌症患者，通过西医、中医、气功等综合治疗康复措施，不仅奇迹般地活了下来，而且积极从事癌症康复活动。榜样的力量是无穷的，群体的作用具有极强的说服力、吸引力和辐射力。通过癌症康复者的现身说法，使其他患者从他们身上看到希望，从而校正自己的心理障碍，消除心理负担，树立起抗癌信心。由于群众性的相互教育、相互支持、相互鼓励，激发出巨大的力量。正是由于他们不屈不挠，锲而不舍，前仆后继（一些组织者、领导者、骨干由于全身心地投入，献出了生命和健康），使群众性抗癌组织不断发展壮大，抗癌活动蓬勃开展，成为癌症患者康复医疗的重要组成部分，因此受到陈敏章部长的充分肯定、恰当评价，受到有关领导的重视和支持，受到广大群众和患者的欢迎。事实证明他们为癌症患者和社会所做的工作是其他组织无法替代的，他们的抗癌实践和自身优势也是其他人（包括肿瘤专业人员）所不具备的，这就是群众性抗癌组织具有强大生命力的根本所在。所以群众性抗癌组织必须以癌症患者为主体，争取专业人员的参与和帮助，保持群众性抗癌团体的自身特色，充分发挥它特有的社会效应。

3. 坚定不移地走我们自己创建的西医、中医、气功（首选郭林气功）综合治疗的抗癌道路，实行反映中华民族优秀文化的、符合我国国情国力的、具有中国特色的医学模式。它能弥补手术、放疗、化疗等方面不足的缺憾，减轻病人的痛苦，减少社会的负担，提高患者的生存质量，甚至最终战胜癌症，取得更好的社会效益和经济效益。这里仅举北京的几个病例：我自己（1976 年确诊）、郭成沛（1981 年确诊，1996 年患脑溢血病逝）、刘忠（1983 年确诊）都是晚期肺癌，未做手术，做了放疗，我仅做了一个疗程的化疗；王世学（1988 年确诊）晚期肺癌，未手术，不能化疗，放疗一个疗程未做完就放不下去了；程正军 1989 年确诊为胰头癌，未手术，不能做放疗、化疗（活了 6 年）。他们都是被判了“死刑”的晚期癌症患者，可是他们在西医、中医、气功（301 医院黄孝迈教授早在 1976 年就说过：郭林气功“看来还是个出路”、“中国人抗癌比外国人还多两手——中医、气功”）等综合方法治疗下，用自己顽强的毅力与病魔进行顽强的斗争，都奇迹般地生存下来了。面对相继出现的典型病例，我想终会引起一些专业人员作出符合逻辑的思索和受到启迪。总之，旧的医学模式不转变，受害的是癌症患者，而实行新的医学模式，特别是具有中国特色的医学模式，受益的也是癌症患者。医学模式是否转变是关系到患者生、死、存、亡的大问题，关系到家庭和社会的大问题。

我国提出由单纯生物医学模式向生物、心理、社会医学模式转变也已经有二十年了，但实际情况不容乐观。据我的了解，一些临床和门诊医生还不了解新的医学模式。因此，实行新的医学模式，的确是当务之急，而其贯彻落实有赖于有关方面的支持、推广。

4. 郭林新气功已经成为癌症综合治疗、具有中国特色医学模式的重要组成部分，殷切期望专家们从人体科学的系统工程出发，进行有计划的深入系统的研究，使之进一步理论化。

以北京“八一湖抗癌乐园”为例，这里是处在抗癌第一线的广大癌症患者以郭林气功为纽带形成的一个抗癌群体——“抗癌乐园”。这是一个群体抗癌、丰富多彩的抗癌文化宝藏，有待于有志之士进一步去挖掘和研究。这里既有人间真情，又有丰富多彩的文化生活；既有对付癌症和提高患者康复及防护能力的各种方法，又有心理医疗和行为规范的群众工作。这其中郭林气功既是癌症康复治疗中的“方面军、军兵种”，又是“米袋子、菜篮子”。长期以来，根据传统治疗的预后，人们形成了一种观念：“10个癌症9个埋，剩下一个不是癌。”但是从1971年郭林新气功走向社会参与抗癌之后，竟然有相当多的被宣判“死刑”的晚期癌症患者相继活了下来。从1979年开始，先后有数十家报纸杂志及电台、电视台陆续报道了他们活下来的奇迹。随着时间的推移，活下来的中晚期患者多了，活的时间长了，活的质量高了，引出了转变人们观念的新事物：“癌症≠死亡”。“癌症≠死亡”是由我和许多癌友在郭林气功的指导下，用生命、汗水、泪水以及顽强拼搏的精神闯出来的；是作家柯岩同志深入郭林气功辅导站体验生活以后，以人类工程师的使命感，以她的智慧和胆略，从我们这个群体的实践中提炼出来并用最强音喊出来的。她的长篇报告文学《癌症≠死亡》于1982年发表，从那时起“癌症＝死亡”转变为“癌症≠死亡”，这是郭林新气功1971年走向社会参与抗癌，广大癌症患者走具有中国特色的中医、西医、气功综合治疗道路，实行具有中国特色的医学模式，为社会作出的一大贡献。“癌症≠死亡”的口号，已经响彻全国、飞出国门。柯岩同志的报告文学《癌症≠死亡》反映了客观事物的本质，用正确的思想指导人们从癌症等于死亡的禁锢中解放出来，推动抗癌事业向前发展。当然，既然是新生事物，就需要不断实践，认识，研究总结，更寄希望于领导、专业人员支持、关注、总结、提高。早在70年代末，郭林气功就引起了专家们的关注：北京中医医院肿瘤科主任郁仁存教授根据多年的医疗实践说：“气功能安定病人的情绪，增强病人的信心，启发病人的主观能动性，它起到了一些医院起不到的作用，在肿瘤的综合治疗中，显示出越来越重要的作用。”

中日友好医院辛育龄教授、北京市肺部肿瘤研究所蔡廉甫教授在北京肺部肿瘤研究所作了临床实验观察后说：“气功对手术后功能的恢复是有很大促进作用的，对机体功能改善起到了积极作用，有利于肺癌的治疗，似乎已毋庸置疑。”

中国医科院肿瘤医院王建章教授说：“看了病人练气功以后，收到了不少好处，增强了健康水平，提高了免疫功能。气功作为肿瘤治疗的一个方面是可以考虑的。”

1989年徐光炜教授、张宗卫教授在“郭林新气功对癌症患者康复治疗作用的研究”课题中认为，“事实说明，确有不少的中晚期癌症患者，在被医院宣判为‘死刑’后，通过练功奇迹般地活了下来”。

1989年1月，欧洲肿瘤心身医学研究会主席巴尔妥斯博士来华访问时，参观了北京玉渊潭公园郭林气功学习班后指出："这是一种带有中国特色的心理治疗方法，在这里有大量的研究工作可做。"

确实，充分发挥和调动癌症患者机体的积极作用、调动内因、改善内环境、内外因相结合、形成对付癌细胞的整体作战能力是郭林气功的强项；使患者由消极接受治疗转变为积极参与治疗、由坐以待毙转变为拼搏求生、由无能为力转变为大有作为，是郭林气功最具特色的一种治疗艺术，是转变人们思想的物质基础，很值得研究。近年来不乏专家、教授进行多方面的研究，进一步阐明郭林气功的作用和机理。如1993年301医院黄念秋教授在八一湖抗癌乐园多次考察学习并进行研究后，写出了《郭林新气功对癌症患者的呼吸功能及甲襞微循环的影响》等三篇论文（详见《郭林新气功抗癌作用及机理的探讨》）。她认为她的研究所见"可能是郭林新气功抗癌作用机理的一个侧面，郭林新气功可能还通过神经——内分泌——免疫网络的复杂影响，对机体从宏观到微观多层次的调控，来提高病人的抗癌功能，更多的工作有待于广大科学工作者进一步深入研究"。以上这些，都是专业人员所论述。所以我认为专业人员是防治癌症、科学研究当然的主力军。这是一方面，是主流。但另一方面，也应看到传统的生物医学模式在有些医务工作者头脑中还是根深蒂固的，他们很难从这个禁锢中跳出来，去实行生物——心理——社会医学模式在治疗癌症中的转变，因而他们在肿瘤的治疗中只注重手术、放疗、化疗及近期开始重视的生物治疗，而对调动病人本身的内在抗癌能力不加重视。即使应用中药也只是推荐给上述几种治疗手段无法挽回的晚期患者。他们对广大癌症患者通过以郭林气功为纽带而展开的群体抗癌实践取得的丰硕效果仍半信半疑，更没有认识到它是一种生物——心理——社会医学模式在抗癌斗争中的具体而生动的形式。因此我恳切希望有关方面加强领导，在群众性抗癌组织和癌症患者20多年来千百万人实践的基础上，以对癌症患者极端负责的精神,旗帜鲜明地把西医、中医、气功综合治疗道路,把具有中国特色的医学模式,尽快地、普遍地运用到康复医疗中去。对于癌症患者来说,时间就是生命。

5. 迅速推广、实行具有中国特色的医学模式,是实现《"九五"全国肿瘤防治计划》的有效措施。1986 年我国制定了第一个《全国肿瘤防治规划纲要(1986～2000 年)》,要求治后 5 年生存率在原有水平的基础上提高 5%～10%。可是我国近年来恶性肿瘤发病与死亡情况更加严重,年发病例数约为 160 万,死亡 130 万,现癌症病人 200 多万。全国平均每死亡 5 个人中,就有一人死于癌症。《"九五"全国肿瘤防治计划》提出加强各级肿瘤专科医院综合治疗观念,提高诊治水平。到 2000 年底要求治后 5 年生存率在原有水平的基础上提高 5%～10%。完成上述要求,就现在的治疗手段和治疗水平,我认为还是相当艰巨的。比如前些年人们抱有希望的什么细胞治疗,价格和效果不成正比,使一些患者人财两空(癌症患者一定要为自己当好"司令",谨防与癌细胞同归于尽的"治疗")。所以说就现阶段的医疗手段和医疗水平,要求治后 5 年生存率提高 5%～10%,最现实有效的办法就是走具有中国特色的综合治疗道路,特别是"加强各级肿瘤专科医院综合治疗观念",实行具有中国特色的医学模式,同时由癌症康复会和有关方面联合举办康复学习班,落实"群防群治",再在辩证唯物主义思想指导下,将具有中国特色的医学模式引进医院,服务临床,贯彻到医护工作中去,一定能够取得明显的社会效益和经济效益,甚至会引起医务人员知识结构的更新。这是一项具有战略意义的转变,也将是肿瘤医学发展的必然趋势。作为群众性抗癌组织,愿为实现《"九五"全国肿瘤防治计划》贡献自己微薄的力量。

一代气功天骄

林　晓

（郭林新气功研究会副会长，郭林老师的丈夫）

我叫林晓，是郭林的老伴。在郭林诞辰90周年前夕，郭林新气功研究会决定编写《郭林新气功——治疗功法·挖掘功法·中、高级功法》以缅怀郭林老师，使我很高兴，也很感动。因为郭老师创建了新气功并带到社会上已20多年了。在这期间，她培养了许多辅导员，现在仍分散在北京各大公园教功；全国各地及海外，现在有几十万甚至上百万人在练郭林新气功。通过练功，他们都收到了良好的疗效，很多人已经得到康复。现在的辅导员大多是年龄较大的离退休人员，因此，我认为趁这个机会，从曾经接触郭老师较多的人或朋友那里，收集、整理一下郭林老师生前的情况，写一下回忆录，是很有必要的，也是很有意义的事。这对今后推动、发展、完善郭林新气功，为后人缅怀郭老师都将起着积极作用。

郭林老师祖籍广东中山县。1909年6月8日（农历4月21日）生。其父是辛亥革命烈士，母亲是一个没有文化的家庭妇女，共生姐妹三人，郭老师是老二。在她两岁时，父亲就牺牲了，当时家里生活很困难。祖父是个老道，很钟爱她。她从小就在祖父身边，很小就教她童子功。14岁那年，她就独身到广州求学，闯世界。先上商校，后又改上师范，学美术。郭老师当时虽然才十几岁，但在广州就很有些名气了。

原因之一是在几十年前封建意识还相当浓厚的广州，她虽是女孩子，却留短发，穿西装，系领带，一身男装。因为她的特殊，所以走在大街上没有不认识她的。

原因之二是她在广州上学期间非常活跃，是学生会主席。她很有口才，很有鼓动能力。到政府请愿，同学们推她为团长。她曾经和汪精卫拍过桌子。当时的反动政府对她这样的人很反感，又找不到理由，校长就与校医做假，说她有肺痨病。用这样的方法把她与同学隔离开。但她并不屈服，心想我正面斗不过你们就背着斗。于是她每天早上四点多就起床跳墙出去练长跑，结果她获得了全市长跑冠军。因为她为学校捧回了奖杯，校长也不得不组织学生在校门口迎接她。这则消息登在了当时广州的报纸上。

原因之三是毕业时，她一边考试一边办画展。

当时广州市童子军有一条规定：男孩子穿短裤，女孩子穿短裙。她是团长，却非穿短裤不可。学校拿她没办法，就让省长找她谈话：说她这是奇装异服。她却说：我不袒胸露臂，怎么叫奇装异服呢？结果省长也治不了她。她的青少年时期就是这样在大风大浪中滚过来的，而她的天赋和与众不同的气魄也充分显示出来了。

我和郭林老师在 1941 年 12 月 8 日结婚，正是太平洋战争爆发那天。当时我在澳门上学，她在澳门教书。

郭林老师研究气功，并用气功治病是近二三十年的事。1949 年她得了子宫癌，做了切除手术，1964 年她膀胱癌转移做了第 6 次手术才引起她的深思。她想到：自己一生多灾多难，虽然练过童子功，当过长跑冠军，还是得了癌。自己已做了 6 次手术，同时还患有高血压、心脏病、风湿等多种疾病，如果再做第7次手术，生命恐怕就保不住了。想到身边还有年迈的老母需要自己照顾（大姐已去世，妹妹在台湾）；有远在美国几十年未见面日夜思念的女儿。想到这些，她说我不能死，我必须寻找一条自救的路！于是她想到了气功。她想：气功是祖国的优秀文化遗产，能不能用来治病呢？有了这个想法，她就边读医书边练气功，同时还向气功界高人交友求教。经过10年功夫，不知不觉之中，她身上的病全没了。这引起了她的注意：心想我的气功是否有点意思，它能在我身上起作用，对别人是不是也有效呢？如果也有效，那真是对社会的一大贡献！这样她萌发了让气功走向社会、用气功治病救人的想法。

那是1971年9月初，"文化大革命"正处于高潮，"左"倾思想严重。在这种社会条件下去传授气功行吗？她苦苦思考，经过激烈的思想斗争，终于在1971年9月4日毅然走上社会，到东单公园传授气功。开始，她单枪匹马，是很困难的。到哪里去找病人呢？她就假装挂号看病与病人聊天问别人有什么病？主动要求教别人练气功，这样就把一些病人拉到了公园。她在公园里教功、演讲，招来很多人，但也招来不少麻烦。

当时有许多逛公园的外国人给他们照相；另有些人看他们练功摇摇摆摆的样子也不理解，觉得有失国体；还有当时公园正在整修，很多听课的人拿了附近的砖头瓦块坐着听课，走时就不管了，惹起公园工作人员的不满，所以不让他们在那里练功。又因为教功时，许多人聚在一起，引起了公安人员的注意和干预，曾7次传讯郭老师，不让她教功。还曾因此在单位被大会批，小会斗，说她不务正业，不让她教功。但她一点也不动摇，毫不退缩，照样去教功。平时不能去就星期天去。她说，这是我的时间，我有权支配。她说,我不能不去教功,好多病人在等着我呢!她坚信,自己的气功是造福人民的,她做的不是坏事。这种信念支持着她,鼓舞着她。

当时,我对她搞气功也不理解,也拉过她的后腿。1971 年我正在保定,经常与她通信。我说:“你是画家,却到公园这么搞,就像天桥的把式,卖艺的一样,多丢份儿啊!”她说:“哎,那可不一样,我是为救人。我知道病人的痛苦。人在生死关头对人生留恋的心情,没病的人是体会不到的。我的功能救人,为什么不去救呢?”她生前经常说:做人要生得有意义,死得才有价值。我觉得郭老师这种精神是很伟大的。

郭林气功渐渐在社会上流传,发展起来了。在 20 多年时间里,她从病号中培养了许多辅导员,现在仍遍布在北京各大公园教功。全国各地,甚至海外也有不少郭老师的弟子。在多年的练功实践中,证明了郭林气功在癌症病人的治疗和康复中,在治疗多种疑难慢性病中发挥了奇效;证明了郭林气功确实是治疗癌症和慢性疾病的一种既经济、又有效、又易学的好方法。但郭老师也为此付出了自己全部精力,付出了自己的健康。她的脚冻坏了,那是因为大冬天她站在雪地里讲课冻坏的。她在最后几年已经走不了行功,只能练定步功了。但她仍不退缩,花了五百元钱买了一辆三轮车,每天让人蹬车送她去公园教功。她说,我的脚虽然冻坏了,但我无憾。因为我创立的功救了许多人,牺牲我一个,救了大家,值得!

郭林老师创立的新气功,确实为人民做了一件大好事,这是她一开始没有想到的。她的功理、功法也在 20 多年的教功实践中逐渐丰富、发展,完善起来。

郭老师不但对自己的气功不懈地追求,她对周围的病人、朋友,也有一颗温暖的心,特别乐于助人,帮人排忧解难。

她最早有一个学生叫杨新菊，现在陶然亭公园教功，红斑狼疮患者。郭老师对她很是下了一些功夫。杨新菊 1972 年开始学功,当时病很重,每天要服 8~12 片激素。就这样有时还控制不了病情,老发低烧。学了一段时间功后,因病经常反复,很痛苦,她都想死,不想练了。郭老师知道后,只要她不来,不是派人去找她就是亲自去做她的工作。老师对她说:“你如果死了,剩下两个孩子,将来你爱人为孩子再娶个后妈,孩子可该遭罪了。你发烧也要练,我带你练。”就这样经过一段时间的锻炼,她的病渐渐好转了,慢慢地药也不吃了。现在杨新菊身体很好。

郭老师教功,不但不要钱,有时还自己掏腰包。

郭老师的另一个叫徐金生的学生，现在北京气功研究会工作。当时跟郭老师学功时生活很困难,收入很少,还有一老母亲。冬天练功只穿一双单鞋。郭老师看见了就送给她棉衣、棉鞋。

还有一个叫具本艺的学员，是平顶山文工团舞蹈演员，乳腺癌患者,当时生活也很困难。父亲家在北京,房子很小,她没地方住。郭老师就把她叫到自己家来住,告诉她先看病再说。具本艺有病需要营养，郭老师就让我母亲给她燉牛肉汤喝，让她两三天喝一次。其实,当时我家的经济情况也不是很好。

郭老师还有着豁达的胸怀。对某些为他们治好病而又背叛自己的人不去理论。曾有人为阻止郭老师的《五禽戏》在电视台播出，就写信到电视台说老师有海外关系，是内奸，反党反社会主义，致使电视台到她单位去调查；另一人曾到外地说《郭林新气功》这本书不是郭老师写的,而是他写的。因为他当时挨斗不能出书才转让给郭老师的,以郭林的名义出版……对于这些肆意捏造中伤诽谤攻击，有些人知道后很气愤，非让郭老师与他们打官司。可郭老师却说：哪有老师告学生的呀！再说他们不是也在为人民做好事嘛，他们不是也在救人嘛！算了，算了，他们能救几个人也很好嘛！

病人常说：郭老师心中只有病人，唯独没有自己。事实真是这样，就在她逝世的 1984 年，她还去外地教功 6 次。有一次她准备和刘桂兰一起去郑州，那天得了急性肠炎，老去厕所。按说不能去了，可快开车时，她说："走，我不能不去，那么多人等着我呢！"到了郑州，她怕我担心，就叫刘桂兰打电报给我，说她没事了，其实她还没好。但她照样教功，那里的人谁也不知道这事。还有一次去郑州讲课，回京时，省体委的同志送她到车站，递给她 600 元讲课费，她用手摸了一下说："好了，我摸了就算收下了，你们拿走吧！我到郑州来不是为挣钱，而是为了传授我的气功。"为此事，省体委还发了一份通报，号召大家向郭林老师学习，盛赞了她无私奉献的精神。

郭老师对家里的亲人也是一往情深的。

那是在她去世前几天，在紫竹院公园与上海的学员聊天。她说："奶奶(即我的母亲)对我很好，她把全部家务都承担下来了。如果没有奶奶，我也救不了你们。"还说："我一生最不放心的就是林晓(因为我自理能力很差，母亲从小什么也不让我干，把我惯坏了，至今我也不会做饭)，除此以外，我没什么牵挂了。"现在看来，她当时已经意识到自己即将辞世，才说这些话的，因为她平时很少与别人谈家常的，学员们也感到奇怪。

在 1984 年 12 月，也就是她去世前不久，广东家乡来人，邀请她参加家乡颐老院的落成典礼，因为她是家乡的名人。她说，我一定要参加这个典礼，并准备画一张画儿送给颐老院。为此，她画了几天。就在她发病的那天上午，她还趴在桌子上画了四个小时，画完还亲自盖上章，这是晚年没有的事。晚年因眼睛不好，每次画完画，都是学生给盖章，可这次她却自己盖上了。在吃午饭的时候，她就发觉双手拿不住筷子，这才意识到不好，当别人把她扶到床上，就昏迷了，嘴角流出了黑血，她只说了一句话：快去找刘大夫……那天当我得知消息赶到家，她已被送到北京466空军医院。到了医院，她已处于高度昏迷。经过三天抢救无效，于1984年12月14日中午12时15分去世，享年75岁。

郭老师的追悼会在八宝山小礼堂举行。于大元同志主持追悼会，郭老师单位的领导刘迅同志致悼词。

郭林新气功研究会为郭老师修建了一座墓地。郭老师的家乡为她建了一个由她生前友好、前侨联主席张国基老先生题字的纪念亭（她的家乡共建了两个纪念亭，一个是著名的导演郑君里的纪念亭，一个就是郭林老师的纪念亭）。以后又由于大元、黄松笑、叶强、孙铎、上海郭林气功学会等捐资在亭旁立了一块石碑，碑文记载了郭老师的生平。在郭老师逝世5周年时，我又带了一些人参加了郭林老师家乡乡政府为她组织的纪念活动，并参观了她的故居及纪念亭。

郭老师虽然离开我们10年了，但她一生不畏强权的硬骨头的精神；她对气功事业不懈地追求精神；对广大病患者的无私奉献精神；她在淫威面前不低头，在挫折面前不气馁，在成功面前不骄傲，在金钱面前不动摇的崇高品质，是我们的光辉榜样，是值得我们永远学习的！

至于说到对郭林老师的评价：我认为她是中国气功史上的一

颗明珠，她对中国气功做出了巨大贡献。她创立的新气功是中国气功史上的一个新的里程碑。为什么这样说呢?因为郭林新气功开拓了气功的一个新的领域——气功治癌。这在她以前是没有人公开提出过的问题。

郭林老师是把中国古老气功由单传到大面积推向社会并为广大人民治病的带头人，70 年代用气功防癌治癌，郭老师是一位最杰出的代表。她提出的中医、西医、气功综合治疗，在广大病员中取得了非常好的疗效，并得到医务界和气功界的肯定和推广。因此，我说郭老师对中国气功做出了巨大贡献。可以说，她是气功界的楷模，是全体气功界学习的榜样。

在纪念郭林诞辰 90 周年之际，谨以此回忆，向与我风雨同舟四十三个春秋的亲密伴侣——郭林老师表示深深的敬意和无限的怀念!

上　篇　治疗功法（统一功法）

新气功疗法治癌与防癌

李　平　选摘

编者导语： 我们在处理李平会长提供的《郭林老师讲授防治癌症的功理功法》中摘录的内容时，深深理解李平会长的良苦用心在于，引用郭老师这篇较早著述，能够帮助练功者理解“防”与“治”、治疗中的“攻”与“守”、生活中的“病、癌”与“健康”的辩证统一关系，从而更知“防患于未然”的意义。我们在深入学习全文之后，愈加感受到此文的深邃内涵。它可以说是老师创编新气功，从功理功法准备（处理继承与改革关系）到反复切磋临床实践经验、苦心孤诣探索全过程的缩影。她所建立的“理论体系”是依据“传统气功”、道、佛、儒、医、武的哲理与诸多实践记载扬弃与综合而成。其更为可贵之处在于她的“现代意识”。她时时处处设法将新气功与西医、心理等诸多学科的有机接轨。虽然由于条件所限，其所立意的目标还不具备实际解决的可能，但是她的许多“天才直觉”的精辟论述，确为大量的临床实践所证实。虽然伴随时间的推移，现时的功法又与这里所讲授的功法有所变化，但这正反映它在不断发展和完善。我们全文编入的用意在于深入、切实、全面地领会郭林老师对“防”、“治”、“病癌”、“健康”及设功转化的辩证思想。从而更好地发展郭林新气功事业。“致力新气功，造福为人民”。

以下为郭林老师讲课的整理稿。

一、新气功疗法治癌与防癌

龙潭郭林新气功疗法治疗班正式开展、用新气功疗法防治癌症的工作,到目前已有3年的历史了。经过这几年的临床实践,完全证实新气功疗法对防治癌症的巨大力量。新气功疗法的1974年治癌专班的不少学员已病除康复、重返工作岗位;1975年治癌专班的大部学员已进入中级班巩固疗效;1976年治癌专班,自开班至第一个疗程结束的全部三十多名学员,经过新气功疗法的治疗,不但没有一个人因为病灶转移、扩散倒了下去,反而出现了很多超出预料的好疗效。如天津市人民图书馆的领导干部王鸿寿,天津市人民医院确诊为淋巴恶性肉瘤,两年多共进行了七个疗程的化疗,每次化疗后总是过一段时间肿块又回长,心、肝、脾、肺、肾等脏器的机能都衰退了。自采用新气功疗法治疗,完全停药,练功一个月后,体力显著增加,失眠基本得到克服,饭量显著增加,心脏病比较平稳,肿块见小见薄(经医院检查证明);练功两个月后,白发一部分变黑。练功三个月,肿块显著见小见薄,其他各病也随着有显著好转和巩固,心脏病的间歇症状已不见。他说:"练功以来,我未用任何药物,以上疗效应该说是练功的收获。再如中国舞剧团二队的吴志山,经友谊医院确诊为早期肝硬变,脾功能亢进。经过两年多的治疗,病情无明显好转,反而病情加重、病状增多,脾大4厘米,牙龈出血,不敢刷牙漱口,严重时整天流血不止,连云南白药、三七粉都不能止住流血,牙齿松动脱落,面色暗灰青黄,两肋胀满作痛,恶心厌腻,失眠多梦,腰疼背酸,多便腹泻,小便赤黄,两腿浮肿,指甲变白凹进,全身发软、四肢无力……经过两个月的新气功疗法治疗,食欲增进,睡眠改善,噩梦消除,体力增强,病情稳定,面色出现红润,牙出血基本止住,松牙已有稳固,出血点由深变浅,有的已接近消失,指甲变红变平,6月28日在友谊医院检查,肝、脾功能基本恢复。再如计划委员会的李燕文,她从1972年患了严重的植物神经功能失调,1974年9月又在医院急救手术中发现患有卵巢癌,卵巢癌手术后又进行了化疗和放射治疗,这样就使她极度虚弱的身体更加虚弱。她开始去龙潭湖公园学气功是坐出租小汽车去的，练功一个月后，她不但不再坐出租汽车了，连陪伴人都不需要了，她自己一个人乘公共汽车去龙潭湖也不感到害怕了，而且每天能坚持练功四五个小时。她过去五年来不敢出房门，怕冷、怕热、怕风，但是还不能预防感冒和消除疼痛。过去十年来她患有全身关节炎、腰疼、牙痛、出血等，但自练功以后从不感冒，这些症状不知不觉地消失了。她说："这的确是我没有意料到新气功的疗效有如此之高。"

新气功疗法既不吃药、又不打针，也不开刀动手术，为什么就能这样高疗效地治疗世界上仍在认为是医疗难题的癌症呢？就是利用能够调动人体的"内气"，发挥它的冲力、钻力、热力和旋转力的功能，增强人体自身免疫机能和人体内自然科学的变化治疗癌症的新方法。

在走出家门为群众义务治病刚刚不久，就有一个人来要求用气功治癌。他是北京阀门厂的工人，叫刘丙戌，1970 年 7 月在肿瘤医院确诊为胃癌后，刘丙戌的单位领导要求医院给他做手术切除治疗。医生说他年纪太大了，切除一流血也得死，不切除也得死，白挨一刀也管不了事，不如让他想吃什么就吃点，还能多活些日子，但是最多也不能再活三个月了。这样的情况应当怎么办？毛主席说："中国医药学是一个伟大的宝库，应当努力发掘，加以提高。"我想这宝库里的宝藏能够治好他的病，只要我们去努力发掘，加以提高！于是就接受下来了。那时教的还是站功，站功能不能把"内气"调动起来去治癌？我还没有实践经验，于是先在自己身上做试验。试验结果，"内气"活动不够猛、不够强、不够快，费了很大劲，用了很多辅助功法去配合。刘丙戌练了两年，整个癌病灶都消失了。可是我发现用站功治癌的疗效不够快速、不够强猛、不够大量，有赶不上癌细胞发展之势。于是我又开始用现代的生理、医理、病理等科学结合气功的功理，来整理、研究、创造，实行治癌的新气功疗法。

第一个研究的是"癌是怎样产生的"？按中医学的看法是由于

"阴阳失调、气滞血淤、淤血藏毒"而形成的。而近代的医理、病理科学认为:"致癌质引起的动物癌瘤组织中,钙量减少,水量增高。""研究工作者已发现在结肠癌有高度危险的人口中，有大量厌氧细菌","多数肿瘤组织在无氧或有氧状态下皆能积累乳酸。肿瘤的糖代谢较正常组织低"。我们知道在人体的体液中的无机盐和一些有机物,多以离子状态存在,不是带有正电荷(阳离子),就是带有负电荷(阴离子)。但正常组织的细胞内液的阳离子总量和阴离子总量是相等的,所以正常细胞呈现中电性。我们也知道,钙离子(Ca^{++})是显阳电性的,氧离子($O^{=}$)是显阴电性的,也就是不论是哪一种元素含量或功能的改变,都要造成正常细胞阴离子和阳离子总量的不平衡,使正常细胞"阴阳失调"。正常细胞的阴阳失调,就是致癌的物质条件。

其次就是搞清癌的性质。科学家们对癌细胞研究的结果,癌细胞由于电性的改变,使癌细胞最外层的负电荷增多,癌细胞易转移、扩散。另外是在人体内由大噬细胞组成的防线失效。"邪气压倒正气"。

又研究了现代对癌症的医治方法。现代对癌症的治疗方法,不论是手术切除,还是化疗、放疗、电疗,或者是服抗癌药物,它们的共同点都是在杀灭癌细胞的同时也杀害了大批正常细胞,控制癌细胞生长的同时也控制了正常细胞的生长,损害了病体的抵抗力。这一类的治疗法,不符合中医"扶正祛邪"的治疗原则,所以不予采取。祖国气功医疗方法的"气",用现代的生理科学进行研究,它就是人体的生物电,练功人的"气感",也就是生物电能运动的反映。关于气功疗法的"气"的说法,是从两千多年以前的《黄帝内经》沿传下来的。因为那时候还没有电的科学出现,所以对人体生物电运动现象的反映由于很像气动而一直被认为是"气"。也就是说,正因为气功疗法的治疗动力是"电",是人体的生物电能,所以用它来治疗由于细胞电性变化而形成的癌症,用气功的功法调动体内生物电能去改变癌细胞的电性失常现状是完全可能的。

按照中医学治病先治本的主张,首先就要消除致病的起源。

癌症的起源物质条件，经过现代科学研究是正常细胞由于“阴阳失调”电性变更形成了癌细胞，也就是说治疗癌病就要首先消灭“阴阳失调”这个产生癌细胞的来源。用什么办法来调整“阴阳”？对于这个问题，用气功疗法是最容易解决的，因为气功有最大的“调整阴阳”的本领。用气功功法调动“内气”在人体经络、脉道有规律地运行，使之达到“调整阴阳”的作用，这就是创造治疗癌症的“行功”特点。

再就是按中医学治病要扶正祛邪的原则。由于癌症患者的身体是正气压不住邪气，所以首先要扶植正气，然后再用扶植起来的正气去驱除邪气。什么是正气呢？正气就是正常细胞的免疫功能，扶植正气就是提高癌症患者病体的自动免疫功能。也就是针对癌症患者身上的大噬细胞对癌细胞失掉了战斗力的免疫功能失效的现状，用调动“内气”旋转力的功法把所有正常细胞联结成一体，形成森严壁垒、众志成城的局势来共同对付癌细胞。这个调动“内气”做旋转运动来对付癌细胞的功法，是依靠正常细胞能联合的群力，利用练功病人的神经末梢电磁能量做有规律地左右移动的感应和呼吸中枢神经往返伸缩运动的电流导引，使经络、脉道的电流（即内气）产生一种左右往返的旋转力，用这个旋转力加速、加强体内氧原子间共用电子对的形成。在氧原子间共用电子对的作用下，促使并充分发挥正常细胞的能联合的群力，随着练功功时的积累，使正常细胞联结在一起，团结起来力量大，力量强，这样，正气就扶植起来了。这样就可以把为性孤独的癌细胞孤立在层层包围之中，使之寸步难行，第一疗程的防止癌细胞转移、扩散的疗效也就出来了。由于这种生理作用机制的需要，所以就设计了风呼吸法的各种快、慢及中度行功的操练势子。

再就是祛邪。新气功疗法治癌的祛邪动力，是新鲜空气中的氧气。用氧祛邪是利用氧原子在电子争夺中能够夺得电子的功能去消灭癌细胞的毒素。癌细胞的毒性表现在它的厌氧和因此而形成的强大排斥力量。新气功疗法针对癌细胞的这一特点，把硬攻的战术改变为瓦解战术，用氧原子强大争夺电子的力量去夺取癌细胞最外层的电子。为了抵过癌细胞的强大排斥力，新气功疗法采用了强度风呼吸法，用在极短的时间内吸入最大量的氧气来加大体内氧原子的密度，再用强度风呼吸法导引呼吸神经中枢的反射作用来加强氧原子争夺电子的猛烈强度和动作速度。这样，在氧原子的更大、更猛、更强、更快的争夺攻势下，癌细胞大量丢失了外层的电子，使癌细胞突然显正电性，这样就把癌细胞的厌氧状态变成了亲氧状态，在电磁的"异性相吸"作用下，使氧离子趁势攻进癌细胞。癌细胞由于得到了新鲜成分，平衡了阴阳，从而毒性的癌细胞就改变成良性的正常细胞。这种改变癌细胞性质的疗效，因为子细胞的排斥力还比较弱，一般都是先从子细胞开始。如永定门火车站职工周× 的初期肺癌，只经过几个月的新气功疗法的治疗，就消除了病状，恢复了健康，重返工作岗位了。由于这个改变癌细胞的生理作用机制的需要，所以又确定治癌的快步行功要采用强度的风呼吸法。

通过以上对癌症铲除病因、扶植正气和驱除邪气三方面的实例，只是叙述了强度风呼吸法快步行功的创造过程和说明新气功疗法的作用机制。也就是说新气功疗法能够高效地治疗癌症，并不是单纯依靠强度风呼吸快步行功的发明创造，而是对祖国气功医学遗产进行了全面地发掘、提高和改革的结果。过去的气功法，不论是风呼吸法还是快步行功，都被认为是不好的。对于风呼吸法，一般练气功者认为是危险的，不愿采用或不敢采用。再在身心极度衰弱的癌症患者身上又加上配合上肢摆动的快步行功，而且还都要做到强度！那就更危险了！在这旧的传统观点与现代科学实验治癌需要产生了矛盾的关键时刻，怎么办？既要对传统功法负责，又要对病人负责。这就要求我们既要有革命的精神，又要有科学的态度，一切都要经过实验。也就是对用现代科学作为基础，运用传统气功法创造新气功疗法项目，首先用自己的身体做了反复的试验。经过逐步修改，一直试验到能够起到预想的作用以后，才拿到病人中教给病人去操练。在病人的实践过程中，再经过细致地观察和听取病人练功后的疗效与反映，先实验了第一疗程的基本功，再实验第一疗程的辅助功，又实验第二疗程的功，再实验第三疗程的功。总之，从接受了对刘丙戌的治疗，到正式组织第一个新气功疗法治癌专班，即从1970年8月到1974年初这三年多的时间的实践、认识、再实践、再认识的一个又一个地反复研究、试验、修改、实践，才创造出今天这一整套新气功治癌防癌的疗法。

新气功疗法既然能用调整阴阳的功法消除“阴阳失调”这个产生癌细胞的来源，当然也就更能用调整阴阳的功法预防和及时消除“阴阳失调”这个致癌条件的产生和存在，所以新气功疗法能治癌，也能防癌。只是练功的项目有所区别。

用新气功疗法防癌，在防癌作用要求上，防癌的功法是相同的。但是练功防癌对象的具体情况却各有不同，要按照每个人的体质、生活条件，以及要附带治疗或预防的病种而调整功法和确定“攻”（祛邪）和“守”（扶正）的侧重面。防癌功法的相同点是：

1. 针对癌细胞产生的条件是“阴阳失调”，所以采用的都是以防止和及时消除“阴阳失调”现象的调整阴阳功法；

2. 针对癌细胞生存的条件是免疫功能减弱，所以要采用能增强正常细胞战斗力的风呼吸功法；

3. 针对癌细胞夺取营养物质和发展、活动受不到控制的情况，所以要采用能控制癌细胞活动、断绝癌细胞物质供应的行功功法。

防癌功法的不同的部分是：

1. 对于身体没病、体内没有癌细胞潜伏可能的人，可以用以舌神经通电路调动调整阴阳电流的功法；对于体弱带病、体内已存在阴阳不平衡状态的人，就要用调动奇经八脉电流调整阴阳的功法，以预防潜伏的癌细胞因促动而转移、扩散和增殖；

2. 对身体已病、需要加强预防癌细胞产生和增殖的人，要用中度强烈、吸氧量大的风呼吸功法，而对年老病重、体质特弱的人，就要改用比较柔缓、吸氧量适中的风呼吸功法；

3. 对带有气管炎、肺气肿等需要较强力量治疗的病人，就要用“攻强于守”的攻法，而对心脏病、低血压、肝炎、糖尿病等气血衰竭的病人,就要改用“守强于攻”的功法。

考虑以上防癌的相同要求和防癌练功对象的个别处理，分别选用以下五种功目是可以满足需要的。这五种功目为：

1. 中度风呼吸法自然行功；

2. 中度风呼吸法定步功；

3. 中度风呼吸法一步行功；

4. 中度风呼吸法二步行功；

5. 中度风呼吸法三步行功；

6. 升降开合松静功（这条是我加上的，实践证明升降开合功能防治许多病——李平）。

二、新气功疗法的初级防癌功(部分)

这里介绍新气功疗法初级防癌功的五项功目。

1. 中度风呼吸法自然行功；

2. 中度风呼吸法定步功；

3. 中度风呼吸法一步行功；

4. 中度风呼吸法二步行功；

5. 中度风呼吸法三步行功。

这是一整套中度风呼吸法功目。这套功目是初级防癌功的一部分,又是“过冬功”的一套完整的功目。

(1)作用机制和物质条件：

这套中度风呼吸法行功是中等刚柔兼备的功法。是以“两吸一呼”调息来掌握其柔缓程度的。风呼吸法是用鼻吸鼻呼、先吸后呼、急吸短呼,比一般呼吸略粗、略猛、略强、略快,使空气在鼻孔处形成“风速”的呼吸法,其风速程度,以自己能听到风声为准,也就是以他人听到了风声为过度,以自己听不到风声为不足。

风呼吸法的生理功能主要有两个方面：第一是利用呼吸中枢神经导引体内生物电流的规律运行；第二是向体内及时供应足够的氧原子。由于人体电势变化对氧气质量的要求,所以这套中度风呼吸功法规定是在清晨时间,在空气新鲜、充足的地方进行室外锻炼的项目。

人生病的内因条件是脏腑功能减弱，所以防病的起点就要从加强脏腑功能开始。清晨的时刻，因为人经过一夜的睡眠休息，使身上的电流处于最平稳的状态；由于心虚气弱造成长期失眠的人，经过一夜的辗转消耗，使身上的电流处于最微弱的状态。也就是身体健康的人在清晨时间由于"气"流最平稳，使血液循环处于最缓状态；身体病弱的人在清晨时间由于气血微弱，使致病因子处于活跃状态。所以在清晨利用风呼吸法的中枢神经冲动导引人体生物电流，是神经冲动的反射功能最大、人体生物电流接受力最强的时候，也就是调动"内气"治病防病最好的时刻。根据人体这个电势变化的时间性，在这个时候练风呼吸法的功目，对"扶正祛邪"起到的作用最大，错过这个时刻，用再大几倍的努力练功，也不能起到相等的作用。因此，凡是风呼吸法的功目都要在清晨太阳出来以前练完，夏天太阳出来得早，在夏天练风呼吸法功目就要起得更早些。

时间与环境对空气质量的关系："清晨空气新鲜"这一点是人所共知的。夜间气温降低，含着水分的树木和存有水的湖泊池塘，因为在低温条件下，水能吸收空气中的二氧化碳和一些别的杂质，所以清晨的空气最新鲜，氧气没有受到污染，质量最纯。所以清晨的空气好，树木多的地方空气更好，树多水大的地方空气最好。新气功疗法的治病保健，既不靠吃药，也不靠打针，从一定作用上讲，就是依靠质量良好的氧气——氧原子这个物质的力量，所以要争取多在清早时间练功，要争取到树多水大的地方去练，尤其是练风呼吸法的功目，更是如此。

(2)大脑皮层的活动

用中度风呼吸法功目练功时怎样处理大脑皮层的意念活动，是能否使所练的功目起到更为理想疗效的关键。因为中枢神经是导引"内气"运行最明显、最敏感的动力，所以大脑皮层意念活动处理的得当，"内气"产生得就丰富，运行速率就有规律；处理不得当，就失去练功治疗的效果。所以意念活动是关键性的功法，一定要认真对待，一定要苦练，纯熟正确的掌握。

用中度风呼吸法功防癌(不包括治癌)和防治一般疾病时,根据练功不同阶段,可分为以下四点:

①对于初学者,其对所学的练功方法、内容、姿势、动作,尤其重要的是配合调息,都需要思考和记忆,所以对其练功时的大脑皮层不给以任何意念活动的内容,以减轻大脑皮层的紧张度。

②对练了一段时间的功,对功法的内容、姿势、动作和调息基本掌握,但尚需做一些思考记忆者,在练功时的大脑皮层就要给一个固定而简单内容的思维活动,以帮助思维集中,“内气”产生、有规律地运行。

③对经过练功已基本熟练和掌握住所练之功目的功法、内容、姿势和调息者,在练功时的大脑皮层活动就要按“内气”运行的要求和按病情所需中枢神经反射功能去选择思维活动的内容,用它导引大脑皮层进入保护性抑制状态。

④对中级班学员,可按着自己练功的水平,采取“选题”功法或守身上部位。

以上各个不同练功阶段的意念活动功法,都是按照大脑皮层对治病保健的生理功能所确定的。所以,无论运用哪一阶段的意念活动功法,都必须按照大脑皮层生理活动规律和按这个规律所制定的“一聚一散、似有若无、似守非守”十二字功法,练功“圆、软、远”三字诀对意念活动的具体功法去做,严格遵守“不盯、不追、不抓”的三不原则(参见《新气功疗法》第一册意念活动功法部分)。

(3)预备功和结束功

预备功是为操练正功而预备好“内气”运行条件的功目,结束功是导引操练正功时调动运行的电子归还原位的功目,所以预备功和结束功都是根据所操练正功的“内气”运行需要而确定的。中度风呼吸法这一套功目的预备功和结束功,按照这套功目“内气”运行程度,均可采用简式的,即简式预备功和简式收功法。

简式预备功是为平静气息、导引游动电子纳入正确运行轨道(经、络、脉)而设的。

简式收功法是让“内气”归原的一种功法。

在操练预备功和结束功时应该注意的是：要由始至终地保持肢体松缓，心安神静，只有这样，才能充分发挥各项功目所起的作用，达到理想的效果。

功理功法

第一章　中度风呼吸法自然行功

第一节　自然行功的要领与作用

郭林老师说："关于自然行功，它是我们新气功整套功的基本功。这套功对于癌症病人或其他慢性病人，学了它都有好处。我们练气功首要的问题就是要求能松静。这套功你练下来能松静，你就有了练功的本钱了。

"自然行功要掌握几个要领。这个要领就是'圆、软、远'。这是你们的'老师'，而不是我。……我不能永远跟着你们一辈子。这个'老师'却能跟你们一辈子，你练功的时候把它拿出来，这就成了。低血压的走快一点，高血压的走慢一点。"

"练自然行功，首先要求的就是松静。如果是低烧、炎症、气管炎、肺气肿等，必须配合两吸一呼，这样效果就比较大。但是高血压、心脏病原则上是不能配合这个呼吸的。如果两样病都有怎么办？又有心脏病，又有高血压，又有炎症，那只好轻轻地带点风呼吸，别刺激心脏。”

练自然行功要松腰、转头，头一定要转动。转动天柱，带动大椎，疏通诸阳经，但不需要每步一动，走几步动一动也成。两手要好好地摆动，但手不要超过中丹田。中丹田是气海，导引到中丹田才能元气归身。

走自然行功不能像跑步、蹓早一样，跑步是脚尖先着地，而我们练自然行功是带着功法走的，竖起脚尖，脚跟先着地，全身放松，手摸脚翘。因为很多经脉是从脚跟处起的。结合舌舔上腭，采用特殊的呼吸方法——吸、吸、呼。这种特殊的呼吸方式，与普通的呼吸不同，能吸进较多的氧气，会产生气体交流、液体交换及由此引起一系列的生理、生物、化学变化，所以能调动肾经，激发经气，调整阴阳，疏通经络，调和气血，改善血液循环，振奋精神，增强身体的抗病免疫能力，从而达到防治癌症及其他慢性病（这点已为不少专家用科学的手段所测定）。

第二节　自然行功的势子导引

一、预备功

郭老师说：“要想练好新气功，必须做好预备功和预备功的预备功。”就是在做预备功之前，先做好生活的预备功，使自己的思想意识、情绪要平静，避免与家人吵吵闹闹。不聊天，不乱吃东西，尤其别吃刺激性的东西，不受七情干扰。事先选好练功的场地，到空气新鲜的地方去练功。到练功场地后，心情已经安安静静了，将自己的心灵、意识、精神融合在大自然之中。做好这些准备后再做势子的预备功。

1. 松静站立：根据阴阳五行的五方选好站立的方向。如：心脏病（小肠）面朝南方；肺病（大肠、鼻）面朝西方；肝病（胆、眼）面朝东方；肾病（膀胱、耳）面朝北方；脾病（胃）面朝中（即任意方向或次病方向，无次病朝北补肾）。

①双脚平站，两脚尖向前，脚的外缘与肩等宽。全身放松，以保持足三阴、足三阳的畅通。

②百会朝天。像上面有一条软线挂在天空。下颏微收，头自然能正，脊背自然能拔开。

③两眼平视远方，轻轻闭合。

④舌尖轻舔上腭。郭老师说："这样任督二脉就接通了。"

⑤含胸拔背。胸部略含，不要挺出，背不要后驼，保持脊骨正直而松缓。

⑥垂肩坠肘，虚腋松腕。

⑦自然收腹。

⑧松腰、松胯、松膝。双膝微弯，但不超过脚尖。郭老师说："只有松腰，才能气沉丹田。"

⑨全身放松，心安神静，排除杂念。郭老师说："心安神静才能达到圆、软、远，神经放松才能吸氧吸透，使全身的汗毛孔都能吸氧"，达到"引体令柔、导气令和"。为了进一步排除杂念，站好后可默念 30 或 60 或 90 个数字，来控制兴奋，尽量使自己平静下来，这样内气才能产生和正常运行。

2. 三个气呼吸

郭老师说："先呼后吸为补法，先吸后呼为泻法。"具体做法如下：

慢性病患者：双手内劳宫穴放中丹田（男的左手在下，女的右手在下）。

癌症患者：双手尽量远离病灶。病灶在上焦（指横膈以上部位），双手放中丹田；病灶在中下焦（指横膈以下部位），双手由中丹田分开，沿带脉将外劳宫放在"肾俞穴"（心脏病患者中指与拇指相接）；病灶在肾脏的，双手外劳宫穴放在带脉，指尖朝后；病灶在带脉的，或瘤体较大的，双手自然下垂放两胯旁。

双手放好后，开始做呼吸动作。慢性病用补法，即先用口“呼”,后用鼻“吸”、“平”(即自然呼吸)。这样一呼、一吸、一平为一个气呼吸,连做三次;癌症患者一般用泻法,即先用鼻“吸”,后用口“呼”再“平”,也连着做三次。三个气呼吸都要做到轻、慢、细、深、长、均匀,注意吸而不满,呼而不尽,舒适自然,留有余地,做到松而不懈,静而不眠。

开始练功时,不配合身体下降上升,待熟练后,可配合身体的升降动作。

3. 三个中丹田开合

三个气呼吸做完之后,两手聚拢到中丹田按指标做三个中丹田开合。

慢性病患者:

①正常指标:开时手背相对,开到略宽于肩,再松掌翻腕,使手心相对,慢慢聚拢到中丹田,当中指尖似接非接时,再翻成手背相对,做第二个开合。如此共做三次。

②高指标:开时手心朝下(或指尖下垂),合时也手心朝下(或指尖下垂)。

③低指标:开时手心朝上,合时也手心朝上。

癌症患者:

①一般用泻法,开合均手心朝下。

②调整的做法:开时手心朝下,合时手心相对。

③正在放疗、化疗期间、体质特别虚弱指标很低时,开时手心朝上,合时手心相对。但这种做法时间不要过长,待指标上升后,仍用调整或泻法。

二、正功

做完三个中丹田开合之后,慢慢睁开眼睛,舌尖仍舔上腭,根据不同病症决定出脚的顺序。一般癌症先迈左脚;肝、胆、眼患者先迈右脚;其他慢性病和保健的按男的先迈左脚,女的先迈右脚。

以先迈左脚为例：出左脚时，身体重心移到右脚，同时右手摆到中丹田前，左手摆到左胯旁。左脚尖点在右脚内侧中间旁开约一拳处，松腰松胯，再左脚向前迈出，脚掌竖起，脚跟着地，随着身体重心前移而放平。再迈右脚，也是脚跟着地，脚掌竖起，出右脚时，左手到中丹田前，右手到胯旁……总之，左脚在前时，右手到中丹田前，右脚在前时，左手到中丹田前。要阴阳分清，虚实分明，元气归身。两手的摆动是一虚一实，一高一低，不可像弹钢琴似的。自然行功中，双手摆动的方式和补泻。慢性病，泻法：手心或指尖向下；补法或升法：手心朝上；调整法：手心朝着中丹田方向来回摆动。癌症，泻法：手心向下；调整法：手心朝下去，手心朝丹田回。

自然行功一般用风呼吸法（高血压、心脏病原则上用自然呼吸），即鼻吸鼻呼，略带气息声，但声音要轻，以别人听不见、自己刚刚听到为度。当左脚跟着地时"吸吸"（一拍），右脚跟着地时"呼"（也是一拍）；如果先出右脚时，右脚跟着地时"吸吸"（一拍），左脚跟着地时"呼"（一拍），如此"吸吸" "呼"……一步一步地向前迈进。

如先出左脚走 15 分钟左右，松静站立，有口水分三次送到丹田，做三个中丹田开合；换出右脚，再走 15 分钟，松静站立，做三个中丹田开合；再出左脚走 15 分钟，共走 45 分钟左右收功。年老体弱者可以循序渐进，从几步开始，逐渐增加到 5 分钟，或 10 分钟，或 20 分钟，或 30 分钟，或 40 分钟，最多不超过 1 小时。速度的快慢，根据病情和年龄体质而定，以自感舒适、不喘粗气为度。

三、收功

收功很重要，练功如种庄稼，收功则好比收割。一定要重视，这是练功的收获。收功的做法与预备功的做法相同，但顺序相反。松静站立后，先做中丹田三开合，再做中丹田三个气呼吸。让意念转到中丹田，但不守丹田，使元气归身，玉液还丹，双手放回体侧，松静站立一会儿（慢性病可以多站一会儿），再将舌尖慢慢放下，双目慢慢睁开。恢复常态。

第三节　自然行功的特点

心安神静，舒适自然；
心平气和，排除杂念；
舌舔上腭，双目平视；
脚翘手摸，百会朝天；
不走八字，两膝微弯；
步子要小，脚行两线；
松腰松胯，气沉丹田；
一手环跳，一手丹田；
逍遥自在，不求外援。

第二章　风呼吸法快步行功

风呼吸法快功是呼吸导引的功法，是癌症病人主功的主功。快功有稍快、中快、特快三种不同的功目。分别介绍如下：

第一节　弱度风呼吸法稍快行功

一、稍快行功的作用：防癌、治癌、消炎

二、稍快功的功法要领

1. 预备功：收功同自然行功。

2. 行进中为两“吸”一“呼”，即正面“吸吸”、侧面“呼”；一脚“吸吸”、一脚“呼”；每个呼都转头。

三、稍快功的特点

1. 迈步、摆手均同自然行功，所不同的是：

①速度比自然行功快；

②功时只走20分钟(10分钟换出脚)；

③转头是每个呼都转头。

2. 自然行功以“自然”为主，而三种快功则注重于势子的准确、到位。要柔中带刚，刚中带柔，双手一定要导引还丹。

四、稍快功的注意事项

1. 要在清晨空气新鲜、大气负离子多的地方练功，癌症病人在水旁边、柳树下练功最好；慢性病如心脏病、高血压的病人在松柏树下练功最好。

2. 此功适合于没有病灶和有病灶又有心脏病、高血压的癌症患者,也适合年老体弱的癌症病人。

3. 癌症病人练功中摆手的原则要远离病灶。

第二节 中度风呼吸法中快行功

一、中快功的作用

1. 此功能防癌、治癌。中晚期癌症患者,走不了特快功和放化疗体弱癌症患者及肝癌患者应多练此功。

2. 老年气管炎、肺气肿、白血病和血小板低的患者也可练此功。

二、中快功的功法要领

1. 预备功、收功同自然行功。

2. 行功时,脚跟着地"吸吸",脚掌着地"呼"。如迈出左脚,脚跟落地时,鼻子做两个连续短促的"吸吸",脚掌放平时,鼻子做一个"呼"。

在鼻子做"吸吸"时,面向正前方,身体的重心在后脚;当做"呼"时,身体重心向前移,与此同时转腰转头。

3. 中快功有两种做法:一种是向前脚方向转头、转腰、摆手(后脚跟不起来);另一种是向后脚方向转头、转腰、摆手(后脚跟可以起来)。但两种做法都是一脚完成"吸吸""呼"。可任选一种操练。

三、中快功的特点

1. 行进中的速度是三种快功中最慢的一种,走起来比较稳。

2. 因为是一只脚完成"吸吸呼",所以呼吸的速度比稍快强,比特快弱。

四、中快功的注意事项

1. 肝癌、肾癌病人最好选向后脚方向转头、转腰、摆手的一种来练,可以避免挤压病灶。

2. 不可以把中快功当慢步行功做。

第三节　强度风呼吸法特快行功

一、特快功的作用

1. 此功是用来抢救癌症病人的功法。

2. 是治疗癌症和消除恶性肿瘤最有效的功法。

二、特快功的要领

1. 预备功、收功同自然行功。

2. 功法要领基本同自然行功，所不同的是：

①呼吸不同：即一脚跟着地时，鼻子做“吸”；另一脚跟着地时，鼻子做“呼”，即“一吸一呼”；

②转头不同：每个呼都转头；

③时间不同：只走 20 分钟（10 分钟换脚）；

④速度不同：是行功中速度最快的一种。

三、特快功的特点

1. 行进中，势子要刚中带柔，柔中带刚。

2. 此功有猛、快、强的特点，行进中步子要快，呼吸要快，双手摆动也快，头的转动也快，呼吸短促，节律快。内气产生的四种力：热力、旋转力、冲劲、钻劲能猛、快、强地向病灶进攻。

四、特快功的注意事项

1. 特快功适用于有病灶的癌症病人。但须注意，有病灶又有高血压、心脏病的癌症病人不能练此功。

2. 特快功的速度不是越快越好，而要因病、因人、因体力而定。

3. 中晚期癌症病人，双手要大幅度地摆动，且不可用补法，只能用泻法。

4. 若每步都转头，易头晕的人，可按自然行功一样转头。

5. 三种快功都只走 20 分钟，必须休息 20 分钟，以充分气化。

第三章　中度风呼吸法一、二、三步行功

第一节　一、二、三步行功的作用

一、防癌治癌。

二、消炎止痛，对因患肺炎、肝炎、胃炎、肾炎等以及低烧长期退不下去的患者有特效。

三、在冬季，此功可代替慢步行功操练。

第二节　一、二、三步行功的操练方法与要领

一、预备功和收功与自然行功同。

二、一步功是一步一点完成“吸吸、呼”，即迈步配合二吸一呼。如先出左脚，当左脚尖翘起、脚跟着地时“吸吸”，身体重心移至左脚，左脚掌落平，向右转腰转头，右脚脚趾点在左脚内侧中间旁开一拳处时“呼”。走 20 分钟后，松静站立，做三个中丹田开合。

三、二步功是二步一点完成“吸吸、呼”。仍以先出左脚为例，当左脚尖翘起、脚跟着地时“吸”；接着右脚向前迈步，右脚尖翘起，脚跟着地时再“吸”；右脚掌落地，向左转腰转头，左脚脚趾点在右脚内侧中间旁开一拳处时“呼”。走 10 分钟后，松静站立，做三个中丹田开合。换脚，出右脚，当右脚尖翘起、脚跟着地时“吸”；

接着左脚向前迈步, 左脚尖翘起、脚跟着地时再“吸”; 左脚掌落地, 向右转腰转头, 右脚脚趾点在左脚内侧旁开一拳处时“呼”。再走 10 分钟, 松静站立, 做三个中丹田开合。

四、三步功是三步一点完成“吸吸、呼”。仍以先出左脚为例, 当左脚尖翘起、左脚跟着地时“吸”; 接着右脚向前迈步, 右脚尖翘起、脚跟着地时再“吸”; 接着迈出左脚, 左脚尖翘起, 左脚掌落地, 向右转腰转头时“呼”。呼完“平”时, 右脚脚趾在原地点地, 走 20 分钟后收功。

五、一、二、三步行功的要领:

1. 行功时, 注意身体要中正安舒, 百会穴朝天, 移动重心要稳。

2. 要轻提腿, 轻落脚, 点脚时要松透、点住, 慢慢点。

3. 呼吸与势子一定要配合好, 正面“吸吸”, 侧面“呼”。

第三节　一、二、三步行功的特点

一、用风呼吸法刺激交感神经和副交感神经, 加强全身器官的功能, 抵御外来的邪气。

二、用脚趾点地, 导引足三阳和足三阴, 翘脚尖又能调动脚跟后边的奇经八脉: 阳维、阴维、阳跷、阴跷。内气一上来, 就能通全身。

这套点步行功是又用风呼吸法, 又用点穴, 把神经系统和经络系统共同调动起来, 上下夹攻 (上边用呼吸刺激神经系统往下来, 底下用点穴, 引起经脉往上走), 功力很强, 疗效是很高的。

第四节 练一、二、三步行功的注意事项

一、肝、胆、眼疾病患者应侧着脚用大足指端点地；其他病患者可以几个脚趾一起正着点地。

二、心血管病的患者，在做此行功中，“呼”时，可配合以双手的中指点按双手的内劳宫穴。“吸吸”时离开，“呼”时再点，如此反复点按，对心脏病的治疗有很好的效果。

三、练一、二、三步行动，“吸吸”在正面，“呼”在侧面，向点脚的一侧转腰转头，这都是相同的。不同的是，一、二步行功是在另一只脚的内侧中间点脚，而三步行功是在后脚的原位点脚，且在点脚之前必须先将重心移至前脚，转腰转头的幅度要大些，眼睛余光要看到肩部。

四、要求手的摆动呈弧形，前摆到丹田，不要过肚脐。因丹田是气海，是气化的地方。

五、不要挺着腰行走，要收腹、松腰、沉气，全身放松，气才能自然上来，回到丹田，气化后到全身，以收到治病、健身的效果。

六、练功的时间，可以逐步增加，也可以单练一步行功或二步行功或三步行功，以自己不感到疲劳为度。

第四章　风呼吸法定步功

第一节　定步功概说

定步功是郭林新气功的主要功法之一。势子上有快、慢两种，在呼吸导引上分自然呼吸和风呼吸两种。它的作用是能增强人体脏腑功能，提高免疫力，因而对预防感冒、发烧、炎症、癌症及慢性疾病均有显著疗效。

第二节　风呼吸法定步功的势子导引

定步功的预备功：收功均同自然行功。出脚也基本同自然行功，所不同的是肝、胆、眼有病，先出右脚，脚尖点地；其他病先出左脚，脚跟着地。以出左脚为例：身体重心移至右脚，点左脚，出左脚，脚跟先着地，脚尖翘起，放平，调整右脚(两脚成斜丁字形)；松腰松胯，重心后移，屈右腿，两膝放松；左脚尖翘起，鼻子做两个短促的"吸吸"；此时右手在中丹田前，左手在左胯旁，身子、头都面向正前方；接着左脚放平，鼻子做"呼"，与此同时，重心渐渐移至左脚，接着腰、手、头、身子也慢慢转向右侧；此时屈左腿，虚右脚，起右脚脚跟，脚尖点地；这时左手摆至中丹田前，右手摆至右胯旁，还原；落右脚脚跟，右脚放平，身体重心渐渐移至右脚；同时头、手、腰、身体回到正面，起左脚脚尖；此时为自然呼吸，我们叫"平"。以上为一次，共做九次。上右脚，三开合，换出右脚。同样的方法做九次。上后脚，三开合，以上为一轮，收功。也可用同样方法做三轮，收功。

第三节　根据病情不同的几种功势

快式定步功：操练速度比上述功势稍快些，但呼吸必须与势子配合好。其适合于气管炎、血沉快、血小板低、癌症病人，但心脏病、高血压的病人不能练。

慢式定步功：比正常式要慢，适合于心脏病、高血压的病人。因为它可以不配合风呼吸。

肾俞式定步功：此功的做法基本上同上述定步功。所不同的是双手外劳宫放在身体两侧的肾俞穴上。此功适合于泌尿系统疾病、妇科病、心脏病、肾虚、肾亏者习练(肾癌病人手放带脉)。

第四节　练定步功的注意事项

一、此功应在空气新鲜的地方操练，但如果下大雨、刮大风出不来，可在室内操练。

二、高血压、心脏病人不可以配合风呼吸。

三、练此功一般要闭眼练，但癌症病人初练时可睁眼练。

四、快式定步功，身体转回正面时，也可以不用“平”。

第五章　升降开合松静功

第一节　升降开合松静功的作用

一、调整阴阳：升其清阳（心肺），降其浊阴（肝肾），出者吐故，入者纳新，通任督二脉。

二、促进新陈代谢、气血循环、气体交流、液体交换。

三、帮助松腰入静，调节精、气、神。

四、防止出偏，还可以纠偏。

五、它可以作为独立功，也可以做吐音和慢步行功的预备功。作为独立功，对各种慢性病有效，尤其是对心血管病疗效显著。

第二节　升降开合松静功的功法要领

一、预备功及收功同自然行功。

二、上丹田（印堂穴）一个开合，中丹田（气海穴）一个开合，下丹田（会阴穴）一个开合。

三、练升降开合时，身体重心：升往前，开往后，合往前，降往后；下蹲时可以抬起后脚跟，待练时间长了，就不要抬起后脚跟了。

四、正常指标的做法：双手从体侧徐徐到中丹田，中指相接，手心对着身体，升至膻中穴变手指尖朝上，手心朝身体。接着升至印堂合虚掌，开时手背相对，手心向外，合时手心相对。降至膻中，两手打开，手心向里(身体)，虎口朝上。降至中丹田，手背相对(癌症手心朝下)开，与肩同宽，手心相对合。双手再升至膻中，开始下蹲，随蹲随降手，蹲至前大腿平时，做一个下丹田开合。接着以腰带着全身起，重心在前脚，双手升至膻中穴后，再慢慢降至中丹田，还原。

五、高指标做法：上升时指尖下垂，手背相对（或手心朝下），上升的速度稍快一些，双手中指指尖低于印堂穴，手背相对开，手心相对合。下降时中指尖相接，手心朝下，下降的速度要慢。降至中丹田，中丹田开合时，开时手心朝下(或指尖朝下)，合时也是手心朝下(或指尖朝下)，双手指尖下垂升至膻中，变手心朝下，中指尖相接，开始慢慢下蹲，下蹲的要深一些。下丹田开合时，开时手心朝下(或指尖朝下)，合时也是手心朝下(或指尖朝下)。还原站起时稍快一些，双手升至膻中，慢慢降至中丹田还原。

六、低指标做法：升时手心朝上，中指相接，慢慢升至膻中变指尖朝上，手心向着身体或两手心相对，合于印堂（可以稍高些)。开时手心朝外开，手心相对合，降时双手手心朝上，从两耳旁沿阳经下(降时应快些)。降至两胯旁，仍手心朝上向两边开，然后手心相对合于中丹田，双手手心朝上，慢慢升至膻中，下蹲时手心朝上(不要蹲的太低，指标特别低的只松松腰就行了)。再手心朝上做一个下丹田开合，再慢慢升至膻中穴，手心朝上，分到体侧从阳经下，还原。

升降开合松静功的转方向：

肝、胆、眼有病应出右脚尖，向右转，其他病出左脚跟，向左转。以出右脚为例，升降开合松静功应配合转东、南、西、北各做一个为一轮，作为独立功可以做四轮，作为预备功可做两轮。转方向有两种做法：

一、如肺病患者，应面朝西做一个，接着以左脚跟为轴，左脚尖转 90°转向南方，右脚跟成斜丁字脚；做第二个，同样方法转向东方；做第三个，再用同样的方法转向北方做第四个；再转回西方收功，即：西→南→东→北→西。如果连做两轮则：西南东北做完一个为一轮,第二轮换出脚,在北方做完最后一个,也就是一轮做完后不回到西做,即在北方做第二轮的第一个,出右脚向右转:北→东→南→西,收功。以上为第一种做法。

二、第二种做法,仍以肺病为例:

面向西做第一个,面向南做第二个,面向后转(北)做第三个(向后转的方法是连续做两次向左转,第一个向左转,转向东方不做升降开合,第二次向左转,即转至北方时做一个升降开合),第四个转右脚,重心移至左脚,以右脚脚尖为轴,右脚跟转90°,与左脚跟靠成直角,再以左脚脚尖为轴,左脚跟转90°,脚与身体都转向东,点左脚出左脚,在东西做第四个,即:西→南→北→东。如连续做两轮,上脚三开合换出脚在东位做第二轮的第一个,即:东→南→北→西,收功。第二种做法是第一轮结束背对开始练功的方向,两轮结束回到开始练功的方向。

第三节 练升降开合松静功的注意事项

一、女同志经期不做下蹲式。

二、下焦病和指标低的患者蹲的要浅些或不下蹲,只松松腰即可。

三、出脚同自然行功。

第六章　自然呼吸法慢步行功

自然呼吸法慢步行功（以下简称慢步行功）是郭林新气功治疗慢性病的主功，是动静相兼、以意念导引为主的行功。它既具备行功的普遍性，又有其独特之处。现将其与郭林新气功的其他诸行功不同点分述如下：

第一节　慢步行功的适应病症

对各种慢性病均有较好的疗效，尤其对各种心脏病、高血压、脑血管意外之后遗症、胃肠功能紊乱、糖尿病、青光眼、肝炎等效果更为显著。

第二节　慢步行功的操练方法

一、预备功

意念导引的功法必须做好"松""静"准备。为此，以四个（或八个）方向升降开合松静功作为此功的预备功。

二、行功

1. 势子导引：在自然行功要求的基础上特殊强调：慢、松、静、稳。慢而不停，松而不懈，静而不眠，稳而不僵。另外在练行功时须双目轻闭，自然呼吸，腰转动的幅度要大。总之，须做到体柔气和，整个机体协调的运动。

2. 意念导引：以一念代万念，排除杂念干扰，有利于松静。具体做法是在练功之前先定题或选题，练功当中要守题，当行功结束，收功时要放题。

①定题：事先想好一个简单并且对自己能起到安慰作用的词句：如“功练得好，病就能好”“健康”“幸福”“愉快”等。

②选题：事先选择一个既不引起兴奋，又不引起悲伤，比较单纯的事物景象，如自己所喜爱的景物，选题原则：

a、选静不选动：目的是通过想题，使意念趋于稳定状态。若选活动景物，如水中鱼游，风吹杨柳，意念就会随着物动而动，静不下来。

b、选近不选远：所选的题以距自己较近的景物为宜，否则如选的题距自己太远则不易守，不易放，或在练功时容易产生种种幻觉，不仅影响入静，也容易出偏。

c、选体外不选体内：为了练功不出偏差，初学者须选体外的景物为题，这是郭林新气功意念导引的特点。只有当病情有较大好转、功底加深、功力提高了，并能做到松得透、静得深，这时才守身体的穴位如丹田等处。

d、选圆不选尖：尖锐的物体容易使精神兴奋，圆形则易使人平静。

初学功由于功力浅，在确定选题内容时须考虑以下几个问题：选题方法既要灵活，又要相对稳定。为了提高练功治病疗效，选题尤须遵照以下辩证原则：

a、根据化验检查指标的高低以确定题的位置的高低，如血压高、眼压高等高指标，题的位置须低于中丹田。可选地面生长的花草、小树、草坪。反之，如血压低、血象低等低指标，题的位置要稍高于印堂穴。指标正常则题的位置应与膻中穴平(两乳头之间)。

b、根据病状确定题的性质：如口干舌燥则选水分较多的清凉饮食，如萝卜、酸梅等。又如心情烦躁有闷热感则选天高气爽的景色或平静的湖水。

c、根据有病的脏腑确定题的颜色：心脏病(或小肠病)选粉红或绛紫色(避免鲜红色，因刺激性强)，如选荷花、玫瑰花、半边青半边红的苹果都可以。肝脏病(胆、眼病)选绿色，如草坪等。脾病(胃病)选黄色，如黄菊花、黄苹果等。肺病(大肠、鼻、皮肤病)选白色，如玉兰花、雪景等。肾病(膀胱、耳病)选灰黑色或深紫色，如李子、心爱的灰黑色衣服、紫葡萄等。

③守题：守题须遵守“三要三不”的原则：

a、三要：

一要“一聚一散”。即对所守之题既非死死的想，亦非放任失守，应想一想，放一放(想就是聚、放就是散)。

二要“似守非守”。即聚不能对题想的太紧，散不能把思想放空，要保持又似乎想着题、又似乎没想题的状态，这样才能松静下来。

三要“若有若无”。练功过程中，思想上又像有题，又像没题，这样才能保持入静。

b、三不：即不盯、不追、不抓。

不盯：是“想”题的景物，而不是“看”题的实体。如把视线落在形象上，就会出现用眼紧盯不放，这样不但内气产生的少，并且还易出偏。不盯“题”是不要用眼紧盯。

不追：如果题跑了，就让它跑一跑，思想一放松，题自然又会回来的。不追就是题跑了不要紧追。

不抓：当题在思想中，不要因怕它跑掉而紧抓住题不放，否则会头晕头痛。

行功 30～45 分钟即可收功，但久练功者会随功底加深而节奏愈趋于缓，功时愈趋于长。一般而言，行功以不超过一小时为宜。如在练功中间偶感不适(乏累、局部紧皱、呼吸不匀……)，可勿睁眼，原地松缓停下，做“三开合”或不转方向、不下蹲的“升降开合”，然后再继续练行功。

三、收功

因意念导引功法产生的内气较充足，所以须用复式收功，目的是将题放掉，意念稳在中丹田以导引内气全部归原。具体操作如下：

1. 转意念：做三个不下蹲、不转方向的“升降开合”。同时在思想上慢慢将题放掉，意念转到中丹田。然后后脚上前一步，双脚平站 。

2. 揉球（接上式）：右脚（或左脚）向前迈一步，两掌心相对，缓慢移动到中丹田前，距丹田 20 厘米处做揉球动作。假设揉的是一个直径 25 厘米的氢气球，双手揉球用力须适度，全身放松，尤其要松腕、松腰、松膝。两手腕做上提下放的活动，同时两腿不断地做虚实变换动作。揉球的方位：在身体正前方及左右两侧各揉一会儿，然后再回到正前方揉一会儿，此为一轮。共做三轮。以女子为例：

第一轮：正面→右侧→左侧→正面

第二轮：正面→左侧→右侧→正面

第三轮：正面→右侧→左侧→正面

男与女做法相同，惟左右方向相反。揉球目的是将意念逐渐转移并更好的稳在中丹田。

3. 放球（接上式）：当意念稳在中丹田，双手变成掌心向上托着球，徐徐从中丹田往上托放第一次，手升到膻中穴托放第二次，手升到印堂穴托放第三次。边向上托放球，上身边往前倾（身体重心边往前移）。这时把球放走了，但意念不要跟球走，仍稳定在中丹田。然后双手变成掌心相对，慢慢由印堂穴降到中丹田前，收后脚成松静站立姿势。

4. 揉腹（接上式）：双手重叠在中丹田。以男为例，左手在下（女右手在下），以中丹田为圆心，先向左方向转（即由小到大，慢慢地划圈），划到第九圈最大。这时上不过膻中穴，下不过曲骨上缘，然后在膻中穴或中丹田换成右手在下、左手在上，从大到小向右方向划九圈，最后双手稳放在中丹田，这时意念也稳在中丹田（女做法与男相同，惟方向相反）。

5. 中丹田三呼吸（接上式）：双手重叠在中丹田（男左手在下，女右手在下），做三个气呼吸，这时意念已牢固地稳定在了中丹田。

6. 回气（接上式）：双手沿任脉徐徐上升至印堂穴，向左右分开，与肩同宽；手心向脸，虚握拳，大拇指放在食指上，但勿翘起，中指点内劳宫穴。三点三放，使手上余气通过心包经归回到中丹田。第三点之后，手指不放开（仍保持虚握拳），双掌心相对，合至印堂穴前，然后变成掌心向下，边降手指边舒展开继续下降到中丹田前，两手自然分别放到体侧，恢复松静站立姿势。意念离开中丹田后，舌尖放平，慢慢睁开眼睛。静坐 10～15 分钟，以使气化。

第三节　练慢步行功的注意事项

一、由于闭目练行功，要事先选宽阔、平坦、安静的场地，避开河湖、坑沟，以免发生事故。

二、行功当中用自然呼吸。如气不平或感觉不舒适时须原地停下来，双手抱丹田站稳，收后脚，松静站立，做中丹田三开合 3 次或 6 次或 9 次，然后可换出脚继续练行功。

三、如练功当中突然受惊，千万不要睁眼。要停步平站，全身尽量放松沉气，做 3 个或 6 个或 9 个中丹田开合。然后可继续行功或收功。

四、行功结束一定要做好收功，不要马虎从事。复式收功时间不得少于 10 分钟，否则元气不能充分归身，久而久之元气亏损或气血淤滞于经络间，会造成病痛。

五、练功当中如外界出现了声音（如鸟叫、蝉鸣、歌声等），造成守不住题时，可暂时把题放掉，把意念集中到干扰的声音中（也要用三不的原则）。待干扰声音排除，再把意念转回到原题上来（这个功法叫“开出去”）。

六、凡遇寒冷、大雾、狂风、暴雨、嘈杂、过饱、过饥或情绪受干扰尚未平伏前均不宜练慢步行功。

七、妇女经期、孕期不做慢步行功。

第四节　对慢步行功的讨论

慢步行功是郭林老师在创立新气功行功体系中较早的基础功法。随着自身的体验、体悟,以及长期在社会推广中的体察、反馈,逐渐演进而成为今天的慢步行功。

由于它是从古气功中推陈出新的产物,所以在早期慢步行功中还常有繁冗的成分,但为了现时人祛病之需,易学易练,郭林老师不断切磋改进,最后定型为今天的形式。

随着风呼吸功法在治癌方面的突破进展,以至慢步行功在部分人心目中逐渐地被淡忘了。特别是对其治疗疑难病、慢性病的效验以及在益智、养生诸方面的意义也逐渐地被淡忘了。

当癌症患者康复到一定阶段(病灶已得到稳固的控制或基本消失),练初级功已2~3年以上并具有松静基础者即应适当辅以慢步行功,这是对其总体康复大有裨益的。

第七章　松揉小棍功法(手棍功)

第一节　松揉小棍功的特点、作用

一、特点

手棍功法、脚棍功法是郭林老师家传的功法。

二、作用

1. 可使大脑松、全身松,是初级松腰功。

2. 舒筋活血,疏通经络,消除气滞血淤,调整阴阳,是各种病患者,特别是心脏病患者必练的功法。

3. 防治和纠正练功中的各种偏差。

4. 对关节炎、胃病、低烧等慢性病均有较好的疗效。

第二节　松揉小棍功的功法要领

一、预备功

基本同自然行功,只是松静站立时,男同志右手(女子相反)握住手棍的中央,大拇指轻按在中指指尖上,不握棍的手在下,握棍的手在上,双手重叠放在中丹田处,做中丹田三个气呼吸,三个开合。

二、揉棍

双手内劳宫抵着手棍的两端,使之在中丹田前转动。

三、揉棍的补泻

顺经为补,逆经为泻;棍向前转(外)为补,棍向后转(里)为泻。

调整的做法:

1. 不论出哪只脚,手棍两次向前转,两次向后转。

2. 出左脚,四次向前转,出右脚,四次向后转。

第三节　松揉小棍功功法分为四段

第一段　中丹田前原位揉棍式

预备功后,边揉棍边按病情出脚,身体渐渐前倾,重心移至前脚,前脚实,后脚虚,后脚脚跟离地,揉棍片刻,身体慢慢还原。接着,身体渐渐向后倾,重心也慢慢移至后脚,起前脚脚跟,前脚脚尖点地,呈后实前虚状。揉棍片刻,身体恢复原位。一前一后为一次,共做四次。上后脚,两脚平站,做一至三个中丹田开合,换出另一只脚,同样的方法再做四次后,上后脚,中丹田三开合,三个气呼吸。

第二段　下蹲揉棍式

接上式。按病情出脚,松腰松胯,边揉棍,身体边慢慢下蹲至与前大腿平为度(初练时能蹲多少蹲多少)。蹲平后,在膝前揉棍片刻,以腰带动全身还原上升。身体起来后,重心在前脚,揉棍片刻,落后脚,虚前脚,前脚脚尖点地,即前脚虚,后脚实,还原。坐胯松腰平气,此为一次,共做四次。四次做完后上后脚,两脚平站,做一至三个中丹田开合,换出另一只脚,同样的方法做四次。中丹田三开合,三呼吸。

第三段　左右两侧揉棍式

接上式。出左脚,重心渐渐移至左脚,右脚变虚,起右脚跟,以右脚尖为轴,转右脚跟,与左脚跟成90°角。与此同时,身体重心也渐渐移至右脚,起左脚跟,以左脚尖为轴,左脚随着身体向右转90°,左脚尖斜向右方(注意,主要是腰部转动,不是只胯部转动,头、身子也相应转动)。揉棍片刻,向回转:以左脚尖为轴,左脚跟转成与右脚跟靠成90°角，重心渐渐移至左脚，右脚跟抬起，以右脚尖为轴，右脚与身体一起转90°，转回正面。这时，重心在左脚，右脚仍旧脚尖点地，即前实后虚。揉棍片刻，右脚脚跟落地，虚左脚，左脚脚尖点地，即前虚后实。左脚放平，还原。以上为一次，共做四次。上后脚，中丹田一个或三个开合，同样的方法换出右脚做四次。上后脚，中丹田三开合，三呼吸。

第四段 百会、哑门揉棍式

出左脚，两脚踏平，重心移至左脚，左腿略成小弓步状，双手在中丹田前揉棍，边揉棍边徐徐上升，边上升，身体重心边向后移。当揉棍的手升至膻中穴时，身体重心移至右脚，这时，左脚脚尖点地，脚跟提起，身体稍后仰。双手边揉棍边升至百会穴上方，此时左脚放平，重心仍在后边，身体微向后倾，揉棍片刻。接着揉棍至哑门穴，揉棍片刻。此时前后脚仍平站，仍是前腿虚后腿实。双手再由哑门穴揉棍至百会穴，过百会穴，前脚逐渐变实，接着双手边揉棍边降至中丹田，虚后脚，放平后脚，逐步变成小弓步状。以上为一次，共做四次。中丹田一个或三个开合，换出右脚，同样的方法做四次，中丹田三开合，三呼吸。

收功

男右手握棍(女相反)，出左脚，成弓步，握棍的右手从中丹田沿任脉徐徐上升至膻中穴时，后脚变虚，后脚跟抬起，后脚尖点地，重心在前腿(左)。握棍的右手升至百会穴时，后脚渐渐放平，但重心仍在前脚，前弓步不变。握棍右手从百会处徐徐向右、向右后、向下、向前绕，划成一个圆圈。在持棍的右手划圆的同时，左手也相应地做划圆动作，做法与右手同，但要上下交错地进行，身体也随之左右旋转。左右各划一次圆为一次，共做四次。上右脚，站平，做一个或三个中丹田开合，换左手握棍，出右脚，同样的方法再做四次。上左脚，中丹田三开合。回气：左手指尖向下，内劳宫向右方，放在中丹田前，右手握棍，用棍的左端轻点左手内劳宫穴四下。一个开合，用同样的方法，左手持棍点右手内劳宫穴四下。右手持棍做中丹田三开合，三呼吸。双手还原，松静站一会儿，再慢慢睁开眼睛。

第四节　练松揉小棍功的注意事项

一、手棍以花椒木为最好，硬杂木也可以。长度为 8 寸半左右，直径为 1 寸。

二、揉棍时，手指不可帮忙，也不可以翘手指。

三、顺经为补，逆经为泻；棍向前转为补，向后转为泻。

四、做第二节下蹲揉棍时，下蹲的深度、起身的速度，均同升降开合的指标要求。在初练下蹲揉棍时，下蹲后脚可以抬起，但有了功底，练的时间长了，可以不抬后脚跟。

五、做第四节哑门揉棍式，有高血压者，但又不是太高，棍揉至哑门穴后返回来时，棍转动的方向应与来时相反。如血压过高(180 毫米汞柱以上)，则棍揉至膻中就降下去。

六、病灶在头部、颈部的患者，第四节揉棍不要超过膻中穴。

七、女同志经期不练此功。

八、此功的速度不宜太快，一般 45 分钟左右。

第八章　涌泉穴按摩功法

第一节　涌泉穴按摩功法的作用

涌泉穴是肾经的主要穴位。中医认为肾主骨，骨生髓，肾乃先天之本。汉代神医华佗说："肾水足，百病除。"按摩涌泉可以补肾、安神，促进心、肾相交，对因肾亏虚症引起的腰酸、四肢无力、下肢浮肿、失眠多梦、头晕目眩等病症有较好的疗效。

第二节　涌泉穴按摩功法的要领

一、取坐式（其预备功和收功同自然行功）。松静端坐在床前上，两脚分开，与肩同宽，小腿与大腿成90°角，大腿与身体成90°角，双手放大腿上，指尖向前稍里，默念60个数后做三个气呼吸，三个开合。

二、男子先按摩左脚（女子相反），向左侧身，将左脚放在床上，与床沿齐，脚心朝床外，右脚随左脚调整，但仍放在地上。用右手内劳宫按摩左脚，先顺时针转后，加做三按三呼吸（呼吸配合手的动作，用鼻子吸气时手抬起，口呼时手下按，共做3次），再逆时针转后，身体回到正面，把脚放平，做三个开合换脚。左脚按摩时，左手一般放肾俞穴或关元穴（脐下3寸），如病灶在腹部则改放大腿根处，肾癌则手放带脉。右脚先逆后顺，其他做法相同。

三、上下搓或转圈两种做法均可，数字由少到多。一般为36，

54,60,72,最多不超过72圈。同一天按摩的次数要一样。上下搓时,手指不可碰到涌泉和脚趾。

第三节　练涌泉穴按摩功法的注意事项

一、顺经为补,逆经为泻。需要泻时做两泻一补,需要补时做两补一泻。一般用调整式,即一正一反便可。

二、按摩时内劳宫要对准涌泉穴,轻轻地、慢慢地,圈要小一点儿。

三、"涌按"与"头按"不能同时练,须相隔开1～2小时。

四、此功一般睡前做,做完功10分钟内不得下地。

五、要光脚做,可穿纯棉线袜子,不得穿化纤袜子。

六、高血压一般不做此功,女子经期和孕期停练。

第九章　头部穴位按摩功法

第一节　头部穴位按摩功功理简述

《内经·素问》说:“心者君主之官也,神明出焉。”又说:“故主明则下安,以此养生则寿,殁世不殆,以为天下之大昌。主不明则十二官危,使道闭塞而不通,形乃大伤,以此养生则殃,以为天下者,其宗大危,戒之戒之!”这段话的意思是说:大脑这个器官是主宰、调控周身一切器官的。由于它有专事运筹的功能,故能精微、周密、有序地进行随机性的调控,使之运用自如。如果主宰得好,则下属脏腑十二官运作协调有序并获安康,用这个办法养生则可长寿。反之,如果主宰不好,运作就不能协调有序,并且由于运行道路闭塞不通畅,必导致形体大伤,这样必然殃及养生。

上述引文与现代生理、医学科学的见解是完全一致的。用通俗话说:大脑是调控周身平衡的重要器官。为了让它充分地发挥作用,就要保护大脑,促进大脑皮层处于保护性抑制状态,让它得以充分休息并设法调整它,使其经常处于“最佳待控”状态。

经常习练郭林老师的头部穴位按摩功法便是行之有效的方法。这个功法是通过对头部一些重要穴位进行有序的气功按摩,从而调动六条阳经(从手到头、从头到足)的能动调控作用,进而对五脏六腑、四肢百骸均能起到协调有序的保护作用。所以它不仅是治疗功法,也是健身功法。如对调整全身阴阳偏盛、防治脑血管硬化有较好的疗效;对头痛、眩晕,眼、耳、鼻的疾病及神经衰弱、失眠均有较好疗效。无病者经常习练，既可健体强魄，抗癌防病，又能益智养生。如果因病正练某项主功，若也能同时辅练此功，则必能相辅相成，提高其功效，但倘若是癌症患者且病处近头区则不宜做此功法。

第二节　头部穴位按摩功功法简介

一、导引：以意念导引为主（意念随动，默数按摩转数）。

二、呼吸方式：除三按三呼吸；按压、放松时与呼吸配合外，均用自然呼吸。

三、练功姿势：采取端坐方式，与涌泉穴按摩要求相同。

四、眼睛：轻闭、内视前方。

五、咽津法：与涌泉穴按摩同。

六、按摩指法：用指尖中部的肌肉，在各按摩穴位上做圆柔轻缓的旋转按摩。这是与一般按摩不同的"气功按摩"，每一穴位按摩前双手均须置于丹田处"换气"。手指的运用因按摩部位不同，可分别取用：剑指、小指、食指、中指、无名指合用及拇指与另四指合用。

七、按摩的旋转方向与补泻关系。

中分线上的按摩穴位，除哑门穴按男左女右的补泻原则外，均无区别地按左补右泻的原则处之。

中分线两侧对称穴位的按摩，均不分性别，以内转为补、外转为泻。

八、头部按摩取九为按摩转数，系在六条阳经上进行按摩，故应取阳九之数。

九、如练功者心脏有病，可在两臂摆动同时掐按"劳宫穴"，无病者切莫加此动作。

十、头部按摩穴位：印堂穴、太阳穴、眉耳部穴、眼部诸穴、鼻壁穴、哑门穴、天柱穴、风池穴、翳风穴、翳明穴。

- 在人体中分线上
  - 哑门穴
    - 调整法：男先左、后右；女反之
    - 补　法：男先左、后右再左；女反之
    - 泻　法：男先右、后左再右；女反之
  - 其余诸穴：不分男女
    - 调整法：先左、后右
    - 补　法：先左、后右再左
    - 泻　法：先右、后左再右
- 中分线以外的“对称穴”：不分男女
  - 调整法：先内、后外
  - 补　法：先内、后外再内
  - 泻　法：先外、后内再外

第三节　头部穴位按摩功功势

一、预备功

中丹田三个气呼吸和中丹田三开合；要求和做法同于涌泉穴按摩。

二、印堂穴按摩

手的升降势子同于升降开合的做法；包括处理指标问题。以下叙述全按正常指标介绍。双手升到膻中穴时变指尖向上，升印堂穴时变成“剑指”，两手中、食指相并，男子左手在下，右手在上；女子相反。其做法是男女均先向左转九圈，再向右转九圈，接着在此穴位上做三按三呼吸。做时宜轻、缓、柔，将意气贯注于指端。

印堂穴按摩完结后，接着两手中指向上轻轻地边点边移动，移至神庭穴，然后再回至印堂穴；接着继续下点经鼻梁至人中穴。离开下颏后两手松开，徐徐降至中丹田进行换气。

三、太阳穴按摩

两手按升式方法升至印堂穴后变为剑指，在印堂穴前，两手分别向左右两侧分开至两个太阳穴上，然后双手剑指向前转九圈再向后转九圈，接着做三按三呼吸。做毕，两手五指松开，用指梢轻轻地、慢慢地从两颊点跳下来，这样可促进面部毛细血管的微循环。离开两颊，双手徐徐下降至中丹田进行换气。

四、眉、耳部按摩

接上式。两手经换气（带着充盈气血），徐徐上升至印堂穴后，两手中指分别放于左右两个攒竹穴（即眉头）上，两手拇指分别按放于左右两个太阳穴上，然后两手以中、食指相并，分别从眉头划至眉尾丝竹空穴处，如此连做3次。最后一次两指划到眉尾时以后，改变指法，拇指端搭于小指端成环形，中指放在听宫处，食指放至听会穴上，无名指放于耳门穴处。注意此三穴之正确位置。待放停当后，三指同时做前九、后九旋转按摩，接着做三按三呼吸；随后趁势松开五指从两腮点跳下来。接着两手徐徐下降，至中丹田进行换气。

五、眼部按摩

两手徐徐上升至印堂穴后，变换指法。以小指为按摩指，其余四指握成虚拳（拇指搭于另三指上成环状）。两手小指分别放于两眼，睛明穴上，同时做内九、外九旋转按摩，随后做三按三呼吸。

睛明穴按摩后，两手小指从睛明穴轻轻沿着眼缝划至瞳子髎穴（瞳子髎穴是在鱼尾穴外）。待放稳后双手小指同时做内九、外九旋转按摩，随后做三按三呼吸，再顺着两颊往下点跳。离开面部后两手徐徐下落，降至中丹田进行换气。

接上式。两手徐徐上升，升至印堂穴后改变指法。仍用双手小指分别放于上明穴处（上明穴即头光明穴，位于眉中点上方，注意此穴并非鱼腰穴），放稳后双手小指分别做内九、外九旋转按摩，随后做三按三呼吸。再将两手小指放于承泣穴处进行内、外九旋转按摩，随后做三按三呼吸，再将双手五指松开，慢慢从两颊点跳下来。两手降至中丹田并进行换气，以为下一个穴位按摩做好准备。

六、鼻壁按摩

接上式。两手徐徐上升至印堂穴，变换成剑指放于两眉之间，沿鼻壁经上迎香、迎香二穴，沿鼻唇沟经地仓穴下划至承浆穴，如此重复做三遍(如有感冒可多做几遍)。接着顺势而下，降至中丹田进行换气。

七、哑门穴按摩

接上式。两手徐徐升至印堂穴，变换指法。将中指放于阳白穴处，食指、无名指自然贴附于中指侧，双手同时做内九、外九旋转按摩，随后做三按三呼吸。之后，食指、中指、无名指向中央点按，聚拢于印堂穴上方。然后松开十指，双手对接，贴着头皮从额部中央入发际，经神庭穴、划至百会穴。做百会穴按摩：一般高血压或其他高指标者，在百会穴处中指尖相接，做左九、右九旋转、三按三呼吸；低指标与正常指标者不做百会穴按摩，做天冲穴按摩，即双手内劳宫穴捂放于头两侧的天冲穴上做前九、后九旋转、三按三呼吸按摩。

做完百会穴或天冲穴按摩之后，然后松开十指继续下滑，轻抹至哑门穴(风府穴后入发际五分)，用剑指做(男子)左九、右九旋转、三按三呼吸；女子则先右后左，余则全同。按摩毕，松开十指，用指梢沿颈部两侧点按下来至下颏，然后两手中指对接，手心向里，徐徐降至中丹田进行换气。

八、天柱穴按摩

接上式。前半部分做法与哑门穴按摩相近，即从阳白穴开始，接着双手会合于印堂穴松开十指先向上再继续下划，轻抹至风府穴，变换指法。用拇指与其余四指，沿天柱穴往下捏至大椎穴，反复共捏三次，捋三次(注意：方向只可从上向下)。

按摩后的点按、下降、换气，均与哑门穴按摩相同。

九、风池穴按摩

接上式。前半部分做法与天柱穴按摩全同。双手松开，十指从头部中央向后、向下轻抹至风池穴处，两手变成剑指，做前九、后九旋转、三按三呼吸。

按摩后的点按、下降、换气，均与哑门、天柱二穴按摩时相同。

十、翳风、翳明穴按摩

接上式。双手升到印堂穴，两手轻贴于头皮上，从前发际向后、向下轻抹至后发际，变成剑指。先找准耳垂后的翳风穴进行前九转、后九转、三按三呼吸。

接着两手食指移至翳明穴（翳风后一寸乳突下缘，应找准此位置，以免误触兴奋点反起到负面作用），随后做前九、后九旋转按摩及三按三呼吸。

后来郭林老师为更好地避开此处，便于耳垂下觅得与翳明穴作用通用的穴位，故定名为“新翳明穴”，自那时后，就只按摩翳风穴和新翳明穴了。

按摩后的点按、下降、换气，均与哑门、天柱、风池三穴按摩时相同。

十一、导引回气

接上式。双手升至印堂穴；再从前发际经百会穴向头后轻抹至后发际；双手再沿颈部两侧抹至下颏。依此反复做三次，双手降至中丹田。

接着收功，先做中丹田三开合，接着做三个气呼吸。将两手放于大腿上，略静片刻；慢慢睁眼，恢复生活状态。

第十章 脚棍功法

第一节 脚棍功法的特点、性质、作用

一、脚棍功法的特点

脚棍功、手棍功是郭林老师家传的一套独特的功法。

二、脚棍功法的性质

是治肾的功法，也是治本的功法（肾为人之本），也是治疗癌症的功法，特别是治疗中下焦部位的癌症。

三、脚棍功法的作用

1. 补肾，加强肾脏的功能。
2. 调整全身的经络、脉道。
3. 对多种疾病有治疗作用。
4. 治疗癌症，特别是治疗中下焦部位的癌症。
5. 能延年益寿。

第二节 脚棍功法的势子导引

第一阶段：

调动肾经，只在涌泉穴滚动。

一、预备功、蹬棍

预备功同涌泉按摩，只是松静坐时，两脚的涌泉穴放在棍上（脚棍长1尺半左右，直径为1寸半～2寸，以花椒木为最佳，因为它可以通经活血），两脚之间的距离一拳左右。三个气呼吸三开合

后，双手放大腿根部(癌症病人远离病灶)，双脚一齐向前蹬棍(不可碰着脚趾)，再向后蹬棍(不可碰到脚心)，一前一后为一次，共蹬120次。中丹田三开合。

二、肾俞按摩

接上势。双手内劳宫放在肾俞穴上，上下搓(上虚下实)，共搓12次(一上一下为一次)，三按三呼吸(呼时按，吸时松，先呼后吸，只做补的，因肾只能补，不能泻)。

三、接着再蹬120次。

四、收功：同涌泉按摩。

五、术后放化疗次数多、病情重、十分虚弱或带病灶的病人，可以逐步由120次、180次增至240次，最多不超过300次。

第二阶段：

足三阴一齐上(肝经、肾经、脾经)，适用于肝、肾虚弱者习练。

一、预备功同第一阶段。

二、蹬棍基本同第一阶段，只是蹬棍的范围即脚棍滚动的范围更大些：从涌泉穴滚动至脚心。蹬棍次数也同第一阶段。

三、肾俞按摩也同第一阶段，只是按摩的次数增加至24次。

四、收功同第一阶段。

第三阶段：

预备功、蹬棍、肾俞按摩、收功均同第一二阶段，只是滚动的范围更大，即从涌泉穴滚动至脚心，再到脚跟(但不可滚至脚跟的尽头)。

第三节 脚棍功法的功时安排

一、睡完午觉后，先做手棍功，休息半个小时再做脚棍功。

二、如果三个阶段都做的话，时间安排如下：

周一、三、五第一阶段和第二阶段连着做；

周二、四、六只做第三阶段;

周日一、二、三阶段全部做,但要停一次手棍。

第四节　脚棍功法的补泻原则及注意事项

一、顺经为补,逆经为泻;脚向前蹬,棍向后滚动为顺经,为补,脚向后蹬,棍向前滚动为逆经,为泻;一前一后为调整。

二、一般蹬脚棍为调整,补泻从预备功、收功上去解决。

三、肾俞按摩只做补的,不做泻的。

四、肾俞按摩的三按三呼吸也只做补的,不做泻的,即先呼后吸。

脚棍功的注意事项:

1. 脚棍功的适应症:肾炎、肝炎、贫血、肺结核、心脏病、下肢浮肿及中下焦部位的癌症患者。

2. 蹬完棍后,在床上坐着气化半个小时。

3. 光脚蹬棍疗效高,天冷可穿棉线袜。

4. 高血压病人和女同志经期不能练此功。

5. 饱不蹬,饿不蹬。

6. 蹬棍的速度癌症病人应稍快,慢性病人要慢些。

第十一章　吐音功法

关于吐音功法，最早可以追溯到西汉。在马王堆出土文物《导引图》中有吐音的记载，但无功法，不同于前人流传至今的“吹、呼、唏、呵、嘘、呬”吐气六字诀。吐音法至明朝在民间仍有流传，明·宋应星著《论气·气声》记载：“其声振山谷，则修士别有义理，非众人之所知也。”但只限于对吐音功法的描述，而无功法本身说明，可见吐音功法久已失传。郭林老师继承古吐音法，身体力行，经过三十多年的实践和不断探索，革新创造，使吐音法有音有法，治病健身。

新气功吐音功法是练功者运用自己特定声波的发生、传播、接收和作用等有意念、呼吸、势子和点穴等导引的配合而治疗、健身、延寿的方法，又曰新气功吐音导引法。

吐音功法有五个特点：

1. 难度大，音吐难学。古人曰“气功只能身教，不能言传”。吐音功就更难，因其还关联许多其他导引法。

2. 吐音功法必须有意念、呼吸、势子和点穴等导引的配合，才不易出偏且效高。

3. 五行学说是吐音功法的根基。例如：五行、五音、五脏、五位、五行生成数等等。

4. 吐音功法有补法、泻法和调整法。例如低音、弱音等是补法；高音、强音等是泻法。

5. 吐音功法功能大、功效快。吐音功法有开穴疏经、导气通血等特殊功能，比如治癌、消炎和治疗慢性病。

吐音不同于平时的大声说话、唱歌或喊叫，而是有音、有法和有一定的吐音模式。郭林老师的体会:在治疗疾病方面,人在气功态下吐音产生的特定声波及其引动机体内部的同步谐振,可以使音气的特殊信息循经脉传到脏腑、调整阴阳、增强脏腑功能和免疫力。在攻克各种癌症(例如肝癌、肺癌、肠癌和肾癌等)、疑难症(例如红斑狼疮和心脏病等)和慢性病取得了奇特疗效。学练吐音功法要慎重,在练过新气功初级功的基础上,争取在有经验的辅导员指导下练功,并密切注意自己的病情变化和自我感觉加以调整,若有不适感应立即暂停吐音,不要蛮干,以防出偏。

吐音功的内容包括音导引、意念导引、呼吸导引和势子导引。

第一节 吐音功的声音导引

《黄帝内经·阴阳二十五人》指出:"先立五形金木水火土,别其五音。"气功之音是音气,通经络、调五脏,气血流变最佳态。新气功吐音导引通过调控声谱、音量、音质和音节等,有治疗、保健和延寿三大功能,主要分三大类:

一、"哈"音

哈音对人体各组织器官有泻、补和调整的治疗作用。"哈"音高,强、连、放、泻得较大,"哈"音低,弱、断、吸、泻得较小。其核心偏重于泻,增强机体免疫力。主要用治疗癌症和炎症等实证(邪气盛则为实)。哈音分为高哈音、中哈音和低哈音三个级别(表一),具体吐音如下:

表一 "哈"字吐音表

高哈音	中哈音	低哈音
哈〔hā〕	哈〔há〕	哈〔hǎ〕
从发音到结束 始终都要保持 hā		哈的低音到末尾时 带有 ǎ 的声音

一般初练在治疗癌症时都先吐一个单音“哈”，以高音为主，待病情稳定或病灶基本消失后，在此基础上再进行调整。多数是高低或高中低组成一个吐音配方。例如：肺癌（或大肠癌、鼻咽癌）生理参数是九，在抢救中患者至少吐九个高音“哈”，分成三个小组，每组吐三个高哈音，每吐完三个后的中间做一个或三个中丹田开合，吐完九个（或九的倍数）做三个中丹田开合、三个气呼吸、收功。肝癌（胆、眼）生理参数是八，分成两个小组，每吐四个中间做一个或三个中丹田开合，吐完八个（或八的倍数）做三个中丹田开合、三个气呼吸、收功。胃癌（脾）生理参数是五，分成两个小组，每吐两个中间做一个或三个中丹田开合，吐完五个（或五的倍数）做三个中丹田开合、三个气呼吸、收功。肾癌（膀胱癌）生理参理是六，分成两个小组，每吐三个中间做一个或三个中丹田三开合，吐完六个（或六的倍数）做三个中丹田开合、三个气呼吸、收功。心（小肠）的生理参数是七，分成两个小组，每吐四个中间做一个（或三个）中丹田三开合，吐完七个（或七的倍数）做三个中丹田开合、三个气呼吸、收功。

哈音虽然只是一个哈字，吐音法却很复杂而重要，千万要认真，一点不能大意。要根据不同的病情、病种、体质、指标和病灶的部位等，选择不同的高、低、长、短、补、泻的吐音法来辨证论治。具体运用主要分五类：

1. 瘤体比较大或癌症晚期需要抢救，或刚做完手术后担心有癌细胞存在防止扩散转移，或手术后很长时间但病情不稳定、或复发转移等等，都应吐高音“哈”——不向下滑，（有吐音条件）或增加吐音倍数。郭林老师讲：中焦和下焦病，如子宫、结肠和腿部有癌块等要高一些，上焦病如肺癌、鼻咽癌就不要那么高。

2. 肿瘤已经消失，病情较稳定，为预防癌复发，吐高滑音，即在高音基础上，稍微带上滑音，哈音的尾音有“阿”的音。

3. 病灶（包括多种癌症）缩小，病情相对稳定，或无病灶，吐高哈音。如果感到泻得比较厉害，可改吐：两高一低，或三高一低，或两高一中一低的四联音。

4. 术后一年或两年，病情进一步稳定，病灶消失，但体质较虚弱、指标偏低。为防止转移扩散，吐一高一低，或两高两低，补泻得当。

5. 癌症晚期患者，体质特别虚弱、指标低，暂不吐“哈”音，可吐“沙”音，或吐“豁”音（多用在下焦体质虚弱者），等指标正常后，再吐“哈”音。

二、五脏音

《黄帝内经·经别》指出：“内有五脏，以应五音。”定出了五脏音、位及其生成数。郭林老师在古吐音法基础上创新，增加了音量（高、低）及其功能，不仅治疗脏腑经络疾病，还能配合哈音治疗对应的癌症。五脏音一般以高低相搭配成一个吐音配方组，吐五音的组数，也应辨证论治。慢性病患者，可按下表进行吐音（表二）。

表二

脏腑音的种类	高音	低音	本音	面朝方向	吐音数字
心音（小肠）	征（zhēng）	整（zhěng）	徵	南方	7或7的倍数
肺音（大肠鼻咽）	商（shāng）	晌（shǎng）	商	西方	9或9的倍数
肝音（胆、眼）	桌（zhuō） 郭（guō）	桌（上声 zhuǒ） 果（guǒ）	角	东方	8或8的倍数
脾音	宫（gōng）	巩（gǒng）	宫	中	5或5的倍数
肾音（膀胱）	愚（yū）	雨（yǔ）	羽	北方	6或6的倍数
胃音	东（dōng）	懂（dǒng）		中	5或5的倍数

三、特殊音

特殊音只有长短而无高低，是对前两类音的补充，当某些病不适用于上两类吐音时，便可用特殊音代之，补疗良效，起到了上两类音不能发挥的特殊作用。

西(xī),是补音,若要补而不能用羽音时可用之。

豁(huō),吐哈音有困难时用之,多用于下焦病。

哦(wō)、屙 (ē)、欧(ōu),治脑瘤,不能吐得太高。

沙(shā),是“商”的变音,体质特别虚弱,暂不适于吐“哈”音,可用“沙”音过渡。

以上三类吐音除有高低区分外,还有强与弱、连与断、收与放的区分变化。具体指导练功实践。吐音功是一类很复杂、疗效很高、很重要的一类功法,病患者一定要认认真真地学,刻苦地练,吐音要准确,吐的音要适宜(自己的病情、体质)、音的节奏分明、流畅、柔和,这样就能加强疗效。

第二节 吐音功的意念导引

古典书籍中指出:“气动则声动。”内气是吐音的基础。只有练好气功,进入气功状态,才能吐出有内气有特殊信息的音,传入脏腑,产生疗效。意念导引在新气功功法里重点强调在吐音当中,意念导引是很重要的。如果意念导引不好,吐音没有疗效,并且容易出偏。那么怎样做好吐音功的意念导引呢?

一、树立吐音功能治病的信念。意念导引就是意念活动、是心灵,树立了吐音能治好自己病的信念、正确的心理治疗意识,就能松静自然地认真地练好功、吐好音。这种音不仅来源于嗓子,还来自内气,来自丹田。

二、心安神静,心平气和。心主神、神生气,心不安不平,则神乱气不和,这样发出的音都是不理想的,还要排除七情干扰。因其等于心里边的活动,经常影响到生理活动的变化,影响五脏六腑的功能。

排除杂念法:松静站立、三个气呼吸、默念30或60或90数目字(1个数约1秒钟)。

三、意守脏腑。哪个脏腑有病灶或感觉不舒服，或为增强其功能，吐音时就想（不能看）着哪个脏腑。“内有脏腑，以应五音”，这样疗效显著。这只能用于慢性病患者，初学癌患者不能用，等有功底后可用之。

四、收视返听。吐音时，不听外面而听（不能看）里面音要调治的脏腑，就能听到该音引起相应脏腑的谐振，气感实而舒畅。慢性病患者用此法疗效是很高的。癌症患者不用此法。

第三节　吐音功的呼吸导引

吐音与呼吸是有密切关系的。吐音时，呼吸得好，疗效就高，疗程就缩短，甚至得到更好的疗效。而气息是吐音的动力，使吐出的音有力量、有伸缩性、温和、多变化和有气感，导气令和。为此，在发音时颈部的肌肉、下颚、舌根等都要放松，发自丹田和肺部的气息“声波”就能传向病灶，产生疗效。

吐音功的呼吸调整如下：

一、吐音时调整好呼吸。初学吐音时，先吸一口气，吐完第一个音后，接着要吸一口气，然后再吐第二个音……如此继续。吐音时气息保持平稳，有一定节律，出音要稳、柔和，以气带声，不要猛喊；行腔要稳，连绵不断；收音要稳、柔和，慢慢结束，不要突然停音，否则容易伤气、伤肺。初学者吐音时，由于换气换不过来而感到憋气时，做一个气呼吸（即一吸、一呼、一平）。还要掌握“吸而不满、吐而不尽”的吐音原则，这样就不会感到憋气了。

二、根据发音的高低、强弱和病症，调整呼吸。

1. 癌症病人经过化疗、放疗或手术后，身体很虚弱、出大汗、气短、指标降低。临床经验，这种情况若马上吐高音哈，汗就出得不止，指标更低了。故先暂时不吐“哈”，改用“沙”音来控制。在做预备功和收功时用先呼后吸的“补”法来调整，使病人弱体能承受高音“泻”的作用。

2. 如果下焦部位长瘤，特别是脚上或下肢长骨癌的疗效较差，吐音用高音、连音、气息力量强、大、猛、数字多的泻法时，预备功和收功用先呼后吸的“补”法来调整。

3. 一般癌症（实症、淋巴、肉瘤等），预备功和收功时用先吸后呼的“泻”法；一般慢性病患者（肾癌），预备功和收功时用先呼后吸的“补”法。

第四节　吐音功的势子导引

一、预备功：同于自然行功。

二、双手放的位置与自然行功的预备功相同。

吐音一定要遵守“三不”原则（即不盯、不追、不抓）。音也不要吐得太长、太高，如果过长、过高，就过强了，身体和病灶都承受不了，所以要长短适宜，量力而行。

吐音的势子一定要正确、平稳，气息平和，声波、音频平衡不乱。“导气令和，引体令柔”。全身放松，特别是舌根、下腭、颈部肌肉、腰胯、膝部要放松，心安神静，排除一切杂念，张开笑口，很自然地发自丹田，吐要吐的音，这样疗效显著。

收功时，想着元气归身，气归丹田，玉液还丹，做三个中丹田开合、三个气呼吸，松静站立一会儿，自然活动。

第五节　练吐音功的注意事项

一、练好吐音，首先练好行功和升降开合，做到松静自然，产生内气，才能吐好音。还必须与新气功疗法中其他的功法相配合。有了吐音的基础，才能教他吐音。这个基础就是松。如果他松不下来，五脏的接受器接受不了他的音，音的信号发出来，他根本接受不了。所以在吐音之前，好好教他升降开合和松揉小棍功法，吐音效果才更好。所以，初学者一定要在有经验的辅导员的指导下进行，不可自以为是随便吐音，以防出偏。

二、下列几种情况暂不能吐音：凡是五脏六腑有穿孔病灶的、咳血吐血出血便血的、溃疡者、有伤口者、女子月经期和妊娠期、体质过于虚弱、血象低(如白细胞在3000以下者)。

三、不要吃刺激性过强的东西，如酒、烟、辣椒等。

四、吐音应在空气新鲜、环境安静的地方，不要迎风，避免受惊和受凉，大雾和雷电天气暂停吐音。

五、患者吐音若感到气息过强向上冲，或吐音时有些紧张，意念有干扰、气息不平稳，双脚站立的姿势要调整：吐音时迈一只脚，一般病出左脚(肝、胆、眼病出右脚)，这样一只脚是实脚，另一只脚是虚脚，把肾气调整一下，气息就不会过强，或向上冲，而是下降，调动肾气下沉。

六、癌症兼高血压者用分阶段吐音法。癌症必须吐高音“哈”泻之，高血压忌吐单音、高音——引血上行，血压更高。临床经验用分阶段吐音法：第一个阶段先吐低音，中丹田三呼吸用先吸后呼的泻法调整，休息15分钟。第二个阶段练中度风呼吸法行功或其他功，休息15分钟。第三阶段吐高音“哈”，中丹田三呼吸改用先呼后吸的补法。这样高音、低音的配合，呼吸导引的调整，既治癌又控制了高血压，达到理想的疗效。

中篇　挖掘功法

中
级
功

第一章　慢步行功

第一节　中级慢步行功

1978 年 4 月，郭林老师在地坛公园教辅导员练中级慢步行功。

郭林老师说：练初级功有一定功底后可练中级功，意守中丹田。中级慢步行功从升降开合预备功开始就要意守中丹田。想着了再开步，想不着就不开步，这样走起来会很舒服，如果杂念一大堆会出事的。

练中级功同样要掌握“导气令和，引体令柔”的气功要领和意念活动的“三不”原则，即不盯、不追、不抓，还有十二字诀，即“一聚一散、若有若无、似守非守”。如果紧盯中丹田，就会出现打嗝、放屁或头痛、憋气等偏差。要把势子（同初级慢步行功）松得更好，意守中丹田这一关是不容易过的。

收功时，如果意念跑掉，元气不归身，就亏了。要把意念收回来存中丹田，快收功时式子要很好配合，要松得更好，动作要慢，越松越静，意念才能回中丹田。

收功的具体做法如下：

一、意念已在中丹田的收后脚，做一个中丹田开合就可以了。如果意念不在中丹田，要先做三个开合，即上丹田（印堂）开合，膻中开合，中丹田（气海）开合。

先做上丹田开合，前脚虚、后脚实，动作要慢，再做膻中开合、中丹田开合，慢慢导引下去，等意念回到中丹田，收后脚，做中丹田三开合。如果意念还未回到中丹田，收后脚，两脚平站，收腹，松腰，气往下沉，等意念回到中丹田，再做中丹田三开合。

二、意念稳在中丹田后，开步上一个脚长（上步的式子要求与初级功相同），两手中指在中丹田前相接，随即转成阴阳手（一个手心向里，另一个手心向外）。如左脚在前，左手手心向里，右手手心向外，虚前脚，体重后移，两手慢慢上升到印堂穴，用左手拇指点印堂穴，接着身体复正，前脚平。此时旋转中指，成为右手手心向里，左手手心向外，再用右手拇指点印堂穴（动作同前），收后脚，两手中指仍相接，双手心向里，沿任脉导引阴经慢慢下降。病灶在身体前面的，收后脚后，两手分开，沿身体两侧导引阳经下来，恢复松静站立姿势后，做中丹田三开合，三呼吸，收功。

三、收功后，要站一会儿，等意念离开中丹田，不再想中丹田，放下舌头，再睁开眼睛。

同年5月份，老师给辅导员查中级慢步行功后说：功底厚的同志，收功点穴可配合呼吸，点穴时呼，转手时轻轻吸，其他同志点穴时不配合呼吸，两手五指要并拢，以免漏气。

第二节　中级调整阴阳慢步行功(中调功)

中调功是调整人体阴阳平衡、以意念导引为主、同时配合势子和调息导引的中级慢步行功。练功时要求排除杂念，心安、神静，这样，产生的内气很丰富，口中分泌的津液也多，能促使体内气血运行流畅，收到保健、延年益寿的功效。

郭林新气功的中级功要求练功时意守丹田，过“意守关”。因此，必须有练初级功的基础，即已过了“松静关”。否则，如练功时杂念一大堆，肢体又松柔不下来，勉强去守丹田，是要出问题的，千万不能急于求成。

凡有心脏病、肝炎、肾炎、脑动脉硬化、高血压、青光眼、糖尿病等的患者，势子稍慢点；凡有血沉快、神经衰弱、低血压等病的患者，练功势子要稍快些。非癌症患者可当做主功来练，癌症患者病灶已基本消失，也可以练，这不仅有利于康复和防止复发转移，而且有益于养生和延缓衰老。

具体练功方法如下：

预备功：同自然行功。如思想还不平静时，可默念12、24或36个数。然后做中丹田三呼吸、三开合。

第一段　走九步、咽津三口

按男先左后右、女先右后左的顺序出脚。以先出左脚为例：移重心至右脚，虚左脚，左脚大指的大敦穴在离右脚内侧中间10厘米处轻轻点地，膝稍向里扣，然后左脚向前迈步(式子和初级功的慢步行功同)，从点左脚大敦穴开始算一步，再向前走八步，边走边默念数目字，共九步。停步时右脚在前，平一平气，松腰、松胯，双手向中丹田导引，在中丹田守一会儿，按功底深浅决定手心离中丹田的远近距离：功底深的，手心离中丹田可远一点；功底浅的，手心要离中丹田近一点。然后，慢慢咽津三口（如无津液时可咽气），将意念带到中丹田，再守一会儿。在不盯、不追、不抓的原则基础上，意念聚在中丹田，如能稳定，可多守一些时间。

第二段　先走六步，再两步一个导引，上后脚，咽津三口

接上式。双手在中丹田做一个开合，然后，按第一节方法走六步。停步时，左脚在前，平一平气，松腰、松胯，双手向中丹田导引，做一个中丹田开合。然后重心移到前脚，虚右脚，右脚大指的大敦穴在左脚内侧中间轻轻点地，默数"一"。上右脚，横丁字步在左脚尖前，双手按指标的高低摆放式子，由中丹田升至膻中穴前，再向下导引到中丹田，默数"二"。左脚上前一步，默数"三"。调整后脚，松腰、松胯，身体重心在前后两脚之间，慢慢地咽津三口，将意念带到中丹田，再守一会儿。

第三段　按地形进行三个方向的三点一导引

1. 向左：身体重心前移，虚后脚，右脚大指的大敦穴在左脚内侧中间轻轻点地，此为一点；然后，将右脚横丁字步在左脚尖前，再提左脚，脚尖点在右脚内侧中间，此为二点；左脚向左横开一步，右脚大指的大敦穴在左脚内侧中间轻轻点地，此为三点。然后，右脚横丁字步在左脚尖前，双手由中丹田上升至膻中穴前，再向下导引到中丹田，此为一导引。

2. 向右：接上式。右脚后撤，脚尖轻轻点在左脚内侧中间，此为一点；然后，右脚向右横开一步，左脚尖轻轻点在右脚内侧中间，此为二点；左脚横丁字步在右脚尖前，上右脚，脚尖轻轻点在左脚内侧，此为三点。再将右脚横丁字步在左脚尖前，双手由中丹田慢慢升至膻中穴前，再向下导引到中丹田，此为一导引。

3. 向前：接上式。左脚向前，脚尖轻轻点在右脚内侧，此为一点；左脚向前迈一步，右脚尖在左脚内侧中间轻轻点地，此为二点；右脚向前一步，左脚尖点在右脚内侧中间，此为三点。然后，左脚横丁字步在右脚尖前，双手慢慢地由中丹田升至膻中穴，再向下导引到中丹田，此为一导引。

4. 向后：接上式。将左脚提起，点在右脚内侧，此为一点；然后后退一步，将右脚提起，点在左脚内侧，此为二点；然后后退一步，将左脚提起，点在右脚内侧，此为三点。然后再将左脚横丁字步在右脚尖前，双手由中丹田上升至膻中穴，再回中丹田，此为一导引。然后上后脚，双脚站平，双手守在中丹田，咽津三口，再守一会儿。中丹田三开合为一轮。如只练一轮，此时即可中丹田三个气呼吸，收功。

此功每练一轮时间约十分钟，最多可练六轮。练时从九步点脚开始，要求每轮左右两脚交替开步，以调整阴阳。

收功：移重心至右脚，左脚向前迈出一步（肝病先出右脚），两手沿任脉上升到印堂，做一个开合，慢慢降到膻中穴，做一个开合，再慢慢下到中丹田，做一个开合，即"三叠开合"。血压高的同志只做中丹田开合，以免引起血压升高。做开合时，手的动作要缓慢，前脚要松，意念回到中丹田了。收后脚，咽津三口，徐徐下到中丹田（气海穴）。如此时意念还没有回来，可再慢慢做三个中丹田开合，等意念回来了，右脚上前一步，两手中指在中丹田处相接，沿任脉慢慢上来，边上边转手，虚前脚，脚尖点地，重心在后脚。两手上升到印堂穴时，左手手心朝里，右手手心朝外（或称阴阳手），用左手大拇指点印堂穴，点穴后，两脚平。两手中指仍相接，按反方向转成阴阳手，即右手手心朝里，左手手心朝外，同时虚前脚，脚尖点地，用右手大拇指点印堂穴。点穴后，两手沿任脉下到中丹田，收后脚，做中丹田三开合、三呼吸、收功。等意念离开中丹田，再慢慢睁开眼睛。

应注意事项：

1. 迈步要轻，如若使劲，气即散，意念即跑掉。

2. 练功时，膝盖要松，腿不能挺直，脚翘也不能绷劲。

3. 点脚要轻，不能有脚落地的声音。

4. 导引到中丹田，两手的手势按指标。

5. 平一平气，是自然呼吸，不是"停"，"停"容易憋气，就错了。

6. 第三节"三点二导"，点时把内气导引上来，而后再导引到中丹田。

第二章　三环功

第一节　定步行功三环导引

一、定步功、行功

先做预备功，再做定步功，后做中度行功或快步行功 300 步，约 12 分钟。癌或防癌宜泻，慢性病宜补。功法与初级功同。

二、三环导引

1. 预备功。同自然行动。

2. 三环开合：

①上丹田三环开合：双手由中丹田上升（手势按指标：高指标者手背相对，指尖下垂；低指标者手心向上；正常指标者手心向身体。下同），到印堂穴时稍定，做上丹田环开合：高指标者开时手心向外环开至肩宽，两手指尖相对，合时手心向外，双手背环回印堂穴，两手指尖相接；低指标者开时手心向内，环开至肩宽，两手指尖相对，合时手心向内翻回，至印堂穴前两手指尖相接；正常指标者开时手心向外环开至肩宽，两手指尖相对，合时手心翻回，至印堂穴前两手指尖相接。无论开或合，两上肢均弯曲相抱成环形（下同）。此为一个环开合，连续做三次。

②中丹田三环开合：接上式。双手由上丹田下降至中丹田，做中丹田环开合：开时手心斜向外下方至胯旁，两手指尖相对；合时手心翻向中丹田前，两手指尖相接。此为一个环开合，连续做三次。

③下丹田三环开合：接上式。双腿缓缓下蹲，双手由中丹田下降到大腿上方，重心在两腿中间，做蹲式下丹田环开合三次（做法同上）。然后缓缓站起，双手随之升至中丹田前，做中丹田三个气呼吸，咽津三次，默念30个数字，平一平，松一松，沉一沉。

三、单环导引

单马弓步：男左女右出脚。例如：男先出左脚往前微弯曲，右脚在后，两脚平，重心在中间，形成单马弓步。右手掌沿带脉移至右肾俞穴，右手掌中指与拇指相对（或相接），外劳宫穴对右肾俞穴。左手掌沿任脉升至百会穴（随之右后脚的脚跟竖起，脚尖点地），侧向左、向外、向后、向下沿阳脉导引至左脚尖（随之后右脚平），再沿阴脉导引回中丹田，即单手导引一个环。如此单环导引三次后，左手掌回至中丹田，收右掌（沿带脉向前回中丹田），收后脚，做一个中丹田开合。同法，出右脚，右手掌单环导引三次后收左掌，收后脚，做三个中丹田开合。

四、双环导引

松静站立、站稳，松腰松胯，双腿缓缓下蹲，双膝微微弯屈，身体下沉，重心在两脚中间，形成双马步。双手掌（手势按指标与上同）中指相对（或相接），从中丹田沿任脉上升至百会穴，两掌劳宫穴相叠，即：（男）右掌内劳宫穴放在左掌外劳宫穴上，稍停。再反掌，右掌外劳宫穴对百会穴，稍停（低指标者与其相反）。双掌各向两侧、向外平拉掌到两耳尖，翻掌沿阳经侧下导引至带脉穴，沿带脉导引至命门穴，稍停。变剑指，指尖向下，沿督脉推行至长强穴，用中指指尖点按长强穴，稍停。再沿原路线导引回到中丹田。即双手导引两个环。如此双环导引三次后做三个中丹田开合，中丹田三个气呼吸，咽津三次，双手放回两胯旁，松静站立片刻，舌尖从上腭放下，慢慢睁开双眼。

三环导引用自然呼吸。意念导引可以意守丹田，但不能勉强。不意守丹田，可以定题，以免以意领气。

第二节 新三环功

新三环功是郭林老师为巩固癌症病员病愈后的疗效，提高部分教师水平，在地坛公园开办提高班时所授。为何称新三环功？因有的辅导员反映原三环功难学，郭林老师为便于学员学习，在原三环功的基础上加以改进而推出的。

一、新三环功的特点

1. 式子较原三环功简便易学、易练；

2. 产生的内气足，见效快。

二、基本式子，概括为三、六、九

三就是开始连迈三步，每一步两吸(脚跟吸吸)、一呼(脚掌落地呼)。慢性病患者可按慢步行功的步子走。

六就是连迈六步、一个三开合(按环式)。

九就是连迈九步，做九个环。故称三、六、九。

三、新三环功的操练方法

预备功，松静站立(与自然行功相同)。接着双手慢慢上提(手式按病情和指标掌握)。先到印堂穴，再到百会穴，到哑门穴后双手分开，顺势从阳经下到带脉为一次导引，连做三次。因是巩固疗效阶段，一般均用调整式子。做完三个导引稍停，顺势在中丹田做三个中环。顺势手上提到上丹田，稍停，做三个小环，稍停，边下蹲边降手(与大腿平为宜)，在膝上做三个大环，做完缓缓站起，恢复到松静站立的势子做起步准备。以出左脚为例，松左脚，重心移到右脚，左脚斜步向左前方迈出。走三步，每步都是脚跟吸吸，脚尖呼(三步三点，这时正是左脚在前)。起右脚迈第一步，向右斜前方迈出(右脚尖点在左脚内侧中间)。走六步，正好左 脚在前，上右脚站平，双手做三个环式开合。然后出左脚向正前方走九步。走到第九步时左脚在前，上右脚站平。第一轮九个环十八步做完。一般做三轮。

四、应注意的几个问题

1. 动作要缓慢。癌症患者已到巩固疗效阶段也同样要慢。

2. 导引时的手势都依指标和病情而定。

3. 走步时要求斜出脚，以稍斜为限，如下图。环式开合以下图为例。以上是一个式子，为一轮，必须做三轮才是一个完整的式子。

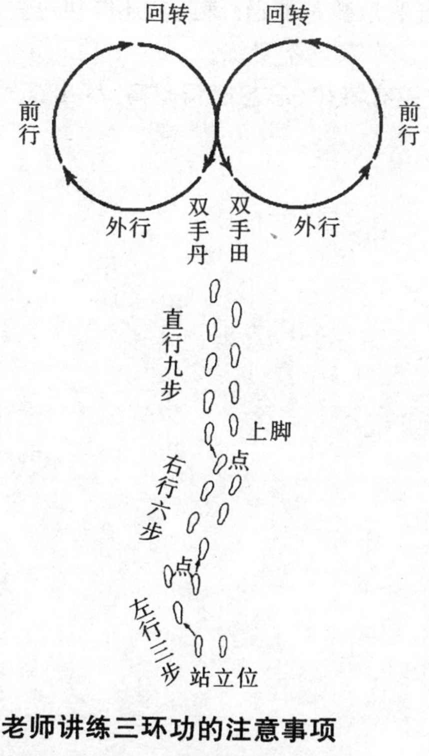

五、郭林老师讲练三环功的注意事项

郭林老师于 1982 年 5 月初教练三环功，5 月 18 日为辅导员查功时指出，此功的注意事项及存在问题如下：

1. 此功走起来应是环形的；

2. 中级功主要是导气令和，引体令柔；

3. 练功时应练会如何躲人,应会转方向;

4. 早晨练这套功,练得身体飘飘渺渺的,气就会全身转了。一步一步的非常扎实,平心静气,心安神静;

5. 阳经下时手到膻中穴,应从心脏两边下去,很多人都在前边下,要改过来;

6. 头要转,头和手随着转,一起转;

7. 这套功,有三五年功底的才能练;

8. 这套功保五脏六腑都能通,练此功还能扶正去邪,功练正,思想感情也练正了。有杂念不要练;

9. 练功越高,越有旋律,思想感情越高,练出正气去邪,出不了偏。

第三章　调摄功

调摄功即龙潭湖畔三焦合一调摄松静功，简称“龙调”。郭林老师于 1975 年 2 月创编并传授。

调摄功共分三大段，每段五小节，可以三段同时操练，如因时间所限，每段也可视为独立部分，分开练习。

第一段　疏阴阳跻脉理三焦

第一小节　预备功

松静站立 25 分钟。或头部按摩一轮或半轮。三个中丹田气呼吸。

慢步行功，向前走两步，后退一步，作为两节之间的过场（以后每节之间都需要这么做，下略）。

第二小节　提足跟、转脚尖

中丹田三开合。两手外劳宫穴放带脉下，按病理或生理出脚。以先出左脚为例，松左脚，重心在右脚，左脚尖点地，出脚，脚跟落地，然后脚心着地，脚尖再着地，脚跟提起，放平。再翘脚尖，脚心着地，脚尖着地，脚跟提起，放平，共做三遍。上右脚。

一个风呼吸（吸吸呼，下同）。

换出右脚，全过程与出左脚同。

一个风呼吸。

中丹田三开合。

转脚尖，松左脚，左脚跟提起，左脚尖转动，以腰带头向右转。

腰转回正前方，松右脚，右脚跟提起，右脚尖转动，以腰带动头向左转。一左一右为一遍，共做三遍。

一个风呼吸。

第三小节　按摩三焦

中丹田三开合。慢步行功同前。两脚放平，松膝，两手慢慢上升至肝脾区域（由病情决定掌心方向），用两手内劳宫穴按摩，正反各九转。三按三呼吸。三开合。

两手慢慢上升到胸部，按摩，正反各九转。三按三呼吸。两手放下，中丹田三开合。

两手沿带脉转向后至肾俞穴，用食、中、无名指三指按摩，正反各九转，三个气呼吸。两手复原。

第四小节　踢脚、弯腰

两脚平站，两手内劳宫轻轻放带脉（拇指向前）。松左脚，重心移右脚，左脚尖点地，提起（脚尖朝下），顺势踢出（要放松，要轻）。收回，脚尖朝下，放平。如此共做三遍，一个风呼吸。

换右脚，全过程同左脚。

一个风呼吸。

中丹田三开合。

两脚平放，松膝。两手沿带脉慢慢将内劳宫穴放肾俞。向前弯腰 90°，脑袋不下垂，颈部放松。复原。一个风呼吸。如此共做三遍。

弯腰时先弯尾闾，体会沿脊椎一节一节向上松，起来时体会反方向一节一节向下松。

中丹田三开合。

第五小节　收功

中丹田三个气呼吸，松静站立 2～3 分钟。

第二段　通任督脉强中下焦

一、二、五小节均与第一段同。

第三小节 按摩任脉中极穴位，督脉命门穴，长强穴。

两手慢慢降至中极穴，用剑指按摩，正反各九转。三个气呼吸。

两手复原，中丹田三开合。

两手慢慢提起，沿带脉至命门穴，用剑指按摩，正反各九转。三个气呼吸。

两手复原，中丹田三开合。

两手慢慢沿带脉至腰俞穴划至长强穴，用剑指按摩，正反各九转。三个气呼吸。

两手复原，中丹田三开合。

第四小节 提脚提肛

两手内劳宫穴放带脉(拇指向前)。松左脚，重心移右脚，左脚尖点地，提起，提至大腿与地面平行，与小腿成90°，脚尖下垂，放回地上。如此共做三遍。

一个风呼吸。

换脚，重复上述动作。

一个风呼吸。

中丹田三开合。

两手内劳宫穴放带脉(拇指向前)。松左脚，脚尖点地，向前跨一步，脚跟先落地，脚心、脚尖慢慢依次放平，重心前移，后脚跟提起。提肛3、6、9秒或1～2分钟。

一个风呼吸。

换脚重复上述动作。

一个风呼吸。

中丹田三开合。

第三段 升降开合阴阳调

第一、二、五小节均与第一段同。

第三小节　坐马式提肛功

三开合。两手中指相接，提掌至膻中穴（掌心的方向按病情定）。两脚分开成马步(坐马式)，慢慢往下蹲，提肛、收腹三次。慢慢站直，两脚与肩同宽。

一个风呼吸。

中丹田三开合。

第四小节　升降开合松静功

做三个不下蹲的升降开合。手下降时从下颏分开，从身体两侧向下导引(掌心方向随病情定)。

主要以呼吸刺激每个脏腑、每个器官的神经末梢，通过呼吸反射而加强其生理功能。

功法中的意念活动分为三部分：1. 初步选题；2. 中步守中丹田；3. 高步守会阴。功时一年半至三年，逐步加深提高，达到“内气”丰满，能调动内气向病灶进攻。在练功过程中，意念如达到集中入静，效果就渐渐加强。到最高程度即“内气”运行全身，清阳上升，浊阴下降。促进气的交换、血的交流，调整阴阳平衡，促进气脉循环，改善组织细胞生理机能，保健、除病、益寿。“龙调”通过三焦、气化五脏、通六腑，强力的“内气”达到人体全部内在机能的浅层和深层，人体组织的空间和交流迅速的通络，起到荡垢涤污、战胜阴邪之作用。练功练到 40 分钟以后，60～65 分钟时，可感到力量更大。

调摄功的功理及功效

疾病的发生，主要在于机体失调，阴阳失调。阴阳学说贯穿在祖国医学学术体系的各方面，用来说明人体的组织结构、生理功能、疾病的产生和发展规律。气功治疗致力于“调整”保平衡，消除疾病的发生和发展，促进气脉循环。龙调功功能如下：

《素问》调经论：“夫邪之生地，或生于阴或生于阳。”第一段中的第二节，主要活动奇经八脉中的阴跷、阳跷二脉，阴跷脉主一身左右之阴，阳跷脉主一身左右之阳，阴阳跷左右成对，两跷脉均在于脚跟。此节主要是两足跟的活动。“龙调功”共三段，每段的两节都相同，即加强功的主题“调整阴阳”之故。

第一段第三小节主要是活动三焦的主体肺、脾、肾。人体水液的代谢必须保持相对的平衡，这种调节水液代谢平衡的功能活动，主要是肺、脾、肾、三焦及膀胱等脏器共同完成的。这一节主要按摩三焦。

第一段第四小节主要是活动足太阴脾经、足厥阴肝经、足少阴肾经。因此三脏从足起，为调节经络即活动二足及腰部。

第一段第五小节收功，初学者在此转意念，选题的转中丹田，意守中丹田或意守会阴的不必转意念，但必须静静站立 2～5 分钟，使内气运行转化归原。

第二段第三小节是按摩，用三个手指按任脉、督脉的起点及命门穴。任脉行于胸腹的正中，能总任一身之阴经，故有“阴脉之海”之说。能治愈妇科病，男性的阴亏阳损。督脉行于背之上中，总督一身之阳经，故称为“阳脉之海”。下出会阴，它有支脉络肾及贯心，为机体气血运行的主要通路。张介宾说：“命门为元气之根，为水火之舍，五脏之阴气，非此不能滋，五脏之阳气，非此不能发。”命门的功能包括肾阴、肾阳两个作用。“龙调功”的这一节按摩是选人体经脉的三大重点穴位。

第二段第四小节活动足太阴脾经、足厥阴肝经，提肛收腹，加强肝、脾、肾的功能。提是松筋，因每一经必有一筋，松筋加强气血循环，经脉流通迅速，“内气”产生的更丰富。提足、松筋、提肛、收腹更加强了膀胱经的功能。膀胱经是由足经天柱穴到通天穴，下行通足少阴肾经。活动此经可解决许多由头至足的疾病发生，可除重病。膀胱是主持人体水液代谢的器官之一，尤其是贮藏津液和排出小便。津液必须通过下焦阳气的气化作用。《素问·兰秘典论》：“膀胱者，州都之官，津液藏焉，气化则能出矣。”在病理上，膀胱气化不利，则小便不利而癃闭；失去约束，又可出现尿多、小便失禁等症,容易积淤而形成瘤症。

第三段第三小节两手相按的通天是指心包经的起点。心包又称为心包经,是心脏的外围组织,有保护心脏的作用,故邪气犯心,常先侵犯心包。古人论:“故诸邪之在于心者,皆在于之包络。”“心为君之官”,不能受邪。有的则说心包代心受邪。通天指的活动是保护心脏。心主血脉,为人体血液运行的动力所在,又主神志、思维。脉是血液运行的通道,血液运行于脉道之中,有赖于心和脉的互相合作,但起主导作用的是心。《素问·痿论》:“心主身之血脉。”心主血脉的功能是由心气的作用而实现的,只有心气旺盛,才能使血液在脉道中沿着一定的方向运行不息。此节中指相接的式子在“龙调功”中起着重要的作用。

第三段第四小节的式子是“升、降、开、合”,如同中医的“升、降、出、入”。它是人体气化的基本形式。升者升其清阳,降者降其浊阴,出者吐故,入者纳新(气功疗法中的开合与中医的出入意义相同)。升降开合是机体进行新陈代谢、维持生命的基本过程,升则上输于心肺,降则下归于肝肾。而肝之升发,肺之肃降,心火下降,肾水上升,肺气宣发,肺主呼气,肾主纳气,是配合脾胃以完成升降运动的。否则清阳之气不能敷布全身,后天之精不能归藏于肾。此节式子,在“龙调功”中,以调整阴阳最为重要。

收功(第五小节之后)时静默站立几分钟,是稳定“龙调功”全过程的意念活动,好气化归原。每做完一大段功之后,以慢步行功一步至二步过场,接后一段是导引“内气”运转变化的,达到五脏六腑的经脉交流,阴阳调整的高度效果。

肝——通——胆

心——通——小肠

脾——通——胃

肺——通——大肠

肾——通——膀胱

第四章　复式松揉小棍功

按:“松小棍”是郭老师传授的独特而重要的练功项目。练“松小棍”能松腰,腰不松则气不能沉丹田,不但影响练功水平进一步提高,而且还会出现练功偏差,延误健康的恢复,由此可见练“松小棍”的重要了。

练“松小棍”还能活动全身经脉,特别是手部所属三阴阳经,促使气血周流,利于健康祛病,由于“松小棍”能松腰,所以能直接治疗腰部疾病、肾病及下焦病。

预备功

右手握棍中段,两臂松垂体侧,两脚平站分开同肩宽,双膝微屈,全身放松,舌尖轻舔上腭,默念“健康”、选题或意守丹田,集中意念导引入静。松静后,双手捂中丹田(右手握棍贴在左手外劳宫上),中丹田三呼吸(一呼一吸一平为一次,呼吸应细长稳缓,以下呼吸法相同),中丹田三开合。

第一段

用手掌抵住小棍两端(用力轻重以不掉下去为限度)横在中丹田的前方,手指自然伸张,不要抓住小棍,用掌心转动小棍,转动速度略快为宜。注意放松手腕、肘、肩等部位。在全部练功过程中,除单手握棍外,小棍要不停地转动,以按摩劳宫穴舒通血脉。

出左脚一步,脚尖先着地,接着脚跟着地(以下出脚着地方法皆如此),身体向前,重心移至前脚,后脚跟虚起,略作停顿(即维持式子不动而转动小棍片刻,以下停顿,皆如此),然后身体慢慢向下蹲。在下蹲过程中，重心移至后脚，使双脚均着地，同时垂臂小棍降在膝盖前转动，松身直腰，后脚跟起，同时收臂，使小棍提升回中丹田前转动，后脚跟着地，略作停顿。以上动作为一次，重复四次。收右脚，平站转棍，中丹田三呼吸。

出右脚，重复以上动作和呼吸。

第二段

接上式。出左脚一步，脚尖先着地，接着脚跟着地，身体向前，重心移前脚，身体慢慢向下蹲。在下蹲的同时，双手持棍在中丹田转动，由原横在中丹田转动逐渐将棍转为立式至腰旁，棍中间与带脉平，上身和腰也随着向左立棍，转动片刻，再回中丹田横棍转动片刻，再抬身直腰，同时收臂，使小棍提升回中丹田转动。后脚跟着地，前脚着地，前脚跟虚起片刻再着地，略作停顿。以上动作为一次。重复四次。收后脚，平站转棍，中丹田三呼吸。

出右脚，重复以上动作和呼吸。

第三段

接上式。出左脚一步，前腿弓步，后腿略弯，双手持棍转动，慢慢举臂转到“百会”。此时前脚跟逐渐虚起，而小棍从“百会”转至后脑“哑门”时，前脚跟就逐渐着地，略作停顿片刻。再从“哑门”转回“百会”时，前脚跟虚起，双手转小棍从“百会”往脸前转下至“膻中”时，前脚跟着地，再降转到“中丹田”，后脚跟虚起，然后再着地，略作停顿。以上动作为一次，重复四次。收后脚，平站转棍，中丹田三呼吸。

第四段

接上式。出左脚一步，脚尖先着地，接着脚跟着地，身体向前，重心移至前脚，后脚跟虚起，上身和腰随着较大幅度向左侧转动，手持小棍在“中丹田”转动，慢慢随着腰转动上至“脑中”穴，由横式转变为立式转，转至左侧肩上方，右手与“上丹田”齐，转片刻，转回至“膻中”，变横式，下至“中丹田”，双脚跟着地。再往右侧方向转，动作与上同。收后脚，平站转棍，中丹田三呼吸。

出右脚,重复以上动作和呼吸。

第五段

接上式。出左脚一步,脚尖先着地,接着脚跟着地,双手持棍在"中丹田"转动,随着弯腰转至脚面。转片刻,两腿平均用力,即抬身直腰,垂臂转棍升回"中丹田",前脚跟虚起,随即又着地,略作停顿,两腿平均用力。以上动作为一次,重复四次。收后脚,平站转棍,中丹田三呼吸。

出右脚,重复以上动作和呼吸。

第六段

接上式。双脚平站,双手持棍在"中丹田"转动,转动片刻,双手持棍逐渐上升至"百会"。随着上身向左侧弯腰,头顶"百会"亦偏向左侧,双手持棍转动,右脚跟离地,转片刻,转回"百会"顶上。又往右侧方向转,动作与左侧相同,转问"百会"顶上,略作停顿,即转降"中丹田"。以上动作为一次,重复四次。中丹田三呼吸。

第七段

接上式。出左脚,外侧横在右脚尖旁(双腿形成交叉,双脚成丁字步,左脚尖向左),双手持棍从"中丹田"转动,随着弯腰转至脚尖。转片刻,两腿平均用力,再松身直腰,同时收臂,小棍提升回"中丹田",略作停顿。以上动作为一次,重复四次。上后脚,前脚不动,转棍。重复四次,中丹田三呼吸。

出右脚,重复以上动作和呼吸。

第八段

接上式。两脚平站,与肩同宽,右手持小棍中段,双手分别从身体两侧慢慢升至与肩平,翻掌掌心向上(拿小棍的手则从横式改为立式),升至"百会",小棍轻点左手"劳宫"穴(正对"百会")四下,再降回与肩平,转掌下降至身体两侧,略站片刻。以上动作为一次,重复四次。双手持棍转动,中丹田三呼吸,不做丹田三开合。

两脚平站，与肩同宽，左手持棍，右手“劳宫”贴在左手外“劳宫”上，慢慢从“中丹田”上升至“上丹田”，再往两侧平开，翻掌（掌心朝上），逐渐升合至“百会”顶上。左手持棍，点右手“劳宫”四下，再下降与肩平，双手朝下降至身体两侧，收右脚半步，略站片刻。以后三次动作与右手持棍动作相同。双手转棍，中丹田三呼吸。然后右手持棍中段，做丹田一开合，再中丹田三呼吸。松静站立片刻，收半步收功。

收功开始，点“劳宫”，转意念，意念转丹田，手点“劳宫”，内部气也走回去。

第五章　三松功

第一段

第一小节

1. 预备功(同自然行功)。

2. 双手聚到中丹田,根据指标,沿任脉上升,到膻中穴变成指尖朝上,经印堂穴、天庭穴过百会穴,双手变成手背相对,开与肩同宽,然后合成手心相对,双手腕和腰部放松,双手随腰向左侧弯屈,右脚跟虚起,脚尖点地(有功底的脚跟可以不抬起)。回到正面不停,再向右侧弯曲。一左一右算一次,共做三次(关键是松腰、松胯、松腕)。回到面向前,两手从阳经下,回到中丹田,做三个开合。

第二小节

1. 左手内劳宫放在中丹田,右手沿任脉升到百会穴(脑瘤只升到膻中穴,不放在百会穴),右手内劳宫放在百会穴,左手内劳宫放在中丹田(手势按指标,如低指标的可手心向上)。

2. 向左转腰、转头,右脚跟虚起(有功底的可以不起脚跟),回到正前方后再向右转腰、转头,左脚跟虚起(有功底的可以不起脚跟)。一左一右为一次,共做三次。右手从阳经下,回到中丹田,内劳宫放在左手外劳宫上。

3. 接上势。改用左手升到百会穴,右手内劳宫放中丹田,先向右转腰、转头,左脚跟虚起(有功底的可以不抬脚跟),回到正前方后再向左转腰、转头。一右一左为一次,共做三次。左手从阳经下,回到中丹田,做三个开合。

第二段

第一小节

1. 点出左脚（女的点出右脚），调整后脚，使两脚成斜丁字脚。双手按指标，沿带脉、外劳宫重叠放腰俞穴（男的左手在下，女的右手在下），然后坐胯松腰，左脚跟着地，脚尖翘起，癌症可用风呼吸法，类似定步功，吸吸（一拍）呼时（一拍），前脚放平，成前弓步，后脚跟抬起，向右后转腰、转头，默念3或6或9个数字。这时左肘尖与左鹤顶穴相对，自然呼吸时回到面前方，以上为一次。共做六次。收后脚，两脚平站，做三个中丹田开合。

2. 接上式。再点出右脚（女的换出左脚），同样做六次，只是方向相反。收后脚，做三个中丹田开合。

第二小节

双手从中丹田分开，外劳宫放带脉（指尖朝后），然后松左脚，重心移到右脚，左腿抬起，变脚尖朝下，再向前踢出去（不着地），马上收回，用左脚拇趾尖点在右腿承山穴，之后左脚放回原地。共点踢三次。再出右脚同样点踢三次，双手回到中丹田前，做三个开合。

第三段

第一小节

点出左脚（女的点出右脚），然后调整成斜丁字脚，双手按指标升到膻中穴，中指相接，两手在膻中穴分开，左手伸向前，手心朝下，右手伸向后，也手心朝下，前手略低于后手，像仙鹤展翅。这时成左弓步，头和身体也随左手腰向前倾，面向右后侧。双手回到膻中穴稍停，上体恢复正直，像仙鹤展翅，做法同前。连做三次。

收后脚，两脚平站，换出右脚（女的换出左脚），与上法相同，只是方向相反。收后脚，两脚平站，双手按指标降到中丹田，做三个开合。

第二小节

双手按指标沿任脉上升，到膻中穴变成指尖向上，经印堂穴、天庭穴到百会穴，左手内劳宫放在百会穴上，右手内劳宫放在左手外劳宫上(女的相反，右手在下，左手在上)。左手由百会穴向左侧伸出，高血压手心朝下，然后将手掌翻成手心朝上，再翻成手心朝下。

把左手收回百会穴，放在右手外劳宫上。再伸出右手，做法与左手相同，只是方向相反，一左一右为一次(女的是一右一左)。共做三次。

低指标的，先手心朝上，然后将手掌翻成手心朝下，再翻成手心朝上。其他与高血压的做法相同，也共做三次。

双手从百会穴循阳经下经带脉回到中丹田。

收功同自然行功。

几点说明:

1. 三松功属中级功的松腰功。练时闭着眼睛。每节都要全身放松，尤其要松腰、松胯、松膝。

2. 癌症患者做此功时，注意两手远离病灶。例如脑瘤患者双手不到百会穴，只到膻中穴即可。

3. 出脚和出手的顺序均是男的先左，女的先右。

4. 三松要诀:

第一段:

第一节　高举双手，左右摇摆。

第二节　丹田、百会，左右转腰。

第二段:

第一节: 手放腰俞，斜后望天。

第二节: 手顶两侧，提、踢、收、点。

第三段:

第一节: 斜飞后视，膻中抱球。

第二节: 马步按顶，左右伸掌。

第六章　四松功

一、预备功

与自然行功同。本功中凡中丹田三开合都要配合呼吸，开时呼，合时吸。开合后接做四或八个转方向的升降开合。

二、正功

1. 定步式

以先出左脚为例(也可按病情出脚)。松左脚，移重心，点左脚出左脚，脚跟落地，脚掌竖起，松腰坐胯同时配合吸吸，左脚落平时呼。同时重心移到前脚，向右转腰转头。转时右脚跟虚起，脚尖点地，后脚落平，双手导引，以自然呼吸转回正前方为平。如此连做九次。收后脚，重心在两脚间做一个中丹田开合。再换出右脚，同样方法做九次，收后脚，三开合。

接上式：同以上方式出左脚，落平左脚调整后脚，重心移至后脚，松腰坐胯，似坐非坐，前脚放松，脚跟提起，脚尖轻轻点地两下，配合吸吸，随后双手向右导引重心前移同时转腰(转头)呼。后脚跟提起，脚尖点地，再落后脚，以自然呼吸转回正前方为一次。连做九次，一个开合。换右脚同样方式做九次，收后脚，做三个中丹田开合。

2. 前后哈腰、塌腰式

①哈腰：接上式。两脚平站，比肩略宽，松腰松胯，双手从身体正前方松降下去，以腰带膝向前哈腰，轻轻地、慢慢地向下哈腰，

双肩、双臂、手腕都要放松(两腿不可弯曲)。百会基本朝天,不低头,双手降到两脚尖平时向左转,左手从脚尖外侧转到脚后跟点一下,右手同时转到左脚尖,点一下脚尖。点后双手同时转到正前方点两脚尖,再向右转,同样以左、右手分别点右脚尖、脚跟。再回到正前方点两脚尖,接再向左转、点,再回正前方。这样两左一右为一个方向,再轻轻慢慢站起来,做一个中丹田开合,换右脚同样方法做两右一左哈腰。转回正前方站起,平气。中丹田三个开合(升降时的快慢可根据指标)。

②塌腰:接上式。双手沿带脉外劳宫穴贴在肾俞穴上(腰、胯、脚、腕都放松)。以左脚跟为轴向左转90°,以右脚尖为轴向左转90°,前脚放松,面向左,向后塌腰片刻(塌腰时收腹,百会朝天)。塌腰后慢慢恢复正常回到正前方。再向右转,面向右,向左塌腰片刻。再转回正前方,再转向左方做,如此两左一右塌腰为一个方向,中丹田一个开合,再换脚做两右一左的塌腰动作。中丹田三个开合。

3. 导引阴阳二跷

接上式。先出左脚,脚掌放平,双手在中丹田前,左手内劳宫贴在右手外劳宫穴上,两手中指重叠。双手沿带脉左移,移至体左外侧,顺阳经下滑至阳跷,再向前到脚尖,接向内侧到照海穴至阴跷穴,再从体内侧阴经上升,边升边以腰带胯上升至腿根,身体恢复正常上后脚平立,做一个中丹田开合。换手、换脚做另一侧导引阴阳二跷动作。待左右两侧做完后,收后脚平立,在正前方做中丹田三个开合。

4. 打锣式

接上式。先出左脚,松腰坐胯,重心移在右脚,左手由左胯旁上举到太阳穴外约10厘米处。手指向上,自然放松(有心脏病者中指与拇指相接)。右手抬至与膻中穴平,左移,内劳宫穴对准左肘做不接触的两次打锣式的动作。同时左脚尖两次点地,配合吸吸、呼时,两手从膻中穴下降至中丹田,内劳宫相对,再向前划圆形,同时左脚落平。双手回时自然呼吸,此为一次。连做九次, 做一个中丹田开合。换脚换手,做法相同,连做九次。三个中丹田开合。

三、收功

两脚平站,略宽于肩。右手沿带脉外劳宫贴肾俞穴上,左手从左胯旁移至中丹田,手心朝向身体,做一吸。再沿任脉上升到膻中穴再一次吸。继续上升到印堂穴,翻手呼,至百会穴(呼慢)。外劳宫对准百会穴, 手心向上(高指标手只到印堂穴, 手心向下; 低指标手心向上,手到百会穴,平一会儿,手心向上)。手从百会穴沿阳经下降,边降边划半圆,向左转腰转胯,两腿同时下蹲至平,沿大腿左侧至膝盖外,松腰松胯,以腰带胯升起,恢复松静站立为一次,连做九次。做一个中丹田开合。换右脚同样做九次,三开合,三个气呼吸。

第七章　新气功八段锦

八段锦，是由八节动作编成的一套有防治疾病、保健强身作用的动功锻炼方法。此功动静相兼、舒适自然，有利于练松腰、练沉气、练意念下去；能加强心肺功能，疏通全身经络，促进气血循环。因此，人们如对待丝织品中的"锦"那样喜爱它，称为八段锦。

新气功八段锦是郭林新气功的中级功，要求在练初级功有一定基础，过了"松静关"后，练功时意守丹田。如果没有过好"松静关"，则千万勿意守丹田，以免引起不适，出问题。还要注意，要先学式子，式子熟了，才能意守丹田，不能急于求成。

预备功：

松静站立。10项要求用自然行功。全身心放松，意念开始从百会穴、喉头或膻中穴聚到丹田。高血压的或初学者从膻中穴聚到丹田。

中丹田三呼吸。呼气时，松腰、屈膝下蹲，意念跟着下去，意下、气下，沉气要自然。

中丹田三开合。

第一段　膻中升降理三焦

第一小节　膻中点穴三蹲九呼吸

1. 膻中点穴三按三呼吸

接预备功的三开合"合式"。两手在中丹田前，手心向里，两手中指指尖轻轻相接，缓缓翻向上(高血压的不翻手，手心仍向里)，这样意念易稳于中丹田，若手翻快了，意念就跑了。两手沿任脉缓缓升至膻中穴，慢慢转手腕，中指肚点膻中穴，大指放气户穴，做三按三呼吸(点穴松腰，配口呼鼻吸的气呼吸，以下均同此)。

2. 三蹲九呼吸

接上式。两手手心翻向下，中指指尖仍相接，手要平，腕要松，保持上身虚，下身实，两脚平摆，要松着蹲下去，不要弯腰，也不前倾。两手也随之下降，速度与松腰、身体下蹲的速度相一致。最后蹲至大腿面平(注意：两膝勿过脚尖)。年老体弱的能蹲多少算多少。稍蹲片刻，两手手心缓缓翻向上，双腿缓缓站起，两手也升至膻中穴前，再把手心翻向下(手不下降)，做三呼吸。此为一轮。共做三轮，三蹲九呼吸。然后，双手下降到中丹田，做中丹田三开合。

丹田三呼吸及三蹲九呼吸均配合腹式呼吸。如出现不适，则暂勿配腹式呼吸。

两手不论上升或下降，均中指指尖相接，手平、腕松(高血压患者除外，手心仍向里)。

第二小节　正面不下蹲的升降开合

接上式。有病按病情，无病按男左女右决定出脚顺序。以先出左脚为例：重心移至右脚，松左脚，以左脚尖在右脚内侧中间旁开10厘米外轻轻点地，然后向左前方迈出一步，脚跟先着地，脚尖翘起(要注意，膝盖千万不能绷直，又不能弯，是松的。以下凡出脚均仿此)。左脚掌落平后，做一个不下蹲的升降开合。收后脚，做一个中丹田开合。接着换出右脚，同法做一个不下蹲的升降开合。第二个升降开合后，收后脚，做中丹田三开合。

第二段　疏通任脉膻中调

第一小节　膻中点穴三蹲九呼吸(同第一段)

第二小节　左、右转身膻中三呼吸

接上式。按男先左后右，女先右后左顺序转身。以先向左转身为例：身体重心移至右脚，松左脚，以左脚跟为轴，左脚尖向左转90°角，身体也随之左转。重心移至左脚，松提右脚，亦向左转，右脚落在左脚后相距一脚处，此时身体正面已转了90°（以后凡左转身、右转身均仿此）。双手在中丹田慢慢翻手，手心向上，沿任脉缓缓上升到膻中，再翻手心向下，移重心往后，松前脚，脚尖点地，双手中指指尖相接，平着下降，身体后仰(如升降开合的降式)，双手降至中丹田。在中丹田慢慢翻手，手心向上，重心前移，当双手升至膻中穴前，重心移至前脚，后脚松，脚跟离地(如升降开合的升式)。然后，身体重心平分前后脚，双手手心慢慢翻向下，做膻中三呼吸。稍停，重心移至左脚，右脚以脚尖为轴，转回向前。然后，重心移至右脚，松提左脚，转回向前，使两脚保持松静站立姿势(以后凡转回向前，均仿此)。接着向右转身，如法做双手先降、后升，膻中三呼吸，再转回向前，两脚平站。

第三小节　上前一步膻中三呼吸

参照上式，按男左女右顺序出脚。出脚后如法做双手先降、后升、膻中三呼吸。收后脚，双手下降至中丹田，做中丹田三开合。

第三段　导引阴阳双垂手

第一小节　膻中点穴三蹲九呼吸(同第一段)

第二小节　左、右侧下蹲起立

接上式。两手在中丹田前变换手势，改为两手外劳宫相对，指尖向下，由中丹田升至膻中穴前，再移至身体一侧（按男先左后右，女先右后左，有特殊病情的依病情）。以移至左侧为例：两腿下蹲，双手随之下降于左大腿外侧，再绕过左膝达两膝之间，然后随着身体起立而上升至膻中穴前，恢复中指相接，做膻中三呼吸，稍停。参照上式，将双手外劳宫相对，指尖向下，移至身体右侧，做下蹲、移中、起立并上升等动作。最后，做膻中三呼吸。

第三小节　左、右转身两侧下蹲起立

接上式。按男先左后右、女先右后左顺序转身。以左转身为例：左转身参照第二段第二小节左脚在前，右脚在后，转过身后，双手在膻中穴前变换手势，由两中指相接，变为双手外劳宫相对，指尖向下，由膻中穴前移至身体左侧。两腿松着下蹲，双手随体下降至左大腿外侧，再绕过左膝移至两膝间，随起立升回膻中穴前，做膻中三呼吸。

转回向前，再右转身，如法做右侧下蹲、移中、起立及膻中三呼吸。

最后，转回向前，双手由膻中下降至中丹田，做中丹田三开合。

第四段　接通任督过三关

第一小节　膻中点穴三蹲九呼吸（同第一段）

第二小节　点印堂后膻中三呼吸

接上式。两脚平站，双手手心缓缓翻向上循任脉缓缓上升，到鼻尖前改为剑指（双手食指、中指伸直相接；其余手指收拢，大拇指压在无名指上面）。以两手中指轻点印堂穴，并注意松腰、松胯、松膝，默念数字从 1 到 3、6 或 9。然后松开手指，恢复两中指相接式，两脚平站，双手下降至膻中，做膻中三呼吸。

第三小节　双手升百会至哑门穴

接上式。按男先左后右、女先右后左顺序出脚。以先出左脚为例：重心移至右脚，出左脚，向前迈出一步，脚跟先着地，脚掌落平后，双手由膻中经印堂穴上升至百会穴。升至百会穴处，两手中指仍相接，但不要贴紧百会穴，顺势双手变为手心向里，再降到哑门穴（后发际正中向上半寸处）。同时身体后仰，重心在后脚，前脚虚，前脚跟虚起，脚尖点地，稍停。双手由哑门穴上升返回百会穴，然后双手顺势下降经印堂穴至膻中穴，身体重心移至前脚，收后脚，两脚平站。再换出另一脚，如法做双手由膻中经印堂升百会至哑门，再由哑门回到百会、经印堂至膻中的动作，收后脚，回复到两脚平站。做膻中三呼吸，随后双手下降到中丹田，做中丹田三开合。

第五段　点按印堂双提腿

第一小节　膻中点穴三蹲九呼吸（同第一段）

第二小节　阴阳手拇指点印堂

接上式。双手中指相接，缓缓上升至印堂穴前。依男左女右或按病情决定哪只手拇指点印堂。以男子先左拇指点印堂为例：双手升至印堂穴后，以两手中指为轴，右手手心向外转动成斜向上，左手手心向内转动成斜向下，双手向右移动，用左手大拇指指端轻点印堂穴。然后重心移至左脚，松腰、沉气，虚右脚，提起右脚，右脚尖先点在左脚中间内侧约10厘米处，再将右脚提起，面向正前，脚尖向下，大腿面平，与小腿成90°角，腿要松，膝向前，气才能顺，腿松，脚尖向下，气就下去了，稍停。右脚落地，两脚平站；同时左手拇指离开印堂穴，双手以中指为轴转回掌心方向一致，但中指仍相接，下降到膻中，稍停。再接着上升做右手拇指点印堂及提腿站立，做法同上，但左右相反。最后做膻中三呼吸。

第三小节　左、右转身阴阳手拇指点印堂

接上式。按男先左后右、女先右后左顺序转身。以先向左转身为例：身体向左转身后按以上二的方法做阴阳手左手拇指点印堂穴，提右腿，复原后再转回向前，再向右转身，做阴阳手右手拇指点印堂穴，提左腿。复原。

最后转回向前，做膻中三呼吸，再将双手下降到中丹田，做中丹田三开合。

第六段　带脉点穴阴阳手

第一小节　膻中点穴三蹲九呼吸（同第一段）

第二小节　双手下垂

接上式。双手外劳宫相对，指尖向下。双腿缓缓下蹲，保持上身松静正直，松腰、松胯、松膝，膝不能绷着；两手随之下降至两膝间，手心与膝平。稍停后缓缓站起，双手也随之升回膻中，改为两手中指相接，做膻中三呼吸。

第三小节　左、右转身带脉前阴阳手

接上式。按男先左后右、女先右后左顺序转身。双手先由膻中下降到中丹田，边降边改为阴阳手（两中指指尖相接，右掌心向上，左掌心向下）；然后双手移至左侧带脉的前方，左手拇指点在带脉穴处。重心移至左脚，向左转腰，要大转腰，右脚跟虚起，稍停。转回向前，双手还原，中指相接，从中丹田沿任脉上升至膻中。接着双手边下降边改为阴阳手（左掌心向上，右掌心向下）；然后双手移至右侧带脉前，右手拇指点在右侧带脉穴处，然后身体重心移至右脚，向右转腰，左脚跟虚起，转身幅度要尽可能大，稍停。转回向前，双手还原，中指相接，升至膻中做三呼吸。最后双手降至中丹田，做中丹田三开合。

第七段　前后左右转腰俞

第一小节　膻中点穴三蹲九呼吸（同第一段）

第二小节　前、后倾

接上式。两手转成手背相对，沿带脉向两侧分开，外劳宫分别放在两侧带脉穴。按男左女右或病情出脚。以先出左脚为例：重心移至右脚，左脚向前迈一步，再将重心平分前后脚。然后上身缓缓后仰，重心移于后脚，前脚虚，脚跟虚起，足尖点地，稍停。恢复为重心平分前后脚。然后上体前倾，重心移至前脚，屈前膝，后脚跟虚起，稍停。身体复原，收后脚，两脚平站。再按上法出右脚做前后倾动作，方法相同，左右相反。最后两手外劳宫贴于两侧带脉穴做三呼吸。

第三小节　左、右侧弯

接上式。按男先左后右，女先右后左顺序。以先左侧弯为例：双手由带脉移至中丹田，两手中指相接，升至膻中，重心移至左脚，右脚虚，往左侧弯腰，右脚跟虚起，稍停后复原。然后再按上法做右侧弯腰，稍停后复原。做膻中三呼吸，双手再下降到中丹田，做中丹田三开合。

第八段　导引带脉通任督

第一小节　膻中点穴三蹲九呼吸（同第一段）

第二小节　导引任督二脉

接上式。双手由中丹田升至百会穴，继续缓缓向下达于哑门穴，稍停。双手分别沿颈侧顺势下降，下降时手心向上，五指斜向里，顺阳经下降至两胯旁，然后向中丹田前收拢。再分经带脉到背后，双手内劳宫重叠（男子左手在下，女子右手在下）于命门穴，稍停。双手手指尖向下，沿督脉划至长强穴（尾骨端），稍停。用中指点按长强穴，做三按三呼吸，按时呼，抬起时吸。双手再由长强穴至命门穴分开，沿带脉返回中丹田，做中丹田三开合。

第三小节　摇摆天柱

接上式。双手中指相接升至膻中，稍停。按男先左后右、女先右后左或按病情出脚。以先出左脚为例：出脚后将重心平分前后脚，全身放松，头缓缓向右转，内视视线与肩平行，稍停。头复原，收后脚，改为上右脚，头向左转（做法同上）。上后脚，两脚平站，做膻中三呼吸。双手降至中丹田，做中丹田三开合。如果意念已在中丹田，接着做中丹田三呼吸，收功。

练功注意事项：

1．乳腺癌患者不做膻中点穴三按三呼吸，可双手改点中或下腕。做三蹲九呼吸时，双手要远离膻中穴。

2. 意守丹田，仍要遵循意念活动十二字诀：“一聚一散，似守非守，若有若无”及三不原则：“不盯、不抓、不追”，意念若盯丹田，就会产生憋气、胸闷等不适。

3. 心要静，如有杂念，意和气都下不去。

4. 高血压患者和初学者，意念从膻中聚到丹田比从百会、喉头进去的路线较近，比较容易些，但不要从丹田外面进去。

高级功

第八章　高级功　静功

按：郭林新气功的内容十分丰富，包括初级功、中级功、高级功。功法又有静功、动功、动静相兼之分。郭林老师生前为了治病救人，大面积普及行功，但是为了提高练功水平，郭林老师曾在有一定功底的一些辅导员中进行过静功传授。郭林老师说，练静功，是以意念活动来挂帅的，用意念活动才能练静功。假如没有安静的头脑，受到七情干扰，不能松静，这个静机的门户开不了，气机也就不能开。但气的运行，要靠气机开动，才能使它达到五脏六腑。所以马马虎虎的入静还不成，还要深深的入静。才能提高练功的功效。这里根据一些辅导员的笔记整理，再现郭林老师静功教学记实。

第一节　郭林老师讲静功

1983 年 3 月 8 日郭林老师在植物研究所小礼堂开办了一期静功学习班。

静功学习班公约

一、尊敬老师, 爱护学生;
二、真教真学, 贯彻始终;
三、按时听讲, 有事请假;
四、虚心学功, 认真实践;
五、新老同学, 团结互助;
六、树立三心, 坚定不移。

郭老师:

今天讲静功。新气功疗法练到一定程度, 就要练静功。这一班静功班, 时间是三年, 也是最后一班静功班。功目三个: 第一个站功, 学习时间是一年, 学完了作总结。总结没有什么大错误可以去教他人了, 对自己有保证, 对帮助别人也有保证。第二个坐功, 也是一年, 同样作总结。合格的发一个证书, 以后才能去教功。教功是不能马马虎虎去教的, 教功是要负责的。第三个卧功。静功总共三年, 你们可以学一个功, 也可以学两个功, 可以退学, 但人数不能增加了, 否则我的负担太重。要教好, 查好, 要对学员负责。

在我的计划当中, 静功这一课相当重要, 我希望大家听好课, 看到最后能留下几个, 我希望都能留下。静功功法要比行功深了一步, 我们有了行功功底, 学静功就比较容易。好好听, 好好学, 慢慢的咀嚼, 这样才能很好地消化。

第一课　深入静机

这个题目只有四个字, 头两个字是动词, 后两个字是名词, 是相关的名词。“静机”与“气机”是密切相关的。“气机”在练气功中是个很重点的问题，为什么又有个“静机”呢？“静机”可不是动静相兼的，行功则是动静相兼的。但我们练静功离不开行功，抛开行功单独去练站功、坐功或卧功，是不会得到成果的。我们今天讲的站功，是意念活动挂帅的，不是简单地靠势子站好了就行的。它首先要搞好意念活动。

不管哪一派气功，意念活动都是很重要的。假如我们练静功，这个静机的门户不开，就与“气机”无关，就练不出气来。我们没有安静的头脑，即使你站在那儿，你的头脑受到七情干扰，你就不能松静，你的“静机”不开，你的“气机”就不能开，气就不能运行。只有气的运行，才能使它达到五脏六腑。马马虎虎的入静还不行，还要深深的入静。

我们的新气功疗法与旧气功在功法上是有所不同的。旧气功是三关共渡，新气功是三关分渡。我们的行功是经过改革了的。我们的静功同样也改革了，也是要三关分渡。大家知道我用新气功疗法来治疗癌症，不是意念挂帅的，首先用的呼吸导引，因为它的效果也大，也快，还不出偏。静功就不是用风呼吸法去导引，我们第一个就要用意念导引，如果意念导引搞不好，就无法入门。

站功的功法，应该以意守为主，但是松静达不到，这个意守是没有办法的。不论是守丹田抑或守身上某一部位，都是守不住的。目前其他流派，都是松静、意守、呼吸三关共渡的。新气功的站功，我还是主张三关分渡。为了平稳，我们要分两个阶段，每个阶段三个月，也就将近半年左右时间。到了第三个阶段，我们就可以守丹田或你需要守的身上的某个部位。意守进行三个月。在这三个月中，我要勤查你们的功法，是否意守得住。我们也要先采用三题的办法（选题、守题、放题），千万别狂妄，要踏踏实实去练，不要以为自己有功夫了，要守什么就守什么，出了事，还得找我，耽误了时间。

“气入身来为之生”，“神离之形为之死”，“知神气而长生”。我们练的气要充盈全身，气足神自然旺盛。“知神气”这个“知”字，是“掌握”的意思，我们怎么来掌握我们的神和气？你们一到了公园，先找人聊天，聊天耗气太多了。我们要知道怎么来养这个气，寿命才能长。你们都是辅导员，练功已经多年了，应该知道怎么去练好功。要弄清神与气的关系。神与心的关系很大，神为心管。心不平静，神如何得安稳？心不静内气是不会产生的，要使内气产生的丰富，主要看静机能否开动，心不平静，静机不开。我们身上的气机有个"总机"，每个脏腑有一个"分机"。气的机器在我们身上，你是个工程师。应该了解气的奥妙，我们应该有点这方面的知识。我们也应该有本事掌握我们人体这个大机器。我们要对人类的健康作出贡献，我们这个"工程师"的责任多么重大！

练站功的关键是入静，否则 10 分钟也站不了。要懂得入静的重要性，学会在生活中排除杂念，控制七情干扰。七情干扰是破坏静机的大敌。这是相当难的，难也要学，越难的东西学出来才有意义，成绩出来的才高。我们要冲破难关，一步一步向上走，在座的都比我年轻得多，要去迎接困难，冲破难关。

第二课　善修静果

知道了神与气的关系，怎么去修出好的果子呢？我们讲的善修静果，怎么修呢？修要从两方面去修：第一从生活方面修；第二从精神上去修。善修静果说的善修，就是要从善上面去修。思想、意识、感情、思维，这都与善恶有关系。善是一点一点做出来的，用今天的话说就是精神文明，"学雷锋"。雷锋也不是一下子成了"雷锋"，他已经受了多年的教育，雷锋思想也是通过磨练得来的。水滴穿石，非一日之功。我们练功也靠磨练。我一直到现在也认为练功"真苦"呀，牺牲了多少享受。安静也不会一下子就出的，这就要磨练，不要幻想。我打一个比喻，鱼在水中游泳，多么悠闲自在。静修就是使我们的心情常处于平静之中，在这种精神状态下练功，会觉得如在空气中游泳，身子轻飘飘的，是何等的快乐，要达到这种境界，可不是几天修成的。

我们在生活上，要做好事，对别人有利，对自己也害处不大，自己损失一点,这种事可以做;对他人有害,对自己有利,这种事绝对不能做,做了就是不善。生活上遇到的问题,最大的就是名利,名利欲一起来,什么后果都不顾,怎么去谈善修呢?所谓行善不光是佛家、道家才是为了行善的,我们每一个人都要行善。为什么,要去作恶,为什么要去搞阴谋诡计。作坏事当然要影响我们入静。我们怎么样来保持我们平静的心情去练功,要在日常生活中去修炼自己。

在精神上我们怎么样去善修?过去有一句说:"恬淡虚无,真气从之,精神内守,病从何来?"这几句话是比较容易理解的。是说我们在名利上不要刻意追求,在物质上不要有奢望,所谓看得开,这些问题要看得很平淡,做到真正的恬淡虚无。然而说起来容易,做到是非常难的。

心为君之主,精神是属心管的,平静是心灵中产生出来的。假如心灵总是乱糟糟的,杂念多,真气出不来。我们练功人所说的"真气",包括先天之气、后天之气和大自然之气。先天之气是从娘胎里带来的,后天之气是从食物的营养中得到的,它和大自然之气一样是我们生存所不可缺少的。这三种气汇在一起就是真气。"恬淡虚无,真气从之",是说我们的头脑很平静,真气就能很好地在体内运行。普通人的真气和我们练出来的真气是不一样的。精神内守,就是修养。我们闭着眼睛练功,气脉在身上运行,入静越高,运气越自然,练到一定程度,气走的路线是有规律的,静机入得深,气机自然打开,气机一打开,气就会在身体里面四面八方运行。华佗讲:"气血流动,百病不生。"气血与外边的空气流动,吸的是氧气,呼的是二氧化碳。气行血行,气停血止,入静以后,身体是柔的,血液自然流通。当你进入气功最高境界时,手脚都不知哪儿去了,身子轻轻飘飘,像在空气中游泳,你会感到无限愉悦。

第三课　郭林老师讲站功

今天讲站功功法。静功功法是经过改革过的,我自己也练了十三年了，平稳过来了。要领是入静之前，先来个三呼吸、三开合，然后默念数字约一分钟。默念完了“上题”。题不是当时选的，要在练功之前，按照自己的病情选好。眼睛轻轻闭上，身体轻轻下沉，腰胯放松，脚趾抓地，脚后跟放平，站好后松膝。过去学静功是不上题的。我们的静功要上题，思想在题上，两手抱丹田，而不守丹田。肩沉下来，手放松，肘放松，手腕也放松。还要记住三个原则：不盯、不追、不抓。题不要死守，仍是似守非守，若有若无，一聚一散。想它的时候是聚，想它又不像想它，不想它的时候就是散。这样杂念就不会来，但聚的时间不能太久，时间长了会头痛，不舒服。我们的第一个目的是要达到不出偏，我们以不出偏为主，慢慢再来提高。题跑了不要去追，有意识地聚，无意识地散，这在站功中是很重要的。将来守丹田也要一聚一散，这样会更稳。要注意含胸拔背，但不要提肛。抱丹田，癌症病人不要把手靠身体太近，一般的病人离近点不要紧。今天站 15 分钟，铃声一响，做三个开合，上丹田开合，中丹田开合和下丹田开合，再慢慢睁开眼睛。注意：有高血压的人不要在上丹田开合，要在膻中开合，低血压的要在上丹田开合，慢慢引血压上升。下丹田开合，先出一只脚(男左女右)下蹲，在下丹田处开合。

站桩势子很简单，什么时候都可以练，地点不限，在家中也可以练。但站桩解决不了癌症的问题，控制癌生长还要早晨在外面练行功吸氧。

站功 15 分钟，老师的指导意见：

1. 百会朝天，像挂了一根线似的，脖子千万要放松，否则气上不来，运行不了。

2. 含胸拔背。不含胸拔背气就不通畅，含胸拔背，气机开动，气通五脏六腑。

3. 沉肩，但要松而不懈，懈而不僵。

4. 松腕。手腕也是一关，手腕不松，气上不了胸，到不了心脏，手指的气要通过手腕上来的，所以一定要放松手腕，手指也要松，不能发硬。

5. 松膝。松膝也要经过一段时间锻炼才能解决，膝不要过于弯曲，松了就成。有的同志八字脚站法也阻碍气血流通，要改过来。脚要与肩同宽才站得稳。

6. 补泻问题。还有一个补泻问题，有不少人虎口大开，这是不对的，手指要轻轻并拢，放松而不漏气，拇指与食指要近些。就是高血压的人，也不要大泻，打开虎口是不对的。手指尖向下，也是泻的。我们站功要不补不泻。

7. 大多数人紧张，皱着眉头，这是不入静。"打开天庭，保我长生"，印堂上边叫天庭，同样要放松，入静了，它就自然打开了。

站 20 分钟，老师逐个进行指导：

放松，站好，默念 60 个数，三呼吸，三开合（上、中、下）。上题，站功 20 分钟，收功，咽口水，三呼吸，三开合（上、中、下），再做三呼吸。慢慢睁开眼睛，大家谈谈感受。

周战华：

先肚子热，然后全身热，有一会儿脚像站在沥青上一样，粘住了。我在家想的是荷花，刚才想的紫竹院的荷花，有一会儿感到手脚没有了。

刘桂兰：

我有时做，有时不做，选题是大李子，站到中途，胃部有气感，舌头发痛，问题是闭着眼睛，不知时间。

老师：

最好天天练，不要有时练，有时不练。在家练空气不好，要打开窗户，先给家人盖好被子。不打开窗户害处大，尤其是癌症病人。

选题不能太远，在这儿练功，选紫竹院的荷花，收不回来。我们不是大收功，只有三个开合，收时收不回来。意守太远是不好的。如选的太远，快收功时得放题，元气才能归身。如果回不来，元气亏了。意守不是真实的东西，可以假设，不能太远，也不要选动的东西，动的引起全身动，就不是这个动了。

时间长短不知道,这就麻烦了,可以让人轻轻喊一喊。其实时间多点少点没多大关系,题总是似守非守的,若有若无才有效,抓紧了会头晕。

马××:

我每天站20分钟,有时胃不好受,脚麻,像过电似的,我选的题是蟹爪莲。

张霓仙:

每天站20分钟,开始题守不住,想的是小红苹果,有时有,有时没有。口水很多,中途要咽,脚底发热,问题是膝酸。站功20分钟,丹田跳4~5次。

郭说养:

我隔天一次,15~20分钟。想牡丹,手脚都麻,收完功还麻,慢慢才消,咽口水多。

老师:

老马,题不能在眼前,那样错了,应是似有非有,若有若无。

小郭是鼻咽癌,题想上边的,会转到脑,危险。要下降,守肺,朝西方,肺是白的,想一朵白云,是松的,不紧,容易放松。题要平膻中,不要向上,时间不要太长,太长守不住,不知时间可数数,60个数一分钟,闹钟若声音太大,用被子捂着。

练得好丹田会跳,会阴也会跳,但次数多就不正常,可能是意念活动使劲了。20分钟就跳,不正常,可能是幻觉,因20分钟还未入静。如跳得快,可做升降开合。不要等20分钟,跳的多会出事。用升降开合解决,可做上的,还可做下的,更好点。

有的人头低,这样卡住咽喉,会咳嗽。

王亚洲:

意念放松,全身有热流感,很舒服,要咽口水,比行功口水多,脚趾抓地不舒服,反而两腿紧张起来了。

王健:

站 20~25 分钟,意念是湖边的柳条绿了,很舒服,怕出偏。

杨健发:

练 10~30 分钟不等,手热,口水多。今天练时大椎和长强蹦,手发涨,意念是苹果。

老师:

站功脚趾抓地免得飘,过分抓不行,要轻轻地抓地。意念活动一紧,很容易想手来气,手指气多了,会把气引上来。发现手有气,不要理它,不要想它,一想会意落于形,气就不会走了,如果一想会意领气,气走错路线就糟了。功力厚,火力那么大,会烧起来,烧心心痛,烧脑头痛,所以要注意放松。

意念是个松字,真松下来倒好,想松不松,意念落于形,身体松不下来,气走起来就有毛病。站功完全是静功,要松下来,气才运行,如不能运行,越站越别扭。就站 20 分钟,不要贪多,半年选题,松静半年,半年后守丹田,不会出事。

意念挂帅,生活要修,每天定时练,20 分钟,要做到能排除七情干扰。

王健肝炎,选柳条绿了,如被风披上一层绿纱,太好了,很快会入静。或想刚出来的太阳,一两朵白云,湖上晨风,微微波浪,这很好入静,为守丹田打基础。过渡到坐功又上一层楼。

练功要注意修字,深入静机,静,气机才能开。

练功中遇到口水怎么办?吞咽口水,再开合,每咽一次一个开合。

第四课　郭老师教站功

老师:

今天站半小时，上题后有气感，不要急躁，不要用意领气，一定要按三个原则，若有若无，似守非守，一聚一散。不盯、不追、不抓。出了偏，静功就无法练了。半小时之内如有杂念控制不住，或气运行得不好，一定用三开合来解决。一定不要睁眼，用受到干扰时的三开合法，低指标在上丹田；高指标在下丹田；正常指标在中丹田。不知道何时受干扰的，要按病情，身体太虚弱的，也不要在上丹田开合，可以在下丹田(过膝盖)开合，这是补药。做完后再平静地练功。在练功前要做三呼吸，咽口水。低血压的，胃下垂的，子宫下垂的，千万不要在下丹田开合，否则低血压就上不来了。低血压可以在中丹田开合，动作不要快(按慢功)，即使是癌症也不要太快，在上丹田开合，最好从阳经导引下去。因为阳经是从头到脚，两手从两侧导引到脚，再回丹田。功理不懂，功法不熟，是不会练出大成绩的。

站完半小时，老师讲话:

手抱丹田太紧，气海气足，会跳出来，会把气引向偏差，因此要放松一点，不要抱得太紧，静不下来。气出来会到处泻开。现在看，入静有困难，向阳入静好。关键是松腰，要练松小棍，腰紧张，头入静就差，腰松，气就下去了。停两个礼拜课，第三次汇报。

入静不了，练小棍。排除干扰，不吃生蒜，不喝浓茶，要导引心安神静，控制七情波动。

咽口水，咽完以后再开合，再继续练功。不要入静去咽，否则要撞气，要在清醒中入静。收功开合时与肩同宽，千万不要开得太大。子宫下垂的，不要手心向下。阳经是泻的，阴经是补的，所以从阳经下是泻的。

做升降开合时，不能睁眼，睁眼气就跑出去了。

练功写笔记，第三周汇报。

第五课　郭老师查站功

周战华:

上午站功, 自然行功, 一、二、三步, 上午八段锦, 小棍, 晚上站功 40 分钟。开始站不稳, 三天后稳当, 现在越站越舒服, 可站 1 小时以上。问题: 1. 收功前打哈欠, 要睡觉; 2. 站完后浑身痒, 肚子与前边, 有时胳膊痒; 3. 开始不稳当, 以后我就手心向下, 比较稳, 有时气向上来, 我手心向下就稳了。有时肚子胀, 我做三开合就不胀了。今天做胃镜, 瘤子小了。时间, 开始站半小时, 完了就不练了, 现在站 40 分钟。

我有一次接电话震了耳朵, 有时耳背, 4 月 23 日耳朵清楚了。人比以前瘦了。4 月 30 日晚上 11 点钟, 突然手脚麻, 我翻了身, 伸了左腿, 好像离开床上天了, 几秒钟又下来了。12 点半结束。以后我每天做功没有这个事, 如不每天做功, 就有这个情况。后来脚抓地, 腿用劲太大, 现在我放松, 小腿肚子轻松。

老师:

发生任何事都不要紧张。刚练功有动静相兼的底子, 不适应可以不在晚上练, 可在上午练, 看看情况是否有改变。

人手上有电流, 磁场。环境中, 内景(人心里边)外景(周围室内外环境), 接触会发生情况, 捉摸一下这些情况对身体有何影响。瘤子小了, 人瘦了, 瘦是怎么瘦的, 能吃饭瘦了是人健康了。适当注意一下增加营养。动功对人消耗大, 练功人起得早, 睡得不够也会瘦的, 只要没出现坏情况, 瘦是正常的。

睡觉式子有时会这儿痛那儿麻, 幻觉出现是意念活动, 梦幻与神经系统有关, 如太弱会引起幻觉, 幻觉怎么办? 开始练功不要太长, 慢慢加上去。练 1 小时就够了, 能治病保健。

站不稳出现也不好, 功夫是练出来的。耳朵不好, 一是肾亏虚, 耳是肾之窍。还有补泻问题, 不能太泻。站桩比动静相兼的功更厉害。你是良性瘤,未恶变以前不必泻得太厉害,应用调整。站功的补泻特别要注意,站功不要超过半小时,站前要默念 60 个数。最好是行功中脚尖要翘高一点。耳背是肾的抵抗力不强。引阴入肾耳背就好了。晚是阴,时间、功式补泻要配合适当,否则会出事。要调整功时,吃药补一下,也是调整。

张时勇:

1. 上午站半小时,下午站半小时,效果比较好,自站功以来血压正常,一站血压就下去了,有时我感到血压立刻下去。2. 很长时间未吃药,心脏比较舒服。3. 两腿比较有劲。存在问题,偶然几次站完右腿不能动了,时间站长了一点。又做做其他功。

老师:

右腿肯定是气血未通,必须要按摩一下,休息一会儿再站,这样不会在站中出问题,不产生内气会僵、会麻木。

应按阴阳经补泻,捏、揉、拍或做小棍也行。静下来,静中有动,气能运行。必须休息一下,让它气化,不能一直练下去,否则气化,不明显。如手脚麻,可以练小棍,升降开合,松后再练。一个癌症病人不松,他想办法用意念导引松,从底下向上松,变成意领气,气到了腰部以下,下焦冲上来,上焦有病堵住了,气在上半身乱串,堵得难受。所以不是想松就松的,要练小棍,松腰功才松得下来。

老中医任硕秋,肺癌,引火烧身,引阴入脏,这是最普通的偏。所以站功意念活动很重要,出偏容易不好纠,所以不能出偏。意念导引往往从睡中幻觉,似睡非睡的样子,引气从下边上来。千万不要意领气。

站功怎么松? 1. 小棍; 2. 升降开合; 3. 松腰功,从这三点入手,站功会好。

白丽石:

不爱做梦了,入静很容易。选题红五星,老跑题,一发光亮就没有了，出来一个红桃。最近一个时期，老看自己眼睛珠子一圈一圈的。

老师：

功法不灵，不要选深红色的。神经末梢起反射作用。这人是我的好友，感情深，已牺牲了，会引起干扰，不能入静。应选一个能入静的题。红色不平静，越红越兴奋，发光亮会练出神经病来。不要在水边站，水有电会跳下去的。稳稳当当的功法要稳稳当当的意念导引。千万不要动起来，受不了。练静功的不能动，可以马上收功。

第六课　郭老师查功

周战华：

练完功，打哈欠，睡觉，过一段时间肚子发痒。

老师：

没有事，气感正常。

王健：

选题选柳树，白云一朵，挺轻，挺松，静的挺好的。

老师：

你是肝病，不是肺，肺用白云飘渺。

王健：

我测试过，肺经是不好。

老师：

还是选绿色的，可选来自东方的云，早上淡灰色的云，在云雾当中，要一聚一散。有两个散法，一种是脑子里自己散了，无意识的。另一种是守题，有意散开一下，应以没有杂念为好，才能产生内气。要练行功治病，练静功养生保健，半年后守丹田，要苦练。

刘培林：

每天下午练半小时，不知不觉出现了另一种世界，好像出现了古人，又回来守题，想的是紫罗兰，有时想荷花，有时身上又动一下，是否跑题了呢？脚麻，好像时间长了累的麻，腿重下沉。

老师：

腿重是腰胯不松，气循环过来就不重了，多练小棍吧！练透了小棍,什么功都是轻的了,要抓住不放,这是最好的功。小棍练好什么病都好,尤其是高血压。

把荷花移在眼前,盯住了。出现古人是幻觉,这也不是坏事,如内气运行得顺利,不会出现这个那个,动(一跳)属于气脉不通,时间长会淤血变癌。

×××:

感到丹田发热,热到命门,热透了。晚上练功右眼睁不开,练完功后按摩才睁开了。

老师:

神经硬化,不通要头按。发热不要守丹田,不要再追了,气感不要追,自己散开没有问题。

赵淑文:

开始练,膝盖向下到脚重,慢慢地不重了。11 点以后练,脑子好像有凉水来,手上有东西爬。有点紧张,夜间又见到妈,害怕了,改成下午练。

张霓仙:

基本坚持,最多 20 分钟。一是小腿沉,累,血压最近不高。能静下来,脑子不想别的东西,中午头按一轮,我心脏病想的海棠。

老师:

要天天练,定时练,高血压会降的。站功有好多种。主要是做到恬淡虚无,精神内守,病从何来。不该做的事不做,不要名利欲望,精神内守,最后做到在空气中游泳,多轻松啊!

第二节　郭林老师讲坐功

一、预备功:

要做好预备功的预备功。身心修好入静才好。只有深入静机,才能善修静果,静机入得深,气机就会自然打开。

二、式子：

1. 坐在凳子上(成三个 90°),双手放大腿根(中指斜向里),小腹稍收,百会朝天,舌舔上腭、松腰、松胯、垂肩、坠肘、虚腋,松腕。手腕一定要放松,手腕不松,气进不去,气上不了胸,上不了心脏,所以一定要放松手腕。手指也要松。轻轻闭眼。脚也要放松(脚趾轻轻抓地,脚跟放平,脚掌踏实)。总之,全身放松,心安神静,排除杂念。

2. 默念数字(30~90)三呼吸,三开合,开始练功。精神内守,神含在里边。闭眼,收视返听。听自己五脏,练半小时。似看见非看见五脏的颜色。如心是红色的;肝是绿色的;肾是黑色的;肺是白色的;脾是黄色的。

3. 精神导引:可视自己里边的东西;可想自己里边的东西,可听自己里边的东西。不听不想外边的东西。先不固定的想,如想想肝、想想肾、想想心、想想肺……你是哪脏腑的病,可以多看看哪脏腑。如老倪可多看看肾。一个个地去看,每个脏腑都可以想一想。心脏病的可以守丹田,也可以守心脏;肺病的可以守丹田,也可以守肺……可能五个颜色都看见了,或者看见又不见了,或看到另外一个世界。练的中间有口水,可咽津三口。

4. 收功:三开合,三呼吸(开是呼,合是吸)。

三、注意事项

1. 练三个月后再守丹田,一开始可按病情守体外的东西。

2. 行功为主,坐功为辅。

3."松小棍""头按"都应练。

4. 像心脏病的辛德路等人,如果发现心跳就暂停想心脏。如果肝有病,肝痛,就停止追求……

5. 坐功千万别低头,也别扬头,要平视。低头血液不通,易咳。走经脉道路,穴位是精神出入的地方,如果穴位胀就说明穴位不通。

6. 早晨必须练自然行功 15~30 分钟(闭眼练,头晕就半闭眼练)。

7. 在室内练首先告诉家里人，以免惊动。

8. 神庭穴放松，不要紧皱眉头。“打开天庭保我长生”，你要入静了，它自然就打开了。

第三节　坐功是郭林新气功的高级功

郭林老师把坐功、站桩功、卧功、高级慢步行功、五禽戏等称为新气功的高级功。经过初级功、中级功的锻炼，过了松静关，意守关，才能练高级功。郭林老师传授高级功要求非常严格。我有幸在1978年3月，1981年6月，两次参加了郭林老师亲自传授的坐功功法学习班。

郭林老师反复强调：过去不论道家也好，佛家也好，练静功都在深山老林很安静的环境里，生活又有庙产担保，无忧无虑，因此练功效果很好。而生活在当今社会的现代人，工作、生活都很紧张，在紧张的环境里练静功，由于杂念太多，不容易入静，就很容易出偏，出了偏则不好办。郭林老师为了大家练功不出偏，平平安安，所以一般普及行功，不普及静功。但为了提高行功的功效，要求入静得好，所以，老师说还应该学练静功。学了静功后，每天还要到公园里去练行功，不能只练静功，这样才能不出问题。

郭林老师说，入静的核心功法是修心养性，只做好事，不做坏事，心情舒畅，心平气和。这样，练功很快能静下来，产生内气很丰富，一入静，坐半小时或1小时，感觉时间过得很快；如果静不下来，松不下来，15分钟也坐不住。坐功是内动、外静内动，也是动静相兼的，只是功式不一样罢了。练坐功比练行功的要求更严格，如果入不了静，杂念很多，是要出事的。

1978年3月的坐功学习班是在老师家。郭林老师选了18名在老师身边的辅导员，从3月24日晚开始，每周一次。按老师要求，七点以前到老师家，并按老师规定做到不吃饱饭、不受七情干扰、不发脾气、不闲聊，逍逍遥遥的来。七点整，大家各就各位、坐好、全身放松，闭眼，两手放在两大腿根部，做中丹田三呼吸，三开合。预备功后，默念数数，排除杂念，然后意会从膻中（或喉头、百会）往下慢慢想到丹田。如杂念太多，可以先练一轮头部穴位按摩，这样，一般能静下来了，然后再练坐功。练坐功30分钟后，两手擦热，捂眼睛，收功。收功后，老师让大家谈谈练功体会，然后老师一个个指出哪些是正确的，哪些是不正确的，如何纠正克服。

1981年6月的坐功学习班，在科学院植物研究所，全体辅导员参加，老师讲了两个晚上。第一个晚上要求大家练松。坐好后，轻轻想脑袋放松、肩放松、腿放松……练一个星期后，开始练意守，可以守丹田，也可以守病灶。

坐好后，两手放大腿根部，收腹，虚腋，闭眼，默念数数，精神内守，看里边，看看五脏是什么颜色，外面什么事也不知道了，收视返听，听听五脏。从精神上导引、想、看、听里边的东西。心脏病多看心，但不追求，看一下就看别的地方，也不能想很长时间。如做不到，就达不到“收视返听”，也治不了病。

癌症病人可练闭眼的自然行功，如晕，可半睁眼，慢慢就可以不晕了。先在室外练，以后在室内安排一个时间，可以练20分钟，最多不超过30分钟，要注意不要惊功，惊功生偏不得了。

收功：咽津三口，中丹田三开合三呼吸（开呼合吸）。

第四节　练内镜法

1. 存观一体之象色

2. 忘其外，念其内

坐功的势子很简单：坐正，百会朝天，脖子放松，含胸拔背，舌舔上腭，闭眼，全身放松。重点是搞好意念活动。要排除杂念，安静下来，把思想、意识、感情存到里面去，存进去了还要看一看，收视返听。这很不好学,也不容易懂,要慢慢学,一点一滴学,要知道五脏的位置和颜色。肺在上面,白色,心脏在肺的下面,红色,肝在右边,青色,脾在左边,黄色。五脏通六腑:肝通胆,心通小肠,肺通大肠,脾通胃,心包通三焦,肾通膀胱。存进去后,看它是什么形象,什么颜色。入静才能存观,不高度入静就进不了黄庭之门。

练功时要忘其外。一坐下来,全身放松,把外边的东西全部忘记,念其内就是想里边的东西。有内是忘其外得来的,慢慢练。不想外边的事,都忘记了,外边什么也没有了,就可以想内,内气产生特别多。先锻炼存,再去观。存就是聚,一点一滴聚,聚到中丹田。百会是黄庭之门,从百会进黄庭,一点一滴,慢慢进去,不能快,快就出事。紧张、兴奋都不行。存不了,就看不见。不够入静,外边还有东西,里边就看不了。

练功前,不能吃饱,不能兴奋,要做好准备。平时,多练升降开合功、松小棍功,全身松透,松静才能聚,还是要记住三个原则:不盯、不追、不抓,从"忘"字上下功夫。

收功时,两手劳宫穴相对,搓热,放在眼睛上,烫眼,再向右动三动,向左动三动,做一个呼吸,两手慢慢下来。

第五节　练神保脏法

三田五脏真气调

气很好地在体内运行,是练功练出来的。过去我讲过人有先天之气、后天之气、大自然之气。先天之气是从娘胎里带来的,后天之气是从食物的营养中得来的,它和大自然之气一样是我们生存所不能缺少的,汇在一起就是真气。普通人的真气和我们练出来的真气是不一样的。

三个丹田是叠起来的,是通五脏六腑的窍。

练静功，一条线往下存比较容易，思想、意识、感情从百会进门，沿任脉慢慢集中到中丹田，坐半个小时。如果有高血压，从膻中进去，比较好。

存与想是一样的，存到丹田，自然就会通，要想存，不要想通，一念代万念，存到丹田。经过气化，化到全身，还可以从七窍出去。“真气调柔，百病不生”，这是华佗说的。

练五六年后，如果一次能坐二三个小时了，可以成片来存，上下，左右，全面想下去。

如果练功感到憋气，可做膻中按摩，头痛可按摩疼点。数目字均为18，做三轮，中间可以做一个呼吸，或三个呼吸。如果头部不舒适，则按摩天庭穴、印堂穴。天庭在印堂上一点，用中指按摩，正反18，两个手或一个手按摩均行。

收功：两手劳宫相对搓9转，搓热捂眼睛，烫眼后两手慢慢下到中丹田。

第六节　咽津服云法

练津化气、练气化神，这是练功的两个层次。

先要练出津来，不松不静就没有津。只有松静下来，口水多了，再通过意念活动导引下去，先过喉头关（舌头练软了，喉咙也练软了，咽津才咽得好），从喉头滑下去，这是很重要的功法。再过食堂子关，滑下去到丹田。不但式子是松的，五脏六腑也练软了，才能气化，过关是靠学问的，也是靠功夫的。功夫到了，才能咽得舒服。到中丹田气化，经过奇经八脉走全身，通过七窍出来，还从皮肤的毛孔出来，变成云，是五彩的云（红、白、青、黑、黄）围着身体转，云就是外气，再从鼻孔、毛孔吸进去，内外气相通。练出来的质子是有物质基础的，生命力强，人就能长寿。

练功要很好松静，没有干扰，一有干扰，内气就消失了。眼睛一睁开,就什么也没有了。练出来的外气如果吸不进去,等于元气不归身,要创造条件,天天练。

第七节 卧功

侧卧(右侧卧),左手自然放在左胯部,腿自然弯屈,下脚大趾点放上脚涌泉穴。

右手,食指放太阳穴,中指放天庭穴,无名指放山根穴(鼻根),小指放鼻的肾区(鼻尖),大拇指放翳风穴(耳根)。

闭眼,舌舔上腭,预备功三呼吸,然后进行各指按摩,皆为正九、反九、三按三呼吸。

杂念来点中指或正反九转,三呼吸。

头痛按摩太阳穴;神经系统病按摩太阳穴;

心肺有病按摩山根穴;

胃病按摩耳根和鼻的肾区;

保健按摩天庭穴;脑响转次指;

按摩毕,右手手心翻为向上放枕前,入静,意念在中丹田。似守非守。

收功,三呼吸。入睡。

第八节 李永同志练静功一年总结

郭老师说:“我们学的是‘内功’,是我国传统的宝贝,是用来治病保健的。内功又分静功与动功,现在学的是静功。”还说:“开始主要练松静、排除杂念。”

老师教了初步功式,让我练站功第一式,说:“两只手要像浮在水面上一样。”收功后老师说:“这个式子站一两个月看看再说,再改式子。”

初练站功的滋味我是体会了，第一式时不舒服，改第二式时将手背贴在腰眼处，也不怎么舒服，再改第三式抱球式还是不舒服，这酸那累的……自此以后，我在家里用坐功(平坐式)，在公园里练站功(主要是抱球式)。

在初练坐功时，看起来没什么，也许比站功容易些，舒服些，除了要求坐在凳子上，让膝弯成90°角外，还有手要五指自然分开，搭放在大腿上，其他如两脚平行，与肩同宽，沉肩、含胸、收腹、松腰、舌舔上腭，用鼻自然呼吸，闭目平视，百会顶天等，与站功要领一样，松静就行了。但实际练起来却不那么容易，闭合眼睛以后，杂念接踵而来，根本克制不住……

有一次郭老师查我坐功，用手摸摸我的命门处，然后胸有成竹地说："腰一点没松。"老师教了我应该怎么松(腰)，大意是说，初练时先将腰板直起来，用嘴长呼一口气，随着鼻吸气慢慢地将腰松下来。在松腰的过程中，应该是逐步收腹的。并讲了许多关于"腰不松气不能沉丹田"的道理。后来老师又教了松腰练习的辅助动作——松腰法。自从郭老师提出松腰问题以后，一年来有许多练功的人因出了偏差找到郭老师，经检查有不少是因为腰不松的原故，这是必须记取的教训。

在进行意守之前，郭老师还初步讲了一下关于过"五关"的问题。所谓五关指的是"喉关"、"心坎关"、"化食子关"、"气堂子关"、"丹田关"(指中丹田，在脐内1.5寸处)。当我们练功时，松静以后，津液自然增多，吞津后要用导引法，将津液送过五关，这样才能达到祛病强身的目的。在初练"过五关"时，我什么感觉也没有，津液咽下去后，便不知去向 、无所知觉了，后来郭老师告诉说："在松静的情况下，才能过五关。首先，主松静的上丹田一定要放松，如果上丹田松不下来，五关是过不去的。"在后来的练功中，我总是注意要使上丹田能够放松，但也不是那么容易的。在学了头部按摩后，我觉得有了比较明显的效果……一次我练站功时感觉吞津时特别通畅，仿佛没通过咽便已下去了（原有的慢性咽炎从此慢慢好了)。相隔时间不久,有一次在家坐功时,吞津后便意念导引逐步过“五关”,到丹田时感觉有咕噜咕噜的响声,在以后的练功中每当吞津后便注意听听这种声音是否能够听到。郭老师讲能坐到1个小时就暂且不要再延长时间了。要从松静程度方面努力,要提高质量。我是保证两次坐功,其他如站功、行功、床上平坐及卧功等则因时、因地作为辅助功。以上是简单回忆一下从去年(1971年)9月到12月学功入门的情况。

根据我肝炎的情况,郭老师让我意守右脚大敦穴。老师平时常说:“在意守上是容易出毛病的,自己不能乱出主意,绝不能拿健康,甚至生命当儿戏。”我是比较谨慎的。每次开始练功的前一段时间先不意守,自感比较松静了,才开始意守,但又是似守非守的,不能勉强自己的意识活动。也就是说,我仍是以练松静为主,在这个基础上浅练意守,我是完全按照老师的路子进行锻炼的。

意守足大趾,我试练的时间不长,总感觉它位居于身体的一端或一侧,不如意守中路的中丹田容易。根据我的病好转已不严重的情况,郭老师同意我意守中丹田(1972年1月11日)。意守中丹田相对来讲是容易些,特别是在中丹田跳动的情况下,更是自然而然地将意念活动集中在中丹田。在天冷多风的季节,我基本是在家里关上门练坐功,天气好时在公园练站功。

进天坛北门以后,便开始练行功,舌尖舔着上腭,自然呼吸,眼半闭,“以一念代万念”,慢慢地走,全身放松着走,不怕慢……

我体会到,在遇到七情干扰时,用开的功法是可以帮助入静的。如将意念活动集中在鸟叫声上,其他杂念逐渐消逝,慢慢便安静下来了,又移守中丹田或收功前再用“合”的功法。郭老师讲:“在练功时从外界传来唱的声音,这是有固定目标的声音,守丹田守不住了,干脆将意念集中在唱那里,将神移在声音中,这样别的杂念就排除了,慢慢就静下来了,能松能静才能达到效果。”

在公园站功时,因为空气新鲜,我是用长呼短吸作为预备功来帮助入静的。但是在练功过程中有时反倒不习惯自然呼吸了,意念活动比较容易注意在腹部起伏上。当意守大敦穴时比意守中丹田做到“忘息”就容易了。

预备功练呼吸时，以前吸气后没有感觉，不知吸的气哪儿去了。有一次郭老师说：“呼—吸—平，叫‘一息’，不能忽视停的作用，停顿一下可将吸的新鲜空气导引到中丹田，与吞津后过五关一样。”

在意守大敦穴之后，收功前我都用“合”的功法，差不多10分钟的时间，感觉意回到中丹田了，守中丹田稳了，才慢慢收功。

床上平坐的功式是郭老师今年2月（1972年2月）教的我，一般放在夜间或午后进行。按老师告诉的“静坐床头莫乱思，鼻吸口呼重九次，但求姿势能舒服，盘膝与否皆相宜”的原则做，有时伸伸腿，换换式子可以坐2个小时，效果是较好的，感觉腹内在动。特别是4月22日夜，入坐不久即动，自感脏腑在动，自右往左还有些转动。这次动的比往次都较为特殊，总之是与往常不同，就与那年地震时坐在凳子上的感觉一样。收功后，头脑很清醒，全身很舒服，当问到老师时，老师说：“在觉醒中入静的状态，这是好现象，是‘内动’等。后来又有一次，当床上坐功时，无意识地自己腰部转动了一下，但竟不能自主，这样异样的感觉如果不是在入静之中是不能得到的。后来问郭老师，老师说：“这是血液循环了，好现象。”

（1972年4月）我因吃京郊偏方黑豆引起GPT及TTT上升，血压也上升。郭老师一方面让我拼命吃水果，喝芹菜水等，采取降血压措施，另外教我用气功按摩肝炎点的功来加强(到7月3日我抽血化验GPT从640降到正常，8月9日仍正常)。

自从GPT升高后，我就暂停站功，而以坐功为主，卧功为辅了。做卧功时，我以我个人右侧卧的习惯而行。我感觉卧功远不如坐功，总是不知不觉地很快就睡着了(此为郭林老师教的点穴卧功法)。

自学凳上平坐功以来，从未间断过，两臂的摆法也有时用抱球式，在比较松静的情况下，上肢就好像没有一样……

“气功按摩八段锦”差不多用了3个月的时间，在老师个别辅导病号时，我也帮助辅导而陆续学会的，对肝脾肠胃的按摩我做的比较经常，其他则做的较少。

我做静功前,每次都做头部按摩。我觉得在这几种帮助入静的功法中,以一念代万念比较起来是效果最大的。郭老师讲:"静功前,可以先按摩头部,这样神经线不会跳动了,对入静会有帮助。"又说:"按摩时要意守指梢子,按摩的效果怎么样,关键在于松静及意守指梢子的情况。"并强调了按摩的三个原则"由慢到快";"由轻到重";"由浅到深"几个方面,三种手法等。可能是在按摩时经常意守指梢子的关系,有时乘车打票时,将钱递给售票员后,伸手等着接票的一刹那,手臂也有麻嗖嗖的感觉。我体会到"生活功"的意义,平时有条件的话,也要适当注意松静。

(我意守常用开法),郭老师对我这种"开"的办法曾提出:"除非有七情干扰或某种情况时,才用开法,不要常用开,开有固定目标的,也有转移目标的,可上也可下,但意识离开自己的身体,开出去以后,意念要集中,不要守飘飘荡荡的、漫无边际的东西,否则由于功底不够,收功时造成困难。"

(1972 年 1 月)才开始学松小棍,共八段,一个月学一段,在 8 月底就整个将全部式子学完了。老师经常说:"没有静功的功底是无法练松小棍的,而练松小棍又是达到腰松、全身松的最好方法。腰松了,全身松了,自然容易入静,自然气沉丹田。气体进行交换,液体进行交流,从而达到治病强身的目的。"郭老师对松小棍深有体会地说:"我八岁的时候,我祖父对我要求很严,是让我'拼命'地练松小棍的,因此我的腰在任何时候都是自然松的。"并说:"只练松小棍能达到保健目的。八段锦练好了,八脉都通了。"郭老师还曾经说:"松小棍是过关的,能练好松小棍,腰就是松的了,腰松是在延年益寿的道路上跨出了第一步。"

(1972 年 4 月 15 日),在查前四段时,郭老师指出存在的问题是"意守不住,神不定,气不沉"。

八段锦学完后,在总查功时,从闭合眼睛预备功开始,到收功完毕睁开眼睛止,正好用了 1 个小时。当练到第三段时,豆粒大的汗珠顺着面颊流下来了。练第八段差不多用了一刻钟,收功后汗也没了,全身舒服极了……要达到松静、优美、柔和、均匀、灵活的要求,还是要长期刻苦的锻炼。

第九章　高级功　行功

第一节　高级定步行功

1978 年 8 月郭林老师在颐和园传授

高级定步行功，全凭意念活动，以意念活动贯彻全部练功过程。练功时要慢，但慢而不僵；要稳，心安神静，越静效果越好；除了题外，脑子里什么都没有。以意念活动导引出式子，静透、松透，仿佛离开了世界，忘掉了自己，即“忘我”，成了“神仙”。全身松透了，产生的内气就非常丰富，口中津液很多，要小心慢咽下去。坚持练功，能养生又能治疗各种慢性病，达到延年益寿。但当心中有杂念、心情不平静时，不要练，否则会出偏。

此功白天、夜间、室内、室外皆可练。在室内练时要打开窗户，使空气流通。在室外练时要选择安静、空气好的地方。最好选有水、有树、环境优美的场所，便于入静。高级定步行功是非常入静的功，选越安静的地方越好。

高级定步行功的题是四句话：

“云中走”，

“水上行”，

“逍遥自在，轻轻飘飘”，

“荡荡漾漾，若沉若浮”。

“逍遥自在，轻轻飘飘”是配合“云中走”式子的。要感觉到在逍遥自在、轻轻飘飘的虚灵状态中，一点沉重的感觉都没有。性格改变了,病就容易好。

“荡荡漾漾,若沉若浮”是配合“水上行”的。荡荡漾漾就是轻松一点,浪漫一点。“若沉若浮”要气沉丹田,意想泛舟在水上,随波沉浮。

只有脑子里什么也没有了,才能逍遥自在,轻轻飘飘地在云中走。如果挺胸、蹬脚、腰胯不松,气沉不下去,口中津液出不来,从云中掉下来是很危险的。思想、感情、思维活动是练功中重点的重点。

此功分“云中走”和“水上行”两大段,共六小节。

第一段　“云中走”

第一小节

1. 闭目,松静站立,气往下沉,好似置身于云雾中,四周都是云。

2. 中丹田,三开合(开呼合吸)。式子不要太低,松一松膝盖就可以,身体太低就不像在云中走,手心向外开出去,平着手心向下合回来。

3. 两手移至身体两侧,稍停一会儿,以先出左脚为例:意想鼻子尖找右脚大拇指,尾闾找右脚后跟。身体重心自然移至右脚(以下移重心,均同此),出左脚,左脚大趾尖点地(点肝脾经,以下点肝脾经均同此),然后左脚向前迈出半步,脚跟着地,脚尖翘起,松腰松胯,右腿微屈松,右手自然摆动,手心平着回至中丹田前。同时左手手心向外开,摆至左胯外方,前脚慢慢落地,两脚站平,稳一稳身体,重心渐渐移至左脚,头、颈、腰,轻轻转向右侧,右脚松,右脚跟虚起。同时右手开向右胯外方,左手心向下平着回至中丹田,做类似慢式定步风呼吸的动作。注意:

①用自然呼吸。

②动作缓慢、轻柔、虚灵,似在“云中走”。

③双手可以拨开，手心向外开出，手心向下平着回来。若手心相对合回来，气从任脉往上冲，会产生副作用。

④次数不限，若想着数目字容易忘题。

⑤换脚时两脚平站，三开合（开呼合吸，手势同前）。出脚时先点肝脾经，然后重复上述动作。

第二小节

1. 中丹田三开合（开呼合吸，手势同前），上“逍遥自在”的题。

2. 双手半握拳（拇指和中指相接即心肺经相接）出脚前先用脚尖点肝脾经，然后迈出半步，脚跟着地，脚尖翘起，然后站平稳一稳，腕、肘、肩放松，转腰、转头，两手摆动同前节，数字不限。

3. 换脚时上后脚，两脚平站做三开合（开呼合吸，手势同前），再出另一脚，先点肝脾经，然后重复上述动作。

第三小节

意念活动放掉“逍遥自在”题，中丹田三开合（开呼合吸），上“轻轻飘飘”题。肩、肘、腕、腰、膝都放松，一只手配一只脚，做单飞、侧飞、双飞动作。气往下沉主要靠松腰带动起飞，手腕动、肘动、肩动，双臂、双手上下像鸟展翅在云中轻轻飞翔。

1. 单飞：出脚动作同前。一手在体侧，掌心向下平伸，另一手掌心在膻中穴前（如左脚在前，右手在体侧，左手在膻中穴前。如右脚在前，左手在体侧，右手在膻中穴前）。腰、胯、足全部放松，带动上肢轻轻飘飘地飞行。换脚，式子同前。

2. 侧飞：出脚动作同前。两臂和脚同边展开，一手高，一手低，气往下沉，头前后转动（先看后，再看前），双手上下做鸟的飞翔姿势。一脚放平，另一脚脚跟虚起，身体也随之起伏。其他动作同前。

3. 双飞：正面飞，出脚动作同前。两臂同时左右展开，上下摆动，头左右转。其他动作同前。

单飞、侧飞和双飞可以连续练。气沉下去，才飞得起来。

第二段 “水上行”

第一小节

1. 放掉“云中走”题，松静站立稳一稳，中丹田三开合(开呼合吸)，意念活动改想在水上行。人像在船上，式子与“云中走”第一节一样，只是意念活动不同。

2. 换脚时做三开合(开呼合吸)，出脚式子同前。然后重复上述动作。

第二小节

中丹田三开合(开呼合吸)，上“荡荡漾漾”题。

1.“前后荡”：双手半握拳(拇指与中指、心肺经相接)，双手外劳宫穴放肾俞穴。出脚前先脚尖点地(点肝脾经)，然后出脚稳一稳，重心在两脚间。身体向前，后脚跟虚起，松腰、转腰、松脖子、转头，两肩慢慢张开(不能挺胸)，肺就张开，身体转回，重心慢慢向后，后脚跟慢慢落地，重心移向后脚，前脚跟虚起，两肩收回，肺也收缩(用自然呼吸)。此为一轮，数目不限。

闭眼练像在船上一样，“荡荡漾漾”上后脚，两脚平站做三开合(开呼合吸)换脚，先脚尖点地(点肝脾经)，然后重复上述动作。

2.“定步荡”：两脚一前一后站稳，重心在两腿间。双手背放带脉，随着腰的转动而摆动(幅度比前后荡要小一些)，好像被风吹得摇摇摆摆。换脚，式子同前。

第三小节

1. 放掉“荡荡漾漾”题，中丹田三开合(开呼合吸)改想“若沉若浮”题。

2. 双手半握拳(拇指与中指相接)，双手外劳宫穴放肾俞穴，出脚前先脚尖点地(点肝脾经)，然后向前迈出半步，脚跟着地，脚尖翘起，前脚慢慢放平，两腿微弯松，重心在两腿。意念引导身体轻轻慢慢地下沉水中，身向前俯(重心移向前腿)。肺收缩，全身放松，重点松腰，然后慢慢地转腰，轻轻地浮起来。头要顺着腰转，身体向前张肩舒肺，同时微微虚起后脚跟(然后重心慢慢移向后脚，不配呼吸)，前脚尖点地，头向前看。数目不限。换脚时上后脚，两脚平站做中丹田三开合(开呼合吸)，然后重复上述动作。

3. 收功放题，中丹田三开合，三呼吸。

几点补充：

1. 要循序渐进。开始练此功时，只想如置身于云雾中，在"云中走"。要注意不要从云中掉下来。云中走没练好，就不能练在水上行，行不了就容易沉下去。

2. 意念不稳，式子就快，式子一快，意念就离开题，容易从云中掉下来，是很危险的。

3. 心闲头脑空，式子就自然出来，特别是"轻轻飘飘"这一节，脑中有一点杂念都不行。

4. 口水多时，慢慢地分三口咽下，可滋补全身。

5. 要松腰、松胯，要用腰转，不是用胯转。

6. 张肩舒肺不能挺胸，腿不能蹬紧，蹬紧胯松不了，腰也松不了，不能通经接气，口水也出不来。

7. 同一节换脚也要做中丹田开合，也要放题。

8. 要含胸拔背，头不能伸，要收腹，沉气，气往下沉。

9. 收功时，如意念还在"云中"或"水上"，手要平着回来，千万不要手心相对合回来。放题后做中丹田三开合、三呼吸收功。

10. 出脚：男左女右。

第二节　三关共渡高级行功

三关共渡高级行功是郭林老师生前一直习练的功法，学员中只有极少数人得到郭林老师传授，且没有文字材料留世。现根据杨新菊同志口授及演练整理如下：

郭林老师说，必须把初级功、中级功练透了，才能练高级行功，否则不但没有效果，反而会有反作用。在练高级行功之前，有一套高级松腰功，要练好，过关了，才能开始练三关共渡高级行功。

三关共渡高级行功意守丹田。

一、预备功

松静站立，中丹田三个气呼吸，中丹田三开合。

二、正功

方向面向北。

三关共渡高级行功是高级功的主功，它包括初级慢步行功、中级慢步行功和高级慢步行功三套动作。做法如下：

第一段

行功开始。接预备功。出脚男左女右，以先出右脚为例（女）：先移重心至左脚，点右脚尖出右脚走慢步行功三步、六步或九步（根据自己的时间定，后面依此规定，不再重复）。上左脚，两脚放平，中丹田三开合，两手在中丹田抱球，稳一会儿。

第二段

重心移向左脚，点右脚尖出右脚走慢步行功三步、六步、九步。出手，右手向前伸，放松，高不过肩，双手虎口向上，左手在膻中穴前距约两拳左右。面向北。待气沉稳后，撤后腿，重心向下降。此时，右腿弓，左腿后伸，气稳后向左后转腰 180°，脚尖随着转，转面向南变为左手在前右手在膻中穴前约两拳左右。此时，左腿弓，右腿后伸，然后双手抱球。再转回面向北，手随着转身变为右手在前，左手在膻中穴前，此时重心在右脚。上左脚，点左脚，双手在中丹田抱球守一会儿，气稳后中丹田三开合。点右脚尖出右脚，走慢步行功三、六、九步。中丹田三开合，抱球稳一会儿，然后点左脚尖出左脚按照前述动作反方向重复一遍。

第三段

移重心至左脚，点右脚尖出右脚，走慢步行功三、六、九步。右脚在前，两手中指相接点在膻中穴，大拇指点在气户穴上。身体向右侧倾斜,右腿弓,左腿后伸,身体向左后180°转身,脚尖随着转。此时左腿在前,呈弓步,右腿后伸,稳住气后,再反转回来,移重心到左腿,松右脚,身体充分后仰,松腰,两手从两肋旁下降至两胯旁,再从两胯上膻中穴,转向左侧,下蹲气沉,转回原方向,上左脚抱球中丹田三开合。换脚,点左脚尖出左脚,然后反方向重复上述动作。

此功三段可做1~3轮,三轮大约1小时,做几轮可根据自己的时间定。

三、收功:

移重心至左脚,点右脚尖走慢步行功三、六、九步。出右脚做不蹲的三个升降开合后,两手上升到膻中穴时,变阴阳手(两手中指相接,手心方向相反),右脚在前时,右手心向前,左手拇指点上丹田(印堂穴)。双手从太阳穴经阳经(沿身体两侧)下降至两胯旁,双脚放平,中丹田三个开合,三个气呼吸。

第三节　高级松腰功

一、预备功

松静站立,中丹田三个气呼吸,三开合。

二、正功

第一段

接预备功。点右脚尖出右脚(男左女右),双手上举,手心向前,身体后仰,双手顺势从上向下慢慢摆动,带动头向前、向下弯腰。此时,百会朝前。还原,连做三次。收后脚,双脚平站,做一个中丹田开合,换左脚,再如此做三次。收后脚,两脚平站。做中丹田三开合。

第二段

接上式,双手从左向右、向上划圈三次,然后变为松右脚,左手叉腰,右手向左侧下压(手心朝百会),同时带动腰肢摆动三次。换反方向,同样再做三次。中丹田三开合。

第三段

接上式。重心移至左脚,提右脚,脚尖向下,双手外劳宫穴放带脉,下蹲,以能蹲多少就蹲多少为度,站起。两脚放平,再提脚下蹲,共做三次。换脚,同样动作再做三次。中丹田三开合。

第四段

接上式。两手外劳宫穴放肾俞穴,重心移至左脚,点右脚,右脚前伸,脚尖向上,身体下蹲,能蹲多少算多少,站起,两脚放平,再伸腿下蹲,三次。换脚同样动作做三次。

收功:中丹田三开合、三呼吸。

特种辅助功

第十章　生活功法

第一节　进园功

1978年5月6日郭林老师在北海公园传授

一、松静站立，闭眼，气往下沉，两手外劳宫放肾俞穴。慢慢轻轻地做三个气呼吸，全身放松，默念几个数，叩齿三下。两手从带脉过来到中丹田，做丹田一个开合，为一轮，共做三轮。中丹田三开合，三呼吸，收功。

二、两手外劳宫放肾俞穴，做三个气呼吸后，两手从带脉过来到中丹田，双手再升到膻中穴，中指相接，拇指放气户穴，默数几个数，叩齿三下，双手再下到中丹田，做一个中丹田开合为一轮，共做三轮。中丹田三开合，三呼吸，收功。

两部分也可以连起来做。如在旭日东升，面朝初升的太阳练最好。

第二节 保肾功

郭林老师强调肾为先天之本，有病的人都要注意保肾，尤其人到中、老年更要注意保肾，于是传授保肾功一法，做法如下：

一、预备功：中丹田三个气呼吸，三开合。

二、正功：接预备功，双手外劳宫放肾俞穴。以先向右转(男左女右)为例。双腿下蹲，气沉丹田，右腿弓下去的同时，身体由正面(向北)向右转(向东)。同时左脚向左侧伸出去，待身体向右转好后，再转身180°变为面向西。此时左腿弓，右腿向右侧伸，然后收回右脚，同肩宽，此时身体又转回正面(向北)。此为一轮。连续做下去，若地方不够，可以双脚放平，做中丹田三开合，换脚朝反方向做即可。

三、收功：两脚平站，中丹田三开合，三呼吸。

保肾功的要领就是要沉气转腰，一定要把腰松透，有时间可多做，没时间可少做，一般30分钟左右为宜。

四、注意事项：肾区有病灶者，禁做此功。

第三节 养寿功

一、目的

心理影响生理，生理影响病理，要健康长寿，郭林老师教导我们必须注意心理素质的提高，必须注重功德的修养。老师特地创编了此功。

二、功法(进园后的第一个功)

1. 面向东方做预备功。同自然行功预备功。

2. 双手徐徐上升至百会穴，升时，阴经上(手势按指标)，手心向上(高指标者手心向下),双手中指相接,仍手心向上。

3. 祝福(默念):

①“祝×××健康长寿!”“祝×××健康长寿!”把全家人按年龄的大小排好,从最年长的开始,依次报名祝福。

②“祝全家永做好事儿,不做坏事儿!”

4. 双手从两侧徐徐下来,放回中丹田,然后默念“×年×月×日、地点(指当天练功的年、月、日及地点)。

5. 收功:同自然行功。

6. 收功后,双手不离开中丹田,默念9个数。

①高指标者默念慢些,多默念几个9。

②低指标者默念快些,只默念一个9。

③正常指标者不快不慢,只默念一个9。

7. 接着不休息,按自己练功的方向做预备功、按部就班地练其他功。

注:此功是1980年6月30日郭林老师七十一岁生日时,老师为前去祝寿的辅导员所讲授。当时老师讲:“这是密功,不许外传。”张树云等一直练此功。

第四节 太阳功

一、预备功: 面向东方松静站立,中丹田三个气呼吸,三开合。

二、双手抱球放丹田,默念自己心中所想(自己对美好事物及家人的祝福日期、时间、地点)。

三、收功: 中丹田三开合,三呼吸。收功可做也可不做。

第五节 登高平喘功

一、作用

可使人上楼、上台阶、爬山、登高不气喘,减少劳累。

二、功法

1. 预备功同自然行功。

2. 按病情出脚,并配合呼吸。即迈一只脚,鼻子配合做“吸吸”,迈另一只脚,鼻子做“呼”。这样一脚“吸吸”,一脚“呼”……直达顶端。

3. 收功。

三、注意事项

1. 此功走得要慢、稳、匀;脚步与呼吸有节律地配合。年轻人可走快些,年老人可慢些。

2. 预备功,收功可做也可不做。

3. 行走时一定要全身放松,不讲话,不用脚跟上,千万不可急急忙忙地走。

第六节 导引睡眠功

一、作用

此功转动腰部,以腰带动全身机体活动,使腰松、带脉松、命门松、百脉通。达到疏通经络,平衡阴阳,理气安神,是解决长期严重失眠的有效功法。

二、功法

1. 预备功:同自然行功。

2. 做三个或一个松静导引:双手按指标升至印堂穴(同升降开合),双手放平,手心向下,中指指尖相接,再升至百会穴,然后做降式：双手分开，指尖向上，手背触到头部从耳后徐徐沿阳经下到带脉，再到胯旁（降式同升降开合低指标的做法）。

3. 如此做三次。

4. 转腰：男左女右。以女同志为例：松腰松胯，并向右转动腰肢，共转 90 圈。再向左转 90 圈，左右各 90 圈为一轮，可以连做五轮至九轮，约转 1100 圈至 1600 圈。时间为 20 分钟至 30 分钟。

5. 双手的摆动：向右转腰时，右手基本在右胯旁摆动，左手从左胯旁导引到中丹田，腰还原时，左手再从中丹田摆至左胯旁。向左转腰时，正相反，左手基本上在左胯旁，右手从右胯旁摆至中丹田。腰还原时，右手从中丹田摆回右胯旁。

6. 收功：同自然行功。

三、注意事项

开始转腰时，最好先下蹲转 60 次，但不便下蹲者，可不蹲。

四、病例

郭建新是严重的慢性病患者，练一般的功，其他病都好了，但神经衰弱和严重的失眠症没解决，做涌泉穴按摩，也时常反复。老师教了她此功后，长期坚持操练，失眠症及神经衰弱全好了。

郭林老师讲："此功适合失眠较重的老人。因势子简单，易学易练，内气足，见效快，不出偏，只要坚持，大有益处。"

郭建新同志体会，此功不仅能对失眠有效，还能稳定血压，防止脑血管硬化，帮助肠的蠕动，利于通便，多年坚持，疗效很好。

第七节　病弱者床上坐、卧练功法

一、作用

此功适于体弱重病行走困难者。

二、预备功

松静坐在床边或平躺床上，中丹田三呼吸，中丹田三开合（平躺床上，不要用枕头，双手放腹侧）。

三、正功

腿式:右腿向上伸(男左女右),脚尖上翘,不要使劲儿,小腿弯屈,再平伸,然后放平为一次。共做十二次,慢慢加至十八次。

右腿做完换左腿。方法、次数同右腿。

手式:双手叠放中丹田(男左手在下,女右手在下),双手、双臂慢慢张开,放平,再慢慢合回中丹田。以上为一次。共做十二次,慢慢加至十八次。

左手放中丹田(男左女右),右手从中丹田向上升至百会穴(按指标),此时,内劳宫对百会穴,然后翻转内劳宫向上,外劳宫对百会穴,再向外,向下,划环回到中丹田。此为一次,同样做十二次,逐步加至十八次。

右手做完,做左手。方法、次数同右手。

四、收功

坐回床边或平躺,中丹田三开合、三呼吸。

五、病例

此功是 1984 年 1 月 15 日郭林老师看望病重刚刚出院的张树云同志时,看到她因肾功能衰竭而行走艰难时给她加的此功。张树云同志一直操练此功,直至恢复到能练全部行功后才停练此功。

注:此功如出外旅游或出差在外,因行功不便,可操练此功。

第八节 郭林老师创编的《六段功》提纲

一、三调

1. 取站立式。
2. 三呼吸。
3. 三开合。

二、功法

1. 伸手来把洞门关。

2. 大鹏展翅入云天。

3. 太上老君化金猴。

4. 老汉下海去摸丹。

5. 天王托塔千斤鼎(顶)。

6. 猛虎寻食下山岗。

三、收功

1. 三开合。

2. 三呼吸。

说明:这一功法刘建华同志坚持习练。我们这次只收集到该功法提纲,因故未能将功法详细辑录。只能以后再设法补救了。

第十一章 纠偏功法

第一节 纠偏概论

一、练郭林新气功不容易出偏

郭林新气功,关键在于一个“新”字。为了把气功推向社会,治病救人,郭林老师认为过去气功界那种单脉相传的教学已经不适用了。因此,她对古气功进行了改革,改古气功三关共渡为“三关分渡”,也就是把呼吸导引、式子导引和意念导引分层次教学,这样便于从简入繁,有效地降低了因练功不当而出偏的可能性。

尤其是在探索气功治癌的道路上,为了最大限度地抢救癌症患者的生命,争取时间,就更不允许因出偏差而走弯路,贻误战机。治癌功中,郭林老师把风呼吸法导引作为主要导引法,用于实践。实践证明,只要按照老师的功理、功法原则去练,一般是不会出偏的。若干年来,全国大面积推广郭林新气功,一直是安全、可靠的。

二、如何防止出偏

1. 认真掌握功理功法。

①松静是关键。练气功要使头脑和身体最大限度地放松,只有松下来,才能入静。“引体令柔;导气令和”,松静下来,练功不会出现偏差。

②做好预备功、收功。气功锻炼不同于其他体育锻炼,只有进

入“气功态”才能产生疗效。预备功是使人进入“气功态”的按钮，收功是从功态恢复到常态的必不可少的环节。郭林老师在比喻收功的重要性时曾经说过，练功就像种庄稼，收功就是收割，收不好功，就不会有收获。有些初练者往往不体会这里面的奥妙，草草收功，气不归丹田。也有练功半途即与人讲话，这些都容易引起偏差。

③不宜混练。各种功法都有不同的内气导引路线。倘若在初学阶段，不了解内气运行的规律，各家功法都想尝试，朝秦暮楚，各种功法混练，有时不能各选其长，反而因导引混乱造成偏差。因此，学习某一种功法，要踏下心来，学到其真髓，最终万法归一，达到自由境界。

④发现偏差，及早纠正。出了偏差，往往很不舒服，应该及早找到原因，及早纠正。式子导引不正确，尽快调整动作；呼吸导引出偏差，要纠正呼吸方式。最难纠正的是因七情干扰引起的偏差，往往造成全身气机紊乱。但不管由于哪种导引引起的偏差，都是越早纠正越好，以免拖成顽疾。

2. 有条件最好进辅导班学习。

学练气功最好在老师的指导下学习，较少走弯路。郭林新气功研究会在全国各地都设有辅导站，因此各地新学员最好参加当地的辅导班。在辅导班中，可以得到辅导老师及时的指点，及时查功。而从书本上学，理论虽然懂了，但在实践中难免联系不好。例如，行功中的摆手，有的人手却未能导引回丹田，可自己意识不到，长久下去，气不归田，就会造成偏差，这种毛病有经验的辅导员一眼就看出来了。

当然，尽快提高各级辅导员的全面素质，提高教学质量，教学规范化也是当务之急，很有必要的。

3. 要重视查功。

郭林老师在世时，教学非常严谨，她十分重视查功，每周都要查功。每一位辅导员带领一班学员，老师逐个询问，从病史、病情到生活四调、功理、功式，逐一去查，从不马虎。这样便于及时发现问题，及时结合病情辨证施治。若是一味蛮练，小的问题得不到及时解决，久而久之，形成顽固偏差，解决起来就非常困难。

三、出偏原因

什么是偏？为什么会出偏？

出偏就是气的运行没有按照人体的正常气路运行。而出偏的情况千差万别，出偏的原因多种多样。人体是一个非常复杂、精密的系统，人类至今对自身的认识也是十分有限的。即使是现代医学、解剖学，也很难全面道破人体的奥秘。气功大师在总结前人经验和自身实践中，逐渐认识气的运行规律，据此而创编出各种功法。但是倘若掌握不当，操练过程中也会引发偏差，一旦出偏，痛苦万状，但到医院又查不出毛病，只有出偏的人自己感受最深。综合出偏者的情况，太概有这样一些原因容易造成偏差：

1. 违反练功原则。

学习气功必须有科学的态度，要认真领会功理、功法，而不能掉以轻心，一味蛮练。有些人练功三天打鱼，两天晒网，有些人不认真听课，不认真看书、琢磨功理功法，这样得不到真东西，流于形式。而有些人又过分“较真”，过分僵化，一招一式过分追求，在理论上没有做到似有似无。有些人干脆违反练功注意事项，做了不该做的事情。这样下去，学不好气功，反而容易引起偏差，适得其反，出现偏差。

2. 急于求成。

练气功讲求水到渠成。倘若初级功法还没有掌握好，功理、功法还没有吃透，病也没有好，就忙于向高深进军，急着学中级功，高级功，又要博采众家，各种功法混练，这样会揠苗助长，适得其反。练气功追求修身养性，治病只是一个方面，长期修炼精神、意识、思想道德，内涵是十分深刻的，没有一生一世修炼的恒心，总想一口吃个胖子，反而容易引起偏差。

3. 受七情干扰。

练气功要心平气和，大怒大悲、情绪激动状态下，万不可勉强练功。而有些人忽视了这一点，掌握不了自己的情绪波动。七情干扰是练功者的“天敌”,造成人体自身气机紊乱。在长期修炼过程中,人们会慢慢学会调节情绪的方法,但修炼不到家的人,还是要竭力避免七情干扰下练功。这一点要切切注意,许多人是在这方面吃了大亏的。

4. 惊功。

练功时正当心安神静时,外界突发事件发生,如巨大声响,磕碰,摔倒……突然受到惊吓,引起气机紊乱。此时千万不可睁眼,要稳一稳气,平静下来,然后做手心向外的升降开合,排除惊吓,恢复正常。此时若慌乱,睁眼,就容易就此出偏。

5. 补泻不当。

人体阴阳失调、虚实不当,就形成病症,治疗要对症,虚则补之,实则泻之。郭林老师的新气功尤其强调辨症施治。但真正做到辨症、掌握功法实泻虚补是较难的,辨症即是关键,所以无论是气功教师,还是病员自己都应学一些中医辨症施治的基础知识。例如,肝病久了,肝肾阴虚但若是肝阳上亢就不宜补,当成慢性病一味补之,就将病邪补得更加强壮,造成胸肋胀满,形成偏差。

四、纠偏功法

在郭林新气功疗法当中,有许多纠偏方法。但由于个人体质、病症不同,出偏情况各异,对于纠偏,郭林老师往往是按照辨症施治,分别给予施功。辅导员中有的人出过偏,有的人没有出过偏,学员中也有出偏者,有的因习练别的功法出偏,都曾经受过郭林老师纠偏指点。现将能够搜集到的一些典型纠偏例症加以汇总,并将老师曾经给予过的纠偏功法,加以整理归纳。

综合郭林老师在世时所运用的纠偏功法,有如下一些:

1. 升降开合纠偏;
2. 按摩及指针纠偏;
3. 醉松功纠偏;
4. 吐音纠偏;
5. 快功纠偏;
6. 通经接气、飞经走气纠偏;

7. 动功纠偏(五禽);

8. 松小棍纠偏;

9. 全套中度功睁眼练纠偏。

这些功法中，哪些功法适用于哪些类型的偏差，我们在例症中可以体味到郭林老师的运用法则。解偏需要找到偏差的原因，分析其生理、病理因素，尤其是要有经络学的基础，才能因势利导，扶正祛邪，使偏差得以纠正。纠偏并不是一两句话，它是一个艰难的过程，比一般学练某种功法要难得多。因此，每一个出了偏差的人首先不能过于惊慌失措，失去信心，但也不能过于乐观，认为有了一种功法，纠偏就可以顺理成章，马到成功。在纠偏中，不仅要刻苦习练纠偏功法，更重要的是要提高悟性，体味自己出偏的真实原因，按照各人自身不同的情况去灵活处理，这样，偏差不仅可以纠正，而且对气功将会有一个更深刻的认识，比别人学到更深一层的东西。

下面将各位辅导员跟随郭林老师纠偏实例介绍如下，供大家参考。

(王健整理)

第二节 纠偏实例

"定步行功"纠偏功法

笔者于 1973 年夏于东单公园由郭林老师亲自传授此功。

大凡因长期饱受强烈七情干扰者，不论患了哪种疾病都是甚难治愈的。即便以往练过功曾取得过疗效，此刻也无济于事。郭林老师认为：长期的恶性刺激，必导致周身经络循行失衡，气机紊乱。如不清除沉积日深的"顽念"，把气机逐渐理顺过来，此刻，再好的功法也毫无用处，甚至还会导致更严重的出偏(大意)。她向此类患者说："给你一种功法，如能恒久习练便会慢慢转化过来。"笔者依功而行，果然获得体验。再佐以老师亲授的几种功法，一练就是十几个年头，终于在十五年后的一次认真体检中，确切证实病体痊愈。

定步功功法介绍

一、预备功

分两部分。

第一部分：练功之前的预备功。其功法为，在生活中，无论是行、住、坐、卧，凡有暇时便默念："轻轻飘飘，荡荡漾漾，若浮若沉，逍遥自在"这几句话，反复不停地念下去。……

第二部分：正功的预备功。

先松静站立，然后做上丹田升降开合三次，稍停片刻便开始练正功。

二、正功

与自然行功要求一致，再按病情确定出脚次序，以后的步法动作及两手摆动方式均与现在的风呼吸法定步行功相同，只是节奏上更加轻快自由一些。在整个练功过程中完全采用不加任何限制的自然呼吸方式，并且自打起步就默念："我在云中走，我在水里游"……直至收功(老师的解释："云中走"非指脚下踩着云朵，而是身处云霞中；"水里游"非指在水上漂浮，而是身处水中，像鱼儿一样地游)。

在练功中，不再以数"九步"次数换脚(因为练功者一直在默念着导引词，不可能同时数数)，而是随意自然地凭感觉需要换脚。换脚可以以前进一步的方式或后退一步的方式去换，且无须再加中间环节，即"上脚后两脚平行站立及中丹田三开合"。练功时间最好早、午、晚各做一次，时间少，早、晚各做一次亦可。功时长短大约 15 分钟到半小时，如做功时感觉舒适，延长些亦可。

三、收功

可按现行的慢步行功法去收功；亦可按早期的复式收功法

进行:即步子停下来之后,做三次上丹田升降开合,继而擎起双手,从上前方接住一个宛如飞来的“球”。与此同时自然放掉了原来的守题。接“球”后,重心在前脚,双手于上丹田处向前旋转,揉“球”九次;然后双手抱“球”,沿任脉缓缓下降至中丹田处停下,重心移至后脚,开始向后旋转,揉“球”九次;然后重心前移,双手抱“球”,沿任脉上举至上丹田处将“球”抛出去(意念不随“球”走,而是随手下降)。接着双手沿任脉下降至中丹田处,双手叠放于气海穴(男左手在下,女右手在下)。双手同时围绕中丹田,似触非触地做螺旋式揉转,逐渐展扩(上不过膻中、下不过曲骨),旋转九周后停于膻中处(男子先向左旋,女子相反),之后做三个气呼吸再上下换手向反向旋揉九周,并逐渐缩小,最后回归至中丹田,并做三个气呼吸。最后是导引回气,双手沿任脉平举至印堂处,略微分开,手心朝脸部,在双眼前攥拳掐劳宫穴三次(配合呼吸,吸松呼按)。双手自然下落于两腿侧,平行松静站立片刻。

(赵成　整理)

郭林老师用飞经走气功法抢救惊功出偏

周宁16岁就在南口机车车辆厂学徒,因劳累过度和长期营养不良,患了心脏病,经常犯病,有时突然晕倒。1976年车间送他住南口铁路医院治疗,收效甚微,眼看人就不行了。正巧,那时我已到龙潭湖公园学练郭林新气功,看到不少身患各种疑难病症的病友,经过练功恢复了健康,有了练功治病的先例,我决定接他出院。那年他才22岁,脸色苍白,经常在走路时突然晕倒,令人提心吊胆。出院后我陪他到龙潭湖公园学练郭林新气功,从此周宁每天早起,就近在地坛公园练整套慢步行功。不到一个月,周宁病情明显好转,心律正常,和健康人一样了。我们再也不用为他独自外出而担惊受怕了。可是有一天傍晚,他正练功,被敲门声惊着了。开门后,站也不是,坐也不是,躺也躺不下来,脸色发青,一点血色也没有,他只好在院子里瞎晃悠。看他难受得不得了,我们一点儿办法也没有。我们单位医务室的大夫告诉我,练功出偏,快找气功老师纠偏。当时已是晚上9点多钟了,我们赶到郭林老师家。老师正和陈福荫大夫研究功理功法呢。老师和蔼地对周宁说:“有老师在,你很快就会好的,不要害怕。”周宁听了老师这句话,情绪马上安静下来。紧接着老师领我们到她的画室,先让周宁坐下,老师站在他的面前,用“飞经走气”功法,给他点穴,并让他配合做三呼吸。一会儿,他的脸色逐渐好起来了,老师也高兴地笑了,大家松了一口气。老师告诉周宁,第二天早晨去中山公园找她。周宁回家时的模样和去时相比,好像完全变了一个人。

第二天早晨,周宁很轻松地骑自行车到中山公园。老师让单长礼同志教他练醉仙功纠偏,并嘱咐他要天天跟着老师。老师到哪里练功,他也到那儿练功。这样,他又慢慢地好起来了。后来,周宁又出过一次问题,当时幸亏在老师身边,李力同志也在场,老师也是用“飞经走气”为他解决的问题。

1978年7月30日老师在北师大教室讲“通经接气与飞经走气导引法”时,举了周宁惊功出偏的实例,并详尽地介绍了抢救的全过程。讲了“飞经走气”“通经接气”治病的机理。现摘录如下:

郭老师说:“……我一看这个病人的情况,就知道是出了偏。邪气把他的经络脉堵塞了。心脏病,脸色发青,四肢无力,显然是供血不足,需要用飞经走气法急救,慢是不行的。怎么飞经?怎么走气?飞经导引法也如针灸的飞经法,是要从子午流注和补泻那些方面去考虑的。什么叫‘子午流注?’就是说在飞经走气功法中需要考虑时辰。子就是夜晚12点;午就是中午12点。我们怎样用这个功法导引?急救?他来的时候没有到夜晚12点,没有到子时,晚上是阴之阴,要是到半夜12点,那时是阴阳交接的时候;中午12点也是阴阳交接的时候,这病人是阴阳失调造成的。病人是男的,属阳,而且未结婚,是阳之阳。他是实症,不是虚症。我们传统治疗法就考虑这些。考虑他是实症,阳之阳,又在阴之阴犯病,供血不足。我把他扶住,让他坐下,我先按他的百会穴,为什么要按百会穴?

因为诸阳集会在这儿。把一个门按住，要调整他阴阳，向左转是调阳，向右转是调阴。左转补阳，右转泻阳。他是阳亢，就不能补阳，该泻。泻了还得补上，从阴经补。阳经在头上百会处。这个时候怎么办？明白飞经走气功法就很容易办。他有邪气，邪气把他的经络脉堵塞了，要泻，先把邪气泻出去，但一泻，就心血不足，要再补心血。我用飞经法，按住他百会穴，单独向右转，不能左右转。泻完怎么补？我看他神乱，没有光，脸色发青，四肢无力，那就先补气补血，这是飞经走气最要紧的。心脏左边有个穴位，是心包经的第一个穴位，叫做天池。我一手按住他的百会穴一泻，另一手从后边点着他的穴位，我说：'没有事，坐一会儿马上就好。'我让他想、看心脏，我这么一点，眼睛一闭，意念带气走过去，气一过，血就过去，很快，气感就是电流。邪气泻出去，经脉通了，要接气，要它走气。这是心包经，一点，点中穴位，气就过去了。一点，怎么把气飞过去？我讲过，气为血之帅，气走血就走，气停血就止。势子导引要配合意念导引，还配呼吸。那时用飞经法，先告诉病人，飞到哪儿，我的病人患了心脏病，要飞到心脏去。

不到三分钟，病人脸色变了，一按摩，人好好的了。我就叫他回家，没事了。我告诉他，明天早上一定来找我。第二天早晨6点多钟，他骑车来找我。我问他'怎么样啦'？他回答：'好啦！反正好多了，死不了啦！'

是不是他就完全好了？不行，还未过关。从那天起，我就把他作为一个临床经验的课题，这在我十多年来，没有遇到过。这么巧，心脏病，出了偏，又在这个时辰犯病，我的功法成熟不成熟，还值得考虑。第二天他来找我，我告诉他：'周宁，你的病很危险，这三个月练功，你不能离开我！'因为那天晚天调整一次是过不了关的，还有可能犯。从那以后，我仔细琢磨他这个邪气，到底该怎么泻，怎么补气，才能彻底把他的阴阳调整过来？有一天，在中山公园，他已跟了我个把月，我常常看着他练功。当时李力也在旁边，他练着练着小棍，'哈哈哈'来了，脸全发青了，又来这玩意儿了。把李力吓坏了。

我说,‘不要紧,是他又犯病了。’因为邪气没有出透,脸发青、神没有光,四肢无力,又要倒了。我把他扶住,让他坐下。这次我要把他彻底搞通经络,时间放长一些,尽可能通。那天晚上,我还不太有经验,这次我有经验了。我想,这次我要把他经络通够,哪个经络穴位要下功夫的,我就尽量按摩。比如肾经,肾水不足,就供血不足。第二次犯病是早晨八九点,那是阳气足的时候,又是男孩子,未结过婚,阳气很足,因此不能两边转,即使邪气好一点还是要继续泻,要泻三轮,一轮不够。按摩一次不够,按摩三次泻的。这是很大胆的,那是很厉害的,在百会三泻,要明白子午流注。按经络来走气,按经络来接气,按摩三轮,把阳气一泻,再做肾俞按摩,从肾供应肾水。假如这时自己能翘起脚来,按摩涌泉穴,那也是顶好的。早晨犯病与晚上犯病,我用的飞经走气的方法不同。一是阴之阴,一是阳之阳。那天晚上,我只是泻一泻,再进行点穴,第二次不是点穴,从肾俞穴过去。我知道肾经,比如从涌泉穴过来,直通肝,肝通肺,气充满肺,一上喉咙,喉咙到心脏,会很快供应到心。心跳慢了很快会死人,几分钟就死了,气接不上,几分钟就心肌梗塞。……”

(蒋金吾　整理)

第三节　郭林老师指导我们纠偏 ——醉松功功法

一、病情介绍

我曾因七情干扰出过偏差。出偏固然不是好事, 但正因为出了偏才更体会到了“气”的力量,倘若是一种对人身体作用很小的锻炼方法既不会有神奇的疗效, 更不会造成痛苦万状的差错。因此, 有过出偏、纠偏的经历, 也是坏事变为好事, 也像人们的生活经历一样, 受一些磨难促使人成熟。通过出偏、解偏也可以促使我们更好地掌握功理功法。

1976 年, 当时我 25 岁, 由于学功心切, 加上病情较重, 受了一些七情干扰后，就发现左肋下有一块不适，这种不适感越来越明显。当时正值初级班升中级班，我因怕影响升级就没敢声张。可是随着功力的增长，不适的感觉越来越重。发展到一做预备功，气就往上窜，造成人站立不稳，根本无法入静，再后来就全身发僵。有时骑在自行车上，身上一僵就下不来车，很是危险。我只好向辅导员如实汇报，辅导员又向郭林老师讲了。郭老师听了这种情况马上说："你出偏了。"从那儿以后，郭老师就不让我练正常功法，而是教了我一套"醉松功"——醉八仙。郭老师说我出偏的原因是意念不静，练醉松功要空意念，大脑什么都不要想，身体要完全放松，像一个喝醉了酒的人，身体不受意识支配，摇摇晃晃，身体顺势倾倒，但又不摔倒。这样练一段，身体就会松下来，邪气自然也就顺了。为了打消我的顾虑，郭林老师告诉我，"醉松功"练好了，也有静功的效果，也可以起到练慢步行功的功效。

练"醉松"功比较惹眼，因为有些人不知情况，往往以为我们生了病，跑来询问，搀扶。我们得克服不好意思的想法，坚持练。练"醉松功"的确很舒服，身上麻酥酥、热乎乎的。刚开始时间短些，慢慢延长时间，有时练 1 个小时以上，身上微微出汗，全身都松透了。郭林老师说，练"醉松功"一般要手指尖向下，倘若身体太虚弱不能大泻，手指尖微微抬起一些，不要完全朝地。另外要注意选择平坦、空旷的地方，免得摔倒或碰倒。要注意，向后倒时，不要脚跟着地，嗵嗵地敲，对大脑震动太厉害。

练了一段"醉松功"后，为了加强功力，打通经脉，郭老师又教我吐"哈"音。单吐高音，不用意念，双手重叠放置偏差处。

偏差一旦形成，纠正起来并不是很容易的。由于误导形成条件反射，只要一练功，气总会沿着错误路线运行，疾病恢复得很慢。由于我们刚开始学功，辨症施治的功夫掌握得不好。当时我患乙型肝炎，指标比较高，自己总认为是慢性病，肝肾阴虚应用补法，这也是产生偏差的一个很重要的原因，病邪没有去掉，用补法反而把邪气培植的更强壮了。有一次老师见我气色不好，她说："你怎么搞的。”随即老师说:“你是乙型肝炎。要用泻法,你要练快功。”特快功也是郭林老师的纠偏功法之一。特快功一般针对癌症,是大泻。出偏的人也可用特快功达到去除病邪的目的。

纠正了偏差之后,我又学了中级功,高级功,郭林老师还教了我们“华佗五禽戏”。记得我随郭林老师到上海表演五禽戏时,老师曾对我说,你出过偏,要多练动功,好好练五禽。可见,老师认为动功有利于防止和纠正偏差。

由于每个人的病情不同,出偏情况各异,老师给安排的功法也会不尽相同,但我以为老师纠偏的总的原则不会变,主要是强调泻,强调松,强调动,强调静。

点滴体会,但经过老师亲自指点。一个学练气功的人要提高自己的悟性,老师指点往往是一两句话,要靠自己用心体验。光指望老师,有依赖心理不成,老师指出的路要用心琢磨,刻苦习练。纠偏也是磨炼意志的过程,没有坚定的信念和百折不回的毅力,也会半途而废,反过来指责各种功法不能奏效就大大地不聪明了。

二、醉松功法

1. 预备功:松静站立,中丹田三呼吸,三开合(先吸后呼)。

2. 慢慢移动重心,将重心落在某一只脚上,随后身体向重心方向倾倒。

3. 随着身体重心倾倒,当支撑不住时,自然而然地将重心换到另一只脚上,身体随着晃动起来,仿佛喝醉了酒的人,全身不停地随意晃动。

4. 全身尽量放松,意念空空。

5. 根据个人情况,练到全身松透了,时间半小时至1小时,甚至更长。

6. 注意事项:

①选择平坦、空旷处练习。

②偏太重可睁眼练。

③一般手指尖朝下，若身体太弱，指尖可略微抬起。

④向后倒时，不要脚跟着地，以免震动太强，对大脑不利。

7. 收功，三开合、三呼吸(先呼后吸)。

(王健　整理)

第四节　调 整 功

调整功是1983年6月，郭林老师在北京植物研究所小礼堂教授的。

调整功是调整全身气血的功法。例如功中或功后阴阳失调、气滞、气窜、肢体乱动等偏差，均可用此功调理。

功法包括：理三焦；两射雕；阴阳调。

一、理三焦

1. 预备功：松静站立(闭眼，可默念三、六、九)，沉气中丹田，三个气呼吸，中丹田三开合(如出事就不闭眼)。

2. 手掌导引：两手中指相接，掌面平行于腹，自中丹田始(注意虎口要张开，否则容易将邪气引到心)，男性两掌由腹部左侧顺时针向上转，转三个小圈，升到膻中穴，做一个气呼吸(先吸后呼)。然后两掌从腹部右侧顺时针向下转，转三个小圈后降至中丹田。女性相反，手掌由中丹田沿身体右侧逆时针上转，转三小圈升至膻中穴，做一个气呼吸(先吸后呼)，然后沿身体左侧逆时针转三圈后降至中丹田。

3. 收式：做一个或三个中丹田开合。此为一节，可做三轮、六轮、九轮。

注意：

1. 癌症患者转速要快些，慢性病患者转速可慢些。

2. 虎口要张开，若贴住邪气散不掉。

功理：手掌导引胸腹募穴、会穴，可以直接调节三焦(上焦心肺，中焦脾胃，下焦肝肾，调真气，却邪气)。

注意：意念不能跟着手转，如意落于形，邪气跟着走，要出事了。

二、两射雕

接上式，中丹田三开合后，重心在两腿中间。两手掌面向内平行于中丹田，两中指指尖相接。两手剑指上升至膻中穴。移重心，出左脚，右手剑指水平向右前方弧形射出，右臂松，曲直，此时左剑指仍在膻中穴原位不动。在右手射出同时，身体重心移向右脚，左脚跟步，脚尖点地。此时腰部向右转约 30°，目光随剑指射出，但不能看手指或想手指。然后，右手剑指收回膻中穴，两手剑指相接。在收右手同时，右脚收回，重心落在两脚之间，头部腰部随之转回归位，眼神收回。

出左手出右脚，左手剑指水平向前方弧形射出，左臂松曲直，此时右手剑指仍在膻中穴，原位不动，在射出左剑指的同时，身体重心移向左脚，右脚跟步，脚尖点地。此时头部腰部随着向左平转约 30°，目光也随剑指方向平射出去。然后，左手剑指向内水平弧形地收回至膻中穴，两手中指相接。在收左手同时，左脚收回，重心在两脚中间。头部腰部随之转回原位，目光收回。以上以男同志为例，女同志相反，先出右脚左手，转头转腰，再出左脚右手，转头转腰。

注意：掌心方向，随病情而定。

两手导引内气由膻中下到丹田，做一个或三个中丹田三开合，此为一节。可做三轮、六轮、九轮。

功理：前胸是手足三阴经脉相接部位，膻中穴是宗气之会，剑指有良好的导气作用，射雕有排邪接天气之佳效。

三、阴阳调

接上式，两脚平开，双手重叠放中丹田（男左手女右手在下）。在下面的手开始由中丹田沿任脉上升至百会穴，然后沿身体外侧导引向下，手指指尖指向脚，再回到中丹田。另一只手在上手开始下降之时，由中丹田沿任脉上升升至百会穴，然后顺阳经下，手指指尖指向脚，再导引回丹田。两手循环往复，一阴一阳。

掌心的方向随指标的高低而定，高指标掌心向下，低指标掌心向上，正常指标掌心向身体。

收功：中丹田三开合、三呼吸。

功理：督脉是诸阳之海，任脉是诸阴之海，导引任督二脉，通阴阳(周天)，济水火和百脉。

指针按摩功法

第十二章　脏腑按摩功法

郭林新气功疗法的所有指针按摩功目均只是适合于良性疾患，恶性病灶及其邻近部位均严禁按摩，请切记!!

按摩功法均是以“内功”做按摩，不同于一般推拿及保健按摩，所有按摩功均是用手指尖(指肚)或手内劳宫穴“气”来做按摩。按摩时动作要慢、轻，只有接触感，没有压迫感。忌用力与快。

按摩时要全身放松，大脑入静、默念转圈数或点按穴数。

按摩功一般为配合主要功目(行功)来防治疾病。为更快取得疗效，故操练时间须根据按摩不同的部位放在中午、下午、晚上为宜。早上应练各种行功。

按摩功多为闭眼坐式操练,更适合年老体弱者习练。

第一节 肝区按摩

1. 预备功:松静坐或站,中丹田三个气呼吸,中丹田三开合。

2. 正功:两手由中丹田上到肝区,双手劳宫穴相叠(男左手在下,女右手在下),在肝区做旋转按摩。正12次,反12次。再做三按三呼吸(气呼吸)。按摩次数可根据病情增加到24次乃至36次。双手从肝区下来到中丹田,做1~3个开合,如此为一轮,共做三轮。每日1~2次。

3. 收功:中丹田三开合,中丹田三个气呼吸、松静坐或站。

4. 注意:肝癌患者禁做。

第二节 肾俞按摩

1. 预备功:同肝区按摩。

2. 正功:肾俞按摩手法有三种:

①用劳宫穴以肾俞穴为中心,双手顺膀胱经方向,向下、向外、向脊椎划环。

②双手内劳宫上下按摩肾俞穴,手向下实,手向上虚,将肾俞搓热。

③双手呈剑指,自然往后。大拇指放带脉上,中指、无名指、食指成排,中指轻点肾俞穴,按膀胱经的方向按、转(同劳宫穴按摩所转的方向)。

按摩次数:正12次,反12次。或24次,最多36次。三按三呼吸,中丹田三开合。

3. 收功:同肝区按摩。

4. 肾癌或腹部有癌者禁用。

第三节　心脏按摩

1. 预备功: 同肝区按摩。

2. 正功: 双手由中丹田沿任脉上升至心区, 两手内劳宫重叠(男左手在下, 女右手在下), 按摩心区, 女先向右转, 男先向左转。正 12 次, 反 12 次(或 24 次), 三按三呼吸, 手下到中丹田三开合为一轮。如此做三轮。

3. 收功: 同肝区按摩。

4. 注意:

①心脏按摩初练时, 意念活动要先选题, 不要想自己身上。待有了一定功底后, 可用意念想心脏, 但必须按十二字诀。

②经过一段时间病情稍好转时, 可增加按摩次数。补阳为 9 的倍数(如 18、27、36); 补阴时为 6 的倍数(如 12、18、24); 调整时用数字 18 的倍数(如 36、54……)。

③中午 11:30～1:30, 气血走心脏, 可在此时做心脏按摩。晚上(7～9 点)戌时, 气血走心包经, 也可做。

第四节　肺部按摩

1. 预备功: 同肝区按摩。

2. 正功: 双手内劳宫重叠放在肺部(即乳房上), 按照男先左侧, 女先右侧。正转 36 次, 反转 36 次, 在原位三按三呼吸, 膻中穴三个开合为一轮, 连做三轮。

3. 收功: 同肝区按摩。

4. 注意: 胸部有癌者禁用。

第五节 胃部按摩

有两种按摩方法。

第一种按摩方法:

1. 预备功: 同肝区按摩。

2. 正功: 双手轻轻放在中脘穴上(中脘穴在肚脐上四指与鸠尾穴之间),双手内劳宫重叠(男左手在下,女右手在下)。正转18次,反转18次(男先向左转,女先向右转),或正反转36次。三按、三呼吸,中丹田三开合为一轮。如此做三轮。

3. 收功: 同肝区按摩。意念要稳于丹田,等意念离开丹田后再睁眼。

4. 注意: 胃癌、肝癌等上腹部癌患者禁用。

第二种按摩方法:

胃病按摩主要由五部分组成,即胃部按摩;太冲穴按摩;冲阳穴按摩;足三里按摩;内关穴按摩。方法是:

1. 预备功: 同前。

2. 正功: 胃部按摩同前。其他四个穴位按摩是: 双手中丹田开合后,一手放肾俞,另一只手剑指按摩太冲穴(在大脚趾及二脚趾中间向上一寸半处)。冲阳穴(二脚趾尖向上,沿足阳明胃经第四个穴位即解溪穴与陷谷穴中点)。足三里穴(膝下四横指,胫骨外侧一寸处)。内关穴(手掌后第一横纹正中直上二寸处)。正转9圈,反转9圈(或9的倍数)。三按三呼吸,为一轮,共做三轮。再换手做另一侧。男先做左侧,女先做右侧。

3. 收功: 同前。

第十三章　肢体按摩

第一节　上肢循经按摩、循经导引(单马导引)

乳腺癌手术后，因内外创面较大，许多淋巴管和血管吻合不好，造成患肢肿胀、疼痛，活动受限。郭林老师在1977年8月教李素芳等乳癌患者循经按摩及循经导引，效果不错。

循经按摩：

预备功(坐、站均可)，中丹田三个气呼吸，中丹田三开合。

用对侧手五指，拇指在里，其余四指在外，从患肢腋下沿臂内侧(即手三阴经)慢慢往下捏，捏至手腕时，手心对手心，至患肢，指尖再按摩患肢手背，再沿外侧(即手三阳经)轻轻往上捏，捏到肩头。连捏三圈，再按上述路线，五指成梅花针形连敲三圈，用内劳宫再连捋三圈，做中丹田三开合为一轮，共做三轮。收功：中丹田三个开合，中丹田三个气呼吸。

注：如果下肢水肿，也可以用此方法按摩下肢，用双手先从阳经下，再阴经上。

循经导引(单马导引)：

松静站立，三个气呼吸，三个丹田开合。

出患肢一侧脚，另一侧手放肾俞穴，患肢手由丹田沿任脉升至百会，翻手，向患侧转腰转头，手从身侧划圈回中丹田。做3、6、9圈，也可不计数，中丹田三开合为一轮，如此三轮。

收功：同自然行功。

注意: ①可按指标调手势。

②如双侧乳癌可换边, 做法同样。

第二节　半身不遂按摩

1. 穴位: ①阴陵泉; ②足三里; ③三阴交。

2. 方法: 指针按摩正 36 转反 36 转, 三按三呼吸为一轮, 共做三轮(都用双手同时按摩双侧穴位)。

鹤顶穴按摩: 按摩时正转 27 次, 反转 27 次, 三按三呼吸。此为一轮, 共做三轮。

第三节　腿部静脉曲张按摩法

1. 预备功: 松静端坐在床上, 双腿前伸, 做中丹田三个气呼吸、三开合。

2. 按摩法: 男左女右, 先从一腿开始, 双手从阳经下、阴经上捏腿一次, 接着双手从阳经上敲腿一次, 接着双手再从阳经下, 阴经上捋腿一次, 为一轮。三开合后, 换腿从头再做。左右交替, 共做三轮。

3. 收功: 松静坐, 中丹田三开合, 三呼吸。

第四节　膝盖水肿按摩法

1. 预备功: 同上。

2. 按摩法: 先按摩阳陵泉穴, 正转 36, 反转 36, 做三按三呼吸, 三开合后, 再按摩阴陵泉穴, 方法同上。以上为一轮, 共做三轮。

3. 收功: 同上。

第五节　臂部浮肿按摩法

本功法对单臂、双臂浮肿均有疗效，其方法与“腿部浮肿按摩法”相同，但应注意先顺经从内侧开始即可。

第六节　足跟痛按摩法

用拇指进行太溪、照海穴按摩。正转 36，反转 36，再由轻转往重按，默念 60 个数，为一轮，共做三轮，收功。

第十四章　对症按摩功法

第一节　带脉按摩

1. 主治:妇科病,月经过多(每天中午睡觉前按摩)。

2. 预备功:同前。

3. 正功:

①双手虎口卡腰,拇指指尖向前,四指向后,双手中指在命门处相接。

②以掌心为轴,四指朝前转为五指并拢,指尖朝前。

③此时双手慢慢推向肚脐(神厥穴),至双手中指相接。

④双手中指按肚脐三次。

中丹田三开合为一轮,如此做三轮。

4. 收功:

中丹田三开合,三个气呼吸。若人太瘦,可做如下式子:

①双手卡腰,四指朝前,拇指在命门处相接。

②双手沿带脉向前点捏至肚脐处,中指相接,按肚脐一下。

③双手再向后点捏至命门处,双手拇指相接,按命门一下。以上为一次,三次为一轮,共做三轮(再如前进行收功)。

第二节 消胸水、腹水按摩

1. 预备功:松、静、坐,中丹田三个气呼吸,三开合。

2. 正功:

①取水分穴(肚脐上二横指处)。

a. 按男左女右,一手放在“肾俞穴”或中丹田,另一只手用剑指放在水分穴上,做正反36转,由轻到重。按压此穴同时默念60个数。中丹田三开合为一轮,共三轮。

b. 双手剑指按在此穴上,左转36次,右转36次(男先向左,女先向右)。由轻至重按压此穴,默念60个数。中丹田三开合为一轮,如此三轮。

②太溪穴(内踝骨与脚跟腱1/2处),左脚,用右手剑指按在穴位上(男先左,女先右),左手放肾俞穴,左转36圈,右转36圈。由浅入深压此穴,默数60个数。做1~3个中丹田开合。然后换脚,做法同前,只是转的方法相反。如此共做三轮,收功:三个中丹田开合,三个气呼吸。

③三阴交穴(内踝骨上四指处),用剑指按摩。方法同太溪穴按摩。

3. 收功:中丹田三开合,三个气呼吸。

4. 注意:此功上午、下午、晚上各做一次。按摩是带气按摩,用意不用力。

第三节 止咳嗽、止咳血按摩

1. 预备功:中丹田三个气呼吸、三开合。

2. 正功:

①列缺穴(腕上桡侧上 1.5 寸)用对侧手剑指取穴(男先做左手,女先做右手)按摩,正 36 圈,反 36 圈。再由轻至重压住此穴,默数 60 个数字,做 1～3 个开合。再换手,做法相同,方向相反。此为一轮,共做三轮。

②尺泽穴(肘窝横纹中央)用对侧手剑指或拇指按在此穴上,正转 36 圈,反转 36 圈,由轻至重压住此穴,默数 60 个数。做 1～3 个开合,再换手,做法相同,方向相反,为一轮,共做三轮。

③天突穴(喉结下二寸处)根据病情,一手放肾俞穴或中丹田,另一手剑指按在天突穴上(男先用左手,女先用右手),先顺时针转 9 或 12 圈,再逆时针转 9 或 12 圈,三按三呼吸,中丹田三开合。此为一轮,如此做三轮。

④臂臑穴(肩下四横指)单手剑指按臂臑穴上(男先用左手,女先用右手),正转 36 圈,反转 36 圈。然后由轻至重按此穴,待有酸胀感时,默数 60 个数字。中丹田三开合。换手,做法相同,方向相反。此为一轮,如此做三轮。

3. 收功:中丹田三开合,三个气呼吸。

4. 注意:此穴对上焦病,尤其对肺癌扩散有较好的疗效。

第四节 便秘、腹泻按摩功法

方法之一:天枢穴按摩

1. 预备功:中丹田三个气呼吸,三开合。

2. 正功:双手左右分别用剑指按在两个天枢穴(肚脐旁开二寸处),手法是向外 24 或 36 圈,再向内 24 或 36 圈,向外为泻法,主治大便干燥。三按三呼吸。然后用中指点压穴位由轻至重,默念 60 个数,中丹田开合为一轮。共三轮。

如腹泻应用补法,即手指先向内转,再向外转,再向内转。还可以加关元穴按摩(肚脐正中线下 3 寸),双手内劳宫穴重叠(男先向左,女先向右)各转 24 圈,三按三呼吸。

3. 收功：中丹田三开合，三个气呼吸。

4. 注意：腹部放松；过饱过饥时均不可做此功。

方法之二："通便功"

此功是 1974 年郭林老师在东单公园为学功者讲授。

1. 作用：此功对于习惯性便秘，效果甚好。

2. 功法：在解便时，勿急，勿猛，勿憋劲儿，意念于下腹，松静而有节奏地做深呼吸。一只手（男左、女右）做单手合十状，并以拇指指肚按印堂穴，指头可以左右拐动，不时向下滑，滑动至鼻尖。

3. 注意事项：此功对于肠胃炎症引起的肠胃痉挛、便溏、蹲肚、便涩者效果不显著。

第五节　硬皮病按摩

硬皮症患者皮淑英提供：主要功目是，早上练快功、中度快功。白天做头部按摩，晚上做肾俞穴、关元穴、涌泉穴按摩。

第六节　糖尿病按摩

糖尿病患者要补阴。

1. 肾俞穴按摩，24 转，每日两次。

2. 涌泉穴按摩，24 转，每日两次。

3. 中度快功（可以提高免疫功能，可升白细胞，升血小板）。

4. 做慢步行功。

5. 中午做头部按摩。

6. 揉小棍，糖尿病人练小棍功，揉棍不宜慢。

7. 腿浮肿再加指针按摩：

按摩穴位：三阴交穴、阴陵泉穴、足三里穴、内庭穴。按摩 12 次，按摩时一手外劳宫放肾俞。做完换另一侧。

8. 按摩完后，用手捏阴经从下向上，再从外侧阳经捏下来，使血脉流通。

第七节　气管炎按摩

1. 预备功: 中丹田三个气呼吸, 三开合。

2. 正功: 两手沿任脉上升至头部向后到大椎穴, 用剑指按摩(男左女右), 正反各 12 次, 三按三呼吸, 三开合为一轮, 共做三轮。

3. 收功: 中丹田三开合, 三个气呼吸。

第八节　退烧

1. 预备功: 中丹田三个气呼吸, 三开合。

2. 按摩穴位: 风池穴、曲池穴。

用剑指按摩, 正转、反转以 9 的倍数。

3. 收功: 中丹田三开合, 三个气呼吸。

第九节　高血压　(降压功)

1. 预备功: 松静站立, 中丹田三个气呼吸, 三开合(开时呼, 合时吸)。

2. 正功:

第一段: 意念在两脚中间的地下有凹陷处。双手手指先向下, 然后逐渐变成手心向下, 从中丹田沿任脉快速升至百会穴, 男左女右, 双手内劳宫向下, 重叠放在百会穴上, 做正 9 转, 反 9 转, 三按三呼吸。然后双手平开, 手心向下, 下降至印堂穴时, 开始松腰松胯, 身子慢慢下蹲, 双手也同时沿任脉下降。当双手降至膻中穴时, 开始呼气, 边呼边蹲, 手也随之下降。当手下降到中丹田时, 两手分开至两胯旁，手指尖向下。这时吸一口气，然后平一平，自然呼吸还原，恢复松静站立，做中丹田三开合(开时呼，合时吸)。

第二段：双手从中丹田手指向上快提至印堂穴，双手平开，手心朝下，松腰松胯，身子慢慢下蹲，双手同时下降至膻中时，开始呼气，边呼边蹲，手也随之下降。当双手放置双膝时，吸气(指尖向下)，然后平一平，自然呼吸还原，恢复松静站立，做中丹田三开合(开时呼，合时吸)。

第三段：双手从中丹田沿任脉手指向下快速升到印堂穴，两手分开，手心朝下，从印堂双手下降，同时身子慢慢下蹲。当双手降至膻中穴时，开始呼气，边呼边蹲，双手同时下降，蹲到双手降过膝盖时，吸气，然后平一平，自然呼吸还原，恢复松静站立。以上三段为一轮，共三轮。然后三开合，三呼吸，收功(收功的三开合，配合气呼吸)。

注意：

①第一、二、三段各蹲一次，每轮三次，三轮九次为九蹲；第一、二、三段各两次呼吸，每轮共六次呼吸，三轮十八次呼吸为十八呼。

②凡是手上升时速度要快，下降时速度要慢。

③高压在200或200以上者，两手可升至百会穴转圈按摩；血压在180以上，两手只升至印堂穴即下降；血压在150以上，双手升至膻中穴时就往下降；血压不稳者，第一段在印堂穴，第二段在人中穴，第三段在膻中穴，三轮都这样。

④呼时边蹲边呼，吸时蹲着不动，吸完再起，一定不要边吸边起。

另一种降压按摩法：耳部按摩降压功

1. 预备功：松静端坐，中丹田三呼吸，中丹田三开合。

2. 正功：

①降压穴按摩：预备功三开合后两手劳宫向下，中指似接非接，从丹田起平升至眼眉高，分至耳尖降压穴(耳部穴位)，食指在

上, 拇指在下, 按摩降压穴, 先向前转 9 圈, 再向后转 9 圈(正反各 9 圈)后, 在降压穴做三按三呼吸(先呼后吸)。

②降压槽按摩: 接前式, 两手食指在上, 拇指在下, 由降压穴处沿降压槽向下捏 9 数到耳垂, 连做三次。

③耳垂按摩: 接前式, 两手拇指与食指捏住耳垂根部向下轻拉 9 数, 然后两手内劳宫向下, 中指似接由下腭向下慢慢下降至丹田。做三开三合。按上式连做三轮。

3. 收功:

①中丹田三开合。

②中丹田三呼吸。端坐一会儿, 睁开眼睛。

注意: 做功时意念两脚之间有一坑。

第十节　耳鸣、耳聋按摩法

1. 预备功: 可做也可以不做。

2. 按摩手法: 先做新气功疗法的头部按摩功的第三段, 取耳门、听宫、听会三穴, 按摩毕, 双手中指分别堵住耳孔, 正转 9, 反转 9, 然后将中指深插入耳中, 突然拔出, 可治耳鸣。若治耳聋则改为拧转 9(即左右旋转), 再一按一拔。以上为一轮, 共做三轮。

第十一节　胃下垂按摩法

本功法适于轻、重症胃下垂患者, 视身体强弱条件, 取坐位、站位均可。

1. 预备功: 同前。

2. 正功: 开始时, 双手手心向上, 徐徐向中丹田靠拢, 至中指指尖相接, 手心朝上, 放在下垂部位, 好像将胃托住。接着做 9 个气呼吸, 先吸后呼, 吸时要慢要长, 同时双手随之上托。呼时要短要快，双手不动，然后略平一平气，如此一呼一吸，共做9次，逐渐将胃托至正常位置。以上为一轮，做中丹田三开合，共做三轮。

3. 收功。

注意：

①上托时应逐步从下垂部位托至正常部位，一定要边托边吸，呼时不动。

②每天须坚持做两次。

第十二节　乘车保心功

1. 作用：此功可以增强肾、心包的功能，使人体心肾相交，心血管得到调整，用以防治心脏病及晕车症。

2. 功法：

①乘车时先松静坐势（心脏病患者或有晕车史者）。

②按摩左手（男左女右），右手的拇指放在左手的内劳宫穴，中指放在左手的外劳宫穴，左手的拇指放在右手的合谷穴上做按摩（三个穴位同时按摩）。大约三秒钟转两圈，可以根据路途的远近安排正转多少圈，反转多少圈，最多不超过900圈，到900圈可以重数。

③用同样的方法按摩右手。

3. 病例：

①刘桂兰同志曾两次犯心脏病。一次走在路上，一次开会时，用此功法缓解了病情，救了自己。

②在天津教功，郭林老师给一位晕车的病人加过此功，练后效果不错。

4. 注意事项

①此功用于乘车、乘船、坐飞机时，防治心脏病及晕车。

②此功可以做按摩，也可以用力点按穴位。

第十三节　三太保功

1. 作用: 此功能调整肺经、肝经、肾经的气血, 以充实三脏器的生理功能。

2. 功法:

①太渊穴(肺经)指针按摩。

a. 预备功: 松静坐, 中丹田三呼吸,三开合。

b. 取太渊穴, 在手的掌侧, 拇指侧, 腕横纹上的陷窝处。

c. 指针按摩: 男左女右, 以左手为例: 右手拇指稍点按在左手的太渊穴位上, 顺时针方向转 36 圈, 逆时针方向转 36 圈, 然后点按, 力量由轻渐重, 直至有麻胀感, 开始默念 60 个数, 随后点按力量逐渐由重到轻, 拇指别离开穴位, 做三个气呼吸, 然后做三个开合。

d. 换手, 用同样的方法按摩右手。

②太冲穴(肝经)指针按摩。

取穴:脚背第一、第二脚趾骨缝处,按摩方法同太渊穴。

③太溪穴(肾经)按摩。

取穴: 脚内踝骨后方陷窝处。按摩方法同太渊穴。

以上三个穴位按摩完为一轮, 共按摩三轮。

3. 收功: 同自然行功(三开合,三呼吸)。

第十五章　眼部按摩功法

第一节　概述

郭林老师以辨证(辨症)施治的原则,对各种眼病患者实行有针对性的传授功法,并指导练功,取得了令人瞩目的疗效。我们直接或间接尽量搜集了有关功法,进行归纳、整理。这些资料的来源主要是张时勇同志的一本笔记,还有刘桂兰、刘培林、李平、李素芳等十余名同志提供整理并由顾平旦同志执笔的一本小册子,此外还有由新疆王祖恩及北京王淑香等同志提供的零星治眼功法等。审示这些材料,许多是源于一处,分别记载的;还有许多大同小异的记载。为了读者清晰易解,为了患者利于选用,我们进行了筛选、综合、归纳,成为一套治疗各种眼病的按摩功法,以引导人们有效地去运用,为眼病患者服务,也为正常人保持健康视力服务。

郭林老师的眼功是属于指针按摩功法,从功理上说是属于"通经接气"和"飞经走气"范畴。眼功是在头按功基础上,辨症施功于各种眼病点滴积累,逐步发展起来的。它是郭林老师依经络循行的规律巧用物理、生理、心理、医理诸因素而创立起来的综合功法。

第二节　几种眼病的简介及治疗机理

1. 正常人眼的构造:

人眼近乎一个球体，在其前端最外层眼角膜后边是一块类似凸透镜样的透明晶体，我们所见的景物都是由它汇聚结像于视网膜上而成的。在其后大部球形空间里是透明的玻璃体，最后面的内层则是视网膜，它如同一块感光板似的可将由透明晶体所结成并投射其上的光学影像记录下来，并传递给视神经输至大脑皮层，形成人的视觉。

正常人之所以可以远近自如观看周围景物，是因为在眼球环周的睫状肌能随机伸缩牵动调节屈光度，即改变其焦距，使无论远近的影像均能准确地结在视网膜上。故人们才有清晰的视觉。

2. 几种眼病的简介:

①近视眼: 其眼球形状比正常人稍长，故较远处物体的影像，在视网膜前就结成了；而视网膜上则是一个模糊不清的影像。故须配戴一定曲度的凹透镜以补偿。

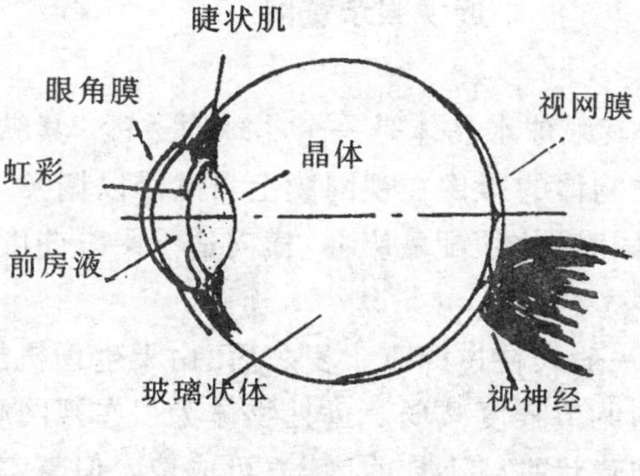

人眼结构示意图

②远视眼：其眼球形状比正常人稍短。故较近处的物体的影像在视网膜之后方结成；而视网膜上仍是一个模糊不清的影像，故须配戴一定曲度的凸透镜以补偿。

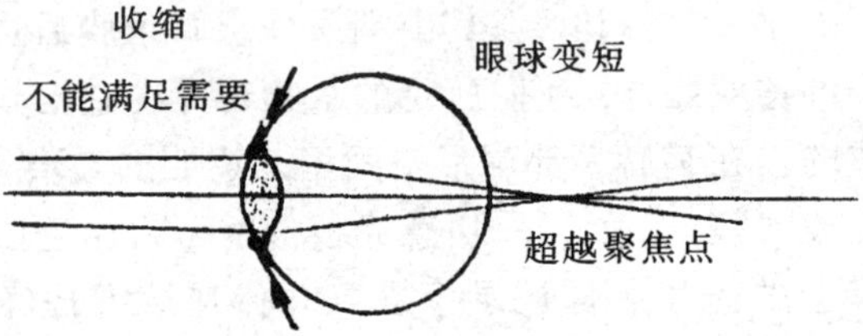

远视眼示意图

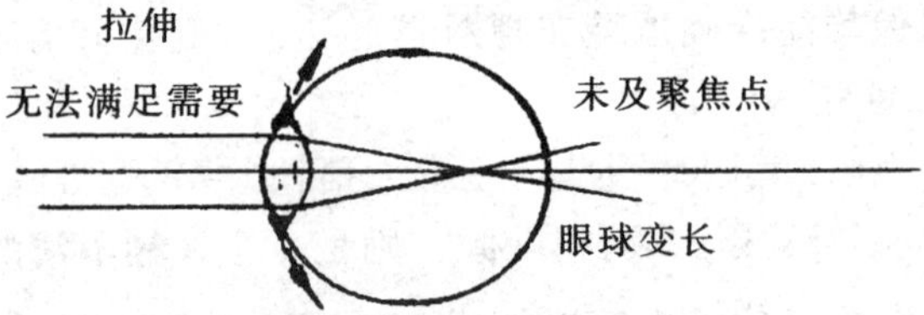

近视眼示意图

③散光眼：其眼球水晶体是一个非球面透镜，其纵向和横向曲度不同。这样物体的影像在视网膜上自然难以调实，形成模糊影像，使人视物困难。故须配戴纵向、横向适于眼球曲度相互补的镜片加以校正。

④老花眼：一般人在过四五十岁之后，由于生理机能的衰退，致使眼球曲度的调节程度减弱。远处物体为了在视网膜上成像，必须有力地拉伸睫状肌减小其曲度，方可成像。但事实上已做不到了。与之相反，较近处的物体为了在视网膜上成像，必须有力地

聚缩睫状肌以增加其曲度方可成像。但事实上也做不到了。这就是年纪大的人远、近视力都变弱的原因。故为了矫正这种老花眼，一般应配戴两副眼镜的道理。

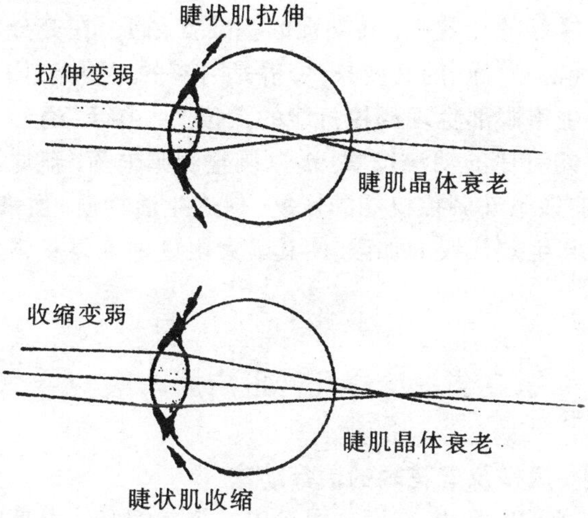

老花眼示意图

5. 生理性的眼病如"青光眼"、"白内障"等:

"青光眼"是房水产生过多或排出受阻，眼内压增高压迫视网膜血管，使视网膜缺血和视神经萎缩，导致视力损害甚至失明。

"白内障"则是眼球前（晶状体前房液）部分或全部形成混浊的沉积层，老年性白内障与生理机能退化或内分泌及代谢障碍相关。

青少年由于长期视物姿势远近不当，或视物过久眼睛过度疲劳或因全身性疾病而导致眼睛功能失衡，引发各种眼科疾病，其中常见的有假性近视、假性远视、弱视等等。有的医治及时则可能恢复，医治不及时，假性的就变成真性的了。

3. 郭林新气功治眼病的功理简析:

上述种种眼病,有的是先天遗传的,有的是后天形成的,有的则是在一定年龄段上因生理变化而产生的。但不论是哪种,都有可能通过坚持习练郭林新气功指针按摩功法,在很大程度上得以预防和治疗。这一说法已为许多眼病患者的切身体验所证实。为什么会有这样好的疗效呢?其功理的基础就在于,在充分的松静气功状态下(松是“通”的必要条件,静是“控”的必要条件)。通过指针在一些主宰眼部生理调控机能的穴位上,施行“通经接气”、“飞经走气”的有序的功法按摩,借以调整阴阳失衡,疏通淤滞的眼部经络;加强眼部调控机能的恢复;促进生活物质、血液、能量的充沛供应与生理代谢的加强。使其最大限度地恢复正常的视觉功能。

第三节　治疗几种眼病的功法

一、近视、远视及老花眼的治疗功法

1. 预备功:松静坐(站),中丹田三个气呼吸,中丹田三开合。然后双手重叠于中丹田,男右手在上,女左手在上。

2. 正功(之一):

①远近调:双眼从最近处(约25厘米)逐渐连续地向远处看,到达视力所及之最远处(约30米以外),看定后稍停片刻;再反转回来由远及近地看,回到最近处,亦稍停片刻。如此反复做三次(注:这是在气功态下,做能动调控眼球周围伸缩肌的锻炼)。

②左右调:双眼从前方正视逐渐向左转,转到最左处侧视,稍停片刻,然后反转回来看,转到最右处侧视并亦稍停片刻,返回前方正视的位置(眼球转动看时,头可随之微动)。如此反复做三次(注:这是在气功态下,做能动地调控眼球周围主宰旋转运动的伸缩肌的锻炼)。

然后闭目默念9个数后,做三个中丹田开合,此为一轮,双手重叠放丹田。如此共做三轮。

正功(之二)：

焐眼(亦有称熨眼)：双手合掌以劳宫穴为轴，左右转搓9次，转时宜慢些，搓掌不宜过热。搓后双手以劳宫穴分焐于双眼上。同时默数9个数字后，双手同时向左右分开，边分边以指梢从两颊轻轻顺势手心向下轻滑，双臂也同时降下来，双手手心向上，分别放在两大腿上，默数9个数字，之后双手重叠放于中丹田，做三个气呼吸，如上方法再做焐眼功三轮(注：这是在气功状态下，以手内劳宫穴所带之充盈气血及温适的能量，给全眼施以通经接气和飞经走气，从而祛痰化淤)。

注意：近视者看远处多停一会儿；远视者看近处时多停一会儿；老花眼者看远处、近处时均多停一会儿(在升降时手势的掌握均按指标情况而定)。

二、近视、远视、老花眼的另一组眼功疗法

1. 预备功：松静坐或站，中丹田三个气呼吸，中丹田三开合。之后，双手手心向上，中指对接，放中丹田处再做三个气呼吸(谓之带气)。

2. 正功：

①眼穴按摩：按做头按的方法做如下穴位按摩。请看重要眼穴

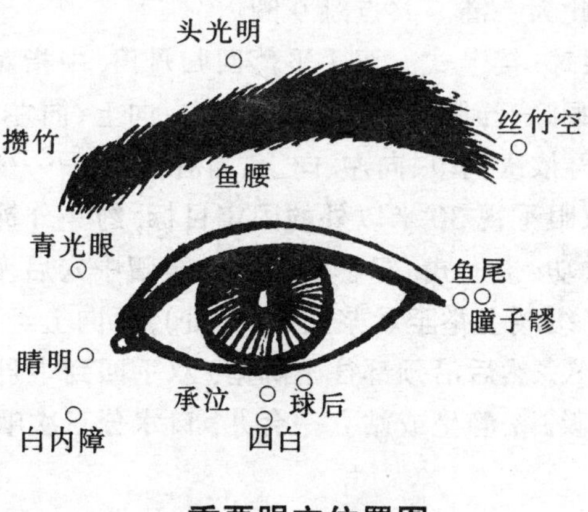

重要眼穴位置图

位置图率先熟悉各眼穴的正确位置。

a. 睛明穴(内眼角)。

b. 鱼尾穴(外眼角,非瞳子髎)。

c. 承泣穴(又称鱼肚)。

d. 鱼腰穴(非头光明穴)。

以小指肚轻按穴位,内转9圈,再外转9圈,后三按三呼吸。待以上四个穴位按摩完之后,手指松开,五指沿面部轻轻点跳下来。双手回到中丹田做三开合。

②9次推拉:双手中指相接,手心向上,沿任脉提到膻中穴,变成手指向上,手心向内慢慢上升,用内劳宫穴对准眼球,这时意念在眼球,然后变手心朝外成立掌向外推出去(适度)。这时意念在远方。之后翻掌,手向里拉到眼部。如此共推拉9次。动作宜缓慢、轻巧。

③焐眼:接上式。双手下降到中丹田,手心相对,搓手9次。不宜过重过快(以稍有温度又不过热为宜)。接着双手平举上升至眼处,将双手内劳宫分别虚放于眼球处,双眼微闭,默数60个数。

④点跳眼穴:接上式。双手变除小指外的四指空拳状,用小指尖部由睛明穴开始沿下眼眶点跳,到鱼肚穴(承泣穴)由到鱼尾穴(外眼角处,非瞳子髎穴),再转向上眼眶,经鱼腰穴(非头光明穴)回到睛明穴,此为一圈。共点跳9圈。

⑤三转眼球:接上式。双手平落回归丹田,中指对接,手心向上,带气后双眼睁开,眼球依次向下、向右、向上、向左再向下……转三圈;之后再依次向下、向左、向上、向右再向下……逆转三圈。稍平一下后双眼平视30米以外的固定目标,约一分钟。

⑥回气收功:接上式。双手沿任脉升至膻中穴后变手,指稍向上,手心向内,缓缓上举至承浆穴(下巴处),再向上经阳白穴百会穴,下到哑门穴,然后沿颈部往下降落,双手回到中丹田,做三开合,三个气呼吸,松静坐或站立一会儿,口水分三次咽下(无口水可咽气)。

三、白内障眼功疗法

本功应在日出前、日落后各练一次，心脏病患者可以坐着练。

1. 预备功：坐势，双手平放大腿上（手心向上、向下按指标）。虚腋、眼微闭，默念60个数。做中丹田三呼吸（中丹田三个开合），然后睁眼平视前方（注意：选题时应选绿色树叶等物，不选建筑物等，切忌红色）。

2. 正功：

①双眼平视：向前方平视远处约2～3分钟（注意：病情一般的可双目直视前方，高血压者稍向下，低血压者稍向上），然后把视线慢慢地收回到眼球，双眼慢慢闭上，视力回收时意念放在自己的眼球上（共做三轮）。

②转眼球：头部慢慢地向右转约45°，然后按脏腑参数向右转动眼球。转法应按右、下、左、上、右……的方式进行。其转数可依病所属之脏腑数确定：心脏7、肺9、肝8、肾6、脾5、一般6次，接着再转回正面，稍停，再反向继续慢慢地向左转头约45°，向左转眼……转数相同。当头部转回正面后，咽津三口，共做三轮。

③内劳宫穴焐眼：双手内劳宫穴相对，轻轻摩搓使其发热，待手心有热感后，将双手内劳宫穴虚捂在双眼上，向右转6转，再向左转6转后，三按三呼吸，咽津，共做三轮。接着再做头部按摩功中的“眼睛按摩”，增加一个“白内障穴”（在“睛明穴”向内偏斜下一点处）。一套三轮。

3. 收功：接上式。做中丹田三个气呼吸（注意，不做三开合）。

四、青光眼疗法

本功用于青光眼治疗，也适用于用脑过度引起的神经衰弱、肝病引起的眼病等，必须坚持每日早晚各一次。

1. 预备功：松静端坐，中丹田三个气呼吸，三开合，双手放在大腿上（按指标手心向上或向下），默念60个数，咽津三口。

①头部按摩：接上式。做全套“头部按摩功”。

2. 正功：

①接上式。双手上升至膻中，变为手指朝上，继续上升至印堂，用小指回到睛明穴按摩，正、反各9转，三按三呼吸，后沿眼眶从下到上慢慢点三圈，回至睛明穴，顺眼缝滑到瞳子髎穴按摩，正、反各9转，三按三呼吸。接着沿眼眶从下到上快点三圈，回到瞳子髎穴，双手放松向下点跳至下颌，慢慢降至大腿根，放平。默念60个数。咽津三口。

②接上式。双手从中丹田慢慢上升至印堂穴，变剑指放在攒竹穴，以中指正9转、反9转按摩，三按三呼吸，然后向下点承泣穴，正9转、反9转，三按三呼吸。双手点跳至下颌，按指标下到中丹田。

③接上式，双手上升至膻中穴，内劳宫相对摩擦发热，有热感后，双手上升，用内劳宫虚捂双眼——焐眼，默念60个数，约一分钟。双手点跳下至下颌，按指标降到丹田，反复做三次。咽津三口。

④接上式。双手上升到印堂穴，用小指在"青光眼穴"（即睛明穴稍斜上处）上，正、反9转，三按三呼吸，点跳至下颌，按指标降至中丹田，反复做三次。

⑤接上式。做肝区按摩（注意：肝癌患者不做），按男左女右用单手内劳宫轻按肝区，另一手的内劳宫重叠在外劳宫穴上，按照不同病情，实症正、反各12、18或24转；虚症正、反各36转（转法男先左、女先右），三按三呼吸，三开合。

⑥接上式。做肾俞穴按摩，双手内劳宫穴轻贴皮肤放在肾俞穴上，上下搓擦（上虚下实）至有热感，变剑指（注意：大拇指在带脉上），按照不同病情，实症正、反各24转；虚症正、反各36转（转法先向里、后向外）。

3. 收功：三开合，三个气呼吸，慢慢睁开眼睛。

4. 注意事项：

①要避免七情干扰，尤其不要生气、着急、忧虑，要使自己保持轻松愉快的情绪。

②要避免精神紧张与用脑过度。

③避免刺激性食欲，忌饮浓茶、咖啡，戒酒、烟、辣等。

④忌食燥热和热毒的食物如公鸡、鲤鱼、虾、蟹、无鳞鱼及菠萝等以及烤、炸、腌、渍的食物，以防肠胃积热，上攻于目。常食长纤维的新鲜蔬菜与水果，保持大便畅通。

⑤不要在黑暗的环境停留太长时间，以防瞳孔散大，使眼的房水不能流通，导致眼内压骤升而引起急性青光眼的发作。

⑥患者应在看电视、电影前加滴缩瞳剂，使瞳孔缩小，以防眼压升高。患者若夜间睡不着，一定要开灯；看电视也应有弱光灯。

⑦患者不要在短时间内大量喝水，要分开多次喝，每次慢慢地饮少量。

⑧每晚睡前要用热水泡脚，以促进气血循环和有充足的睡眠。

⑨注意通过食物摄取或口服维生素 B_1、B_2、C 等。

〔附〕青光眼、白内障的基本常识

青光眼

是一种严重的眼病，它占致盲原因的 20% ~ 32%。所以凡感到眼胀不适者，应立即去医院检查，一定要早诊断早治疗，千万不能耽误。

青光眼的病状：当生气、着急或极度悲痛后，突然一眼看东西发雾、眼红、眼胀，看电灯泡外围有红绿色光环、鼻根部发酸，这些现象多发生在傍晚。轻者有时睡醒后即消失，但严重者却伴有恶心呕吐、偏头痛，眼胀痛得无法忍受，病眼看不见东西，坐卧不安，痛苦万分。这时若作眼科检查，可见眼红、眼球摸之坚硬如石，黑眼珠表面如呵气状不清亮，瞳孔比正常眼要大，即使用强光照射也不会缩小，测量眼内压会超出正常值 4 ~ 8 倍，高达 80 毫米汞柱（正常 10 ~ 22 毫米汞柱）。这是急性充血性青光眼。由于眼内压急剧升高，严重影响眼内血液流通，使眼球充血，眼内房水流出受阻，压迫视神经久之就会萎缩甚至失明。此病女性较多，男女之比是 1∶3。

另一种是慢性青光眼，其症状是：眼不痛不红，劳累后有时眼稍胀和头部不适，但视力减退会日重，易被人误为白内障。

白内障

若发现视觉有虚影(即看一个东西却同时能模糊地看到好几个)，经眼科检查不是散光时，则是因为晶状体有不均匀的混浊，是白内障的初发期。晶状体的混浊如网状，将瞳孔区分隔成好几个小孔，所以当光线通过多个小孔至视网膜成像时，就出现了将一个东西看成好几个的现象。随着白内障的发展，晶体状的混浊度逐渐加重，最后呈均匀一致的混浊挡住瞳孔，严重影响视力以致失明。

综上所述，这两种眼疾严重的会导致失明，务必警惕。在接受中西药物治疗同时，若能习练新气功，则会短期内显著地降低眼内压，取得好的疗效。

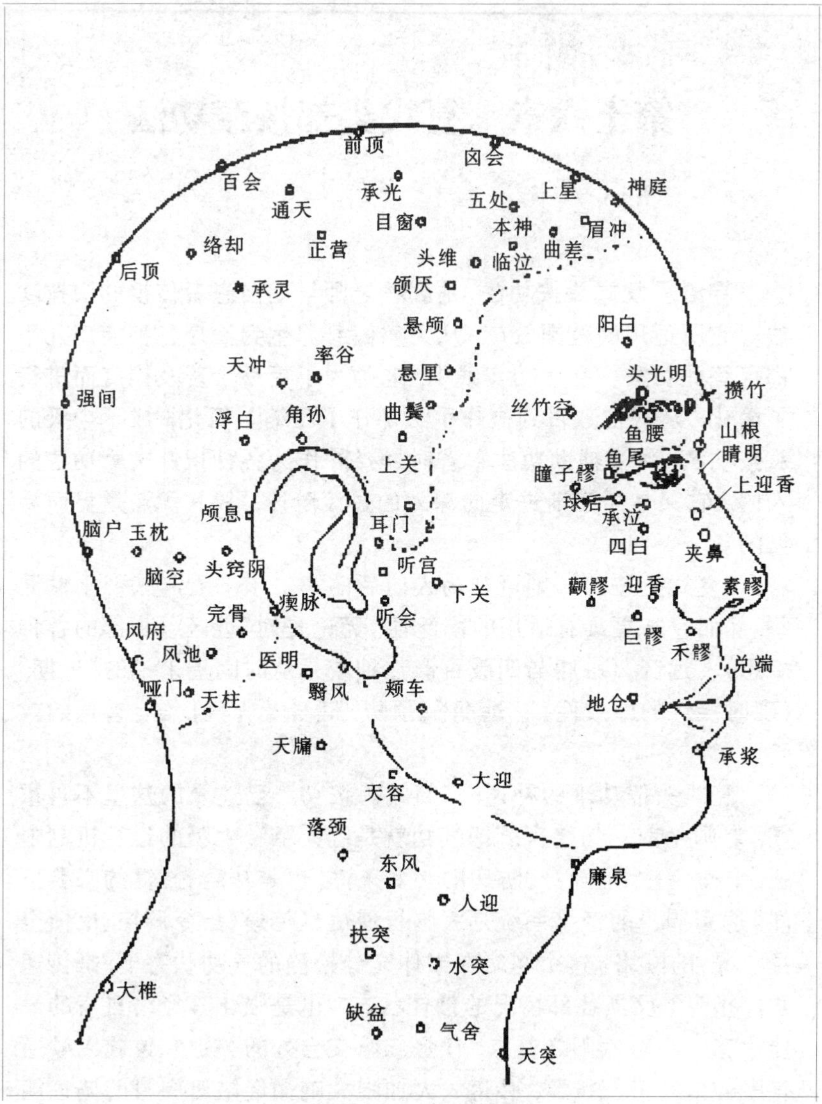
前顶
囟会
百会
承光
神庭
上星
五处
通天
目窗
本神
眉冲
络却
正营
头维
临泣
曲差
后顶
承灵
颔厌
阳白
悬颅
天冲
率谷
悬厘
头光明
攒竹
强间
丝竹空
浮白
角孙
曲鬓
鱼腰
山根
睛明
鱼尾
上关
瞳子髎
上迎香
球后
承泣
颅息
耳门
脑户
玉枕
四白
夹鼻
脑空
头窍阴
听宫
颧髎
迎香
素髎
完骨
瘈脉
下关
风府
听会
巨髎
风池
禾髎
兑端
医明
哑门
天柱
翳风
颊车
地仓
承浆
天牖
大迎
天容
落颈
廉泉
东风
人迎
扶突
水突
大椎
缺盆
气舍
天突

头颈部腧穴主治示意图

第十六章　复式头部按摩功法

导语:"复式头按功法"是郭林老师早期向患者传授的头按功法。它所适用的范围较广,从无病健身养生到治疗各种疾病几乎都可练此功法。在教功实践中,老师为了更易于普及推广而进行了简化,从穴位数目到操作手法都作了压缩与简化,成了今天的头按功法。作为辅助功法它省时、易练;作为各种指针按摩功法的入门,它又是循序渐进走向深入的过渡阶段,故其优点是显而易见的。

"复式头按功"则可视为入门后的第二步,看起来似乎繁冗些,然而它却更具有适用的广泛性。无论是对"近区"(头部的各种疾患)、"远区"(脏腑与四肢百骸),抑或是从时间上来说的"近期"(现时疾病的即效性)、"远期"(预防、健身及养生)均有普通的效验。

复式头按功理的补述:"简式头按功"已述及的这里不再重复。老师生前一句格言:"练气功就是练大脑",大脑的运行机制强旺、平衡、有序是健身、防病的必要条件,也是祛病、修复的必要条件。遍布周身的经络系统是大脑行使信息传递(指令调控、反馈全身状况)的网络。这个网络在人体充分松静的气功状态下,是传递调控指令、反馈各部情况的最佳状态,也是强化其经络自身的最佳状态。当对六阳之首末,任督二脉交会处的关键穴位施以顺逆有序的指针带气按摩,必将大大加强大脑循经络对周身的调控能力,并能动地推动血液、淋巴、生活物质等体液的供应循环。这便是练头按功之所以能调整"阴阳失衡"、"扶正祛邪"、祛病健身"以至“益智养生”的奥妙所在。在此基础上也自然易于理解“复式头按功”的作用要优于“简式头按功”的道理。

第一节 复式头部按摩功功法简介

1. 预备功：首先是松静端坐、盘坐或站立均可（亦可数数目字以求入静），作三个上丹田“升降开合”。然后双手中指对接，手心朝上，放于中丹田前作三个气呼吸。老师称此为“带气”，亦即从丹田所发之“真气”导引于手上、指端。

2. 正功：由于简式头按功已广为推行，故这里只指出其同异之处。

①指法：在整个按摩过程中，大多是使用剑指，即以中指为主，食指辅之。

在较细微部位用小指按摩。

在“抓面”及“点按”时，则五指指肚并用。

在提拿“天柱”时，则用拇指与其余指相对，掐捏“天柱穴”。

②按摩方式：与简式头按功不同之处在于指肚“左旋”、“右旋”中间亦有三按三呼吸，“简式”一穴位按摩毕，双手经胸降至中丹田换气，而“复式”亦要经胸降至中丹田进行带气。如预备功中所言，带气的意思是手在中丹田前作三个气呼吸。在每一穴位按摩前都有带气。

在头部中心线上的穴位按摩与“简式”相似。按摩时男先向左转，女先向右转。对称于中心线两侧诸穴位亦与“简式”同。不分男女一律先向内转再向外转或称先向前转再向后转。而与“简式”不同处在于，内、外转及前、后转中间也有三按三呼吸。“复式头按”取穴较多，具体如下：

印堂穴（属经外奇穴）：双手剑指，叠起呈四角形（∷）置印堂处放稳。男左手在下，右手在上，女反之。再行按摩。

太阳穴（属奇穴）：与“简式”相似。

眉部及耳部穴(包括耳门穴、属手少阳“三焦经”,听宫穴属足太阳膀胱经,听会穴属足少阳胆经)。

先以双手剑指捋眉三次，再将中指顺面颊滑向听宫穴同时，食指按于听会穴，无名指按于耳门穴，三指同时对此三穴位进行旋转按摩。

眼部穴(包括上睛明、下睛明、攒竹均属足太阳膀胱经;鱼腰、头光明属经外奇穴;鱼肚(承泣)、四白属足阳明胃经;瞳子髎属足少阳胆经;丝竹穴属手少阳三焦经)。

眼部穴位按摩全用小指,可分两次进行,过渡方式为点跳。眼部患者可作两轮以加强功效。

鼻壁部穴(包括:上迎香属经外奇穴，迎香穴属手阳明大肠经),两穴先后按摩之后,用小指侧由上至下刮捋鼻壁三次。

人中诸穴(人中属督脉,地仓属足阳明胃经,承浆属任脉)。

颊车穴(颊车属足阳明胃经)可增至36圈(可辅以叩齿)。

指尖拭面:双手十指作耙状,由上额到下颏,由中央向两侧扩展至脸侧耳边拭面,共做九次。

阳白穴(属足少阳胆经,要找准穴位,其穴位为眼中与发际之半,或眉中至发际三分之一处)。

神庭至大椎诸穴(一般只作神庭、百会、哑门三穴即可,但为加强作用可增囟会、风府、大椎,甚至可逐穴按摩;上述诸穴均属督脉)。

点按头穴及按摩风池穴(除中线上督脉诸穴外，两半个头部遍布着属手少阳三焦经、足少阳胆经、手太阳小肠经、足太阳膀胱经的诸多穴位;风池穴亦属足少阳胆经)。

按摩方法与指尖拭面相似,只是十指由头中央发际开始向后点按直到后发际;并一次一次外展至耳后。次数多少不限。

翳风穴、翳明穴(翳风穴属足少阳胆经、翳明穴为经外奇穴,1973年时老师尚未以新翳明取代原翳明穴,故其穴位应在翳风后约一指处),这两个穴位是用剑指(中指为主、食指辅之)作按摩。

3. 收功: 收功是复式头按功重要组成部分, 与其他功目相同, 需把练功中所积累起来的壮旺的"真气", 导引还丹, 并由气功态转为生活态。

具体做法: "导引还丹"的开始作法与"简式头按"的"导引回气"相同, 但做三遍之后, 接下来按男左女右的原则, 双手内外劳宫穴重叠放中丹田。以中丹田为中心"揉腹", 按螺旋线路逐次扩展(上不过膻中穴下不过耻骨穴), 旋9圈, 停于膻中穴, 做三按三呼吸后上下换手, 再以相反方向"揉腹"。仍以螺旋线路逐次缩小, 旋9圈, 回归中丹田, 待停稳后, 双手变手心向上, 中指相接, 沿任脉上至膻中穴后变手, 十指向上, 升至印堂穴, 两手分开, 至两眼稍外侧作伸、攥动作配合呼吸, 伸吸攥呼, 三次掐劳宫穴, 谓之"回气"。接下去双手徐徐降下, 回归于中丹田, 稍停, 将两手分放于大腿上片刻, 睁眼收功结束。

第二节 注意事项

1. 按子午流注, 各经脉运行的时间特征, 选上午11: 30至午后2: 30之间最好, 如不能在此时练功, 其他时间也都是可以练的。

2. 练功的准备: 人的意识状态或底层意识是平素长期积累的结果, 如老师教导的"树三心"及针对具体人的练功目的(祛病健身等等)。练功中虽不去具体想, 但它却处于隐性记存状态, 这种状态的充分存在很重要, 应视为预备功的"预备功"。

3. 练功中的意念系若有若无的自然趋向。"意念随动"始终有一种"内外交流感"于所按摩的穴位上。伴随功底加深每处的按摩, 将有一种注入感、渗透感。此刻, 自觉不自觉地将变"压按"为"颤按", 逐步进入最佳状态。为能尽早进入这种状态, 练功者必须具有十分耐性, 切不可一进行按摩就烦了, 或急匆匆以每个穴位都过一遍为完成任务, 这样做是得不到良好收效的。

4. 关于辨证(辨症)施功、灵活掌握事宜:可以循经依病之部位,对某些穴位作加强按摩,即增加旋转的次数或增加遍数。亦可增加选入一些新穴位,甚至选“痛点”(阿是穴)按摩。老人或病弱者一次按摩不能坚持到底,可以分段、化整为零地进行。可以变穴位接连按摩为分别单穴按摩,可以增加“带气”的呼吸次数,以待手臂气血充盈之后再进行。如果病者不能自己进行按摩,亦可由练此功的人代其进行按摩。为人按摩与自身按摩做“预备功”及“带气”导引环节要求完全一致。但对受功者,须耐心使其理解做按摩的意义,以便使其“松静”下来能进行配合。在每个穴位三按三呼吸时,患者与施功者要协调一致,呼吸也要同步。

下 篇 中级功、高级功

这一部分原本不曾考虑纳入本书，是在定稿时部分编委提出来的，经讨论取得共识，认为伴随此书的问世，研究会行将推广普及郭林老师未曾面世的各种功法，其中也包括系统的中、高级功法。鉴于这部分早期出版的功法，目前难于购买，本书为实现提供所需完整教材的使命，于是取用过去版本《新气功疗法图解（高级功特种功）》（这本书都是郭林老师讲授）中的大部分有关功法内容直接引入本书的下篇高级功中。在编辑过程中对个别不确切之处进行了订正。已版中级功版本中的气功松腰功也纳入并称为癌症松腰功，以区别于另一种松腰功。

中级功癌症松腰功

腰为一身之主宰，腰不松，气不沉丹田。若能松腰，自然气贯脏腑与四肢。气功松腰法，是一种放松功。通过松腰功的锻炼，更好地放松肢体，过好“松静关”。这里只介绍三段松腰功法，即“气功松腰三段锦”。古人常把他们创造的保健功比作赏心悦目、色彩美观的锦。这里我主要是指它具有舒筋骨、通经络、生发周身元气的功能。

第一节　侧身划环松腰

一、右侧身划环松腰

1. 预备姿势：松静站立，做完预备功的中丹田三开合和三个气呼吸之后，两脚平行站立，与肩同宽。将左手背外劳宫穴放在肾俞穴；右手自然地放在中丹田(图 Ⅰ-1)。

2. 右手从中丹田沿任脉徐徐上升（图 Ⅰ-2），到头顶的百会穴位时，松肩、翻腕，使掌心向上。然后松腰，左腿微屈，随之转身向右后方，右臂与手随之向右侧做环形划降动作(图 Ⅰ-3)。当右手降至身右后侧时，目视肩头，直至手指，然后再向下做环形划降，绕过右膝下沿，再由膝前回收到中丹田前，身体随之也恢复到起始式(图Ⅰ-4)。如此动作，连续做三次。做毕，松静站立，再做一个中丹田三开合，即可转做下式。

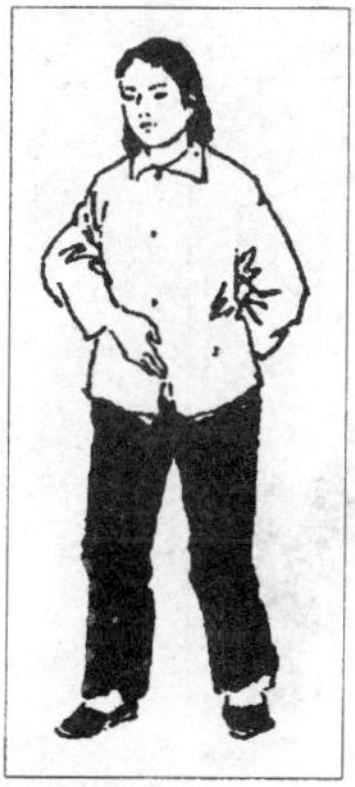
图Ⅰ-1

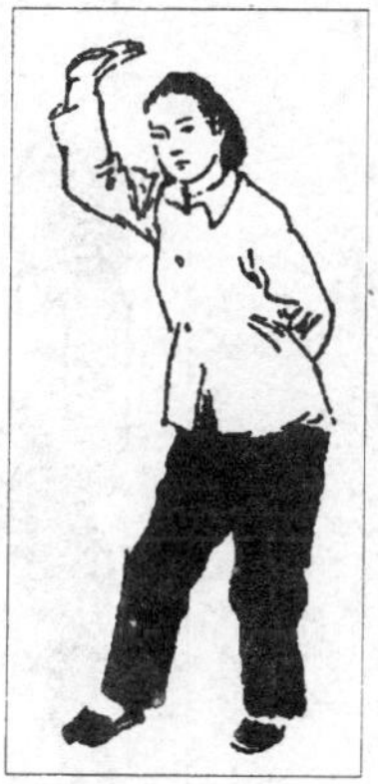
图Ⅰ-2

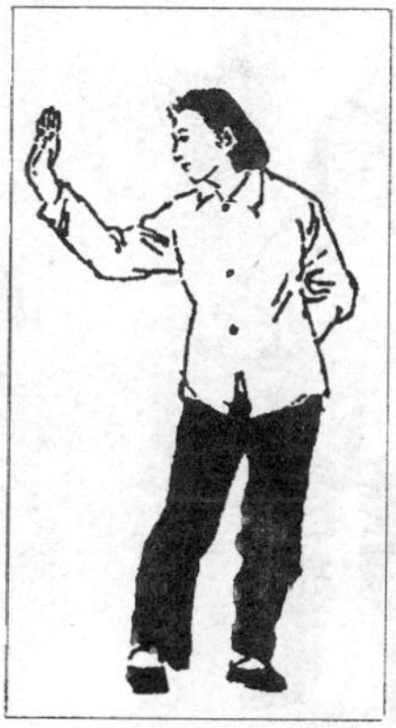
图Ⅰ-3

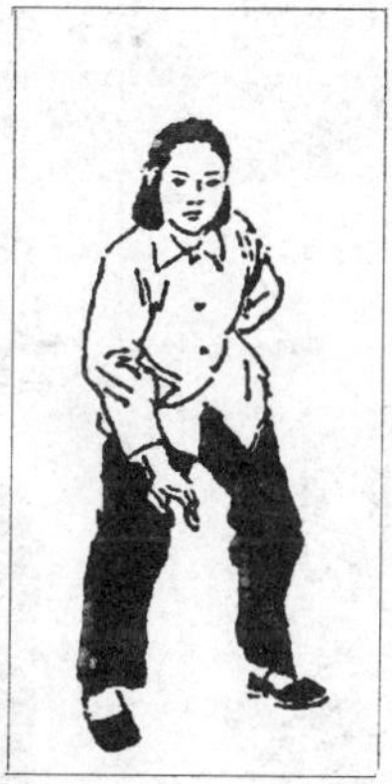
图Ⅰ-4

二、左侧身划环松腰

做法同上，唯方向相反。

左右两侧松腰功各做三次算作一轮，连续做三轮后做三个中丹田开合，转做第二段。

第二节　弓步转腰默念数

一、右弓步转腰默念数

1. 接上式。松静站立。

2. 再使身体重心落于左腿左脚，出右脚，脚跟先着地，成为右弓步。

3. 双手外劳宫穴放在腰部的左右两个肾俞穴位上，两手虚握拳，使手的大拇指指肚搭压在中指指梢上(图Ⅰ-5)。

4. 身体重心落于右脚上，松腰松胯，上身略向左后方转动(图Ⅰ-6)；同时面转向左后上方，向远方仰视。同时要默念数字，每次可数3、6或9。默念完毕，恢复成右弓步。如此连续做三次。完毕后，松静站立，做中丹田三开合。再换做左弓步转腰。

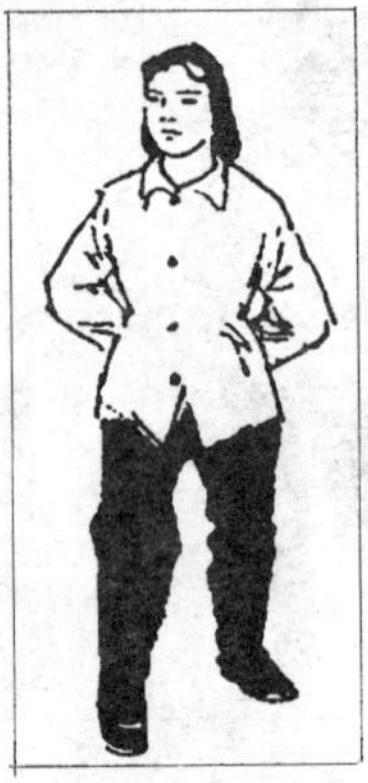

图Ⅰ-5

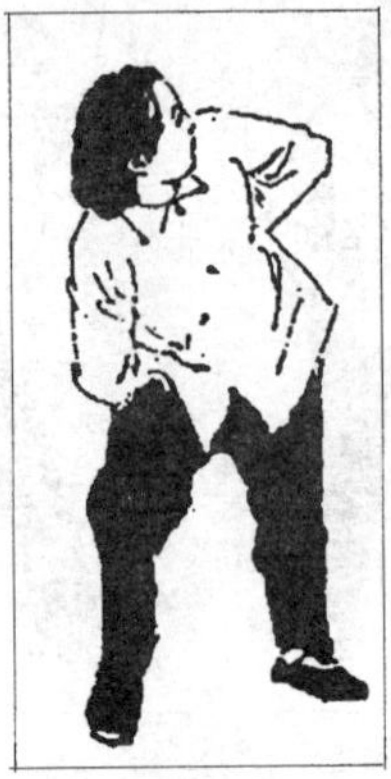

图Ⅰ-6

二、左弓步转腰默念数

左弓步转腰法，与右弓步转腰法相同，唯方向相反。

转腰时，不必过于勉强，对病重体弱者，能转到什么程度就转到什么程度。

左、右弓步转腰功各做三次为一轮。可连续做三轮。

第三节　命意腰际后仰身

1. 预备姿势：先做三个不向下蹲的升降开合。

2. 双手由印堂穴沿任脉下降至中丹田再沿带脉向外绕行至腰后(图Ⅰ-7)，至俞穴，双手外劳宫穴放肾俞穴。双手虚握拳，使虚拳的中指与大拇指互接。

3. 右弓步后仰身：由上式变为右弓步。松腰、松胯，体重落于前后两脚之间，然后仰面向上，上体后仰（图Ⅰ-8）。如此连续做三次。动作毕，接着做中丹田三开合，再转做下式。

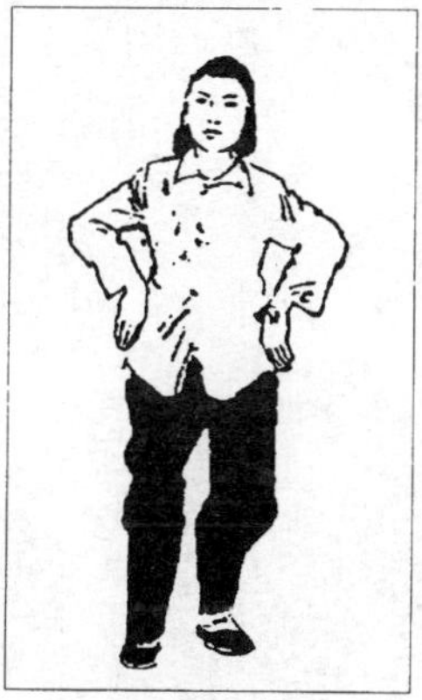

图Ⅰ-7

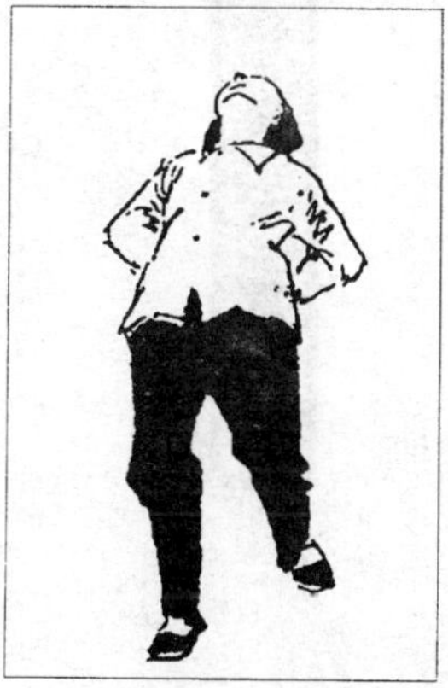

图Ⅰ-8

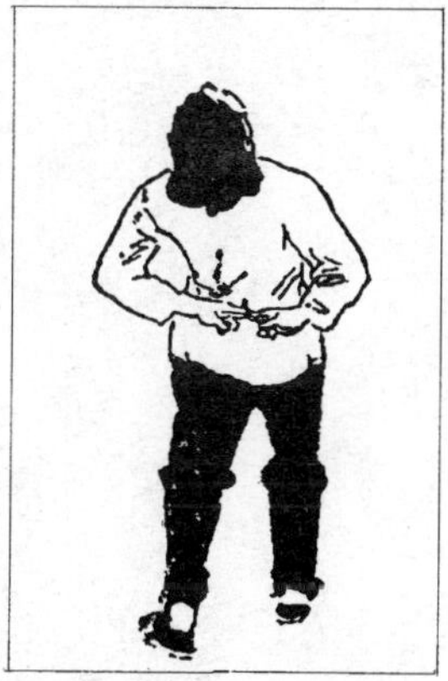

图Ⅰ-8附图

4. 左弓步后仰身与右弓步后仰身做法同，唯方向相反。左、右弓步后仰身各做三次算作一轮，可连续做三轮。

三段松腰功做完后，最后再做一套升降开合松静功，即可做三个中丹田开合，三个气呼吸，收功。

高级功五禽戏

第一章　五禽戏概说

第一节　五禽戏的发展简史

五禽戏是古代以动功为主的一套气功锻炼方法。因以模仿五种动物的动作而创编，故定名为五禽戏。

相传五禽戏是由东汉时期的名医华佗在前人的“流水不腐、户枢不蠹，动也”的理论指导下，在西汉时的熊经鸟申、鸱视虎顾锻炼动作的启发下，模仿五禽的动作，用道家导引之术首次整套创编的。

华佗在《后汉书》方术列传中说：“人欲得劳动，但不当使极尔。动摇则谷气消，血脉流通，病不得生。譬如户枢终不朽也。是以古之仙者，为导引之事，熊经鸱顾，引挽腰体，动诸关节，以求难老。吾有一术，名曰五禽之戏，一曰虎、二曰鹿、三曰熊、四曰猿、五曰鸟，亦以除疾，并利蹄足，以当导引。体有不快，起做一禽之戏，怡而汗出。因上著粉，身体轻便而欲食。普施行之，年九十余，耳目聪明，齿牙完坚。”后来各家从这记载中得到启示，创编了各种的五禽戏，发展至今成为许多不同流派的五禽戏。

但据历史考证，早在华佗之前，已有模仿鸟兽动作来锻炼身体了！如：《庄子·刻意篇》说：“吹呴呼吸，吐故纳新，熊经鸟申，为寿而已矣。此导引之士，养形之人，彭祖寿考者之所好也。”

现存最早的五禽戏功法，收载在南北朝的陶弘景编著的《养性延命录》中。他晚于华佗三百年，可能是最接近华佗的五禽戏。但其难度大，不易为老人、体弱者所接受。故后世编排都降低了难度。

明朝与清朝的古法五禽戏，内容基本相同，只是清朝的有了文字记载。

发展至今出版的《五禽戏》，约有十多种，还有部分散于民间。

虽然各派动作不尽相同，但大体上可分为三大类：

1. 内外动相兼型（动静相兼型）

这类的五禽戏，是习练已编排好的五禽戏动作，再配合意念、呼吸导引。新气功疗法的高级功（五禽戏）就属这种类型。

2. 外功型（纯体操形式）

习练已编排好的五禽戏动作，不需配合意念、呼吸导引。

3. 内功型

是通过习练气功而产生内动和外动来引发出五禽戏动作。如“自发五禽戏”就属这类型。尽管各类五禽戏的动作、呼吸、意念不同，但都是贯串着“吹呴呼吸，吐故纳新，熊经鸟申”的原则，都有祛病强身的效果。

第二节　新气功五禽戏(高级功)的特点与练功要求

新气功五禽戏的特点:内外动静相兼。即以动(行功)为主,动静相兼,三种导引(势子、呼吸、意念)融为一体,意、气、形的关系以意为主——意引气,气引形。辨证施治,针对性强。

练功者通过意念活动,意守中丹田等穴位的作用,促使全身放松,大脑皮层进入保护性的抑制状态,只要静得深、松得透,就会打开体内气机,内气能循经运行以及气冲病灶,这对促进五脏六腑的功能,清除体内宿积,调整气血,壮补元气,增强体质,提高免疫功能,均很有作用。

新气功五禽戏要求势子、呼吸、意念贯通一气。

新气功五禽戏练功要求:

1. 习练五禽戏,更加要求做到心静体松,动静相兼,柔中带刚,刚中带柔,要刚柔并济,舒展洒脱,贯通一气。

五禽戏势子几乎都是躬身弯腰、单腿负重,但始终腿是支架,腰为主轴、枢纽,把壮腰固肾放在第一位。

2. 习练五禽戏,不但要求外形似,更要求神态似,要形神一致,只有这样,才能起到内练精气神、外练筋骨皮的作用。

3. 在习练过程中,以意引气,气贯全身,以气养神,精足气通,气足生精,才能大补元气,增强体质。

4. 自始至终要求做到:守住意,运好气,以气引形,目不旁视,耳不旁听。

5. 引伸肢体,动诸关节,要用意不用力,用意控制力,用劲蓄而不外露,动作松而不懈。

6. 习练中以气引形,以加强外的动功与内的气功,则会产生“气行则血行”的效果,令全身气血调达,方有疗效。

7. 全套习练的速度,要有节奏感,要有韵律性。

8. 可以全套练,也可以选练。但最好全套习练(至少每周一次)，平日因时间关系，可选练 1 ~ 2 个对自身疾患有好处的禽戏。

9. 要做到三协调、守五意、三平稳：

三协调：手与足、肘与膝、肩与胯协调。

守五意：熊戏守神厥穴，鹿戏守肾俞穴，虎戏守命门穴，猴戏守中丹田穴，鹤戏守中丹田穴。

三平稳：起练稳、练时稳、收功稳。

10. 持之以恒，长期习练，方有疗效。每次习练最好不要少于 45 ~ 50 分钟。

第三节　习练新气功五禽戏的注意事项

1. 最好每天清晨在清新空气的地方习练(有树有水的地方最为适宜)。

2. 预选好宽大平坦的场地，定好东位，想好八卦方位。

3. 习练前，清除大小便，宽衣解带，并放松袖扣、表带、领扣，穿平底的布鞋或胶鞋。练功后 30 分钟方可进食(包括喝水)。

4. 情绪激动时或过饱、过饥均不能练功。

5. 习练时若有唾液分泌，则要用功法吞咽，即：意念导引过关(咽喉、胃脘、中丹田)，一口分成三小口慢咽。

6. 练功时某些部位的皮肤、肌肉会有热、冷、酸、麻、胀、痹、肌肉跳动、皮肤发痒、虫爬蚁走、筋脉抽搐、窜动、血脉跳动、关节作响、精足阳举、发重等感觉，均是练功有效的生理反应。请安心习练，不要理会这些现象，始终守住意去练功会得到更好效果。

7. 习练时会有汗出，而且随着功夫的深入，汗会由多逐渐变少，这是正常现象。出汗是肌肉组织运动、体内不断进行新陈代谢的结果。

第二章　高级功的预备功

第一节　预备功

功理：中医学认为："形不正则气不顺，气不顺则意不宁，意不宁则气散乱。"说明练功姿势（调身）的准确与否，将直接影响到呼吸（调息）及意念（调心），而高级功的预备功共包括五个程式，经过这五个程式的习练，可使练功者的姿势"准、松、适"，而大脑皮层也可以逐渐进入保护性的抑制状态，使思想慢慢安静下来，排除杂念。这样可使全身肌肉、神经、血管等各器官组织进一步放松，真正做到"三调"高度统一，使之较易打开人体内气机，调动内气逐步聚积至循经运行，疏通经脉的气血，为练正式功目打下良好基础。

功效：使练功者的思想及身体生理状态从人的一般正常状态进入练功功能态（练功意境），做到"导气令和，引体令柔"。

功法：预备功依次做的内容有五个：

1. 松静站立

动作要领详细内容请参阅初级功图解。主要做到九点要求：

①两脚平开与肩宽，双膝微屈但不超出脚尖，重心在两脚中间。

②收腹（指肚脐下的小腹自然内收，不能向外挺凸）。

③含胸，不能挺胸。

④沉肩、虚腋、坠肘、松腕，上肢呈弧形，双手自然垂放在胯部两侧，掌心向胯部。

⑤下腭微收，嘴唇轻闭，舌尖轻舔上腭。

⑥双目微闭，内平视远方。

⑦百会穴(头顶正中处)朝天，不要低头、仰头或左右歪斜。

⑧松腰松胯。

⑨心安神静（图 1－1)。

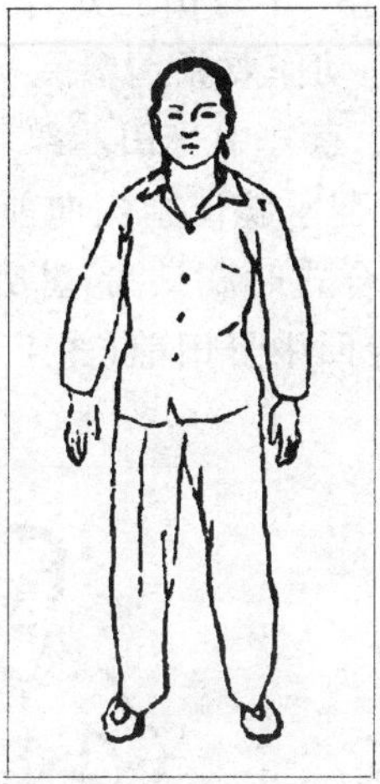

图 1－1

2. 中丹田三个气呼吸

动作说明请参阅初级功图解。主要是两手从胯旁向中丹田前聚拢，按男左女右把手放在中丹田上。即：女子把右手心正放在中丹田上，左手心放在右手背上（男子反之)。手放好后做“口呼”，双手轻按中丹田，舌尖放下，唇张开细缝向外呼气，身体随着松腰松膝而略微下降。呼到一定程度后，开始做“鼻吸”。双手松离中丹田，舌尖轻舔上腭，闭唇用鼻吸。吸到一定程度后，做平时的自然呼吸“平”，舌尖轻舔上腭，闭唇用鼻进行自然呼吸，身体随之上升还原至松静站立的位置。上述动作为一个过程，共做三个(图 1－2)。

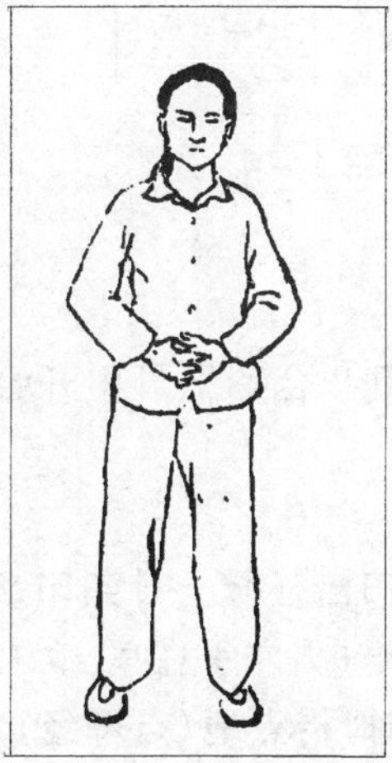

图 1－2

3. 中丹田三开合

动作要领请参阅初级功图解。主要是做开式时，调息为“口呼”，意守中丹田。双手由捂中丹田势始，两手离至中丹田前半市尺，翻手腕使指尖向前，手心向外，手指须拢，慢慢地开至比肩稍宽；合式时调息为“鼻吸”，意守中丹田，双手翻手腕令手心相对，慢慢合回中丹田前(图 1－3、图 1－4)。

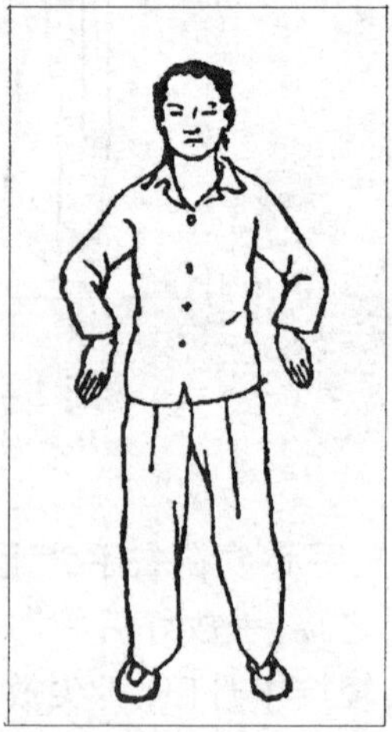

图 1－3

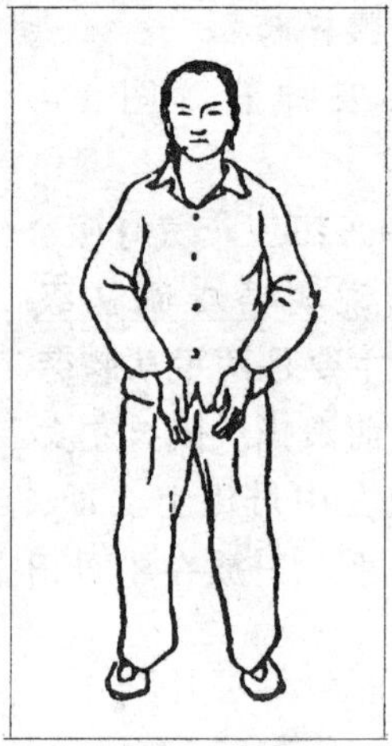

图 1－4

4. 三叠开合：由上丹田开合、中丹田开合和下丹田开合组成。

①上丹田开合

上左脚与右脚呈交叉状，双手从中丹田沿任脉上升到印堂穴(上丹田)前，变换手法。双手交叉，手心向里(男左手在里，女右手在里)，手指向上，重心移至后(右)脚，前脚拇指点地(点肝经)，同时松腕翻手，手心向外，双手向左、右两侧分开，两臂呈半弧形。手开至比肩稍宽时，用口呼气，意守上丹田；然后翻手合回上丹田，合时用鼻吸气。做完上丹田开合后，重心在两脚，双手由上丹田降到中丹田(图 1－5、图 1－6、图 1－7)。

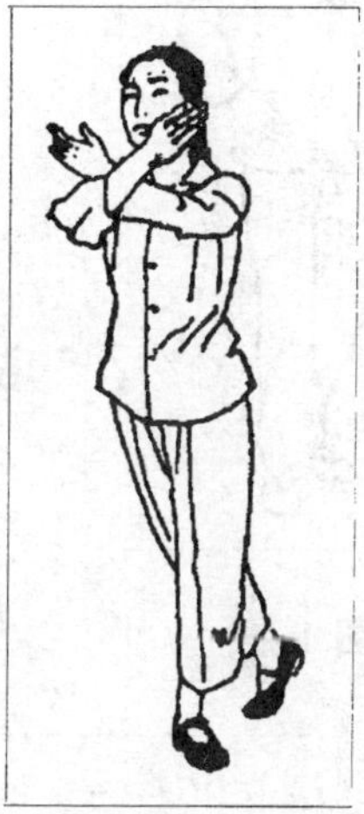
图 1－5

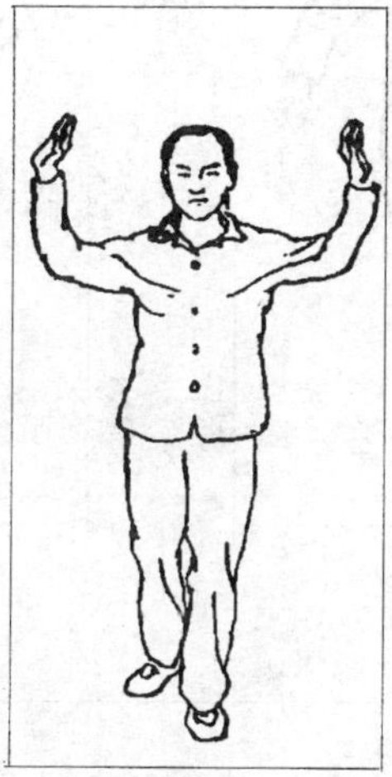
图 1－6

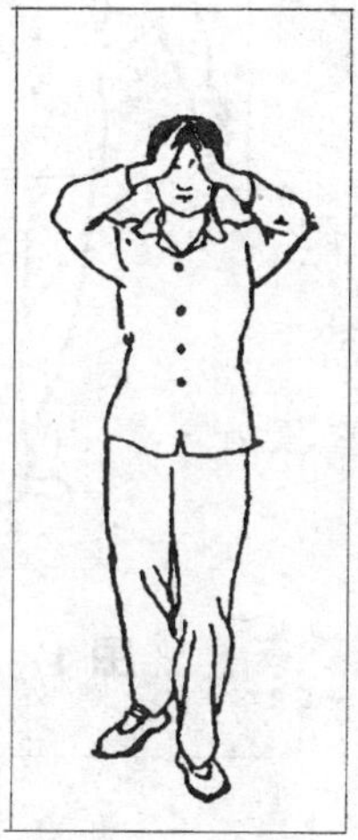
图 1－7

②中丹田开合

接上势，两脚仍呈交叉状，双手在中丹田前松腕翻手，手背相对向左右两侧分开，开至比肩稍宽。开时，重心移至后脚，前脚拇指点地，用口呼气，意守中丹田(气海穴)；再松腕翻手，手心相对，合回中丹田。合时用鼻吸气，重心在两脚(图 1－8、图 1－9)。

③下丹田开合

接上势，两脚仍呈交叉状，松腰松胯，身体缓缓下降呈半蹲状。随着身体下蹲，双手由中丹田降到双膝前(阴、阳陵泉穴前)。双手变交叉手(男左手在里，女右手在里)，重心在两脚，松腕翻手向左右两侧分开，比肩稍宽。开时，用口呼气，意守下丹田(会阴穴)；再翻手合回双膝前。合时，用鼻吸气，然后恢复松静立势。上述动作具有补阴壮阳的功效(图 1－10、图 1－11、图 1－12)。

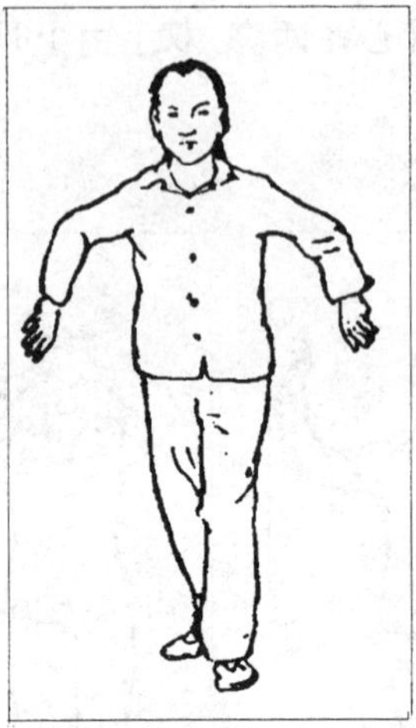

图 1－8

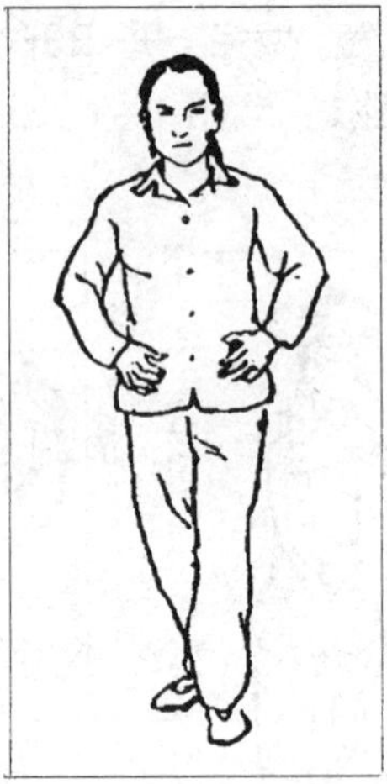

图 1－9

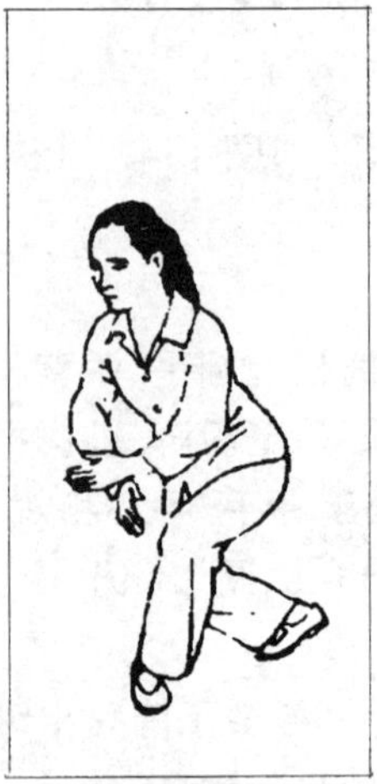

图 1－10

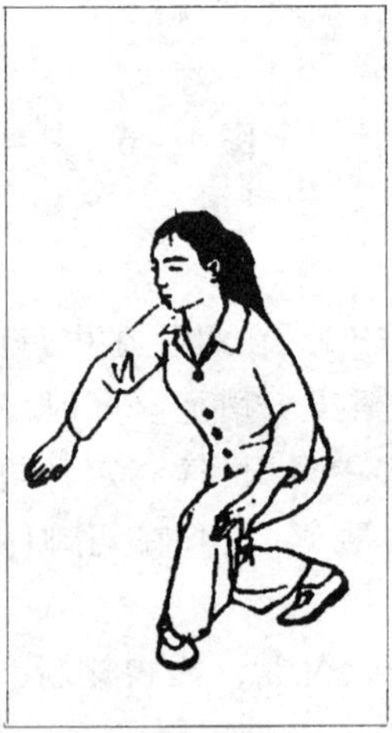

图 1－11

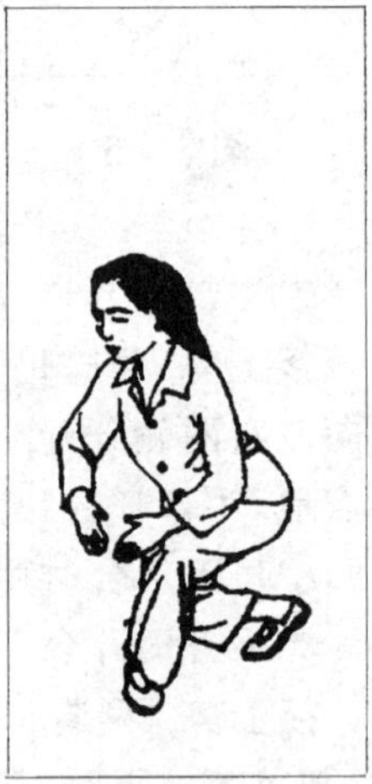

图 1－12

5. 膻中开合

上右脚，与左脚呈交叉状，双手由中丹田升到膻中穴前，双手交叉（男左手在里，女右手在里，以后凡交叉手均如此），手心向里；松腕翻手，重心移至后脚，前脚尖点地，双手向左右两侧分开至比肩稍宽。开时，用口呼气，意守膻中穴，合时，用鼻吸气，重心在两脚(图 1－13、图 1－14、图 1－15)。

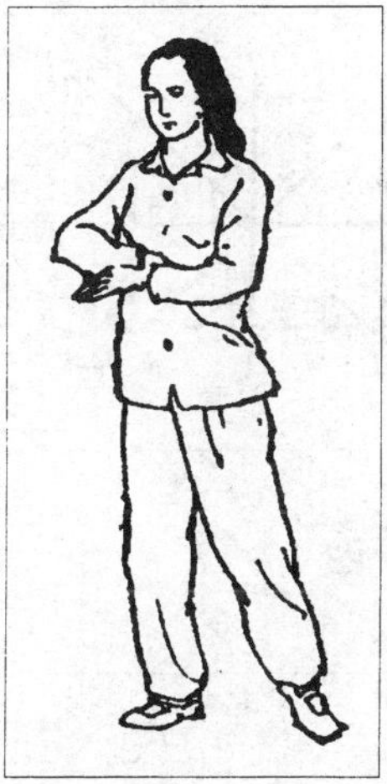

图 1－13

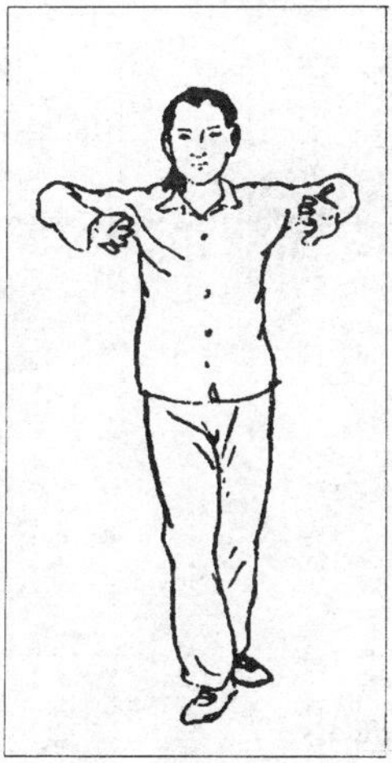

图 1－14

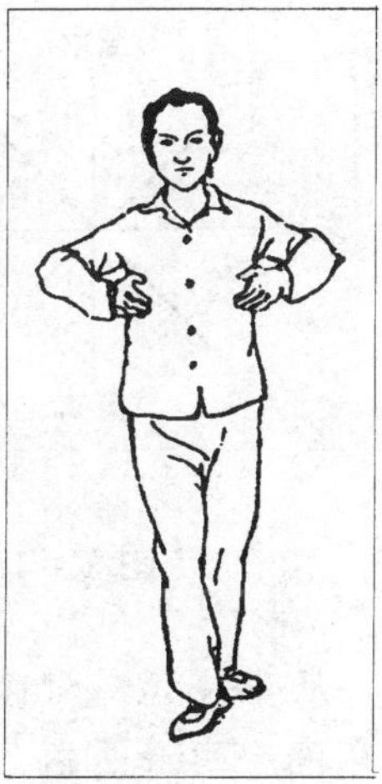

图 1－15

第二节　基本知识

一、换练禽戏的功法特点、八卦方位图

1. 凡换练禽戏时，都要在东位做一个“三叠开合”，其动作如上述，以后凡提到三叠开合时均照此动作练习，不再重述。

2. 凡做开势、合势、升势及降势动作时，均需根据练功者的生理特点或病理要求选定正确的手法(补法、泻法及调整法)。有关手法的选择，请参阅初级功图解。

3. 同一禽戏中（除虎戏外），因变换方向，都要做中丹田三开合。

4. 虎戏中，变换方向时，要做"膻中开合"。

二、高级功五禽戏中的八卦方位图

1. 八卦方位图（图 1－16）。

2. 走大八卦路线图（图 1－17）。

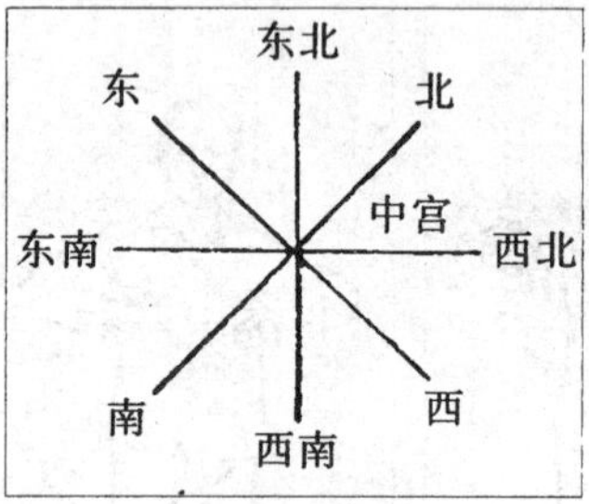

图 1－16

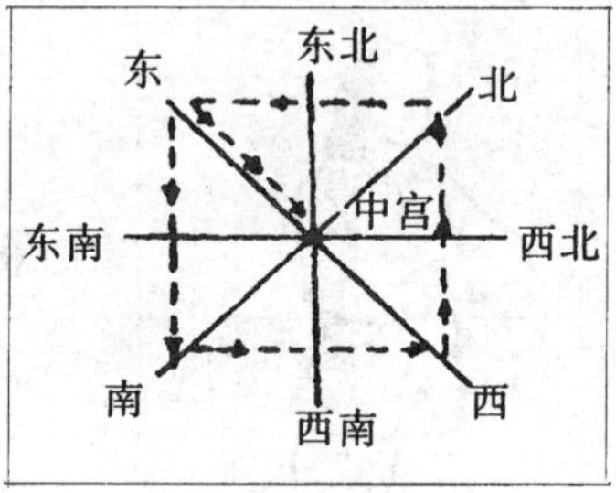

图 1－17

从东位起逆时针走→东南→南→西南→西→西北→北→东北→东，然后从东位进中宫。

3. 走小八卦路线图（图 1－18）。

从中宫出东南逆时针走→南→西南→西→西北→北→东北→东，由东位进中宫。

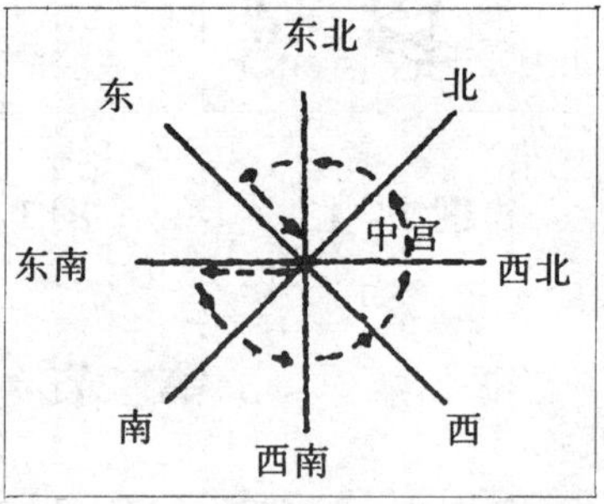

图 1－18

三、高级功五禽戏的手型示意图（图 1－19）

熊戏手型　（五指自然虚拢指尖向前，但不是兰花掌）。

鹿指　（食、中指并拢伸出，拇指尖点在无名指、小指上）。

虎爪　（五指抽搐，稍用内力，每指第一、二节骨呈弯扣状）。

猴爪　（五指虚拢，但不用力，指尖下弯，呈撮点状）。
鹤戏手型　（五指自然微拢，微呈兰花手）。

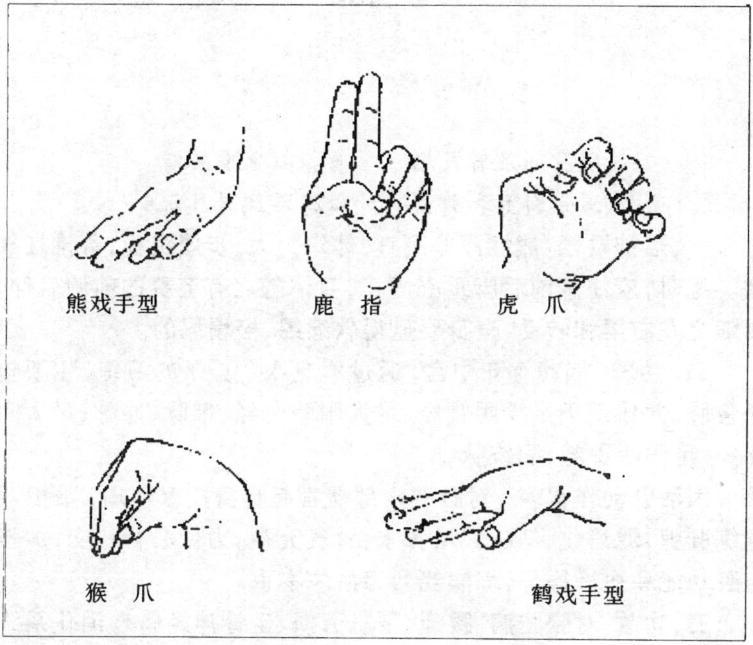

图 1－19

第三章 熊　　戏

躬身翘足肾气增　　善推扛靠督脉缘
玉带引身和脾胃　　松胯活腰丹气沉

一、形神要领：熊性浑厚刚直，体笨力大，步履沉稳，善推扛靠蹭。练时，应注意前后脚重心虚实，身体随之有节奏的前俯后仰，腰随之左右柔和转动，全身要显得软绵绵、松塌塌的。

二、功理：熊戏意守中宫，通过熊戏八个势子的习练，主要疏通督脉，并作用于足少阴肾经、足太阳膀胱经、带脉、冲脉、足太阴脾经、足阳明胃经、阳跷脉。

因活腰动作很多，对腹腔内部器官起自身按摩作用，故熊戏也练肝脾，促消化吸收；大增肾水，肾气充盈，力促心肾相交，加强心脏功能和血液循环，练熊戏乃为血之本也。

三、功效：对腰腿病（腰痛、腰肌劳损、坐骨神经痛）。消化系统疾患（胃痛、胃溃疡、便秘）、肾炎、肾盂肾炎、泌尿系统病、男女生殖系统疾患、神经衰弱、高血压、心脏病、水肿、肝脾肿大及对胃癌、脾癌、肠癌、肝癌、膀胱癌、肾癌等有较好的疗效。

四、功法：熊戏共有八个势子。

首先，要熟知熊戏中三种脚步的动作及走法。

1. 熊步

熊步起势（图 1－20）。

接三叠开合势，右脚向前迈出一步，身体侧身稍向前倾，重心在前脚。双手先从中丹田提到膻中穴，然后松腕，双手由里向外翻转，上下张开，右手位于右侧上方，手心向上，左手位于左胯侧，手心向下,双臂呈半弧状;此时意守中宫(神厥穴),用意念引导内气下沉到中丹田。

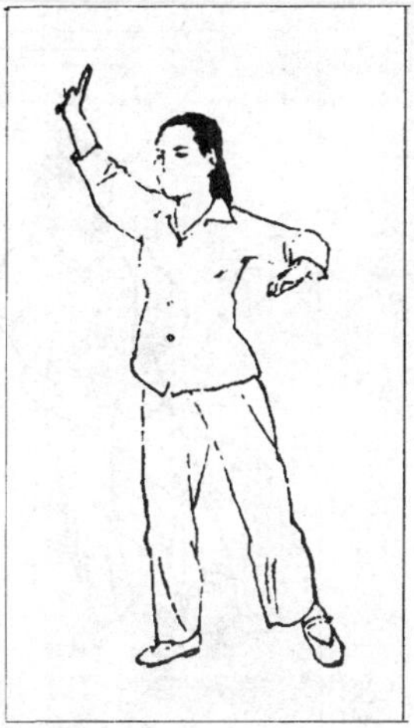

图 1－20

熊步的走法由四个过程组成。

①接熊步起势，左脚向右前交叉迈步。重心移至左脚。以腰带动身体稍向左转，右手随之收回到胸前，左手位于中丹田(图 1－21)。

②右脚再向右迈出一步，身体随之右转，右手向外推出(图 1－22)。

③调整后脚(左脚),与前脚呈丁字步,松腰松胯,重心移至后脚,前脚尖翘起,同时右手松腕翻手,手心向上,收回到胸前(图 1－23)。

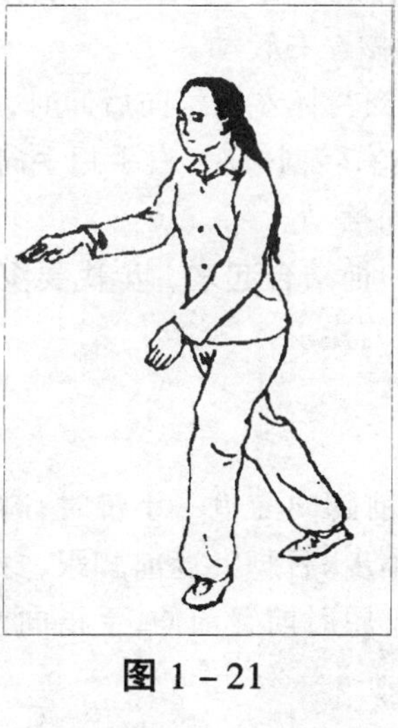

图 1－21

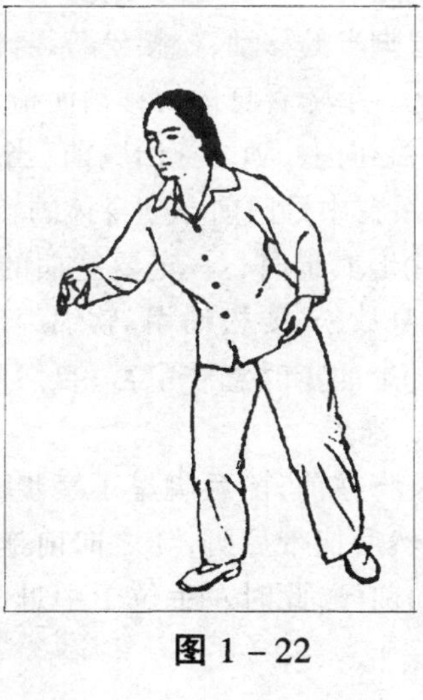

图 1－22

④前脚放平，重心前移，右手翻手向外推出（图 1－24）。

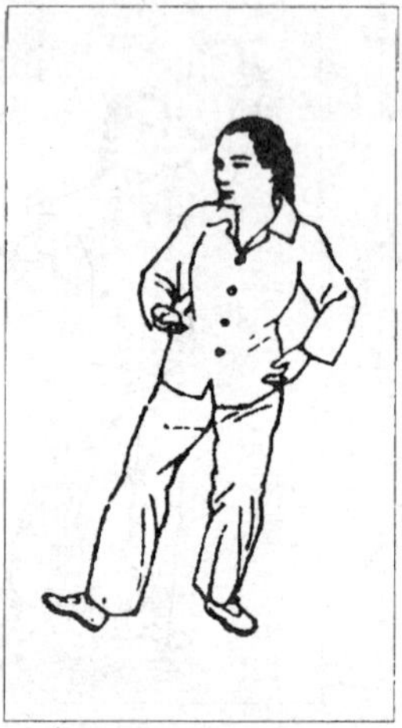

图 1－23

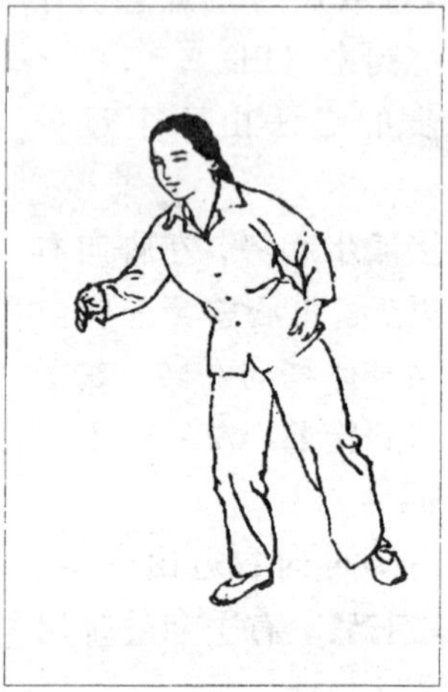

图 1－24

以上为走一个熊步，如此一步步向前迈出。

要求：

①随着脚步重心的变化，身体应伴随着有节奏地前倾后仰。同时随着脚步的移动，松腰松胯，身体稍微左右转动。

②右手随着身体的移动而拖动，当身体左转稍向后仰时，右手翻转手心向上，随之拖回胸前；当身体右转前倾时，右手翻手向外推出，左手在中丹田前亦随身体的转动而摆动。

③走熊步时，一定要把熊的形和神结合起来，步伐要沉甸甸的，全身放松，要松塌塌、软绵绵地往前走。

④走熊步时意守中宫，自然呼吸。

2. 拖步

左脚在前，前后脚呈丁字步。当前脚向前迈一小步时，脚跟先着地，然后拖带后脚，随之向前拖一小步。后脚尖近前脚跟，身体侧身微向前倾，此时左手位于中丹田前，屈肘前臂前伸，手指向前，与前脚同方向，右手位于右后侧，手心向里，与左手心斜对，走拖步时，两手位置不变(图 1－25)。

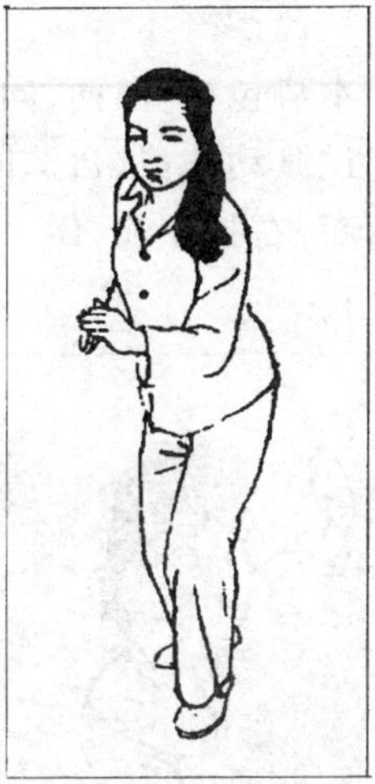

图 1－25

3. 走叉碎步

两脚一前一后呈交叉步，用双脚脚尖交替地向后走小交叉步，后退较快。同时，双手配合脚步，在胸前松腕交替地做上提下放的划圆动作，有如车轮向后倒转一样。手和脚要呈交叉摆动，即当左脚在前时，右手在前上方，右脚在前时，左手在前上方，而另一手则在后下方（图 1－26、图 1－27）。

熊戏八个势子的具体做法：

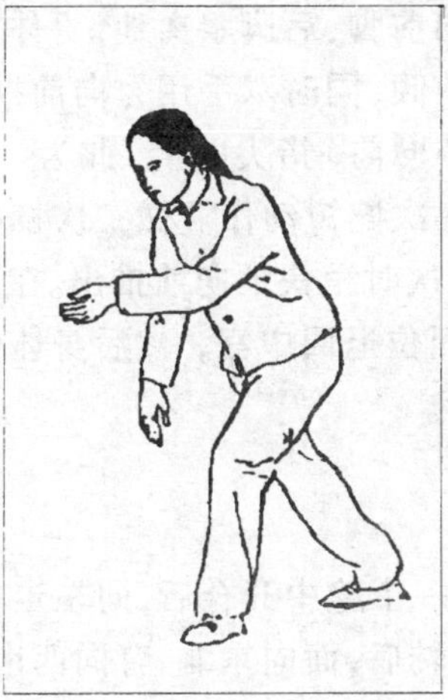

图 1－26

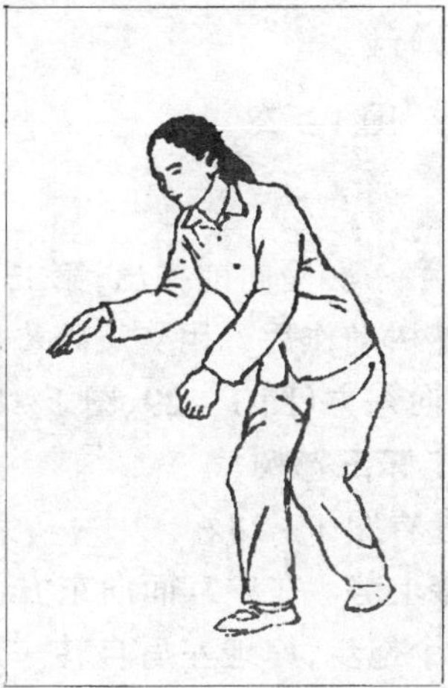

图 1－27

第一势　斗掌撼树

本势包括:向西、向东撼树各三次,再向南、向北撼树各一次。

过渡动作:从自选的东位,用熊步走大八卦进中宫。在中宫,面向西南,右脚在前,做一个膻中开合。

1. 西三撼树

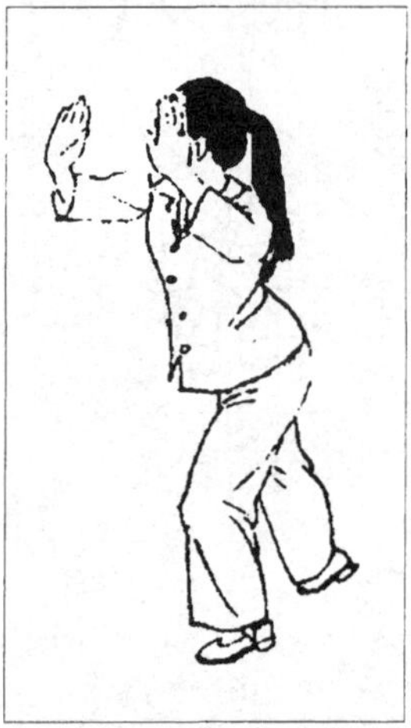

图 1－28

接上势,面向西位,向西走一个熊步、两个拖步,然后原地左后自转一周。面向西南,背向东北,左脚在前,右脚在后,双手手心向外前高举,左手高过百会穴,右手齐人中穴,重心移至前脚,后脚尖点地,身体侧向前倾,做撼树前的准备(图 1－28)。

接上势。重心先移至后脚,前脚尖点地,身体随之后仰,同时双手也随之向后拉。然后重心再移向前脚,后脚跟离地,身体随之向前倾,同时双手用力向前推出,手心向前,指尖向上,此为一推,即一次撼树动作。做三次撼树的动作时,第一次慢向前推出;第二、三次时稍快地向前推出。在西位做完三撼树动作后,用交叉碎步由西位退回中宫,然后身体向右后转,面向东方(图 1－29、图 1－30)。

2. 东三撼树

参看图 1－28。

接上势。在中宫面向东方,做一个膻中开合后,向东走一个熊步,两个拖步,原地左后自转一周。转后,面向东北,背向西南,左脚在前,右脚在后,做撼树前的准备。在东位做三个撼树动作,功法同西三撼树。然后用交叉碎步退回中宫,再右后转身,面向南方。

3. 南一撼树

接上势。在中宫面南方，做一个膻中开合，然后向东南方横跨一步，接着用熊步走小八卦，由北位进中宫。在中宫做一个膻中开合后，继续往南走一个熊步，两个拖步，原地左后自转一周，面向东南，背向西北，左脚在前，做撼树前的准备，接着在南位做一次撼树的动作，然后用交叉碎步退回中宫，右后转身，面向北方（图 1－31）。

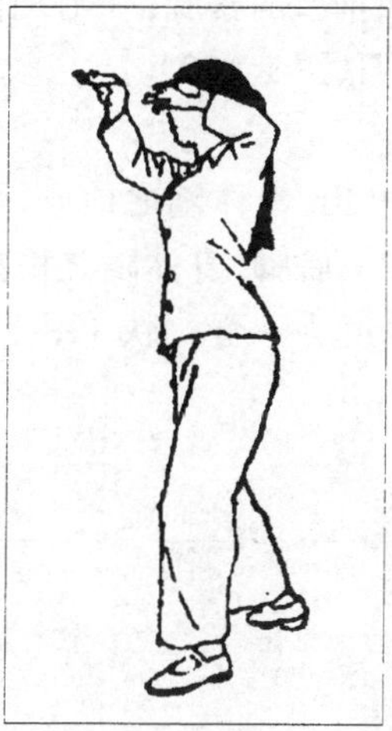

图 1－29

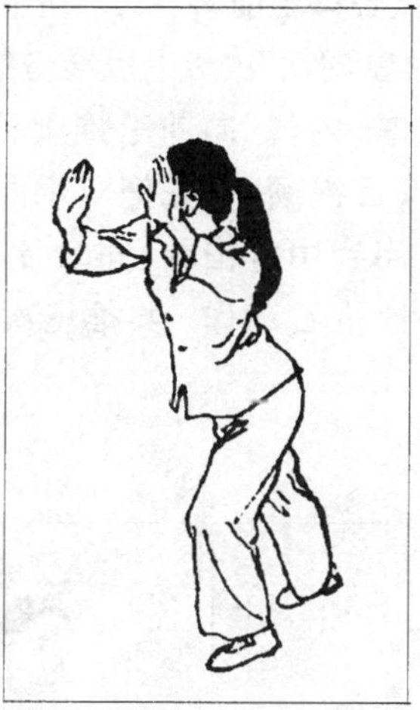

图 1－30

4. 北一撼树

在北位，向北方走一个熊步，两个拖步，原地左后自转一周，面向西北，背向东南，左脚在前，做一次撼树动作，然后交叉碎步退回中宫，面向西南做一个膻中开合，接着做第二个势子。

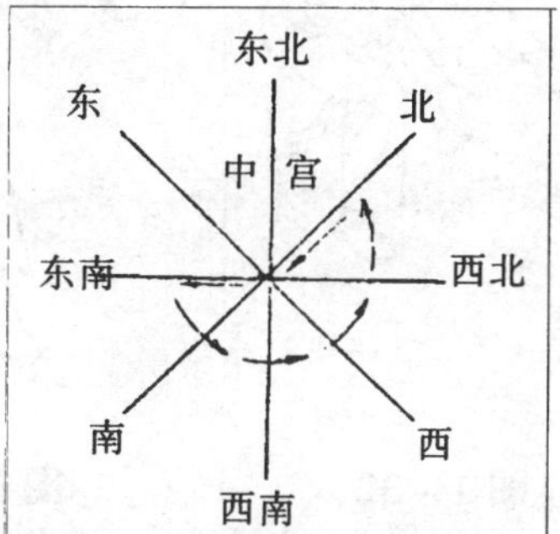

图 1－31

第二势　顽石补天

本势包括:三推顽石,三蹬顽石,顽石补天和三推手。

过渡动作:接上势。向东南横跨一步,用熊步走小八卦,由东位进中宫,面向西南做一个膻中开合。

1. 三推顽石

在中宫面向西南，上左脚，调整右脚与左脚呈丁字步，再左脚呈前弓步，重心移至前脚，双手在中丹田前坠肘松腕，手心向前向下做推状,此时要调动“内气”,以准备推顽石(图1－32)。

用双掌“内气”向前三推顽石。

接着,目视顽石,先把双手向前推出,身体随之前倾,再双手手心向上收回到中丹田前,同时重心移至后脚,身体随之稍向后仰。以上为一次推石动作，共推三次，速度为一慢二快（图1－33、图1－34)。

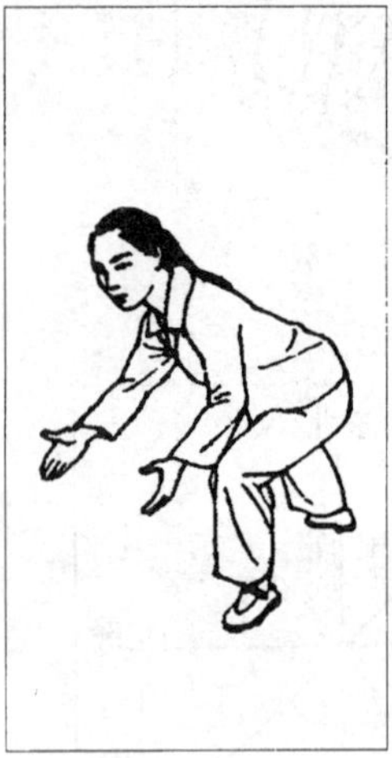

图1－32

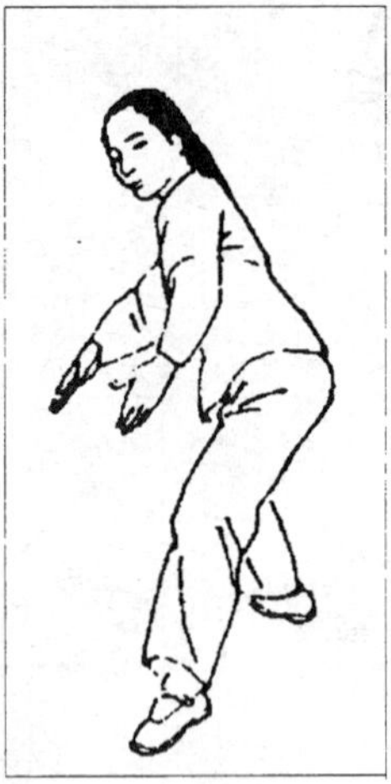

图1－33

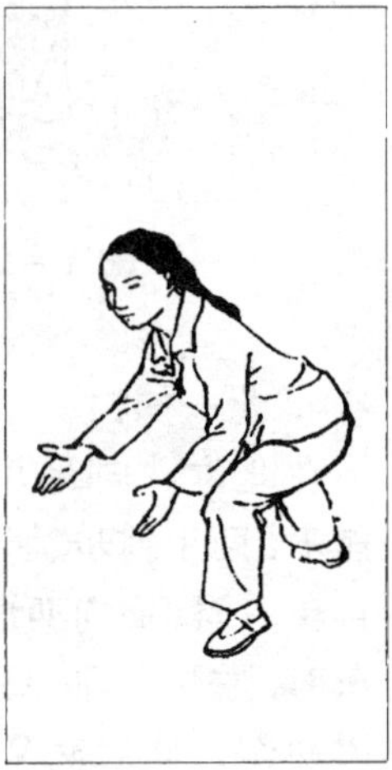

图1－34

2. 三蹬顽石

接上势。松提右脚点穴（以右脚脚尖在左脚脚心内侧轻轻点地），双手变换呈熊步起势状，左手位于左耳后侧上方，右手位于右胯侧，两手心向外（图 1 – 35）。

提右脚，脚尖向下，大小腿间约呈 90°（图 1 – 36）。

用右脚跟准备蹬石（图 1 – 37）。

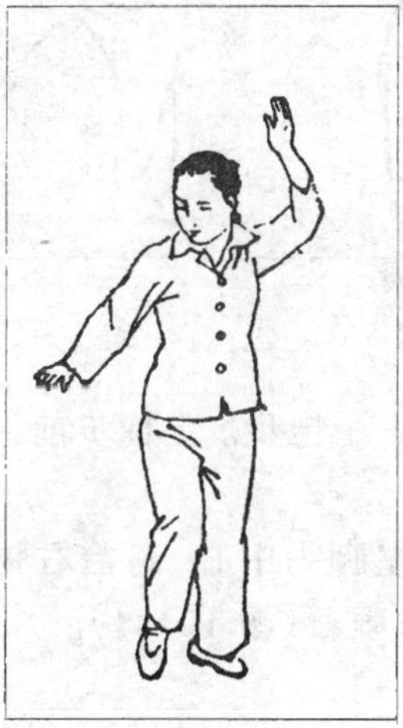

图 1 – 35

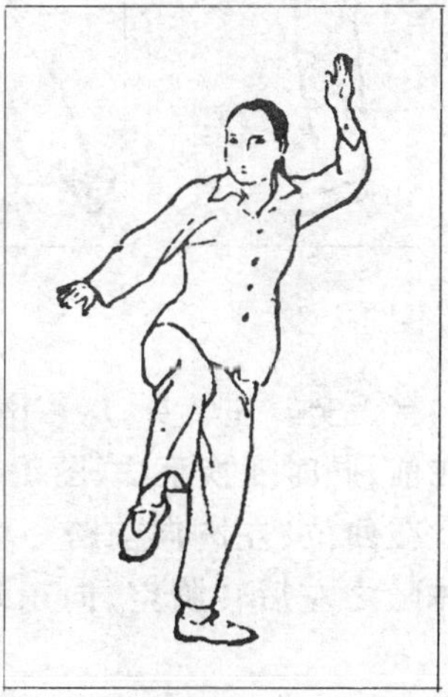

图 1 – 36

右脚脚跟用力向右前下方蹬石一次，脚尖向上。此时，侧身稍斜向后仰，此为一次蹬石动作。然后收回右脚。接着再用力按上述动作快蹬两次（图 1 – 38）。

3. 顽石补天

接上势。右脚放下点穴（做法与上同），再向前跨出一小步，呈右前弓步。双手回到膻中穴前，接着变换为右手在右耳后上方，左手在左胯旁的起势状，此时在中宫目盯顽石，向东南方走三个熊步（图 1 – 39）。

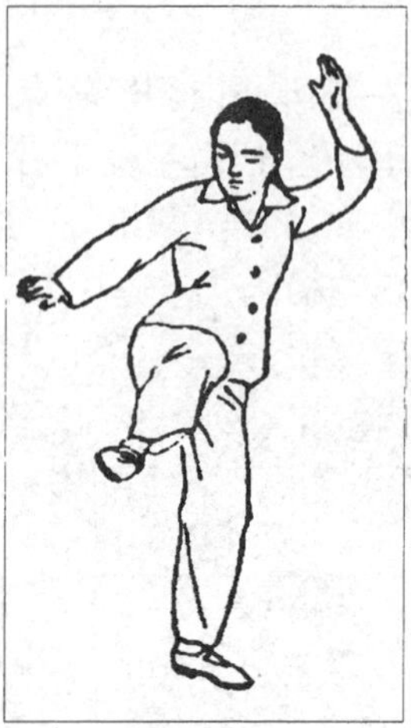
图 1－37

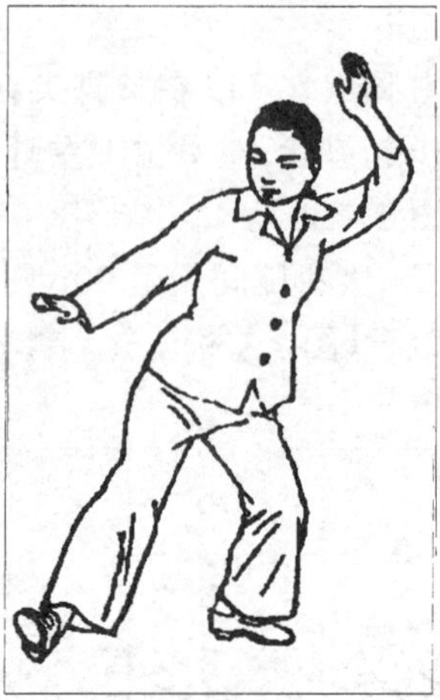
图 1－38

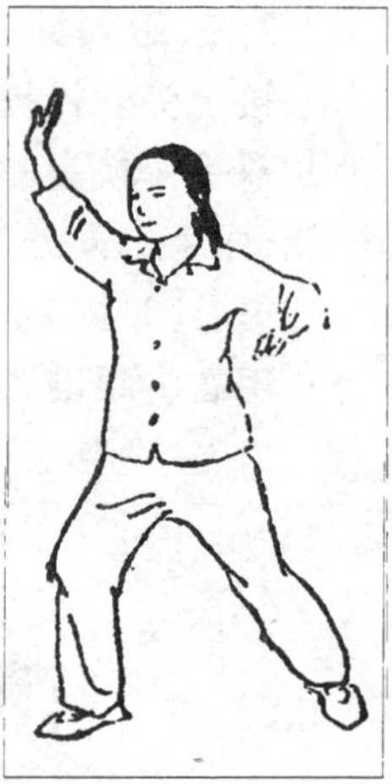
图 1－39

接上势。左转身，从东南向西走三个拖步。走拖步前，先上左脚在前，同时变换手法（图 1－40）。

在西位，左脚向前跨一横步，以左脚为中心，高抬右腿，同时身体随之左后转腾空，向东北方跳过顽石（图 1－41）。

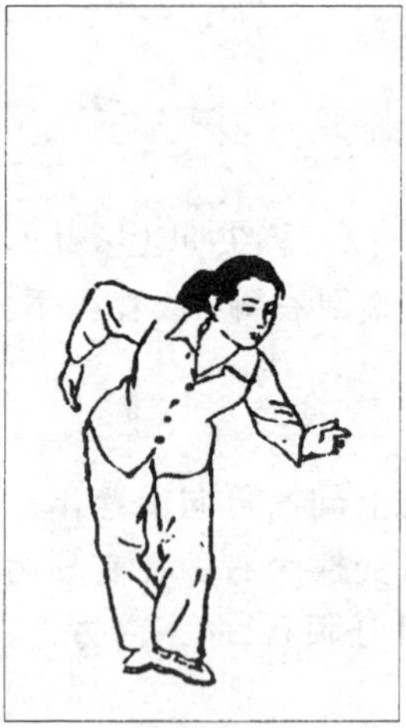
图 1－40

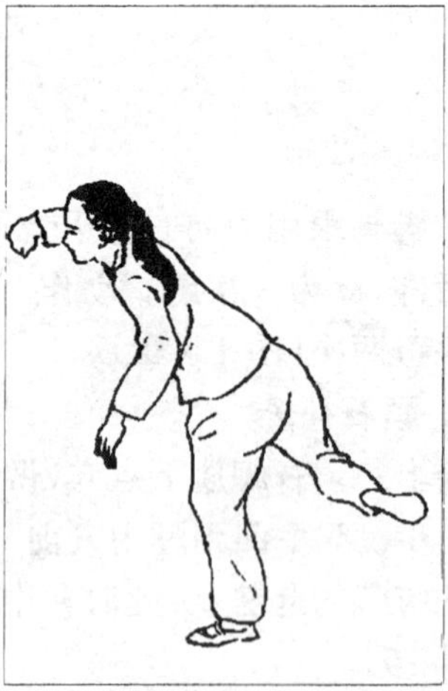
图 1－41

此为上述熊步、拖步及转身腾空后的方位(图 1－42)。

接上势。顺势将左脚后退一步到北位,双脚站在南北线上,呈右前弓步状,面向南方,吐一口气,复原补天,安神醒脑(图 1－43)。

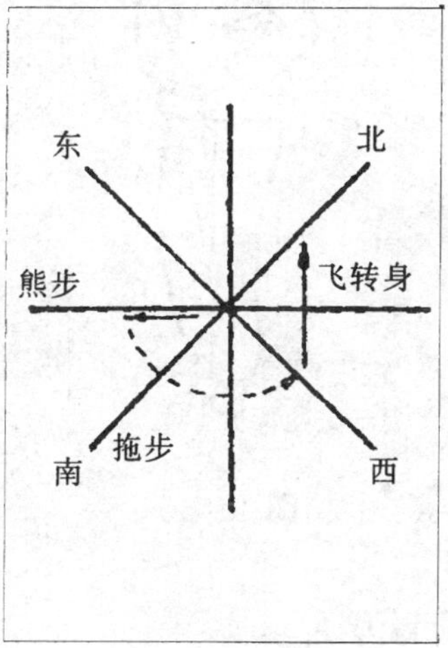

图 1－42

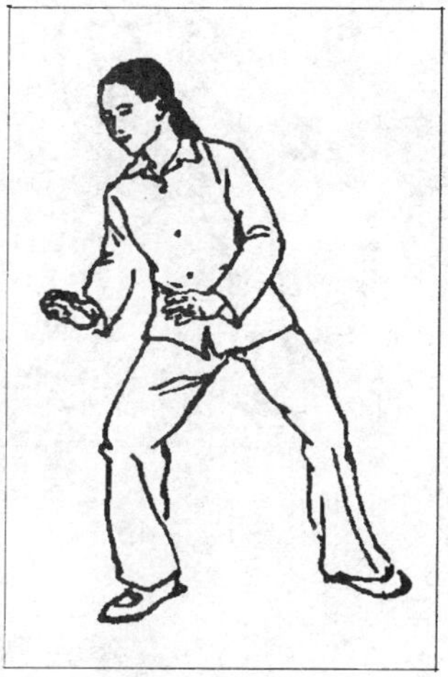

图 1－43

4. 三推手

接上势。变换手法:右手在前,左手在后,向前推手。此时两手心斜对,重心在前脚,身向前倾;然后双手收回中丹田,手心向上,重心移后脚,身体后仰,此为一推手,共做一慢二快的三推手动作。

交叉碎步退回中宫,面向西南,做一个膻中开合,接着做第三个势子(图 1－44、图 1－45、图 1－46)。

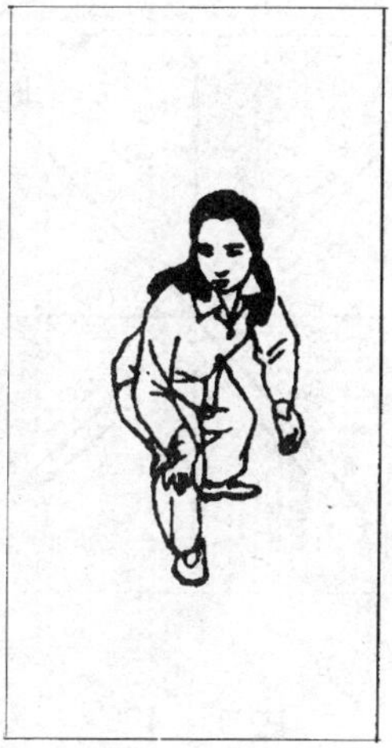

图 1－44

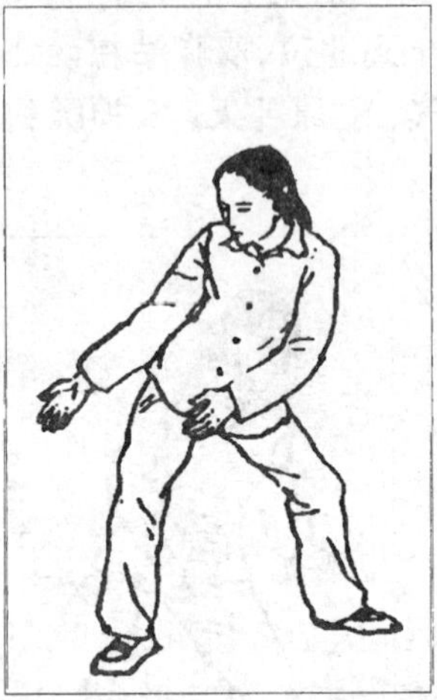

图 1－45

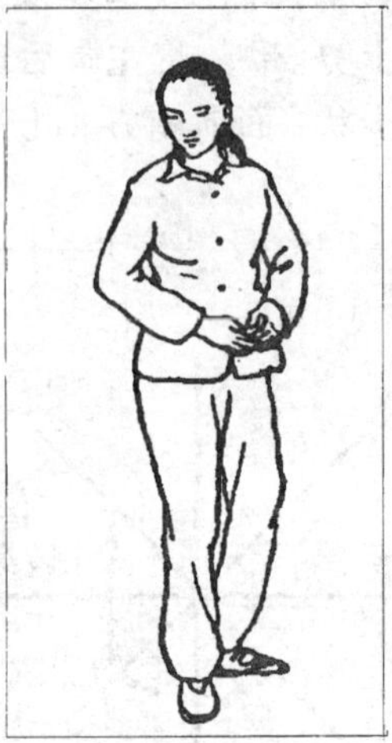

图 1－46

第三势　缘督为经

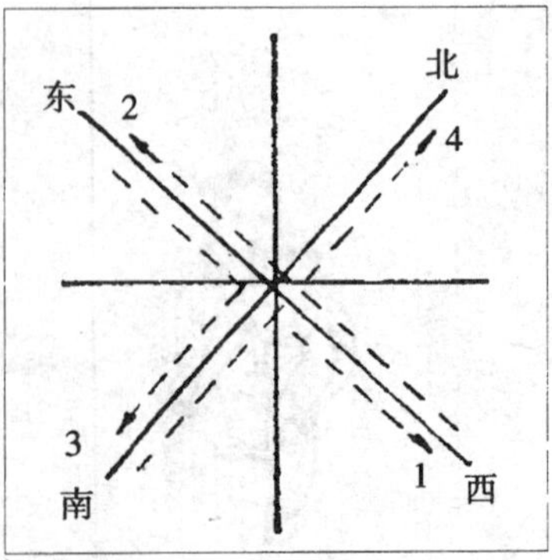

图 1－47

本势包括：西、东、南、北四个方位的擦背通督的动作，其顺序方向如图 1－47 所示。

过渡动作：熊步走小八卦，由东位进中宫，面向南做一个膻中开合。

1. 西擦背通督

接上势。出中宫向西走三个熊步，上左脚，以左脚为中心，顺时针方向右转 180°，这时背靠西方，右脚在前，左脚在后。把重心移在后脚，前脚尖点地，双

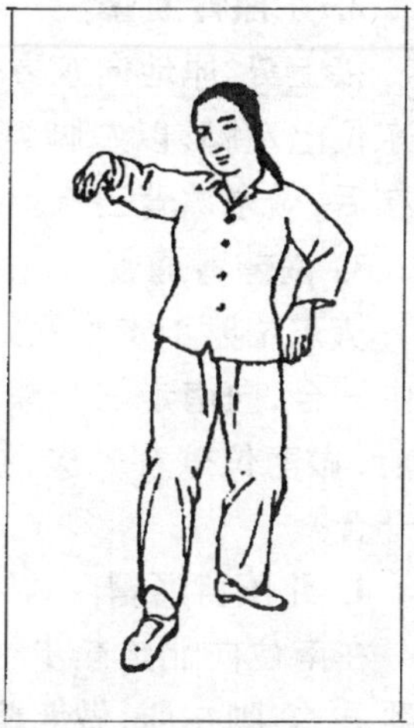

图 1－48

目平视前方。双手位于胸前两侧，右手高，左手低（图 1－48）。

用腰及双肩带动双臂做上、下、左、右、前、后的转动，呈靠树蹭背状（主要转动腰胯，以通督脉，调整阴阳）。当腰向左转动时，左手随左肩向左后移动，拖向左后并与左肩齐高，右手则向下向前移动。身体向右转动时，右手又随右肩向右后移动，拖向右后并与肩齐高，左手则向下、向前转动，有如车轮倒转式的摆动，以腰带动身体，左右摆动一次，即为一次擦背动作，共做三次，速度为二慢一快（图 1－49、图 1－50）。

要求：全身要徐缓柔和，自然地摆动。

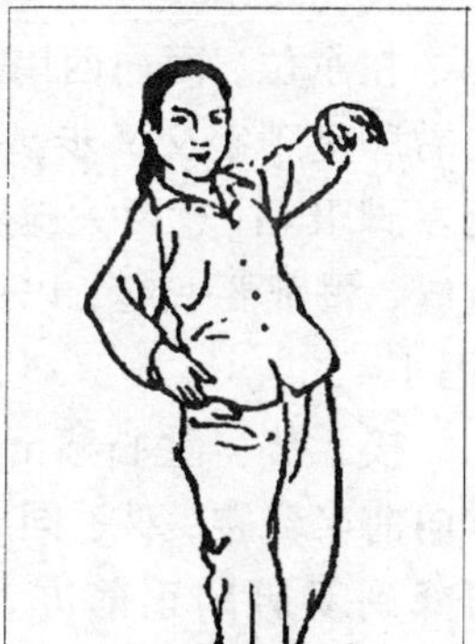

图 1－49

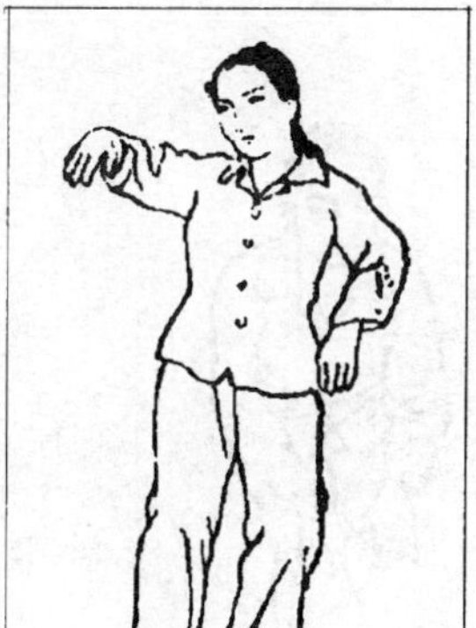

图 1－50

2. 东擦背通督

接上势。原地向东方做一个三叠开合，用熊步向东走，过中宫，在东位上左脚，以左脚为中心，右转 180°，背靠东方，右脚在前，左脚在后，做东擦背三次。功法与西擦背同(请参考西擦背)。

3. 南擦背通督

从东位熊步走小八卦，由北位进中宫，在中宫面向西南做一个膻中开合，向南走三个熊步。上左脚，右转身 180°，背靠南方，右脚在前，做南位擦背一次，接着原地做一个二叠开合(上丹田和中丹田开合)。

4. 北擦背通督

在南位向北走熊步，过中宫，在北位，上左脚，右转身 180°，背靠北方，右脚在前，做北位擦背一次。走熊步进中宫，面向西南，做一个膻中开合，接着做第四个势子。

第四势　采芝运仓

本势包括：东位采芝，小八卦边采芝，交叉手中间采芝等。

过渡动作：从东南出中宫，熊步走小八卦到东位，不须进中宫。

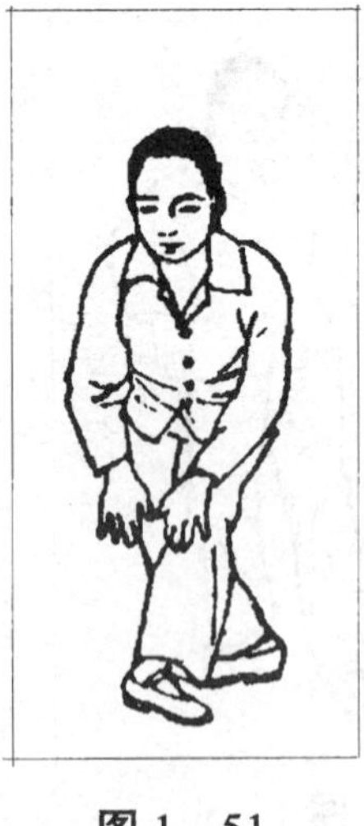

图 1－51

1. 东位采芝

在东位，面向西南，上左脚与右脚呈丁字交叉步，右脚尖贴近左脚跟。注意两大腿不要分开有缝，臀部要翘起，以助通督脉(图 1－51)。

接上势。重心移至前脚，身体向前半弯腰，双手同时从中丹田降到双脚的正前方，十指下垂，先在正前方(中间)做挖物状(采芝)，共做三次采芝动作(图 1－52)。

接上势。双手移向两脚的右侧，采芝三次，双手再回到正前方采芝三次（图 1－53）。

接上势。双手移向两脚的左侧，采芝三次，再回到正前方采芝三次（图 1－54）。

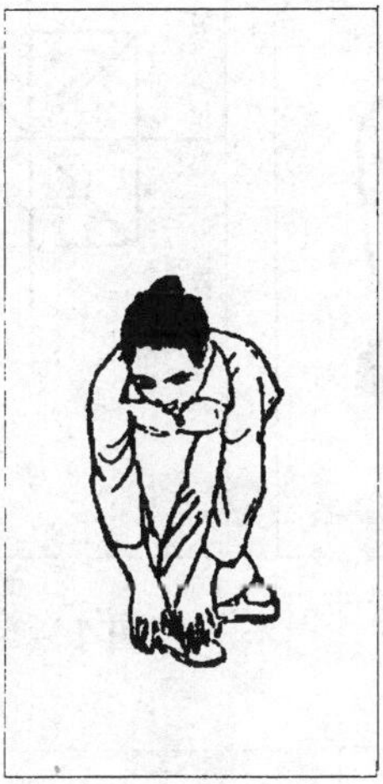

图 1－52

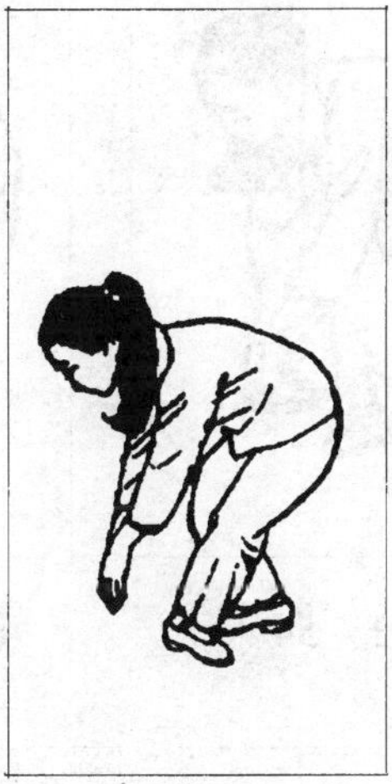

图 1－53

双手在正前方变换成交叉状，快速采芝六次（图 1－55）。

2. 小八卦边采芝

接上势。从东位用熊步走中八卦（路线同大八卦，只是走的范围小一些，半径小一些），进东位走到小八卦边，面向西南（图 1－56）。

接上势。上右脚与左脚呈丁字交叉步，重心前移，身体向前半弯腰，双手在双脚前方采芝三次（图 1－57、图 1－58）。

接上势。双手移到双脚右侧，右采芝三次；双手回到正中，做中采芝三次；再移到左侧，做左采芝三次；然后回到正中，再做中采芝三次（图 1－59、图 1－60）。

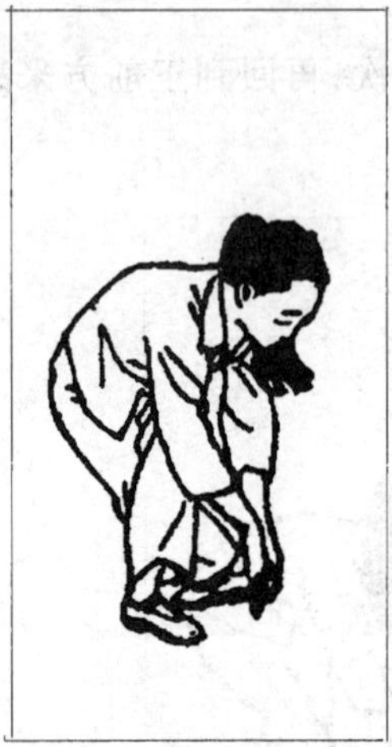
图 1－54

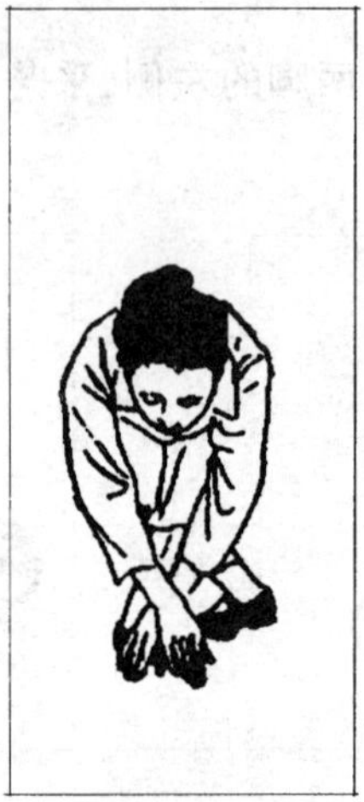
图 1－55

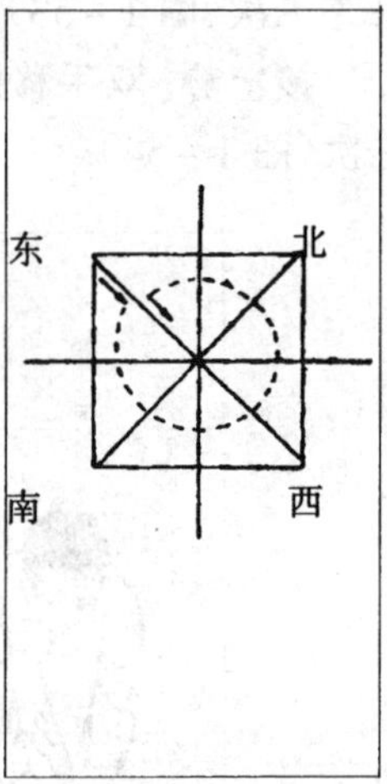

图 1－56

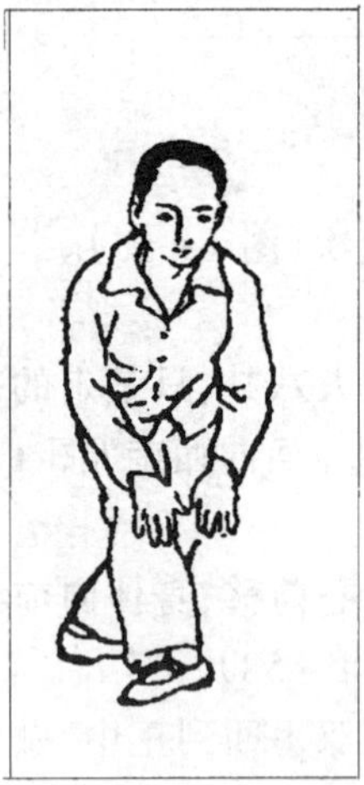
图 1－57

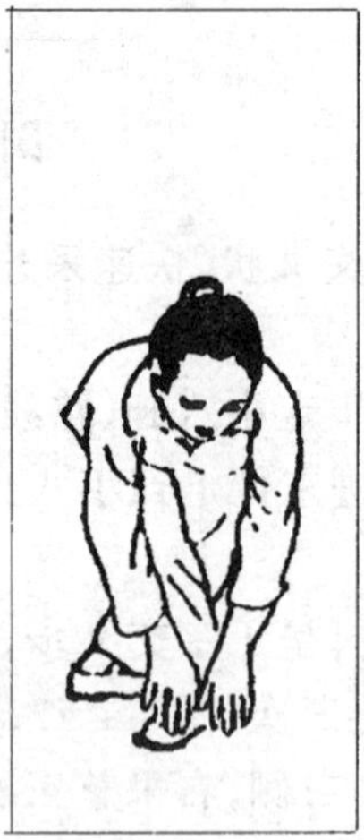
图 1－58

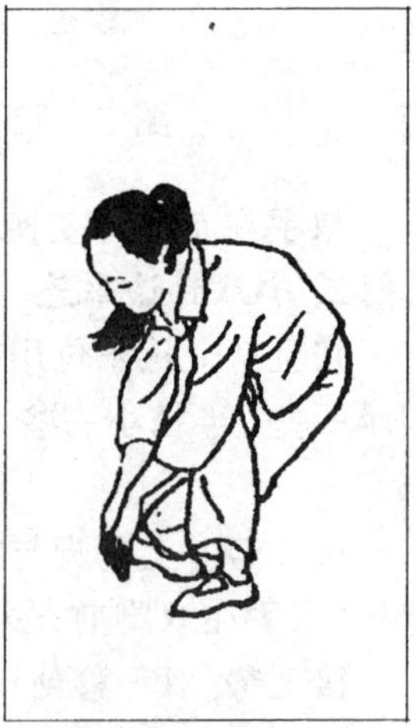
图 1－59

3. 交叉手中采芝

接上势。双手变换呈交叉手，做快速在中间采芝六次。走熊步进中宫，面向西南做一个膻中开合。接着做第五个势子（图 1-61）。

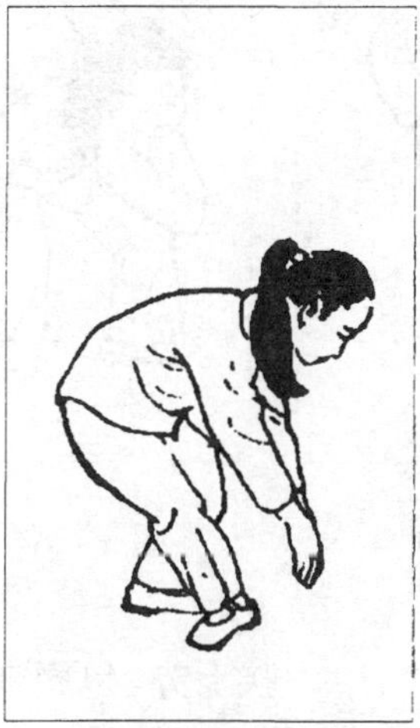

图 1-60

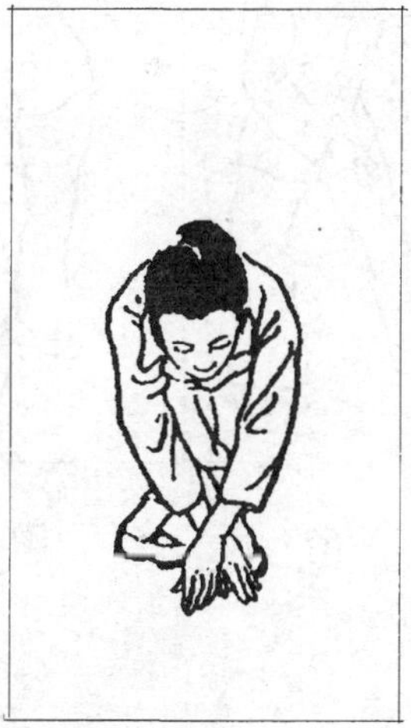

图 1-61

第五势 拔山扛鼎

本势包括：在西、东位各扛鼎三次，在南、北位各扛鼎一次。

过渡动作：出东南，熊步走小八卦，由东位进中宫，面向西南做一个膻中开合。

1. 西扛鼎三次

在中宫向西方上左脚，走一个熊步，两个拖步；以右（后）脚为中心，左脚退向右脚的右后方，身体随之自旋一周，转后左脚仍在前，此时面向西南，背向东北，呈左前弓步，上身前倾（图 1-62）。

接上势。重心移前脚，后脚跟离地，双手在前（图 1-63）。

接着双手顺势向下、向后拉回，同时以腰带动身体右转弯腰，重心随之移向后脚。此时双手虚握拳，位于膻中前，双肘双臂与肩平，左肘几乎近右膝盖处（图 1-64）。

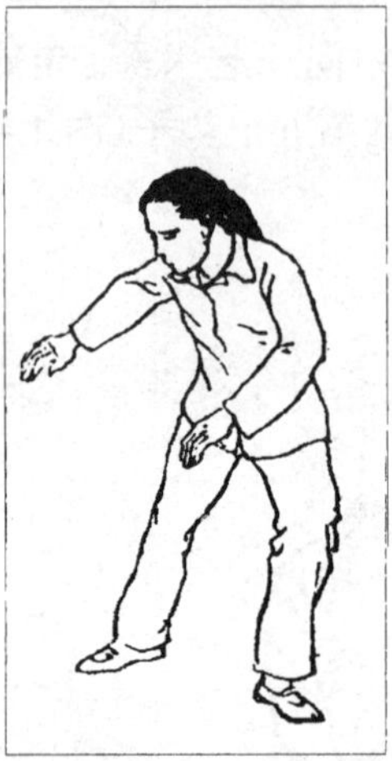

图 1－62

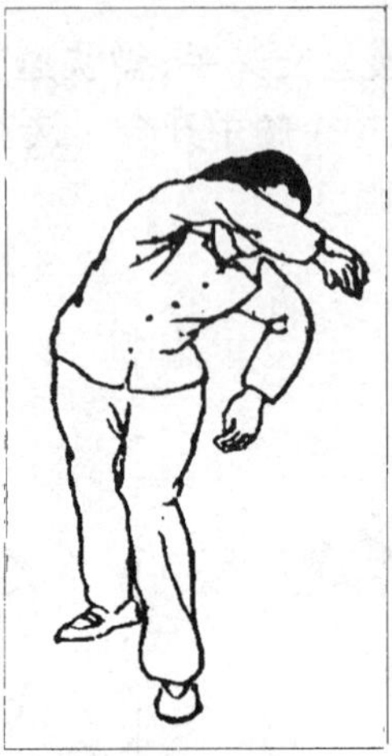

图 1－63

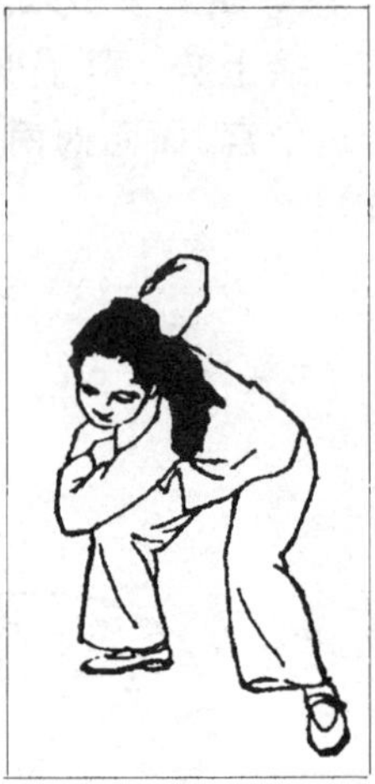

图 1－64

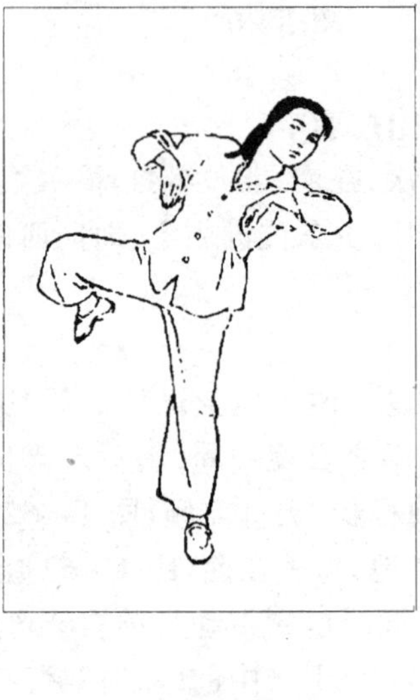

图 1－65

接上势。以腰带动上身及双臂向左斜上方甩摆，左肩呈扛鼎状；此时重心在前脚，上身向前倾，后腿高抬，大小腿间呈 90°，脚尖向下。然后右脚向右后跨一步，身体随之转向右后，双脚着地，面向东方，双手在膻中前（图 1－65）。

接上势。双手轻轻向前送出，重心在前脚，两手一高一低，右手位于印堂穴前方，左手稍低，掌心向外，指尖向上，双腕放松，用掌心回气（图 1－66）。

以上为一次扛鼎动作，共做三次。但做第二、第三次扛鼎动作时，只顾从图 1－25 势直接变成图 1－63 即可进行第二、三次动作。

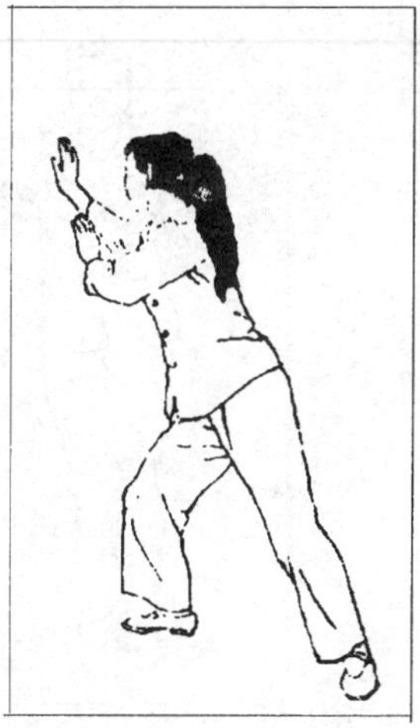

图 1－66

2. 东扛鼎三次

接上势。面向东做一个膻中开合，向东走熊步走进中宫，在东位做三次扛鼎动作，功法与前同。做完扛鼎动作后，原地做一个膻中开合。

3. 南扛鼎一次

接上势。从东位出，用熊步走小八卦，由北位进中宫，面西南做一个膻中开合。接着再向南方走一个熊步，然后在南方扛鼎一次，原地做一个膻中开合，向北走熊步到中宫。

4. 北扛鼎一次

在中宫，向北走一个熊步后，接做扛鼎动作一次，原地做一个膻中开合，熊步进中宫，接着做第六个势子。

第六势　玉带引身

本势包括：升、开、合、降及手贴肾俞穴后仰式。

过渡动作：从中宫出东南，熊步走小八卦，由东位进宫，面向西南做一个膻中开合。

接上势。做一个似“升、降、开、合”势的动作，过程如下：松提左脚点穴（做法与上同）（图 1－67）。

上左脚在前，双手由中丹田沿任脉上升，过膻中穴到印堂穴，在印堂穴前合掌（图 1－68）。

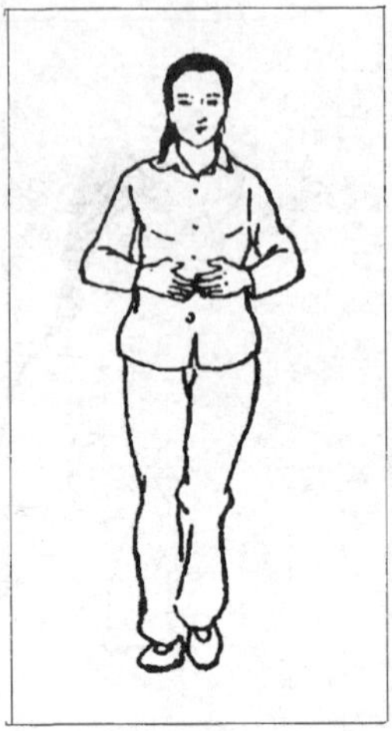

图 1－67

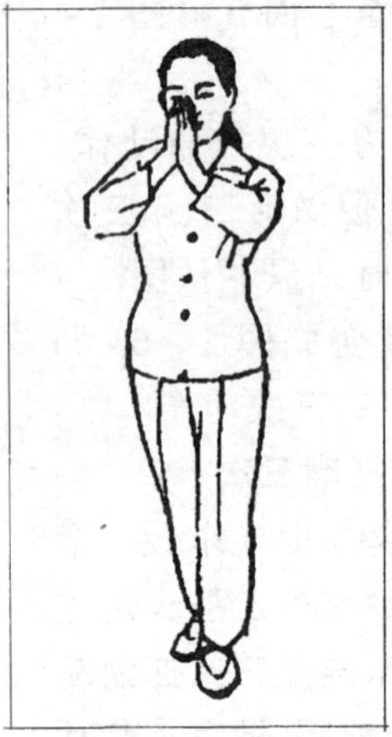

图 1－68

双手继续上升到百会穴前上方，松腕翻手，手背相对，重心移至前脚(图 1－69)。

双手向左右两侧分开至比肩稍宽，重心随之移向后脚（图 1－70)。

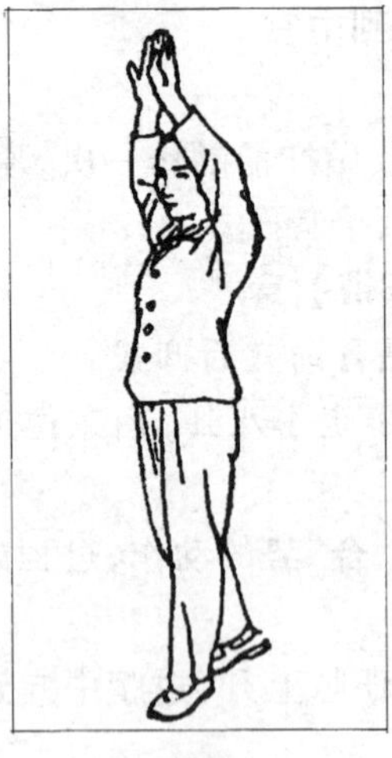

图 1－69

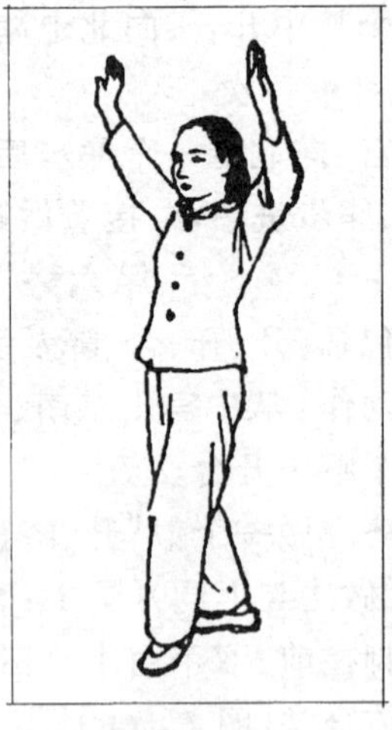

图 1－70

松腕手背仍相对,合回到百会穴前上方,重心又随之移向前脚(图 1－71)。

双手在百会穴前上方,先松腕,双手指尖向上向外,向下再向里,再向上翻转,手背仍相对,手指向上(图 1－72、图 1－73)。

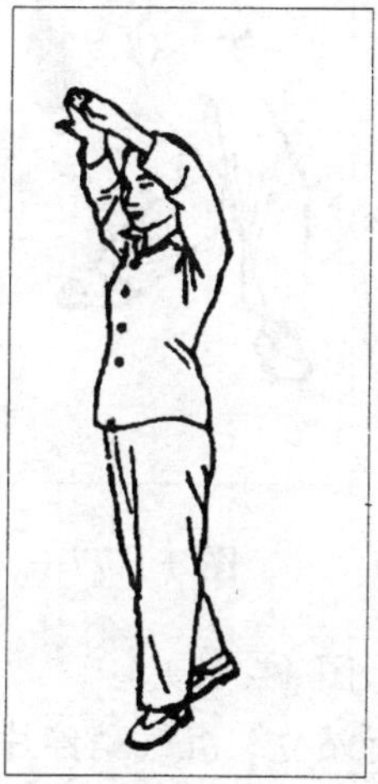

图 1－71

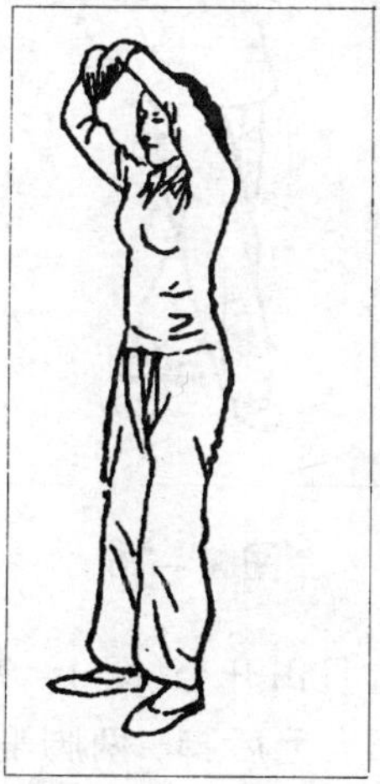

图 1－72

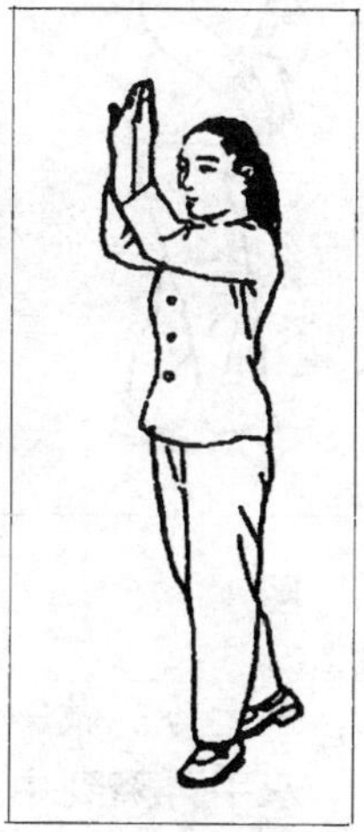

图 1－73

双手从百会穴前上方经印堂穴过膻中穴,下降到中丹田前,同时重心移向后脚,前脚跟离地(图 1－74、图 1－75)。

双手再沿带脉绕到背后肾俞穴,以双手背外劳宫穴贴于肾俞穴处，身体后仰，稍停片刻（图 1－76、图 1－77)。

双手再沿带脉返回中丹田，身体从后仰随之还原直起，接着双手再升到上丹田前,重心在两脚(图 1－78)。

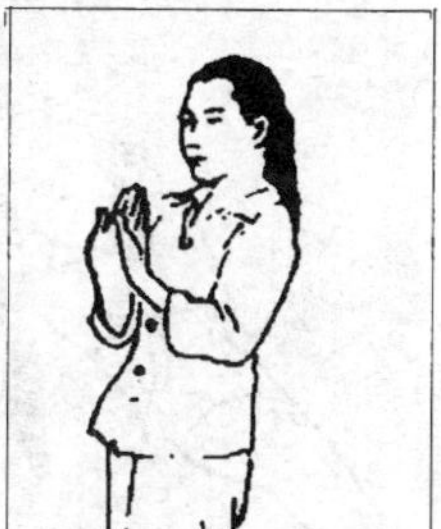

图 1－74

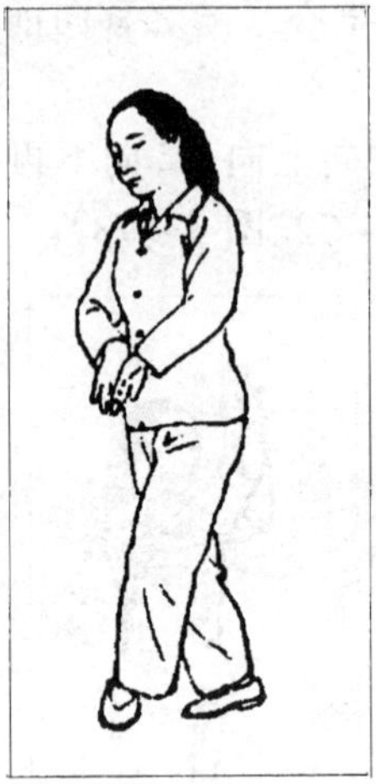

图 1－75

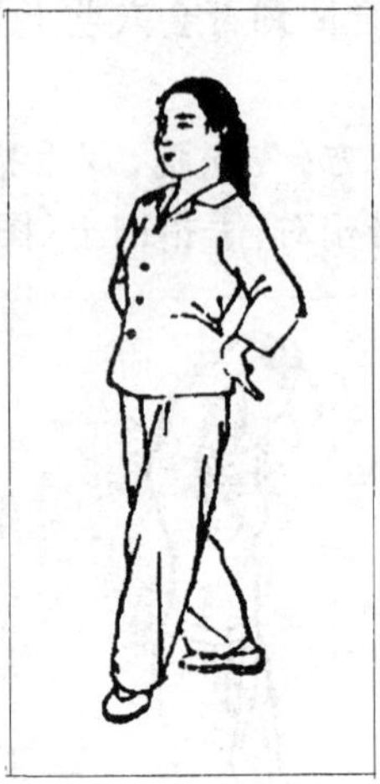

图 1－76

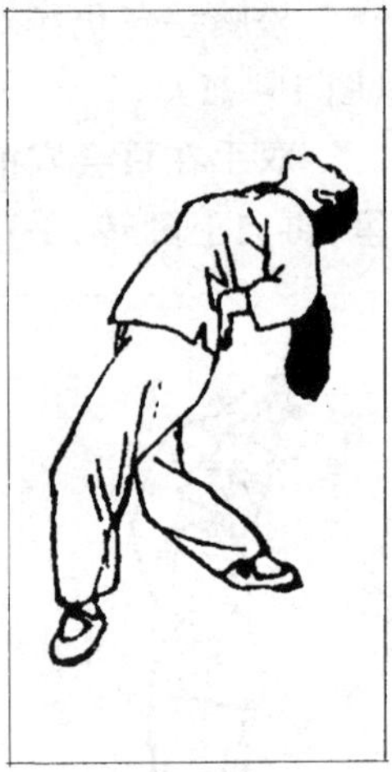

图 1－77

接上势。做一个上丹田开合(图 1－79、图 1－80)。

双手再降到中丹田，上后脚，两脚平行站立，沉气稍停片刻(图 1－81)。

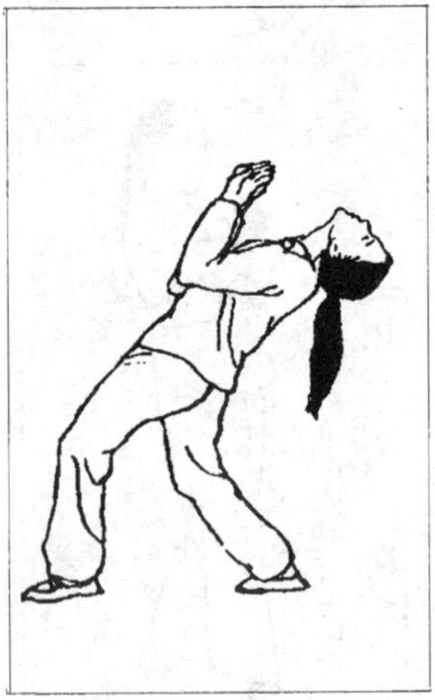

图 1－78

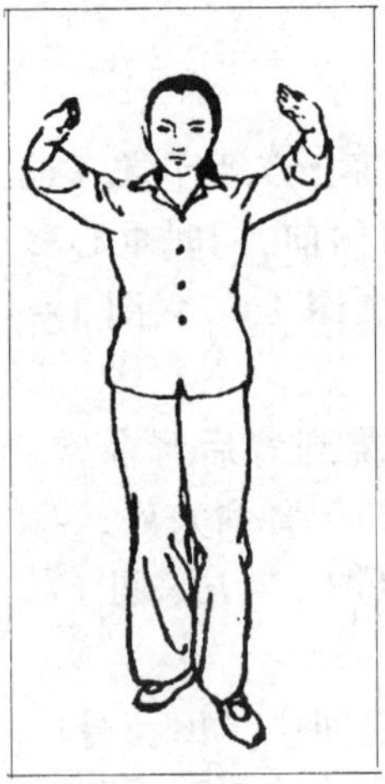

图 1－79

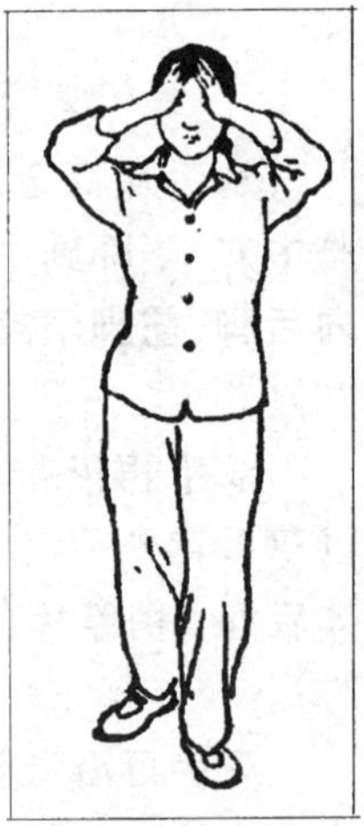

图 1－80

双手分开，回到左右两胯旁，松静站立，稍停，沉气片刻。接着做第七个势子(图 1－82)。

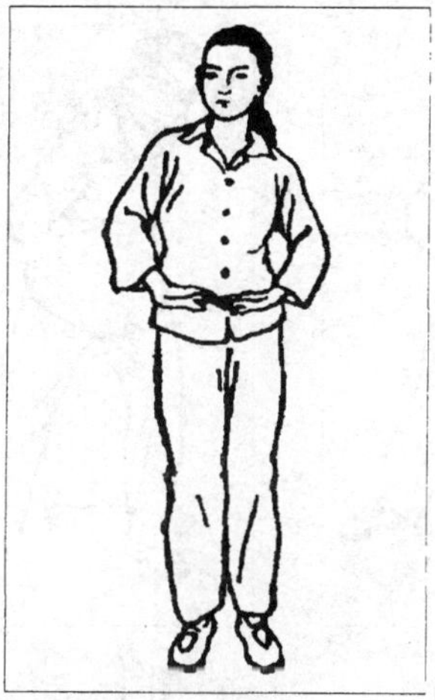

图 1－81

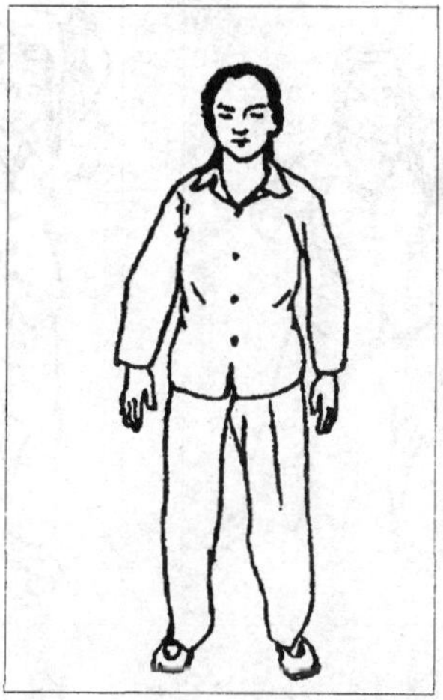

图 1－82

第七势 运转天柱

本势包括：右手前、后单环各三次，右后转身 360°；左手前、后单环各三次，左后转身 360°。

在中宫面向西南，松提右脚尖点穴，上右脚，呈右前弓步；同时右手由右胯侧移到中丹田，左手沿带脉绕到背后，以外劳宫穴贴于肾俞穴处(图 1－83)。

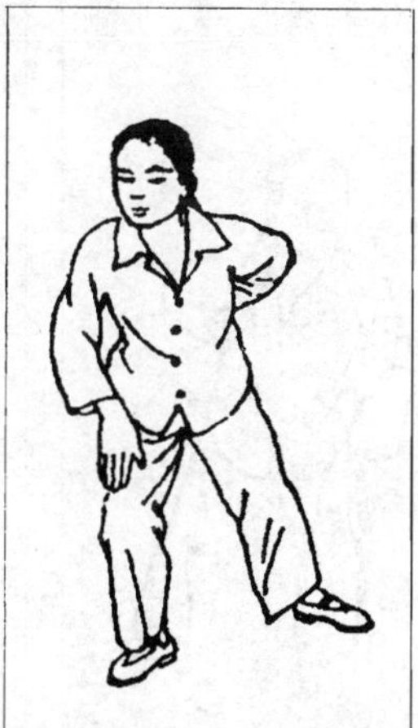

图 1－83

右手从中丹田沿任脉上升，过膻中，经印堂，绕百会，从身体右后侧降下，再回到中丹田，形成一个环，此时腰及头亦随之转动。这一动作称为右手单环。因为由前向后转，故又称为右手前单回环，连做三次（图1－84、图1－85、图1－86）。

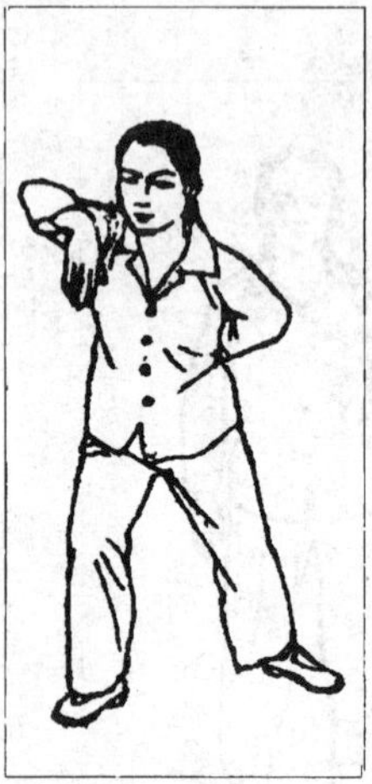

图1－84

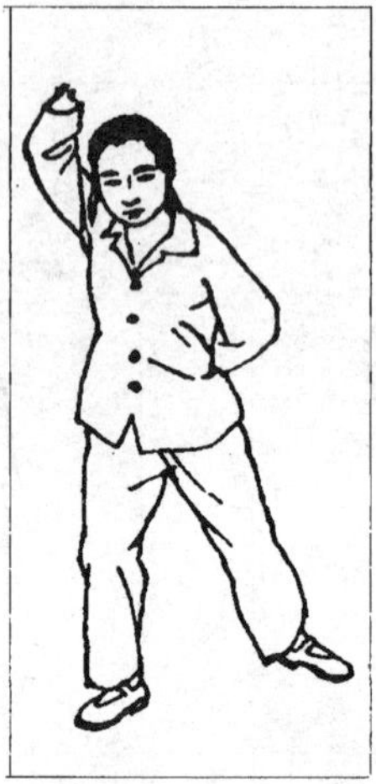

图1－85

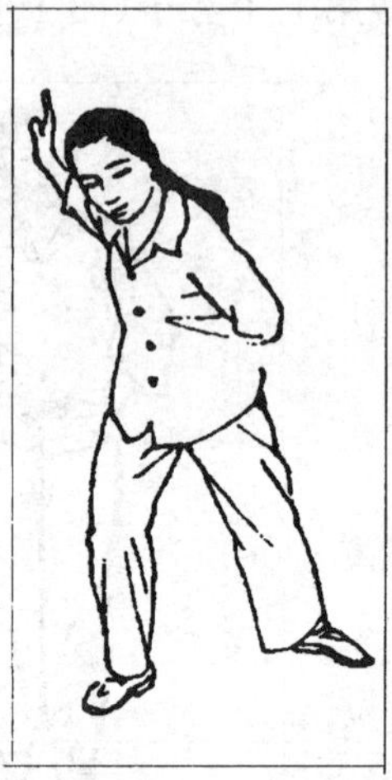

图1－86

再沿相反方向做右手单回环三次，但要比前者快一些（即由后向前做右手后单回环）（图1－87、图1－88、图1－89、图1－90）。

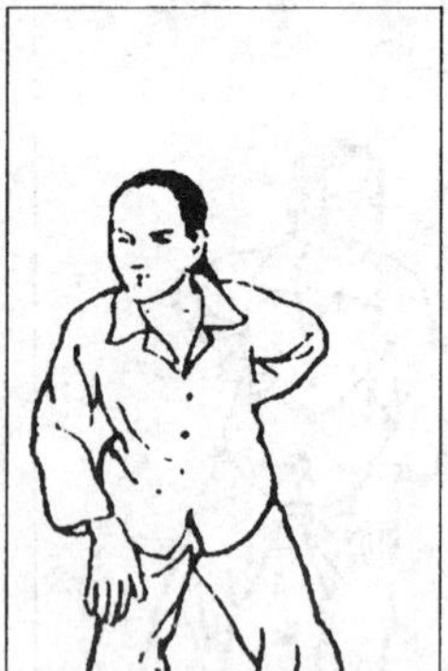

图1－87

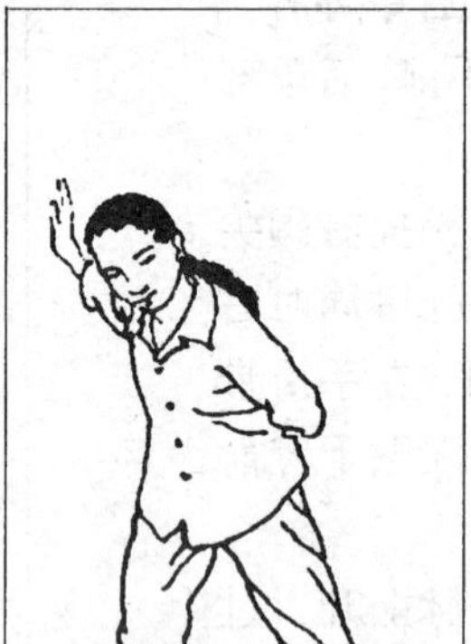

图1－88

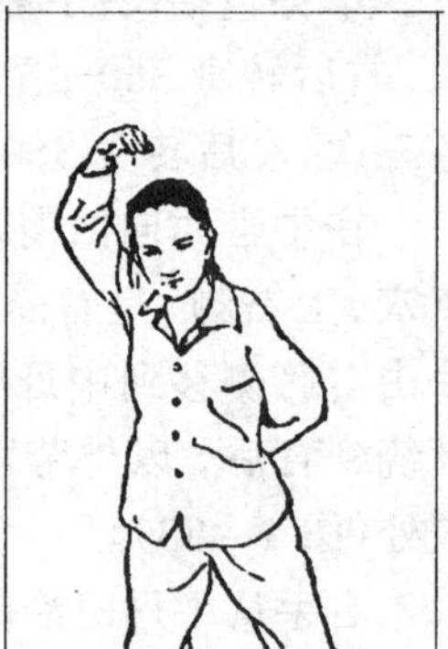

图1－89

接上势。右手降到中丹田后，左手沿带脉回到中丹田；接着双手从中丹田继续向身体右侧后甩，头及腰亦随之右转，重心在前脚，身体稍前倾（图 1－91、图 1－92）。

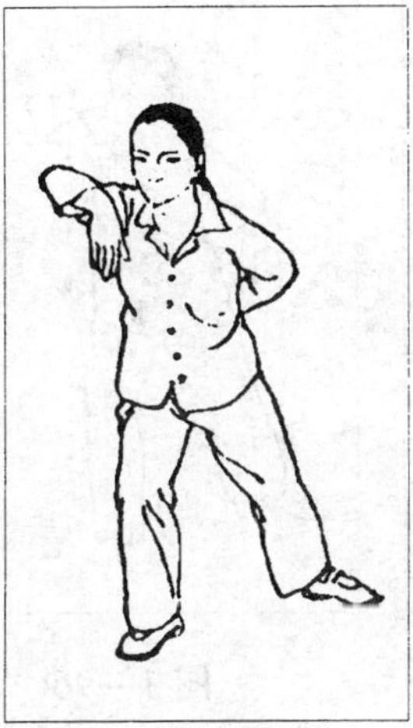

图 1－90

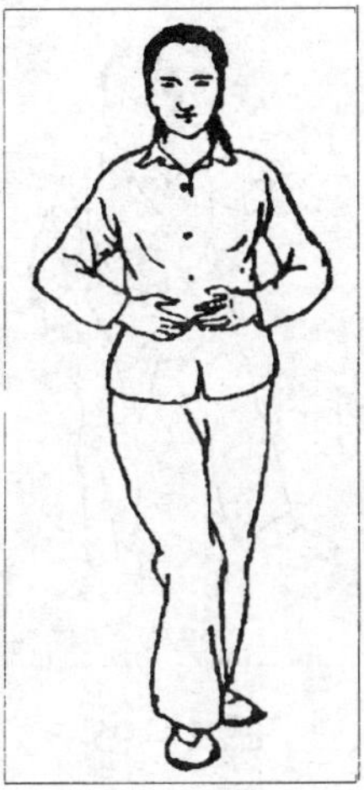

图 1－91

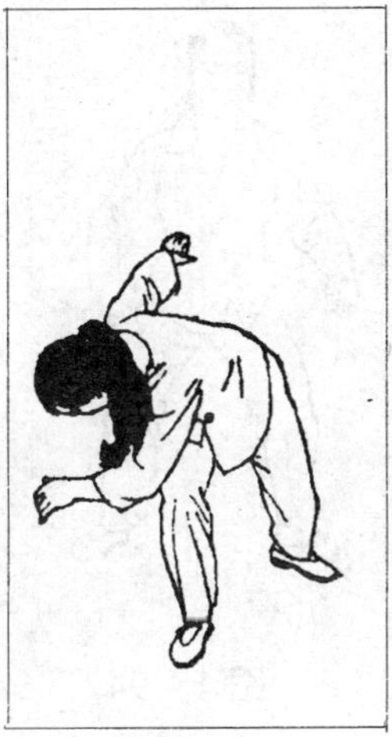

图 1－92

然后以头带动左肩及腰向左后猛转身，双手亦随之向左后方甩，并以左脚为中心，向左后转 360°，转后呈双马势，双手在两胯旁，紧接着做一个中丹田开合（图 1－93、图1－94）。

接上势。松提左脚点穴，上左脚呈左前弓步（图 1－95）。

做左手前单回环三次

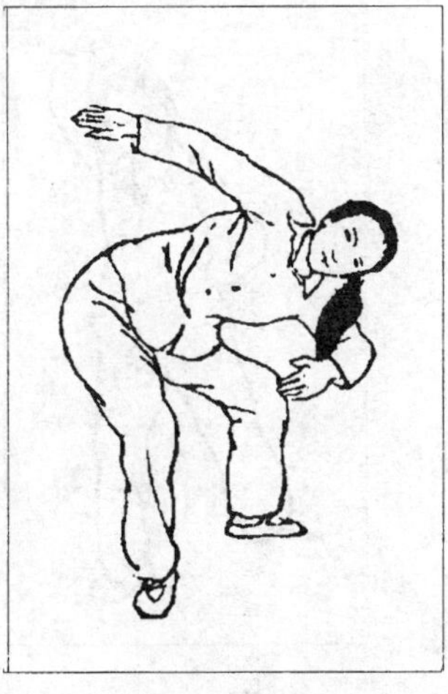

图 1－93

(图 1－96、图 1－97、图 1－98)。

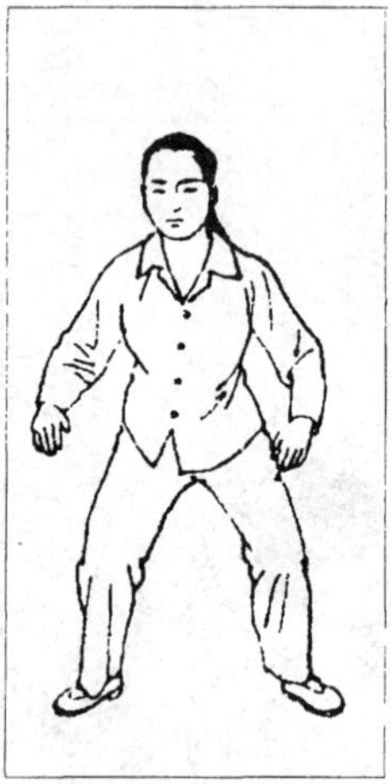

图 1－94

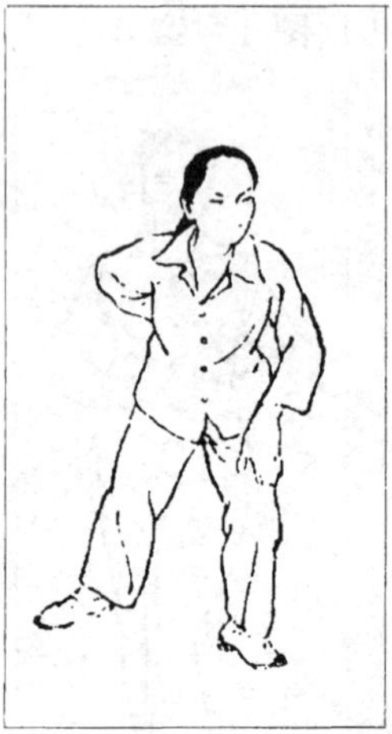

图 1－95

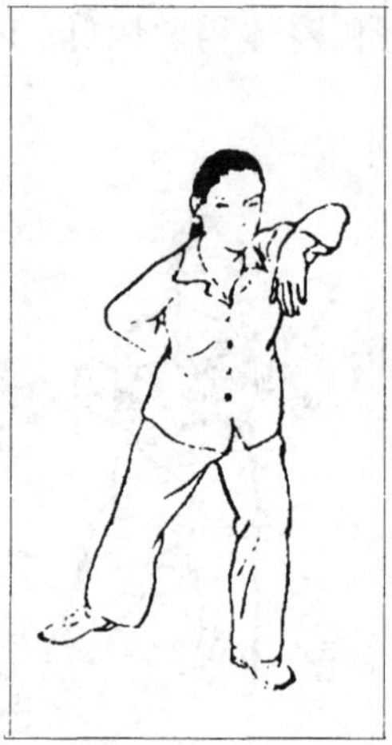

图 1－96

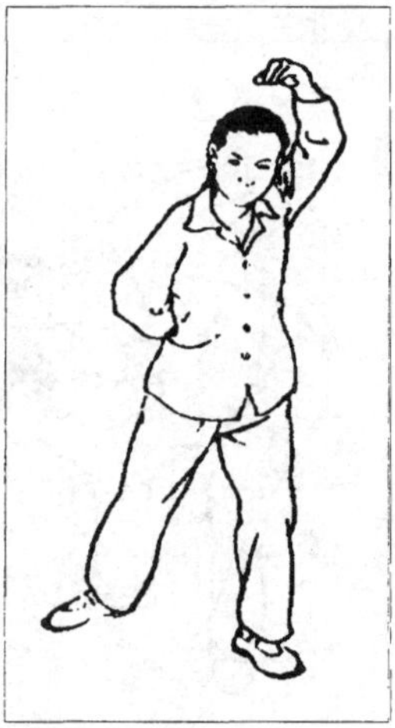

图 1－97

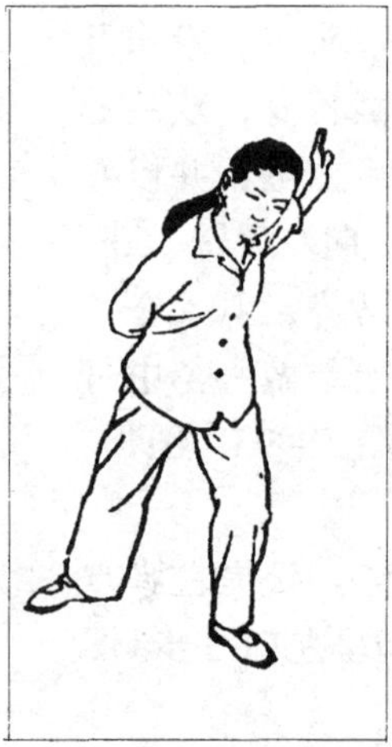

图 1－98

做左手后单回环三次(图 1 – 99、图 1 – 100、图 1 – 101、图 1 – 102、图 1 – 103)。

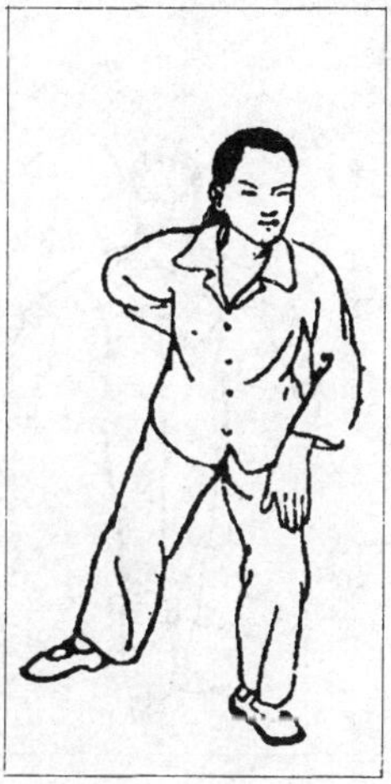

图 1 – 99

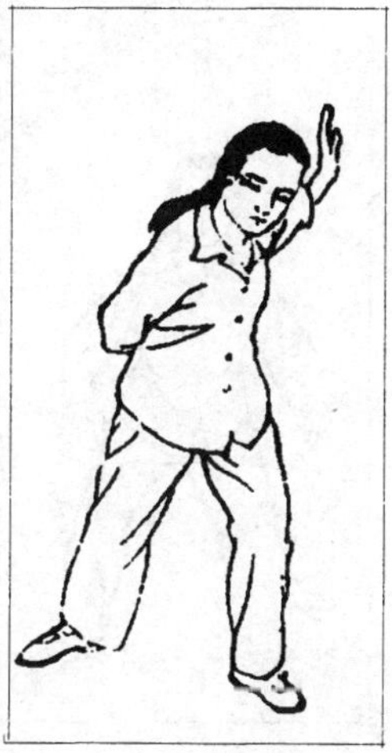

图 1 – 100

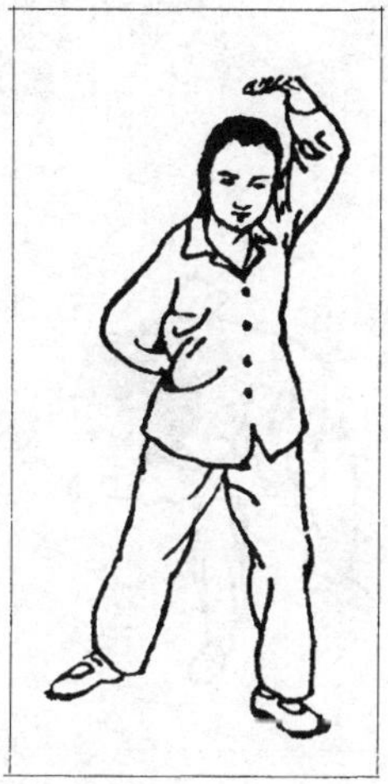

图 1 – 101

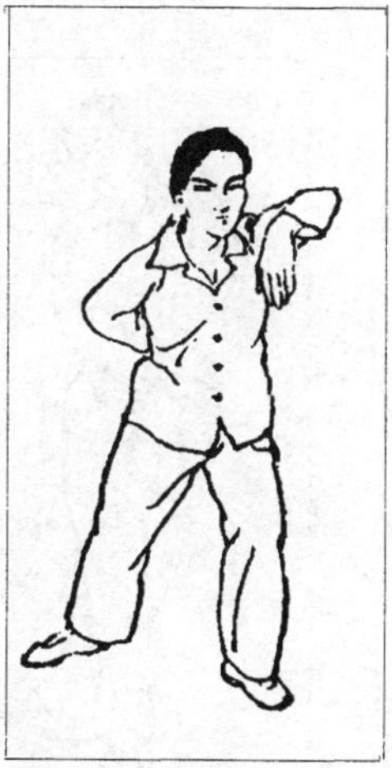

图 1 – 102

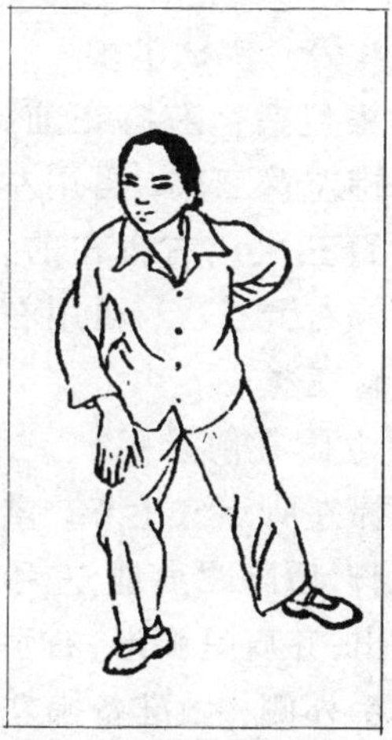

图 1 – 103

右后转身360°，做一个中丹田开合。接着做第八个势子（图1－104、图1－105、图1－106）。

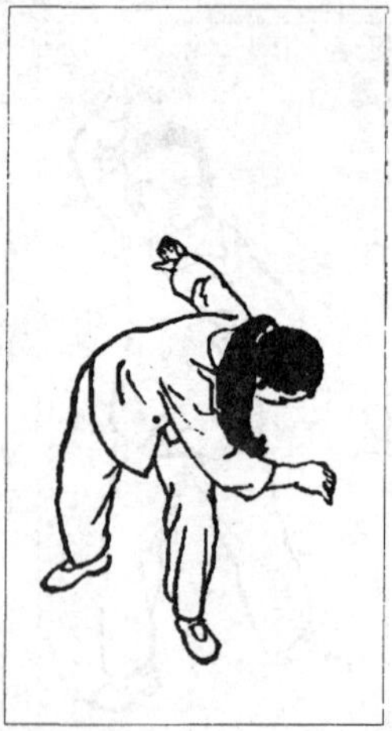
图1－104

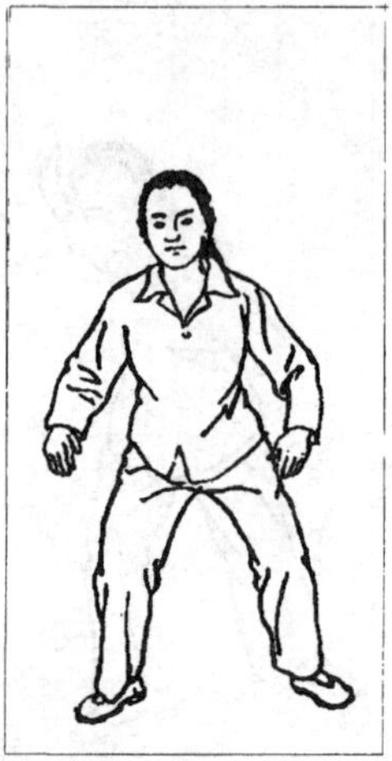
图1－105

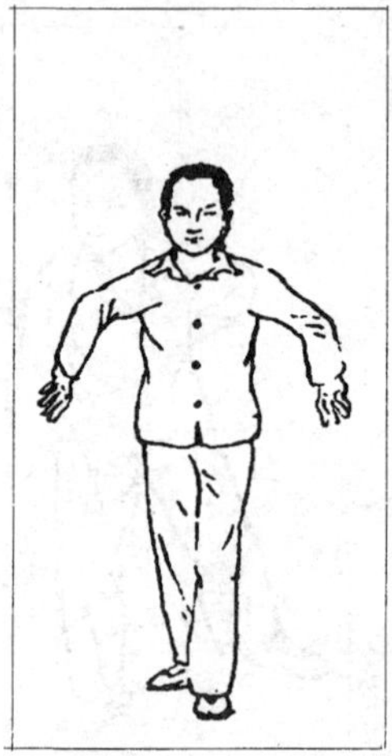
图1－106

第八势　拂拭尘埃

本势包括：左脚在前，用右手拂左臂三次，再用左手拂右臂三次；右脚在前，用左手拂右臂三次，再用右手拂左臂三次。

1. 左脚在前拂手

松提左脚点穴上步，重心在前脚，后脚跟离地，左手向前伸出，齐肩呈弧形，右手位于左手外侧，做准备拂左臂的动作（图1－107）。

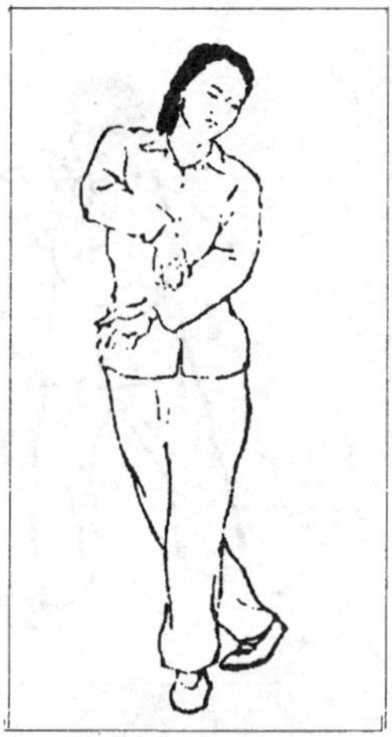
图1－107

接上势。用右手拂左臂三次，右手先沿左臂外侧由左手拂到左肩，再沿左臂内侧由肩拂到手，此为一次拂手动作，连拂三次（图1－108、图1－109、图1－110）。

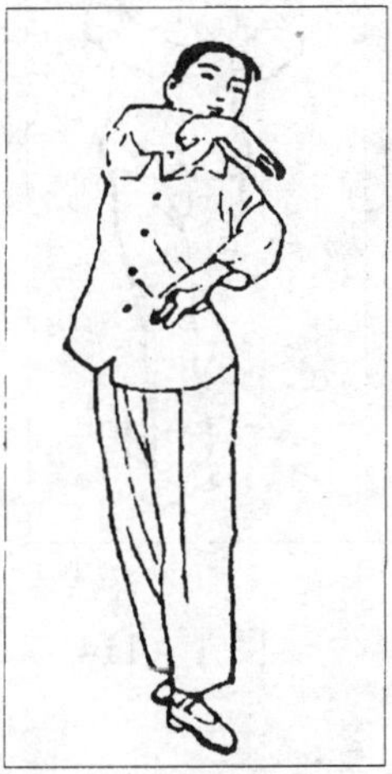

图1－108

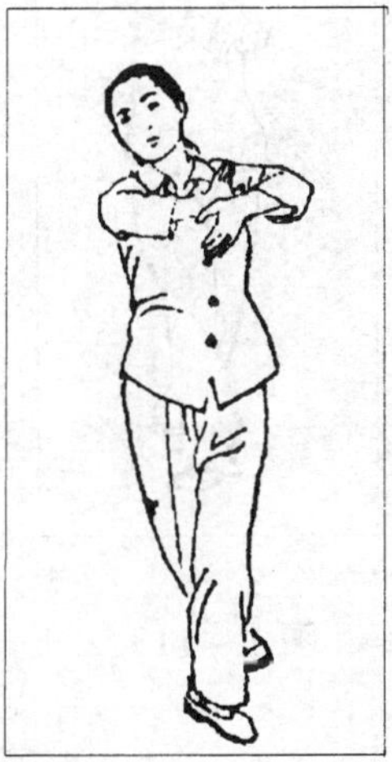

图1－109

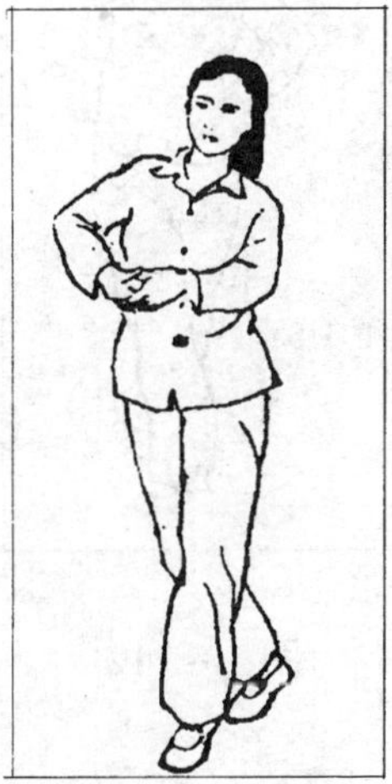

图1－110

变换手法，再以左手拂右臂三次（图1－111、图1－112、图1－113、图1－114）。

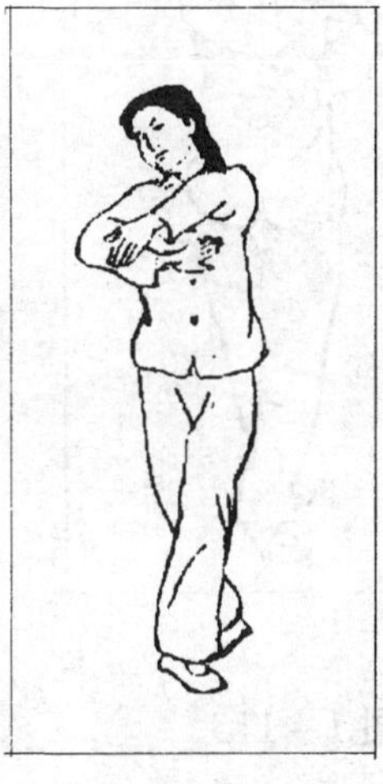

图1－111

2. 右脚在前拂手

上右脚，松提右脚点穴上步，重心移前（右）脚，后脚跟离地，伸出右手齐肩呈弧形，左手位于右手外侧，准备拂右臂（图1－115）。

以左手轻拂右臂三次（图1－116、图1－117、图1－118）。

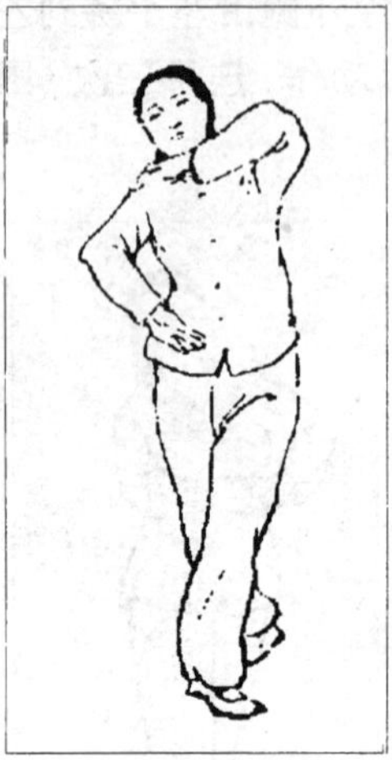

图 1－112

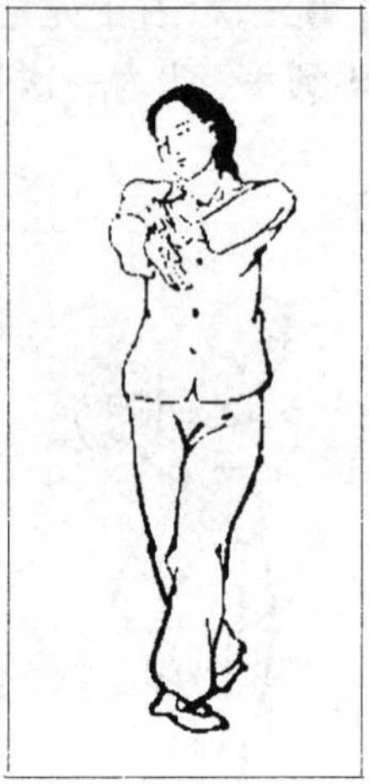

图 1－113

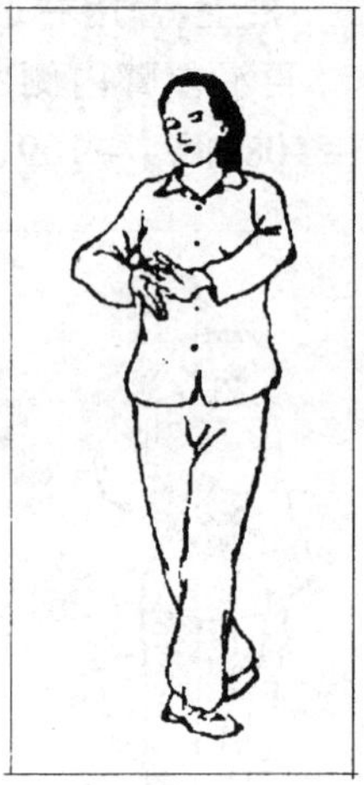

图 1－114

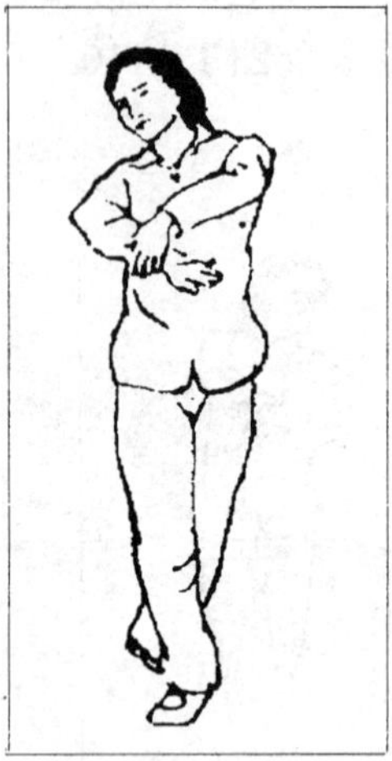

图 1－115

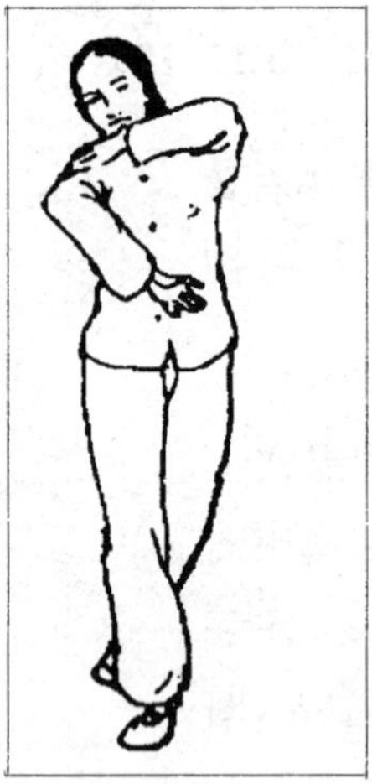

图 1－116

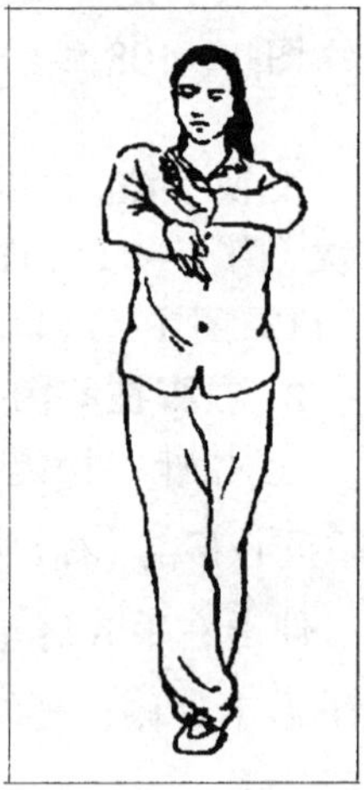

图 1－117

变换手法，再以右手拂左臂三次（图 1－119、图 1－120、图 1－121、图 1－122）。

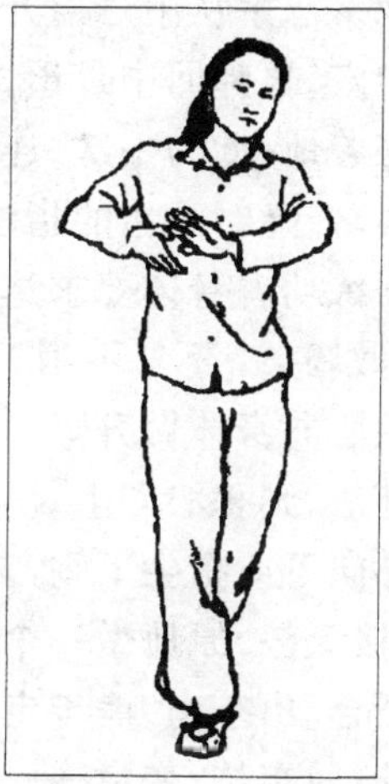

图 1－118

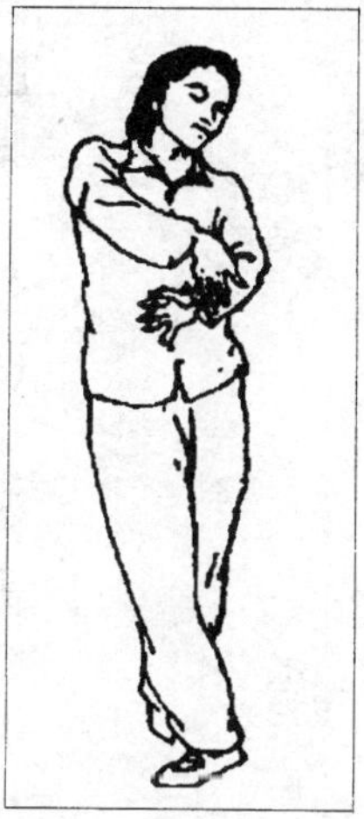

图 1－119

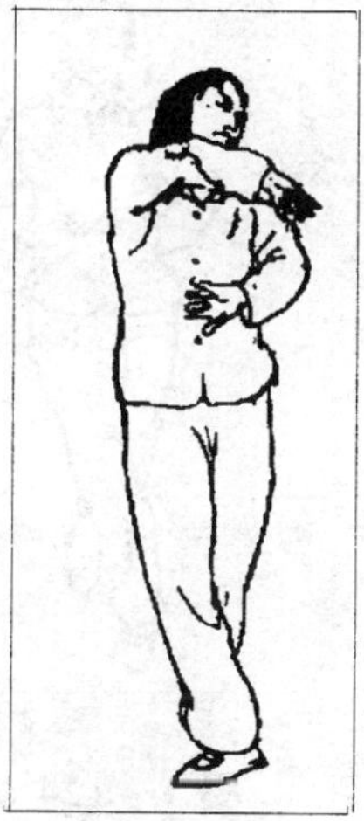

图 1－120

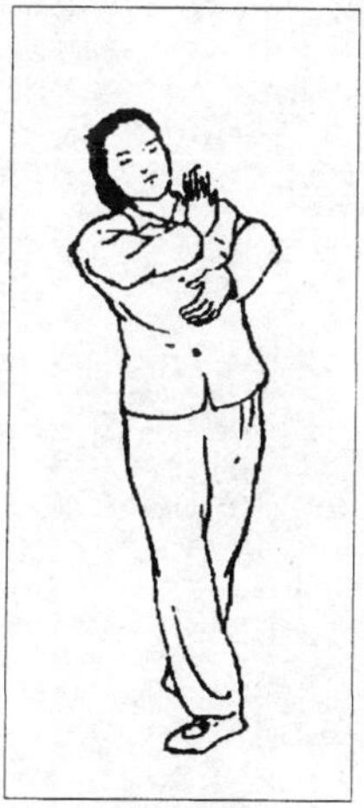

图 1－121

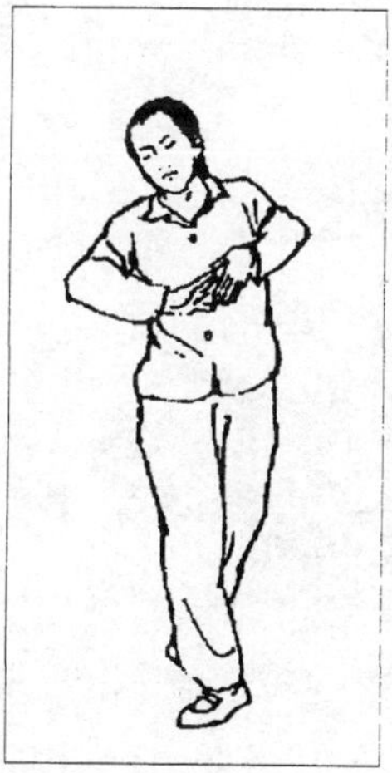

图 1－122

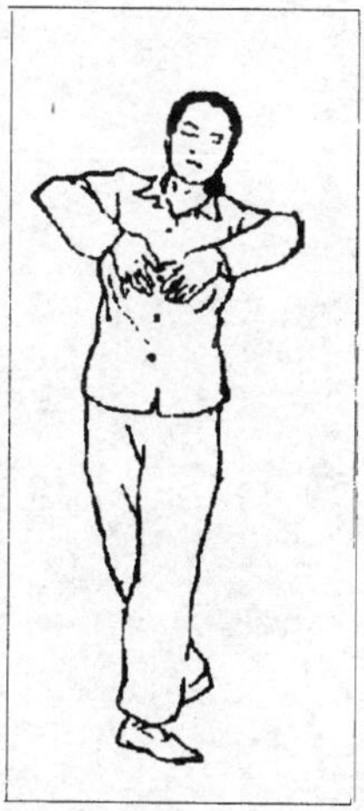

图 1－123

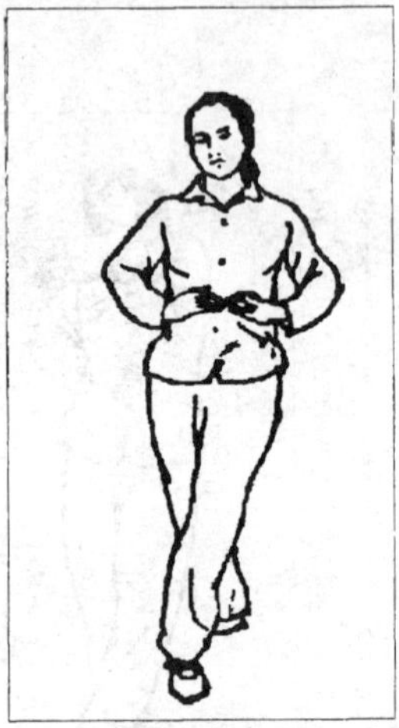

图 1－124

上左脚，松提左脚点穴上步，左脚在前，右脚跟离地，双手从中丹田升到膻中穴，再降回中丹田，后脚跟着地，此为一次，连做三次。升降时手指的指法，根据练功者身体要求选择（若做调整、不补不泻，则双手心向身体做升降；若做补法，则手心向上；泻法手心向下或指尖下垂）。最后，接上势，原地做一个膻中开合。出东南，熊步走大八卦；回东位，变禽——接练鹿戏（图 1－123、图 1－124）。

第四章 鹿 戏

指天立地通心窍　　善运尾闾固肾腰
伸筋奔跑和肝气　　三阴一点气血调

形神要领: 鹿性纯阳, 喜爱伸筋奔跑, 回首蹦跳。习练时要做到反应敏捷, 动作轻快, 尤其要翘起足尖, 注意松腰、松胯、松膝, 神态要充满活力。

功理: 鹿戏意守肾俞穴, 通过鹿戏八个势子的习练, 主要疏通足少阴肾经、足太阳膀胱经、足厥阴肝经, 促心肾相交, 加强心脏功能。

尤其因鹿善尾闾, 益肾水, 平肝火, 壮腰固肾; 脚尖跳跃, 足跟连天柱, 全身皆动。

功效: 腰腿病(腰痛, 腰肌劳损)。

肾炎, 肾盂肾炎, 阳痿, 月经不调。

尤其可喜的是: 对红斑狼疮有根治作用。

功法: 鹿戏共有八个势子。

首先要熟知鹿戏中的指法、走步及跳步。

1. 鹿指

鹿戏中的指法如图所示。食指和中指并拢伸出, 其他三指收回, 无名指和小指并拢, 拇指指尖轻轻压在无名指和小指的指尖处, 此即为剑指。在鹿戏中定名为鹿指(图 1 – 125)。

2. 走步

走步时, 双手变鹿指分别放在头部两侧冲天穴(两耳尖上方)处, 手心相对, 呈鹿角状(图 1 – 126)。

①右脚走步

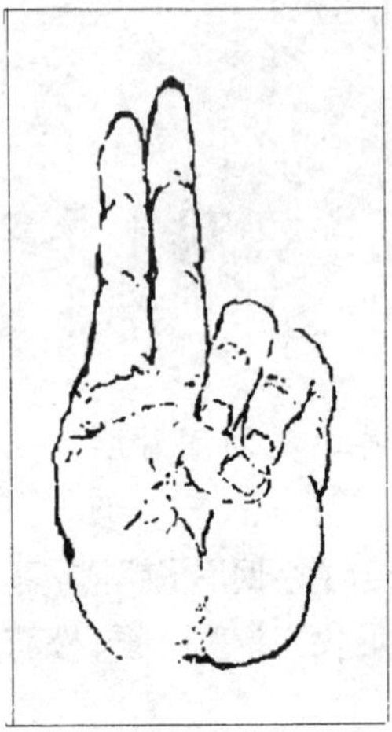

图 1－125

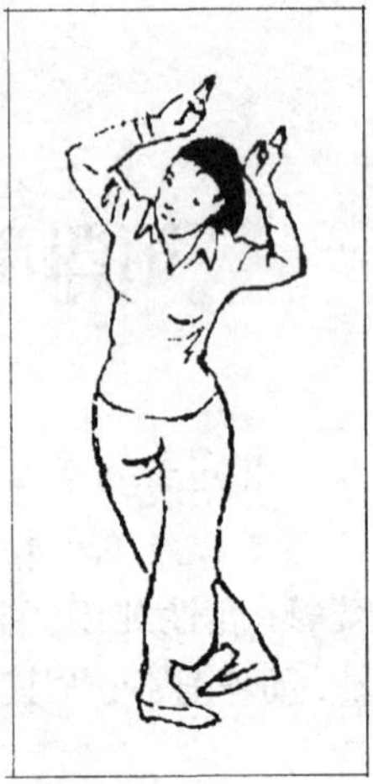

图 1－126

上右脚，高抬右腿呈 90°，足尖下垂。接着右脚向前一步，翘足尖，脚跟着地，同时身体随之向右倾斜，然后右脚放平，重心移向右脚，此为一步（图 1－127、图 1－128）。

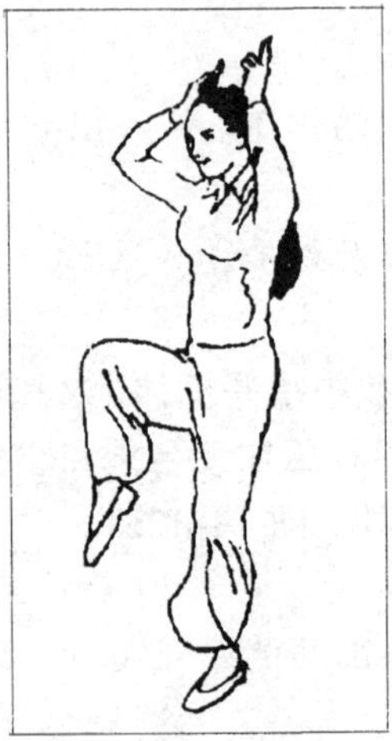

图 1－127

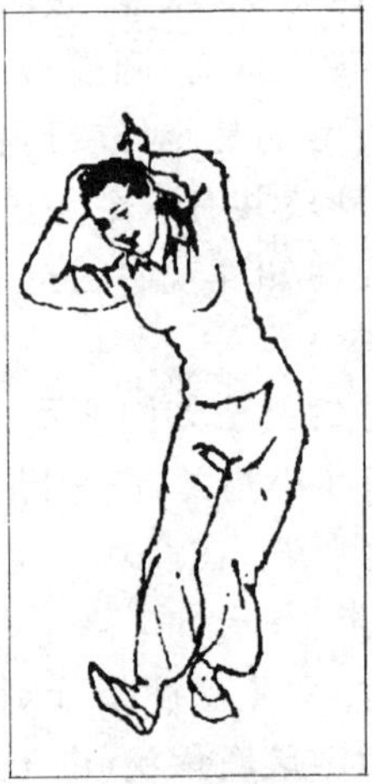

图 1－128

②左脚走步

上左脚，高抬左脚90°，足尖下垂。接着左脚向前一步，翘足尖，脚跟着地，同时身体随之向左倾斜，然后左脚放平，重心移向左脚，此为一步（图1－129、图1－130）。

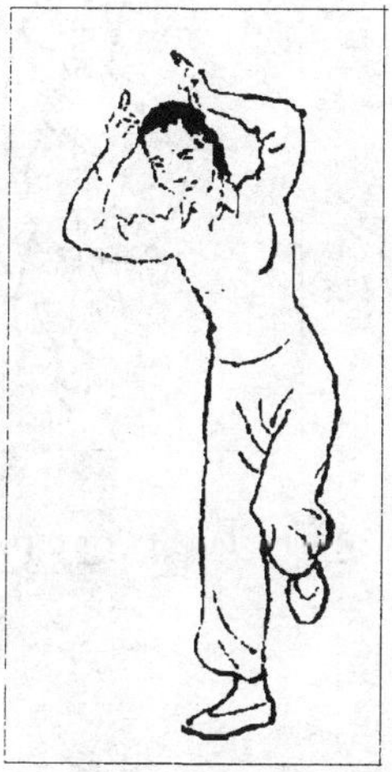

图1－129

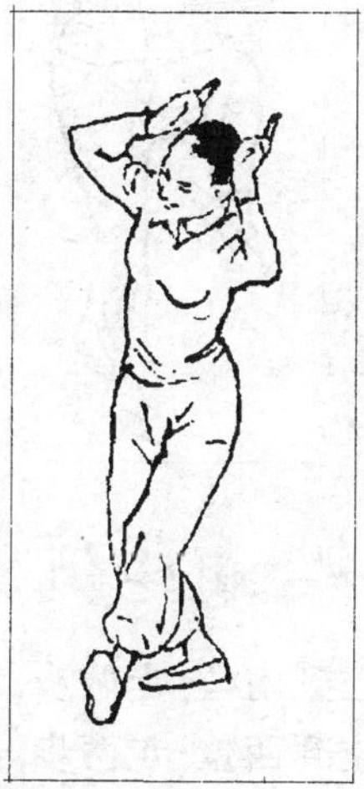

图1－130

3. 跳步

接上势，上右脚，高抬右腿近90°，足尖下垂，接着右脚向前一步，脚尖着地，同时上左脚，提高到右腿中部，双脚腾空，一个跳步，左脚在前，右脚在后（图1－131、图1－132）。

要求：走步时要松腰松膝，动作轻巧、敏捷。鹿戏中的鹿步由走步和跳步组成。鹿步可以有几种走法：

走一步，跳一步；走一步，跳两步。

走两步，跳一步；走两步，跳两步（交叉前进跳起）。

走三步，跳三步。

练功者应由浅到深地自选。

鹿戏中走大、小八卦的步法如下：

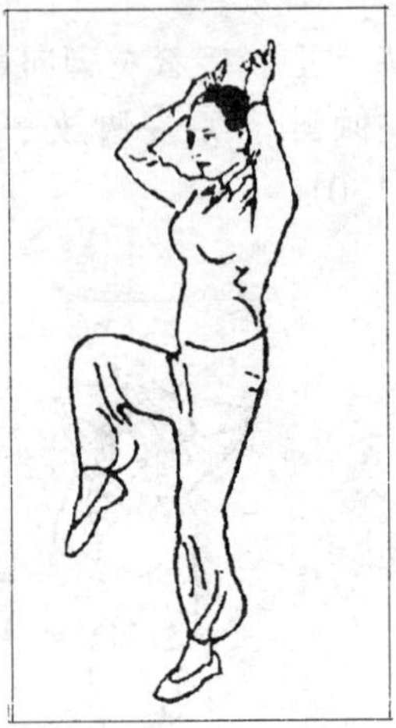

图 1－131

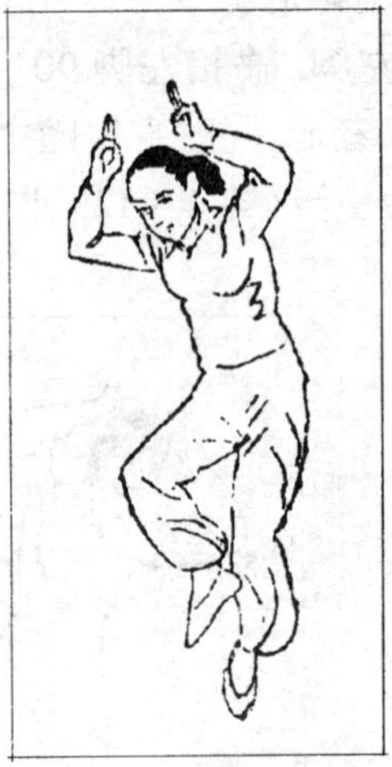

图 1－132

从东位到南位，走两步，跳两步；
从南位到西位，走两步，跳一步；
从西位到北位，走一步，跳一步；
从北位到东位，走一步，跳两步；
从东位进中宫，走三步，跳三步；
练功者可根据自己的情况灵活掌握。

鹿戏共由下列八个势子组成。

第一势　跳越深涧

接上势。在东位上后脚，面向南方做三叠开合，上左脚，两脚平行，双手回两胯旁，呈松静站立式，沉气（图 1－133）。

上左脚，与右脚呈丁字交叉状，双手合回中丹田前，身体逐渐向前弯屈，双手垂直下降。双手快接近地面时，变鹿指，并快速翻手，使鹿指向前，手心向上。接着，再翻手，手心向下。然后垂下鹿指，随着身体的直起，双手快速提到膻中穴前；再翻手腕，鹿指向上，升到头部两耳尖上方放好，手心相对，呈鹿角状（图 1－134、图 1－135、图 1－136、图 1－137、图1－

138、图 1－139)。

注意：两腿不要分开，松膝沉气，意守肾俞穴。

用鹿步走大八卦，进中宫，在中宫面向西南，左脚在前，与右脚呈交叉步如图 1－126 所示。

接上势。原地双脚腾空跳六次(图 1－140)。

上右脚，两脚平行，双手降回到中丹田，松腰沉气，接着用鹿指做中丹田三开合，双手五指松开，放回两胯旁。接着做第二个势子(图 1－141、图 1－142)。

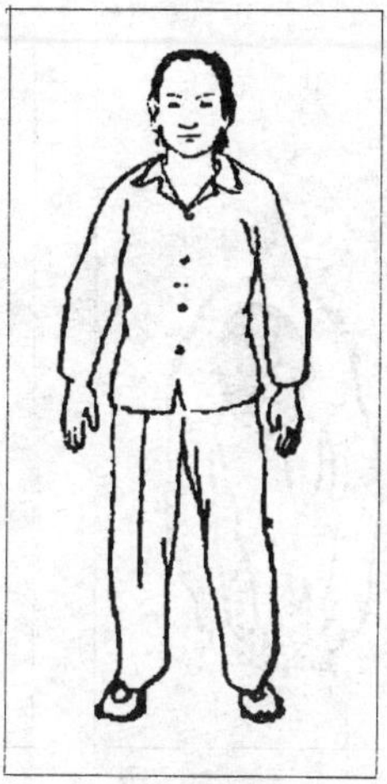

图 1－133

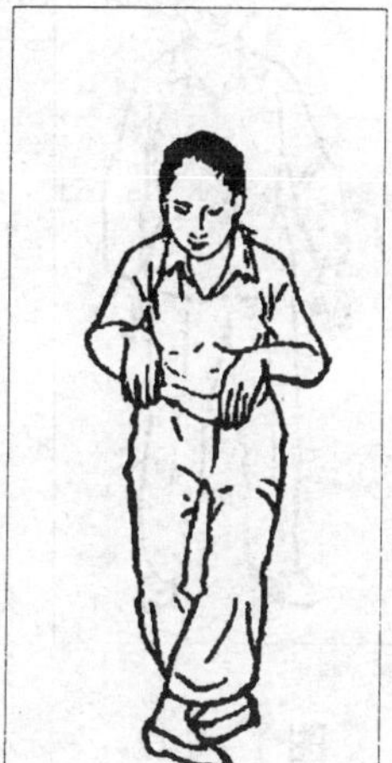

图 1－134

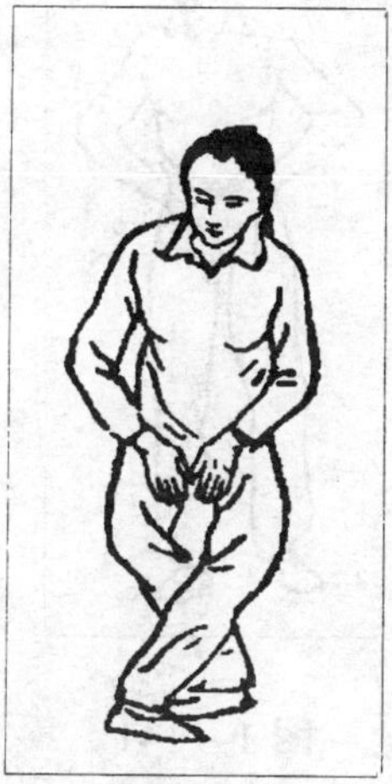

图 1－135

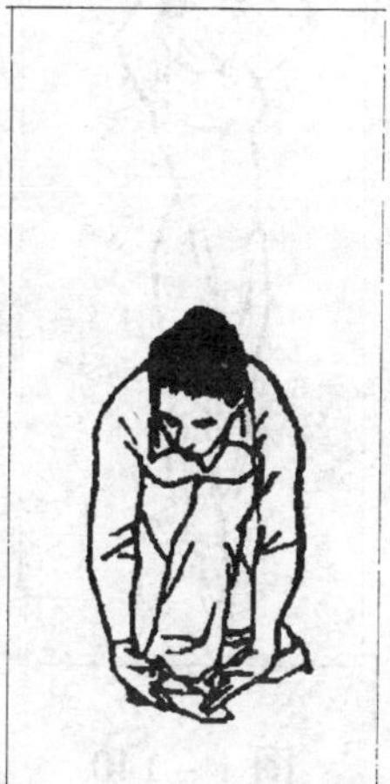

图 1－136

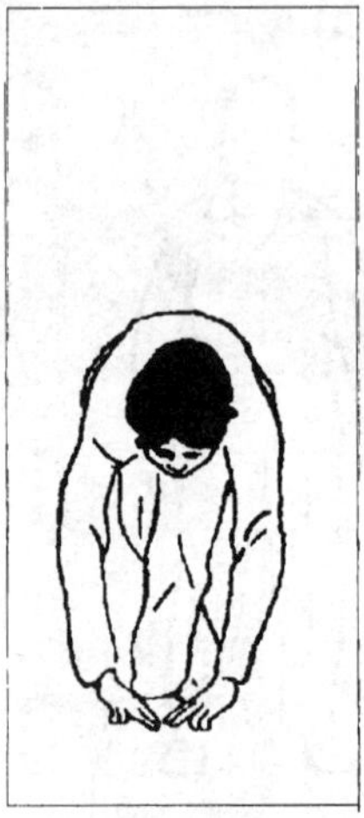

图 1－137

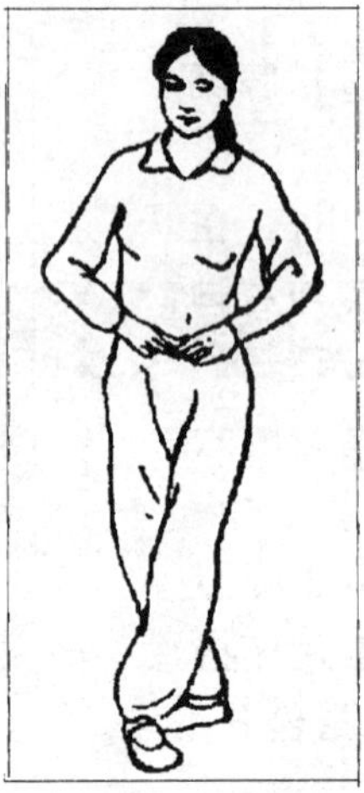

图 1－138

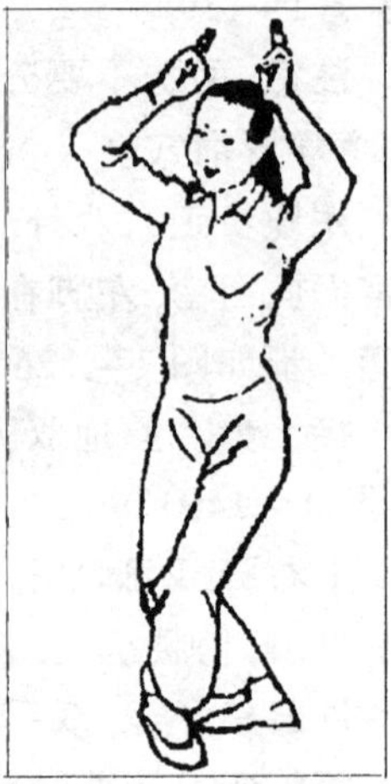

图 1－139

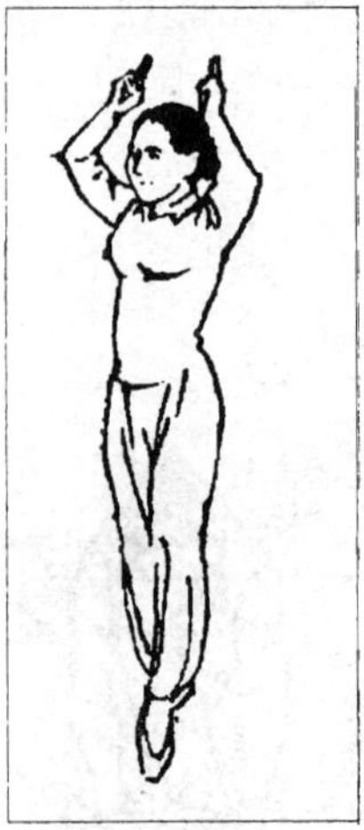

图 1－140

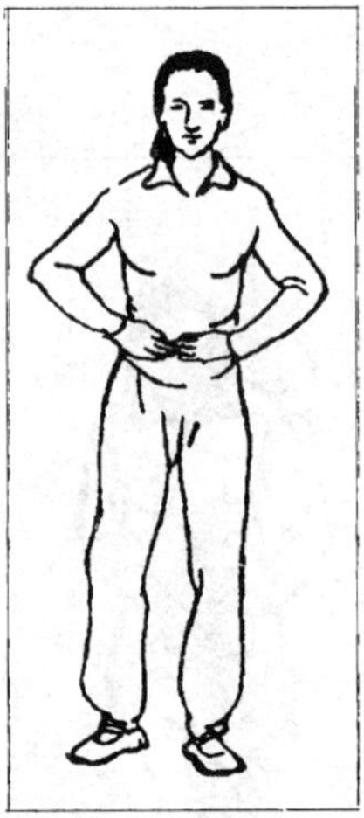

图 1－141

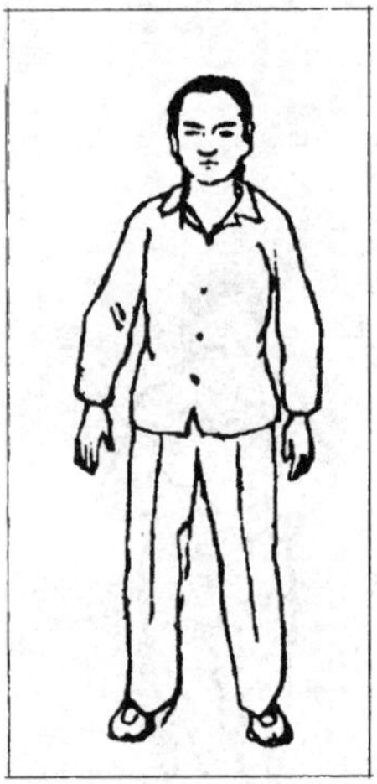

图 1－142

第二势　左右射雕

接上势。向西方上右脚，与左脚呈交叉状。同时，两手合回中丹田，变成鹿指在中丹田交叉，翻手腕（先向内、向下，再翻向外、向上），双手上下张开，右手在上，左手在下，右手指尖向上，高过百会，左手屈肘稍低，面向北方（图 1－143、图 1－144）。

再向南方上左脚，与右脚呈交叉状，双手变为左手在上，右手在下，面向东方（图 1－145）。

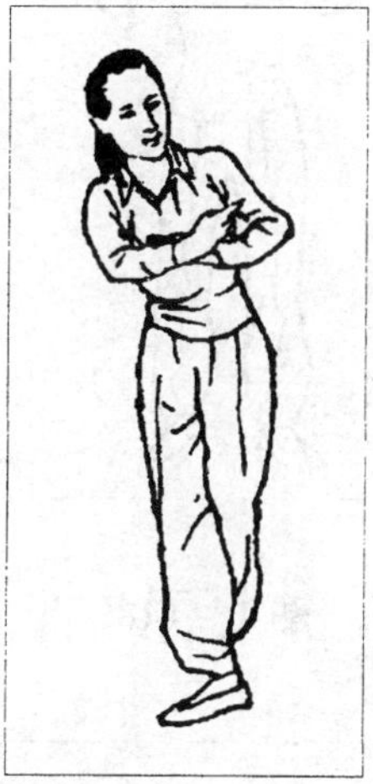

图 1－143

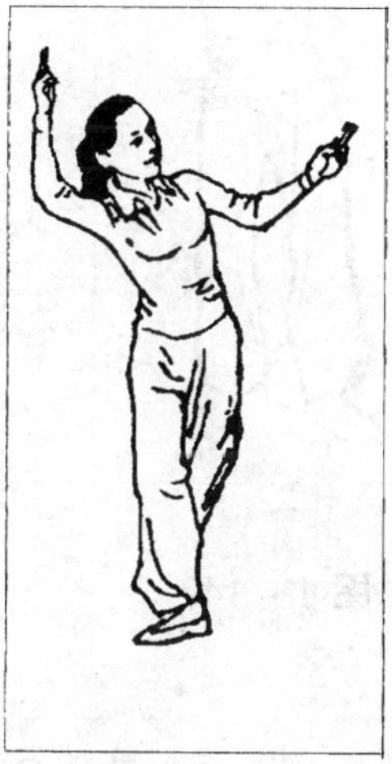

图 1－144

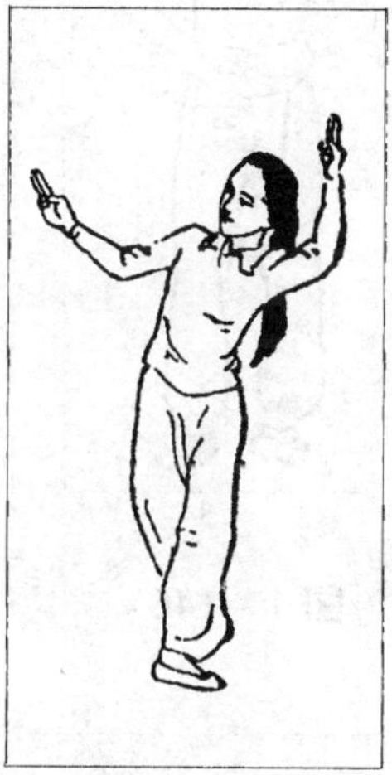

图 1－145

接上势。上右脚，两脚平开，面向西南，用鹿指做一个中丹田开合。鹿指在中丹田前，两中指相接，手心向里，沿任脉升到膻中，向左右两侧徐徐伸开（屈肘），手心向下，指尖指向左右（图 1－146、图 1－147、图 1－148、图 1－149）。

接上势。翻手，令手心向上，鹿指慢慢弯三次；双手再从左右两侧向前胸划回，点在膻中穴处（图 1－150、图 1－151）。

右射雕预备式：右手从膻中穴前向右慢慢伸出，左脚向东南方横上一步，与右脚呈交叉步；身体重心在右，并向右倾斜，后脚（右）跟离地，再收回右手，右臂屈肘在胸右侧（可点穴），同时右脚向东南方上一步(右脚在身体的右前侧)(图 1－152、图 1－153)。

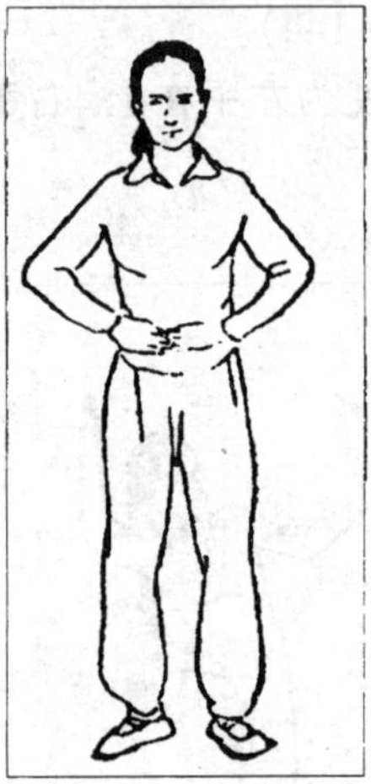

图 1－146

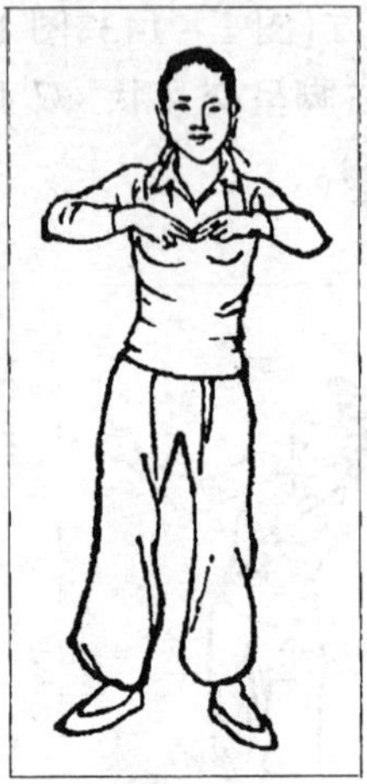

图 1－147

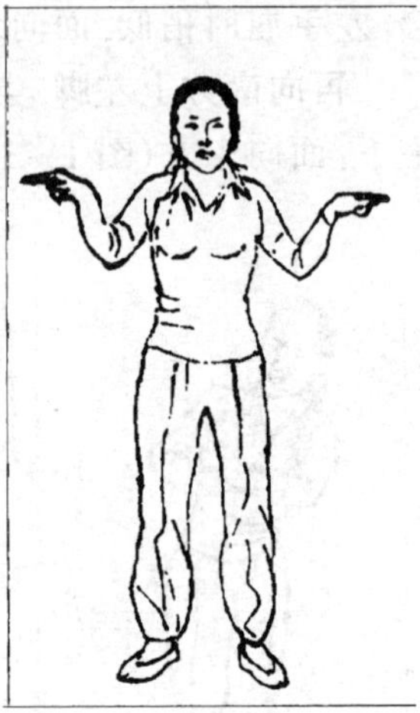

图 1－148

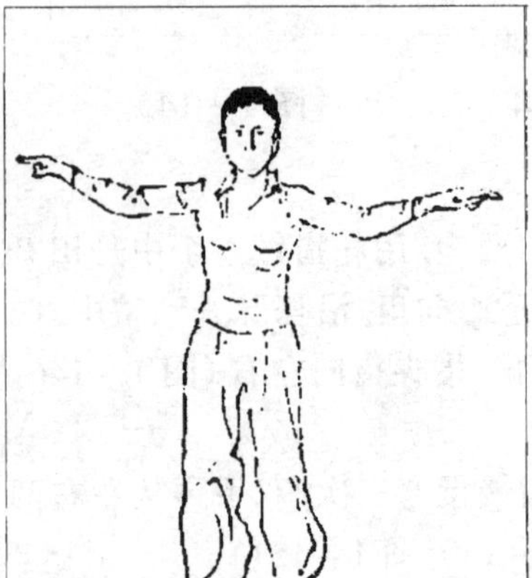

图 1－149

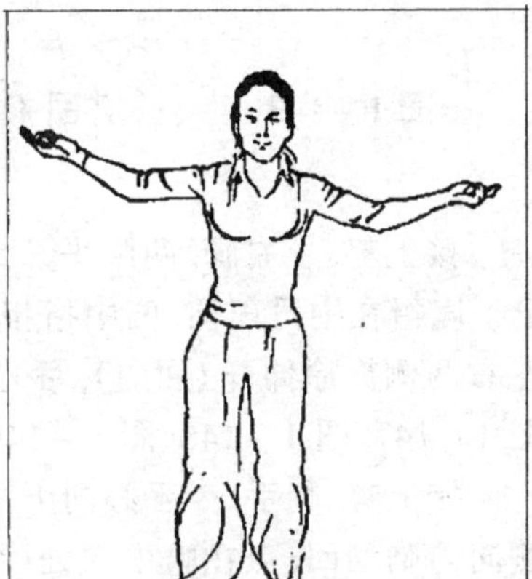

图 1－150

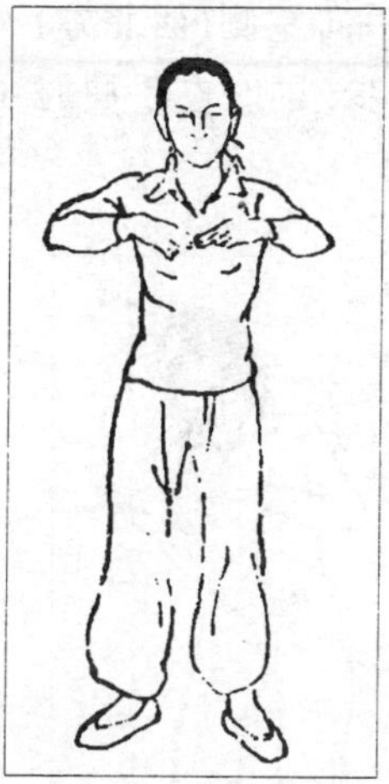

图 1－151

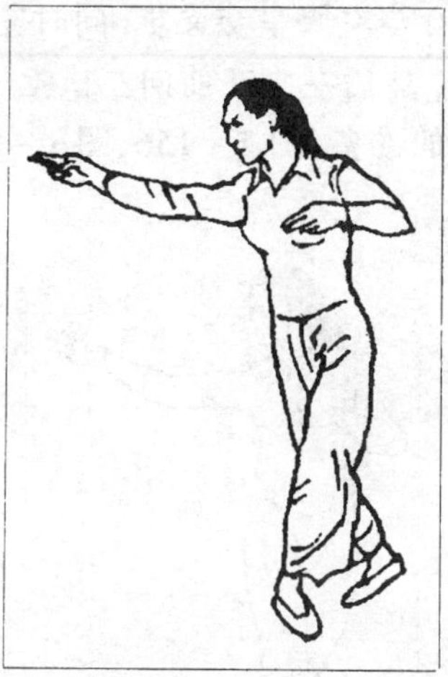

图 1－152

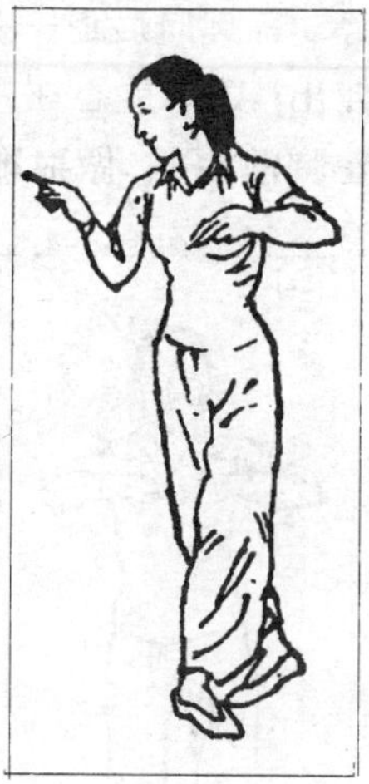

图 1－153

右射雕：接上势。左脚向东南方上一步，与右脚呈交叉步；右手较快伸射出去，射向右侧。此时身体重心在右，面向右方（东南方），右手鹿指仍点在膻中穴处，后脚跟离地，此为一射。重复此动作，共做三次（图1－154）。

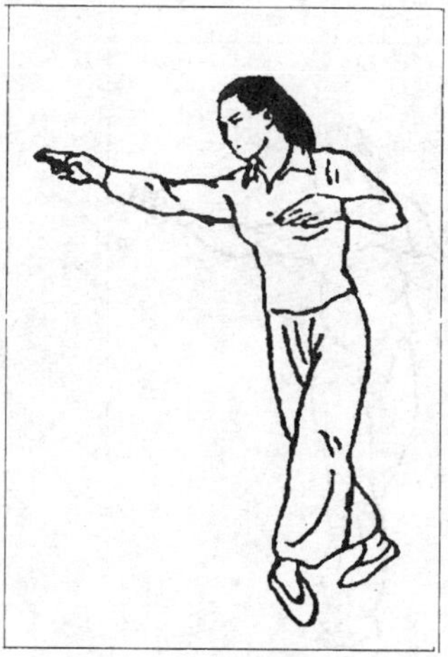

图 1－154

右射毕，上右脚，两脚平行，右手收回，同左手一样，鹿指点膻中穴（图 1－155）。

左射雕预备式：接上

势。右脚向后退一步，与左脚呈交叉步；同时左手向左侧（西北方）伸出；身体重心在左，然后左脚在前向左横上一步；同时左手屈肘在胸前左侧，做射雕的准备（图 1－156、图 1－157）。

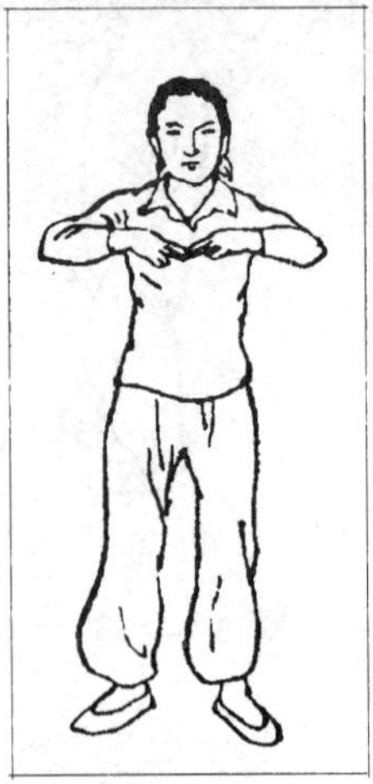

图 1－155

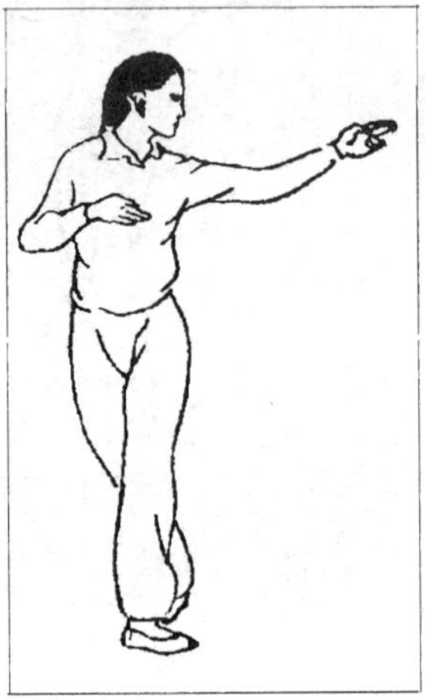

图 1－156

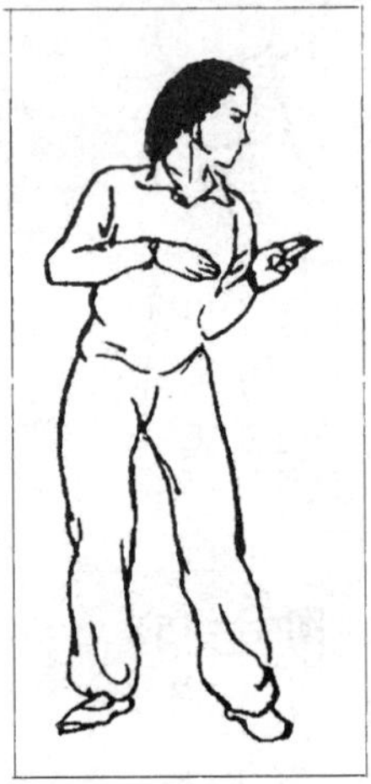

图 1－157

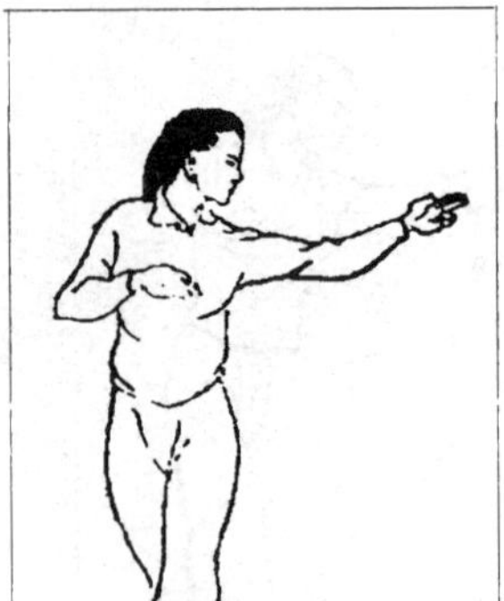

图 1－158

左射雕：右脚向后退一步，与左脚呈交叉步；同时，左手向左侧伸射；身体重心在左，向左侧倾斜，后脚跟面向西北方离地。此为一射，重复此动作做三次（图 1－158）。

然后，回到中宫。上右脚，两脚平行，面向西南；双手鹿指点膻中穴，接着做第三势子（图 1－159）。

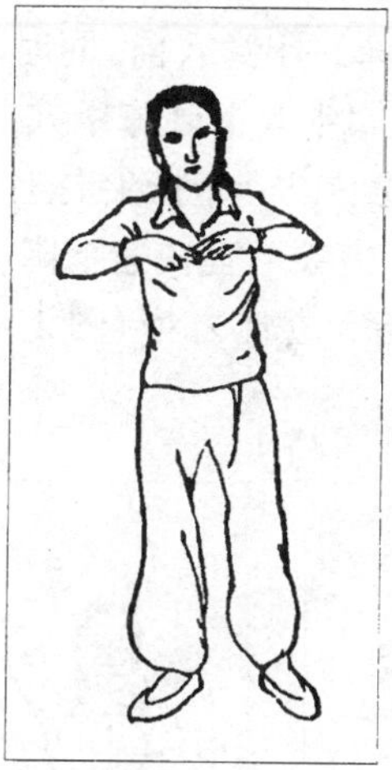

图 1－159

第三势　指天立地

接上势。脚不动,右手由膻中穴向下、向右外，再向上绕过百会穴，降到印堂穴前，同时左手由膻中穴上升到左上方；接着，右手从印堂穴下到膻中穴，再降到中丹田，然后翻腕向右外，再上到百会穴之上，指尖向上指天；同时右腿向前抬高90°，足尖向下；右手指尖下垂快速下降，过膻中穴，鹿指尖点在右膝的鹤顶穴处，形成指天立地之势（图 1－160、图 1－161、图 1－162）。

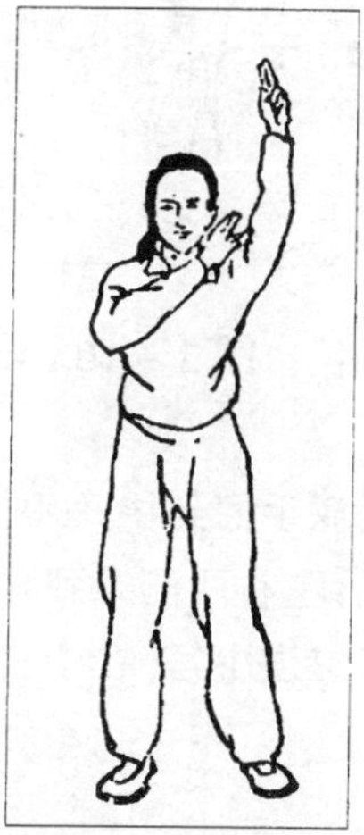

图 1－160

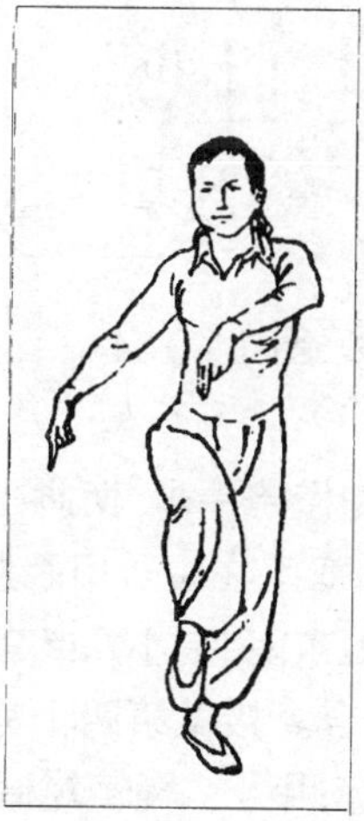

图 1－161

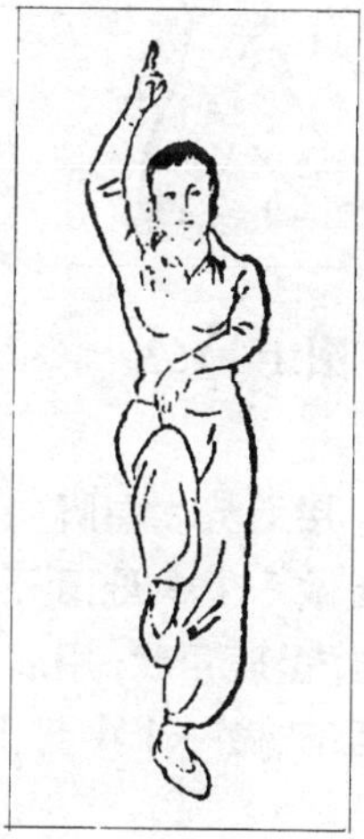

图 1－162

接上势。右脚向左侧横跨一步，两脚呈交叉步；接着左手由膻中穴向下、向左外，再向上绕过百会穴，降到印堂穴前；同时，右手由膻中穴上升到右上方；紧接着左手从印堂穴下到膻中穴，再降到中丹田，然后翻腕向左外，再上到百会穴之上，指尖向上指天；同时左腿向前高抬 90°，足尖向下，右手指尖下垂快速下降，过膻中穴，指尖点在左膝的鹤顶穴处，形成指天立地之势（图 1－163、图 1－164、图 1－165）。

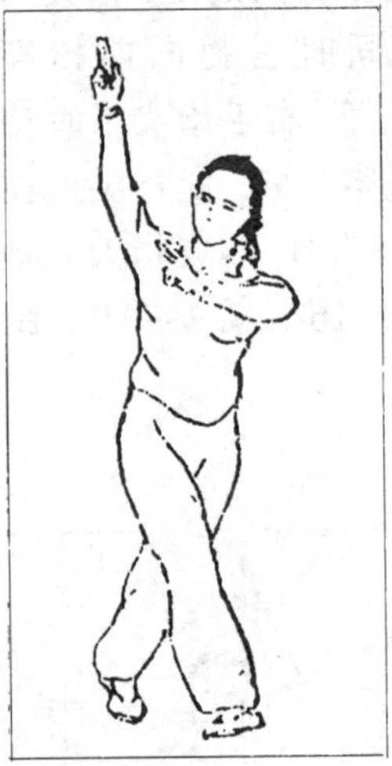

图 1－163

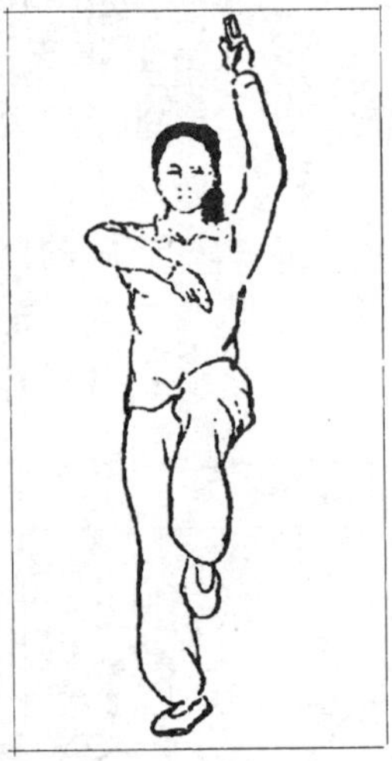

图 1－164

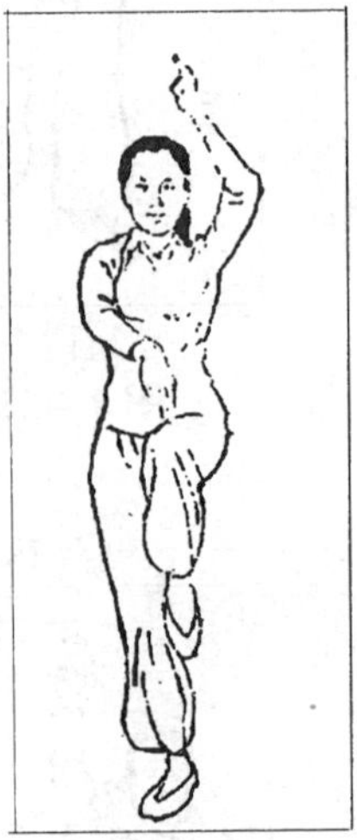

图 1－165

接上势。左脚向左侧横跨一步，两脚平行；双手回到中丹田，用鹿指做一个中丹田开合；双手在中丹田翻腕，沿左右两侧升到耳尖上方，呈鹿角状；用鹿步出东南，走小八卦，由东位进中宫，在中宫面向西南，做一个中丹田开合。接做第四个势子。

第四势　辘轳尾闾

接上势。移重心，松提左脚点穴上步，左手沿带脉由中丹田绕到背后，手背放在肾俞穴处；右手从中丹田往右外再向上回环，绕过百会穴，降到印堂穴前；然后再快速直下，用右手鹿指点在左脚小趾至阴穴上，点三点，然后身体直起，前脚放平，双手回到中丹田前（图 1－166、图 1－167）。

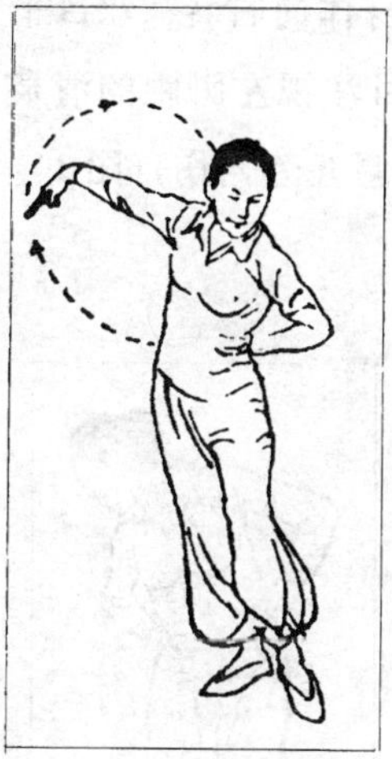

图 1－166

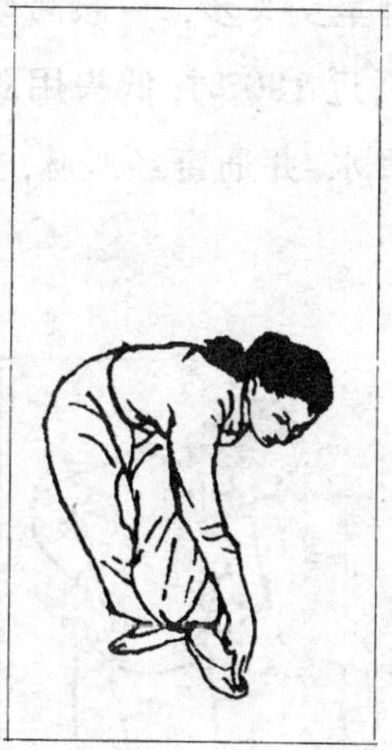

图 1－167

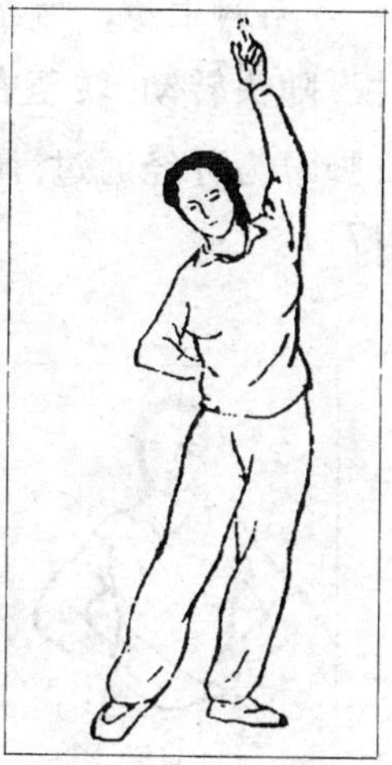

图 1－168

接上势。移重心，松提右脚点穴上步；右手绕带脉，手背放在肾俞穴外，左手做回环；由印堂快速直下，以左手鹿指点右脚小趾至阴穴上，点三点（图 1－168、图 1－169）

做上述动作时，要求松腰沉气，意守肾俞穴，然后身体平起，前脚放平，上左脚，做一个中丹田开合。接做第五势子。

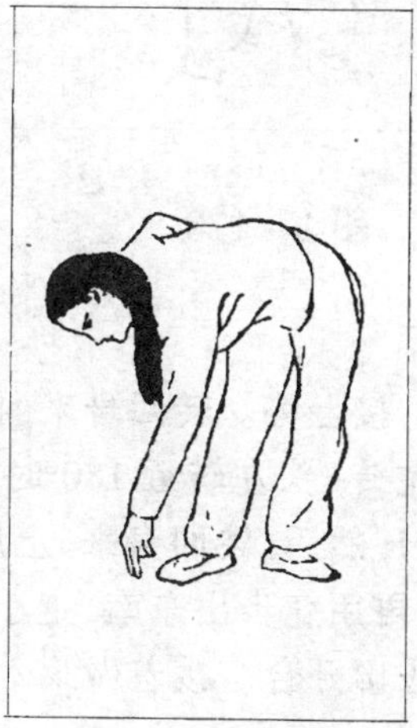

图 1－169

第五势　回望清泉

接上势。双手由中丹田沿带脉绕到背后，用双手的拇指叉腰，两剑指点在肾俞穴处(图 1－170)。

右脚上步，与左脚呈交叉步；以腰带动身体向右转，双目平视，随头转动，转至右后近 180°时，低头用双目注视左脚跟的清泉(脚跟为肾经通过，属肾水，并通奇经八脉，主调五劳七伤)(图 1－171)。

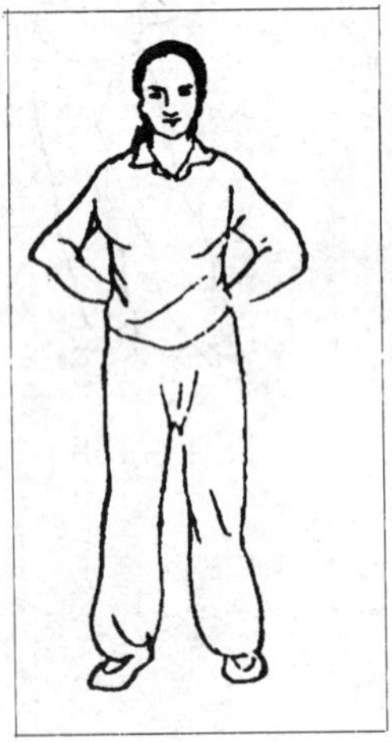

图 1－170

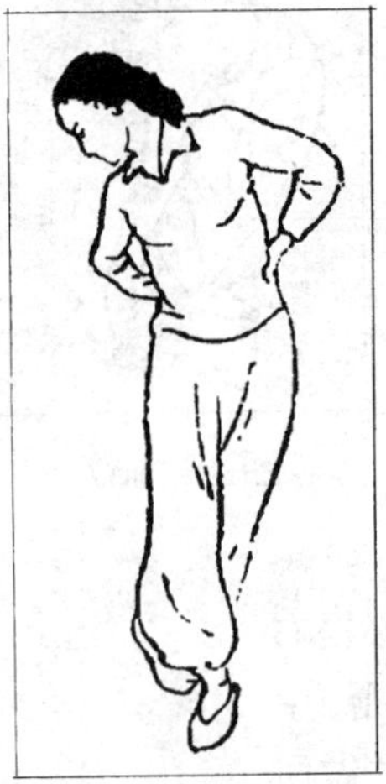

图 1－171

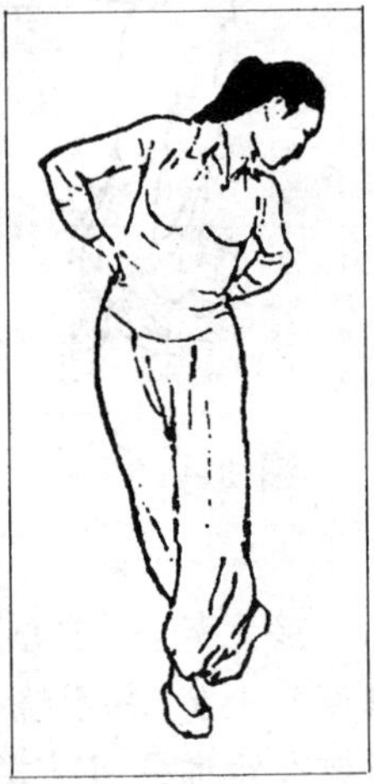

图 1－172

接上势。转回身来，再上左脚，与右脚呈交叉步；以腰带动全身左转，头左转近 180°时，低头，双目注视右脚跟的清泉（图 1－172)；然后，转回身来，上后脚，两脚平开，以鹿指做一个中丹田开合；再用鹿步出东南，走小八卦，由东位进中宫，面向西南，做一个中丹田开合。接着做第六个势子。

第六势　仙女点丹

脚不动，右手向右外，再向上绕百会穴到印堂穴前，同时左手由中丹田过膻中穴上升到左上方；接着，抬高右腿，右脚底对左小腿部；同时右手沿任脉下降到中丹田后翻腕向右外，再上升到百会穴之上，指尖平指向西北方；而左手鹿指快速下降，点于右腿的“三阴交”穴（此穴在右脚内侧的内踝尖上四横指处）。点“三阴交”穴主要是通三阴，益肾水，养肝、脾，此时意守肾俞穴（图 1－173、图 1－174）。

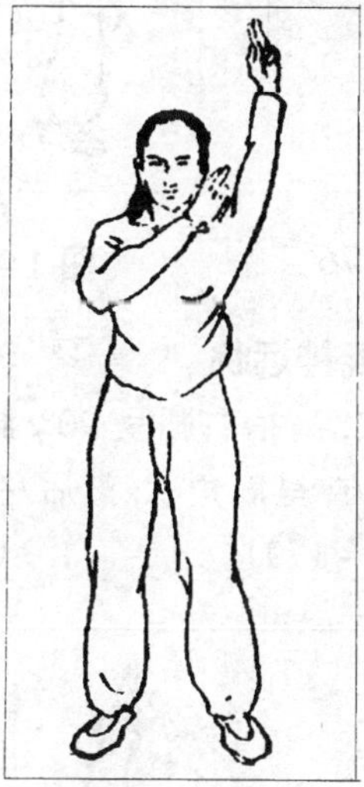

图 1－173

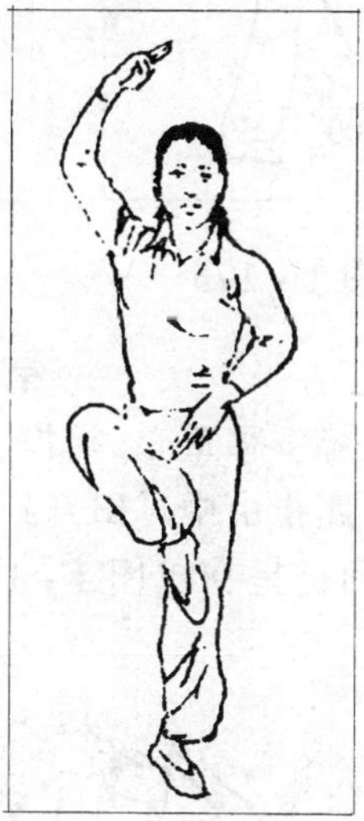

图 1－174

接上势。右脚横跨一步，双手回到中丹田再变换手势；左手做回环动作，绕百会穴到印堂穴前，右手过膻中穴升到右上方；紧接着抬高左腿，左脚底对右小腿部，同时左手沿任脉下降再回环升到百会穴之上，指尖平指向东南方，而右手鹿指快速下降，点于左脚的三阴交穴上（图 1－175、图 1－176、图 1－177）。

然后，左脚横上一步，两脚平行，一个鹿指中丹田开合；鹿步出东南，走小八卦，由东位进中宫，面西南，一个中丹田会合。接做第七个势子。

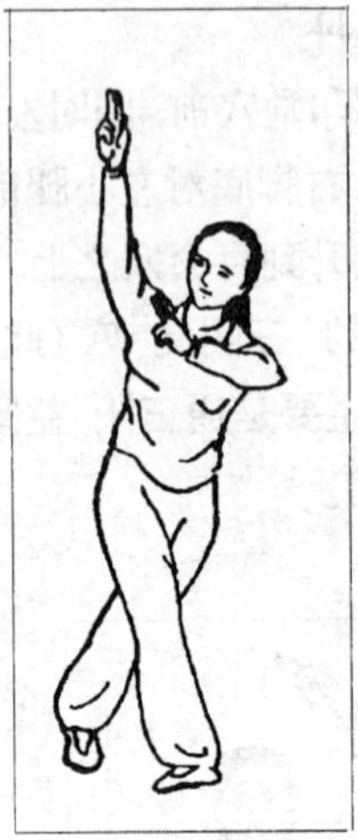

图 1－175

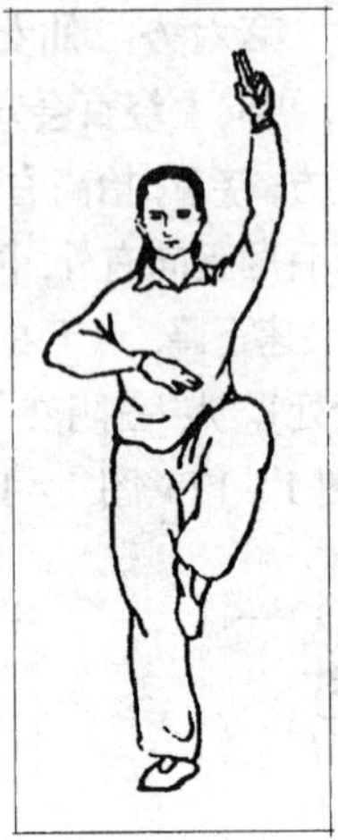

图 1－176

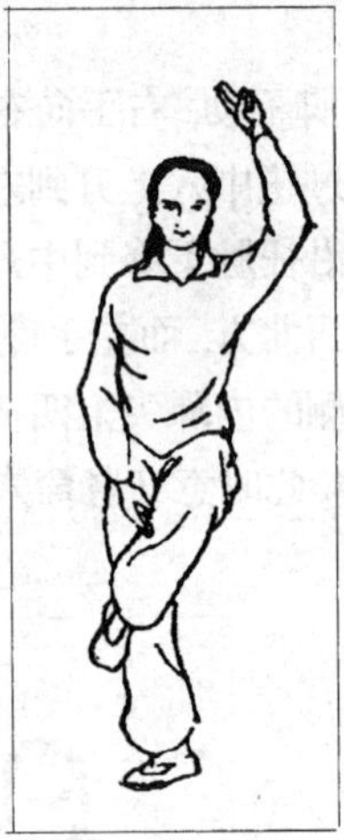

图 1－177

第七势 凝神远眺

接上势。移重心，松提右脚点穴，高抬右腿呈 90°，脚尖向下；同时双手鹿指由中丹田升到两耳上方，呈鹿角状；然后左腿向前踢出，再收回仍呈 90°（图 1－178、图 1－179）。

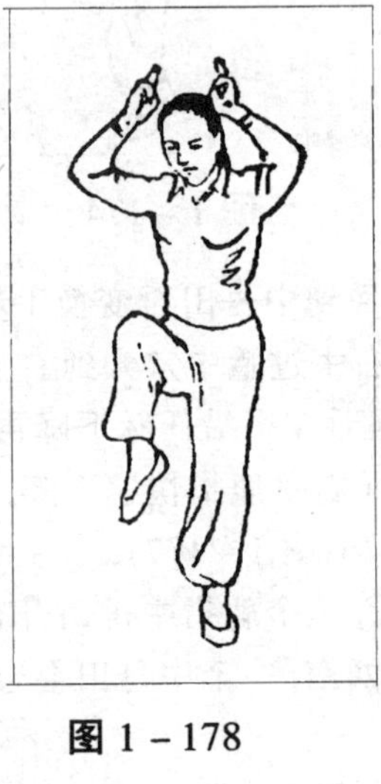

图 1－178

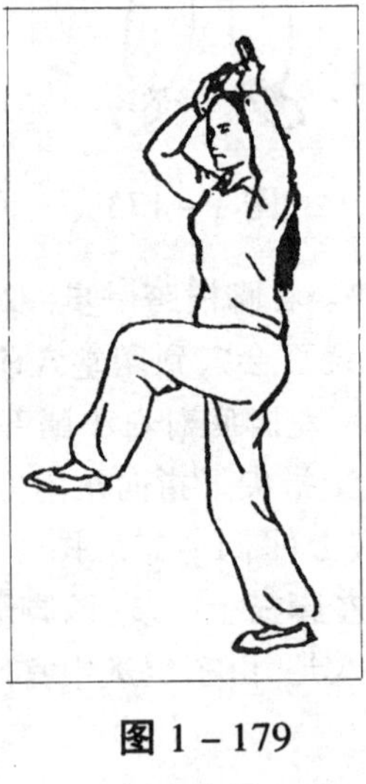

图 1－179

接上势。右脚向左侧横上一步,重心移至右脚,松提左脚上步点穴,高抬左腿呈90°(此时双手仍呈鹿角状);然后左腿向前踢去,再收回仍呈90°(为让读者看出前踢动作,此为侧身照)(图1-180、图1-181)。

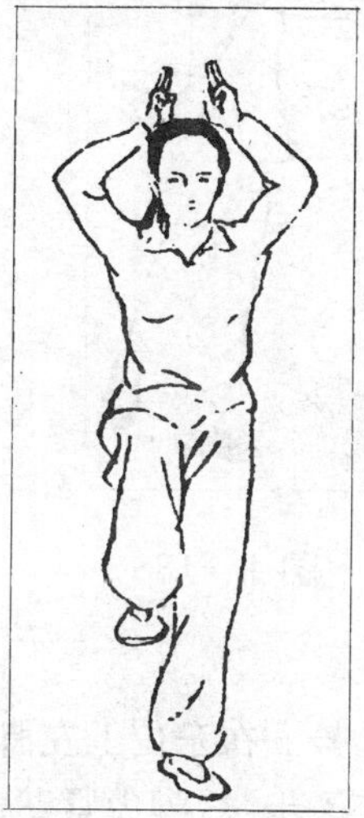

图1-180

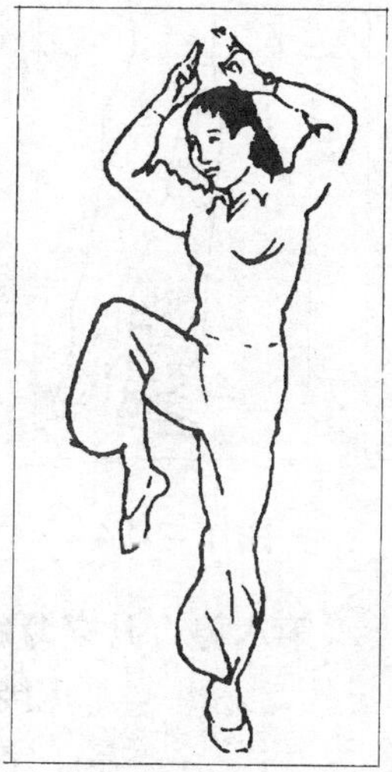

图1-181

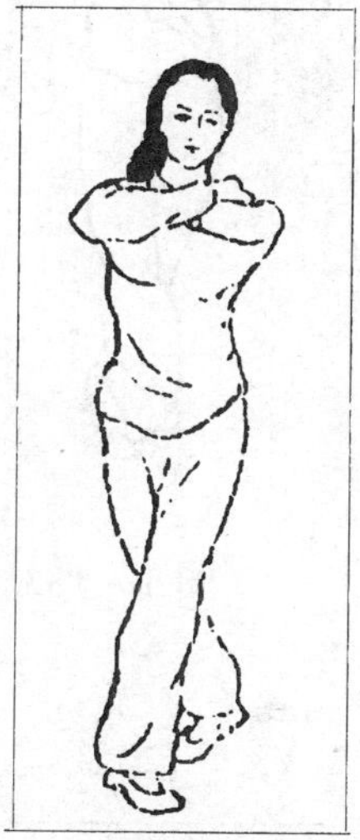

图1-182

左脚向右侧横上一步,双手从鹿角下降到中丹田,交叉手翻腕,再向上,交叉点在缺盆穴处(此穴在锁骨上窝中央,前胸正中线旁开4寸)。此时,男左手在下,右手在上,交叉点穴;女右手在下,左手在上,交叉点穴(图1-182)。

接上势。以腰带动全身向左后方转身,头随之转动,双目注视上方;然后上右脚,呈交叉步,以腰带动向右转身,目视右上方(图1-183、图1-184、图1-185)。

上后脚,两脚平行,一个中丹田开合,鹿步走小八卦,出东南方,走到东位(不进中宫),在东位双手仍呈鹿角状。接练第八个势子。

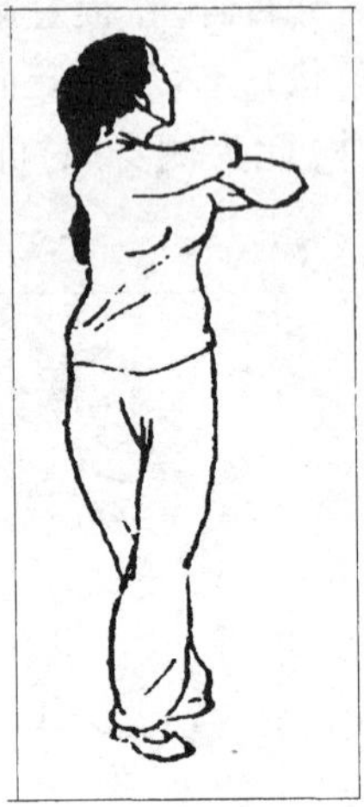

图 1－183

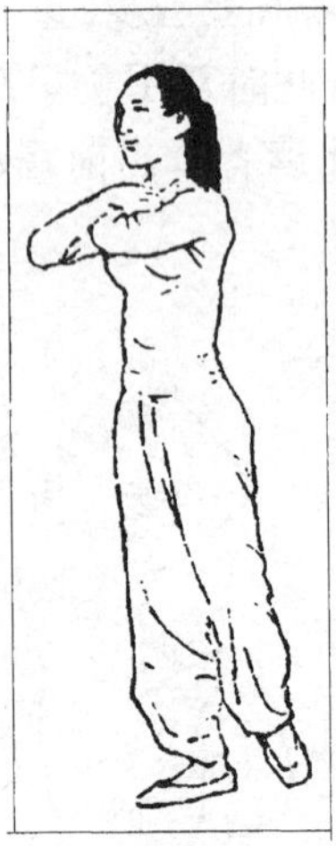

图 1－184

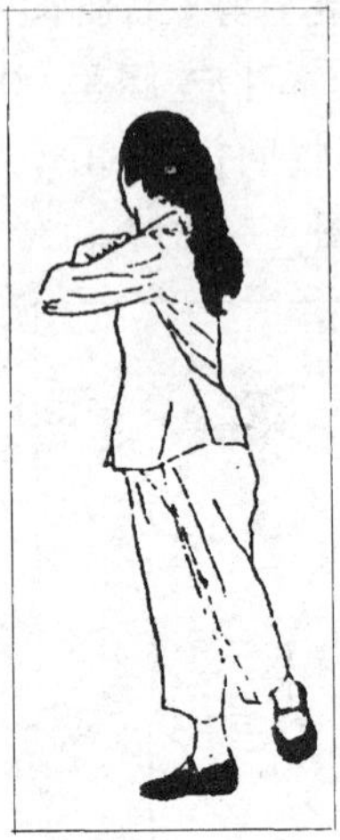

图 1－185

第八势　月穿潭底

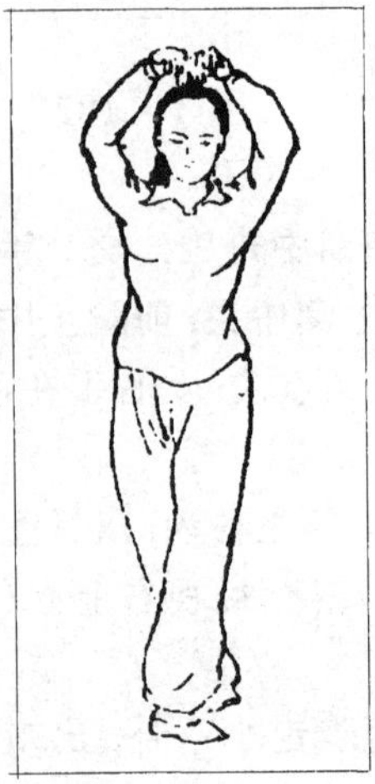

图 1－186

接上势。在东位上左脚，呈丁字交叉步，后脚尖紧贴前脚跟；双手鹿指由缺盆穴向下，再向左右两侧返上到百会穴时变换鹿指向下（图 1－186）。

由百会穴经印堂穴，双手下降到膻中穴前；此时身体开始慢慢下蹲，双手随之继续下降(图 1－187)。

双手指快接近地面时，眼望潭中明月(图 1－188)。

接上势。双手翻腕，手心向内，捞上潭中月，身体随之缓缓上升；此时浊气下沉，清气上升，双手合回到中丹田，肾气归根源（图 1－189、图 1－190）。

接做一个三叠开合，续练虎戏。

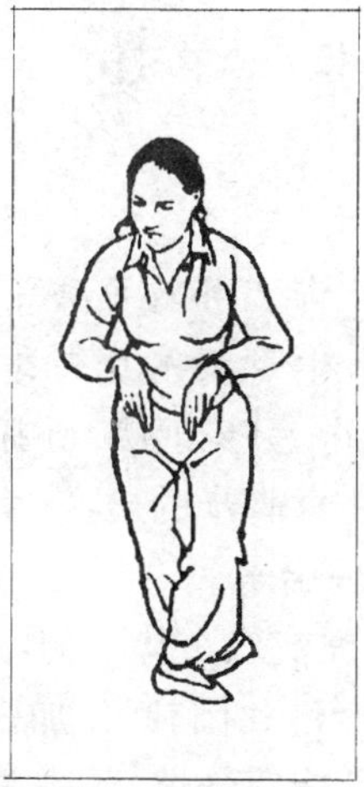

图 1－187

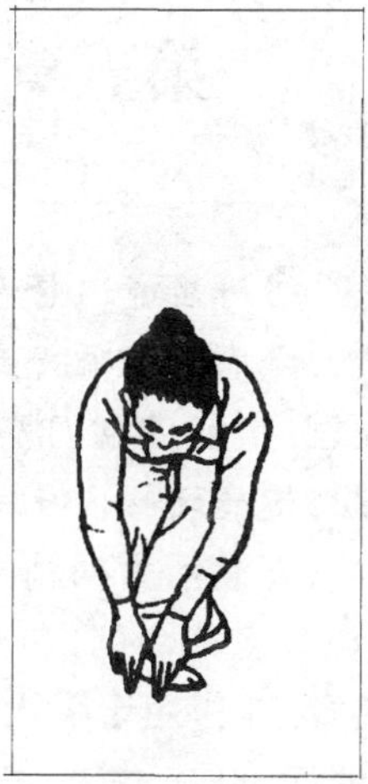

图 1－188

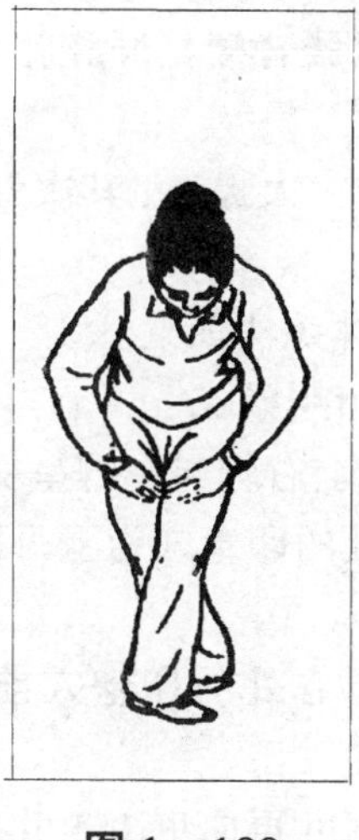

图 1－189

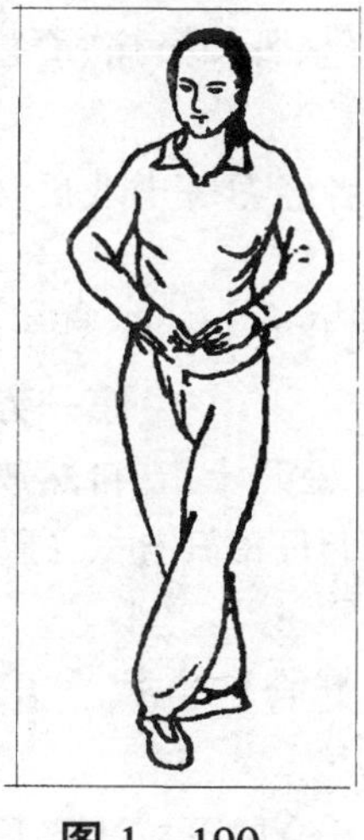

图 1－190

第五章 虎 戏

纠纠显威通督奇　　华盖齐放盈肺气
舞爪辉环循气血　　转腰提肩贯夹脊

形神要领: 虎性凶猛, 虎视眈眈, 引身躬腰, 扑抓捕食, 目光炯炯, 左顾右盼, 提肩转腰。习练时注意脚步的虚实, 手的虚实, 把虎的勇猛、威严、充满活力的精神表现出来。

功理: 虎戏意守命门穴, 通过虎戏八个势子的习练, 主要是导通督脉贯夹脊, 并作用于手太阴肺经, 壮阳补气, 加强肺功能, 一身气脉调和, 邪气难侵。虎戏也练骨, 能使骨骼、肌腱关节加强, 使人精力旺盛。

功效: 呼吸系统疾患(肺气肿、支气管炎、肺炎、肺结核)。

腰腿病(坐骨神经痛、脊柱炎、腰背痛)、肝脾肿大、肝炎、高血压等。

肺癌患者经习练虎戏后, 疗效大大提高。其次骨癌, 疗效也不错。

功法: 虎戏共有八个势子, 具体练法如下:

第一势 纠纠显威

在东位, 松开十指, 自然放松; 上右脚与左脚呈交叉步, 双手做三叠开合的上丹田开合式 (眉心处的印堂穴为上丹田穴) (图 1－191)。

上丹田开合的合式 (合回眉心处的印堂穴前方) (图 1－192)。

中丹田开合的开式 (脐下 1.5 寸再向里 1.5 寸的气海穴为中

丹田)(图 1－193)。

中丹田开合的合式(图 1－194)。

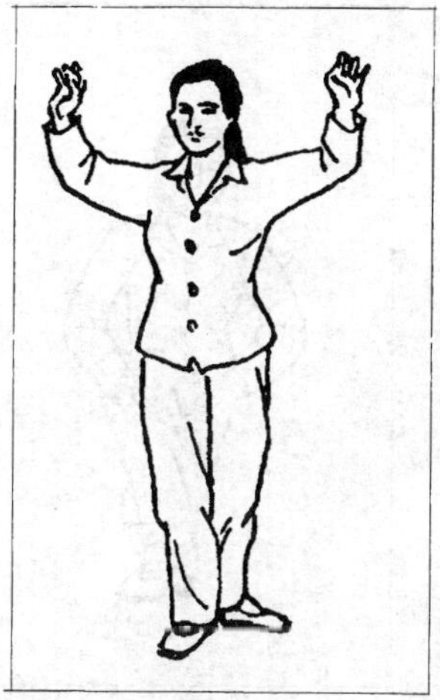

图 1－191

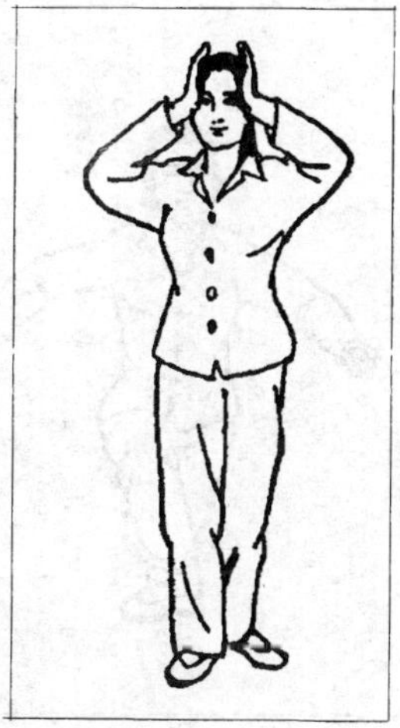

图 1－192

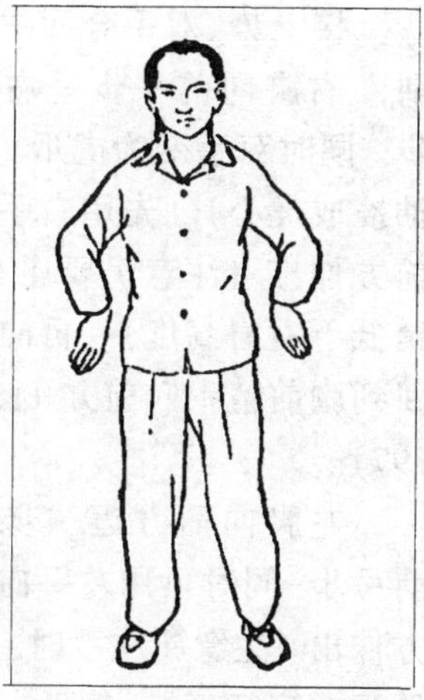

图 1－193

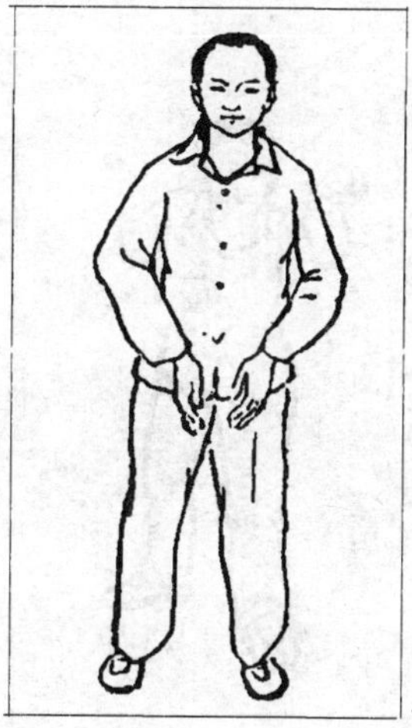

图 1－194

下丹田开合的开式(会阴穴为下丹田)(图 1－195)。
下丹田开合的合式(图 1－196)。

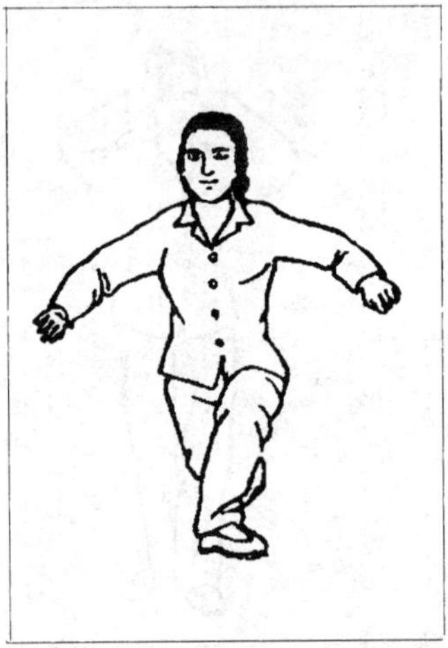

图 1－195

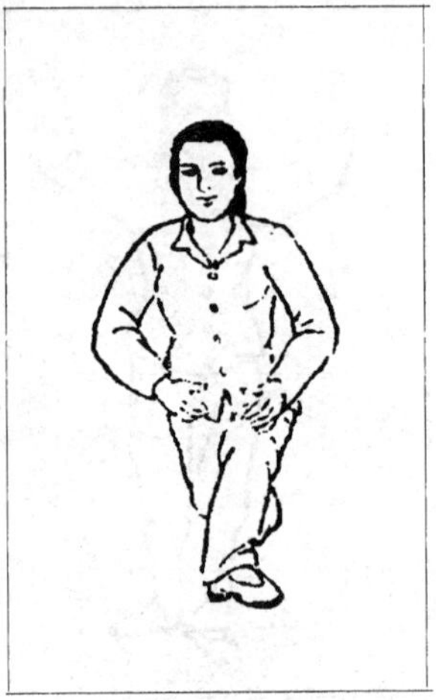

图 1－196

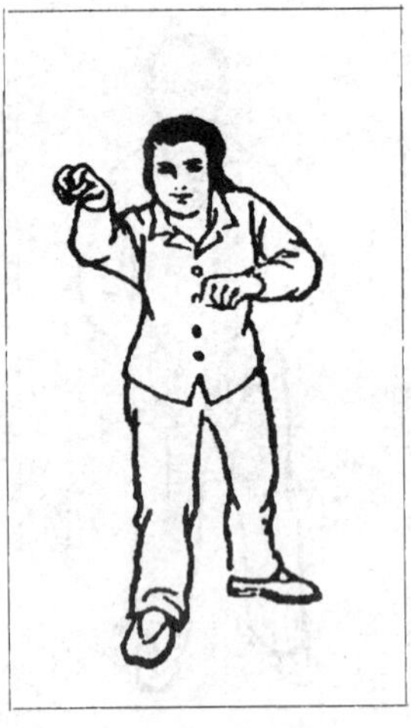

图 1－197

接上势。双手合回中丹田前，右脚向前一步呈右前弓步；同时双手变为虎爪（五指抽搐成虎心）；先用右手向右前方伸出（注意仍要屈右肘，稍低于右肩高度），再向后收回到胸前膻中穴前方（图 1－197）。

左脚向前方迈一步呈左前弓步；同时再用左手向左前方伸出（注意屈左手时，左臂低于左肩高度），然后向后收回至胸前膻中穴前方(图 1－198)。

上右脚,呈右前大弓步;右手第二次向前用劲伸出(注意仍要屈右肘);左手在膻中穴前方(图 1－199)。

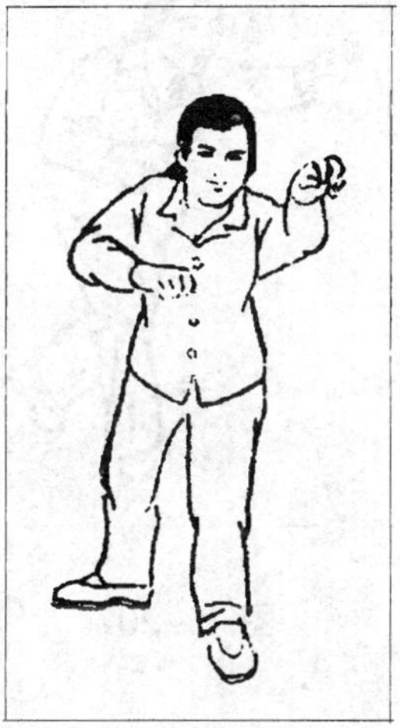

图 1－198

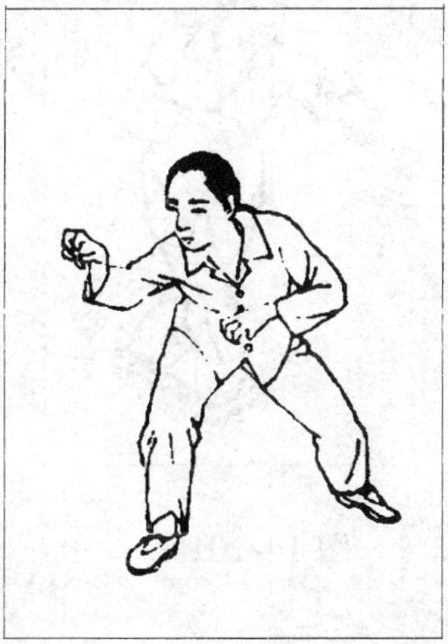

图 1－199

接上势。开始走虎步。松提左脚上一小步,并用左脚尖点在前脚后部(图 1－200)。

接着左脚沿交叉线迈向右脚前一步,使左脚在前,与右脚(在后)成交叉步,重心在前脚(图 1－201)。

然后松提右脚,令右脚尖点地,身体前倾,前脚实,后脚虚(图 1－202)。

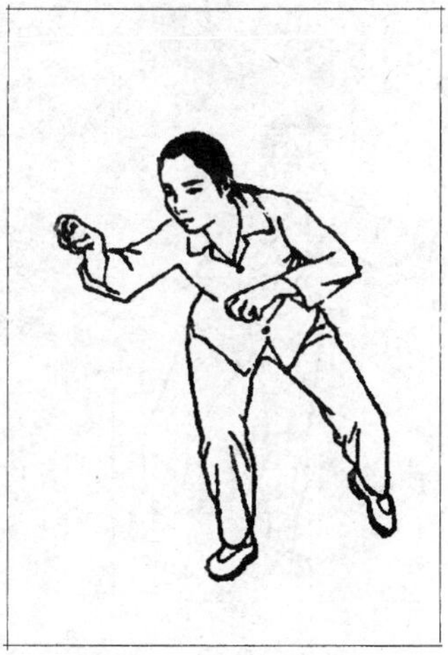

图 1－200

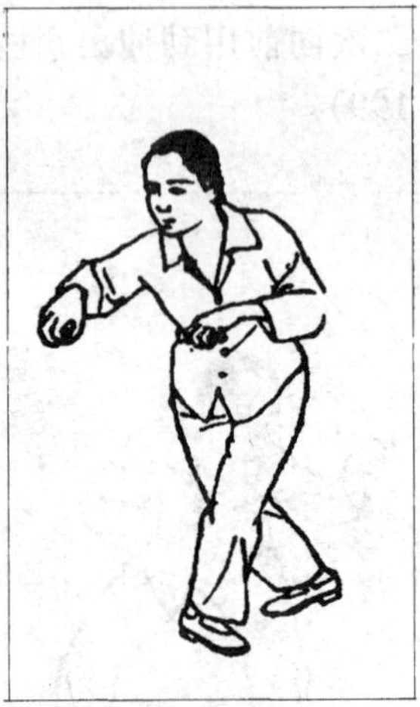

图 1－201

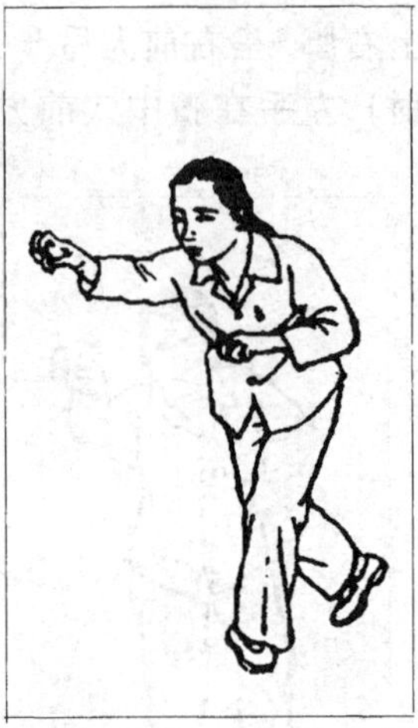

图 1－202

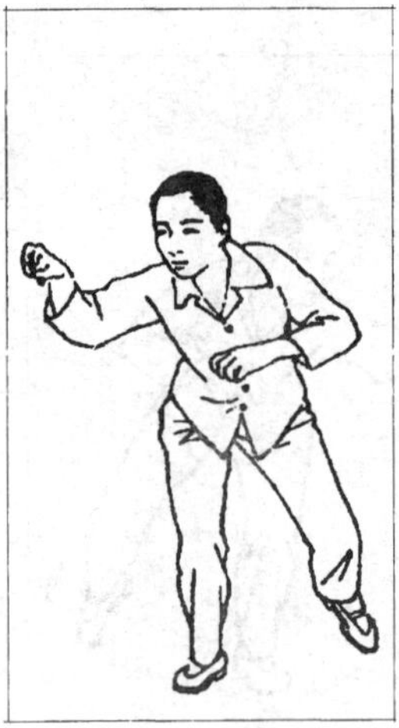

图 1－203

右脚向前跨一步，呈右前弓步，重心在前脚，身体上部逐渐向前倾，后脚松提用脚尖点地。如此交替用左右脚沿交叉线一步一步前进，称为虎步（图 1－203）。

走虎步的要求：目光炯炯，威风凛凛，刚柔并济，上身前倾，前后脚实虚要分明。

用虎步走大八卦时双手做法：从东向南，右手向右前方伸出（仍要屈肘），左手在胸前（双手十指均呈虎爪状）。

走至南位，双手变为：左手

向左前方屈肘伸出，右手屈肘回至胸部膻中穴前方。并从南向西走（图 1－204）。

走至西位，双手变为：右手向前屈肘伸出，左手向后收回至胸前，并从西向北走（图 1－205）。

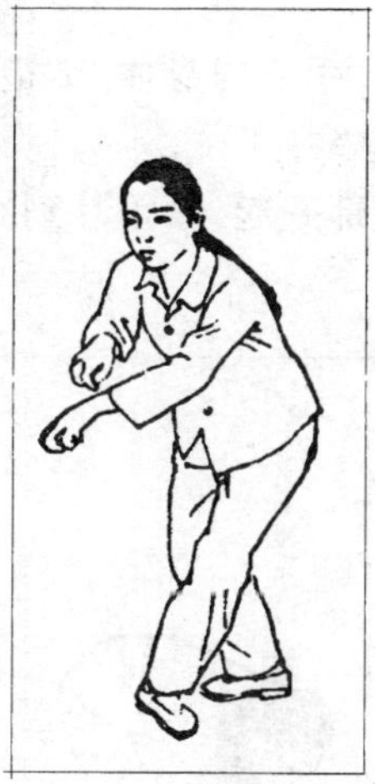

图 1－204

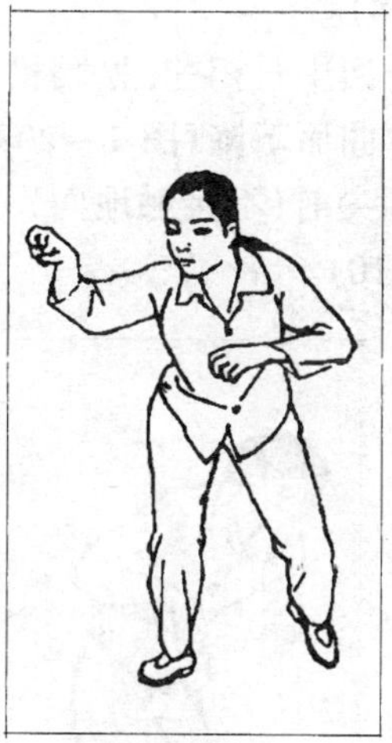

图 1－205

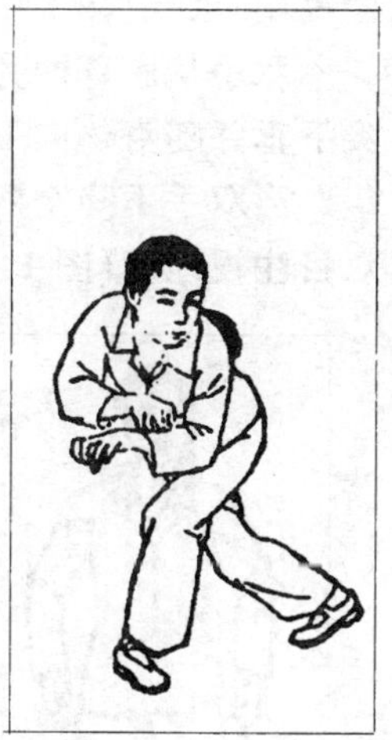

图 1－206

走至北位，右手向后，收回并搭放在左手腕上，呈双手交叉虎爪状。一直走至东位（图 1－206）。

在东位，上左脚，与右脚呈交叉步；左手从下抽放在右手腕上，呈交叉虎爪状；用虎步继续走进中宫（图 1－207）。

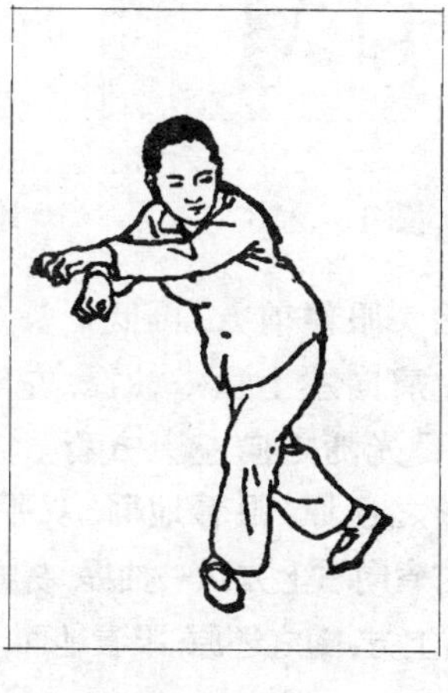

图 1－207

过渡动作：在中宫，上右脚，与左脚呈交叉步；面向西南方向做一个膻中开合（松开十指为自然虚拢），接练第二个势子。

第二势　长啸生风

双手下降至中丹田，上左脚两脚平开，双手向两胯旁平放，稍停片刻，沉气（图 1－208）。

双手从胯部两旁合回中丹田前，松腰松胯，手心向身体，十指尖下垂并随身体向下弯曲而下降（图 1－209）。

当双手下降至两脚尖前（不接触地面），臀部翘起，稍等片刻，双目注视地面（图 1－210）。

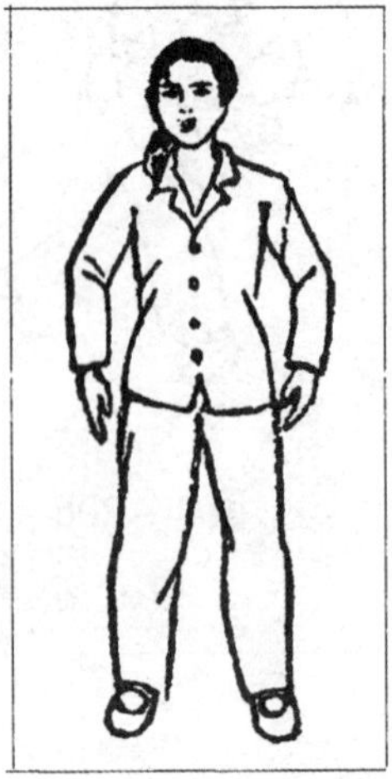

图 1－208

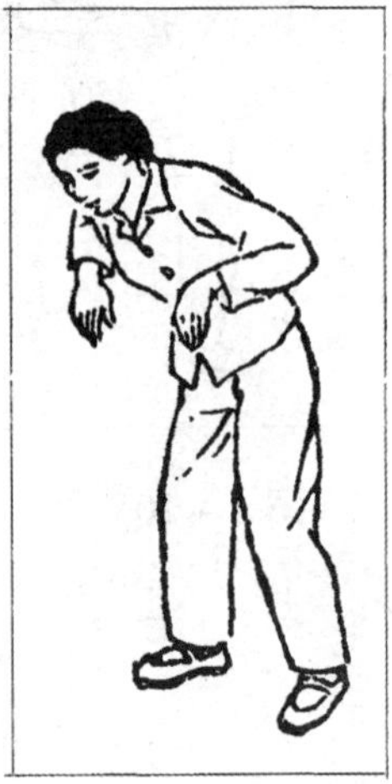

图 1－209

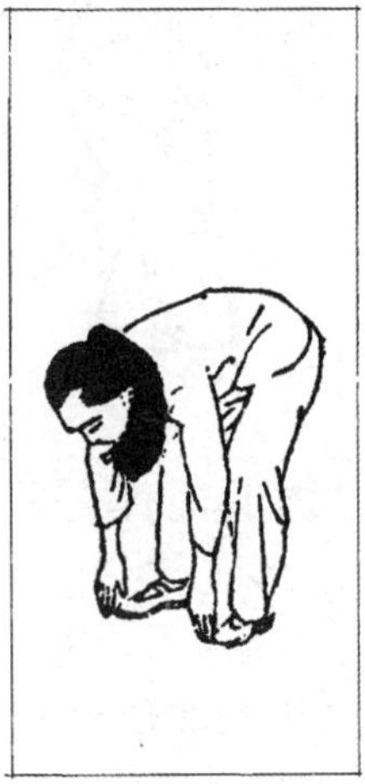

图 1－210

抬头眼望前方，再低下头。

左肩向左上猛一抽提，左脚跟同时离地，左臀部向上翘起，头左转，目光随之向左上方看。

随之还原，眼看地面，双手平垂（图 1－213）。

右肩向右上方猛一抽提，右脚跟同时离地，右臀部向上翘起，眼随头转向右上方，随之还原；眼看地面，双手平垂（图 1－214）。

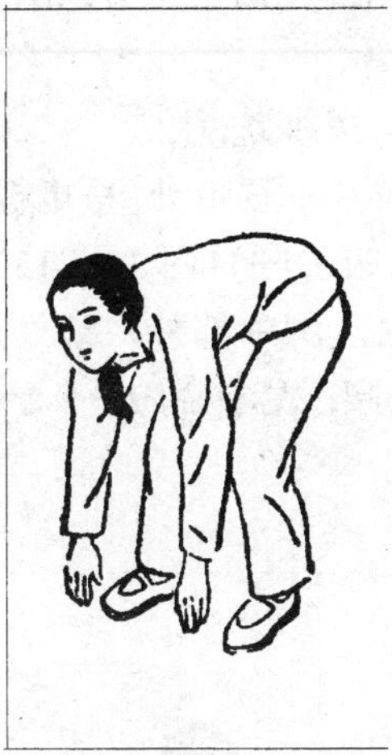

图 1－211

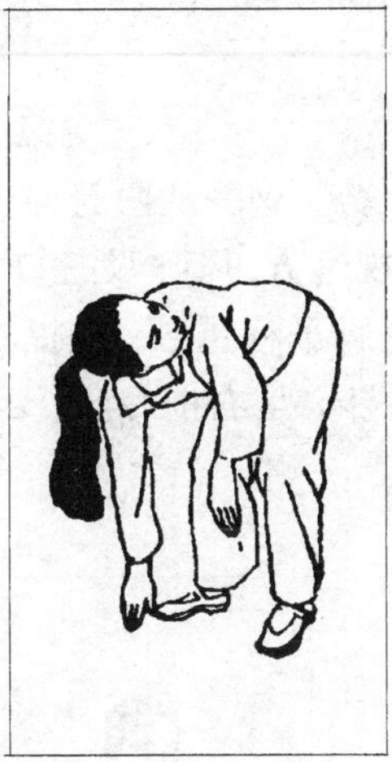

图 1－212

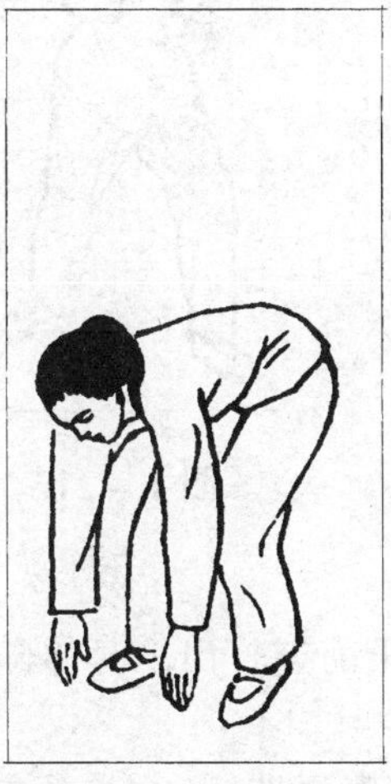

图 1－213

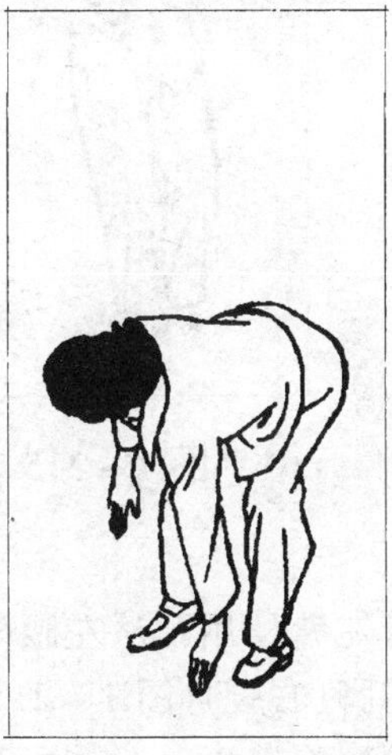

图 1－214

身体缓缓还原上升，双手随之升回中丹田；上右脚做一个膻中开合，用虎步走一个小八卦。出东南，从东位走进中宫，面向西南，右脚在前，做一个膻中开合；上右脚，两脚平开，稍停片刻，松腰松胯，沉气。

第三势　虎视眈眈

接上势。双手从两胯向上放在左右腰带处，呈虚握拳状，拳心向上；目视远方，风呼吸三口气（两吸一呼）（图 1－215）。

向左脚平移重心，松提右脚向左脚中部外一拳处点穴并向正前方上一步，呈右前弓步，沉气松腰；左拳翻腕，令拳心向下（图 1－216）。

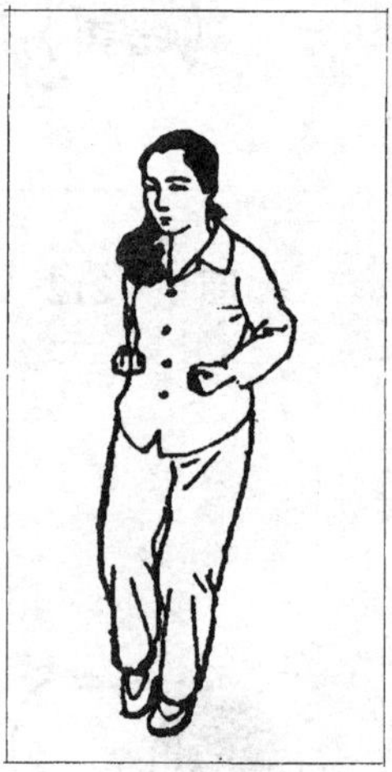

图 1－215

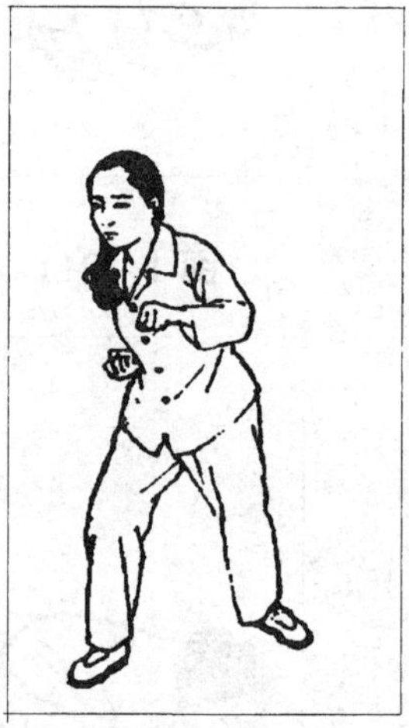

图 1－216

接着左拳稍用劲从左腰外向正前方打出，身体随之向前倾，重心在前脚（右脚）（图 1－217）。

左拳翻腕拳心向上，收回至左侧腰带处（左带脉穴处）；身体重心移向后脚，前脚虚（图 1－218）。

左脚向前方上一步，呈两脚平开状；双手握拳，拳心向上，放在两侧带脉穴上（图 1－219）。

接上势。左脚向前一步，呈左前弓步(图 1－220)。

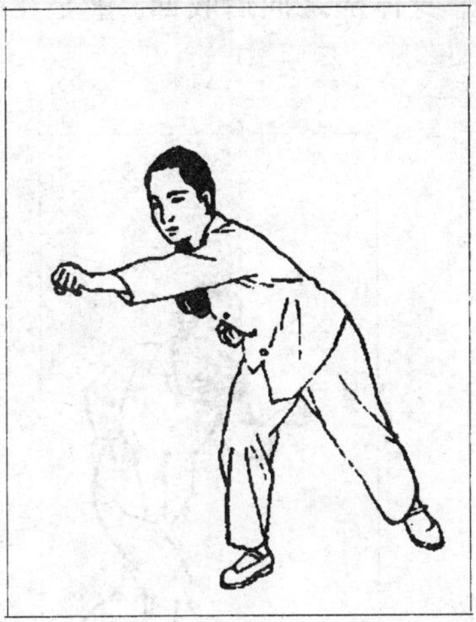

图 1－217

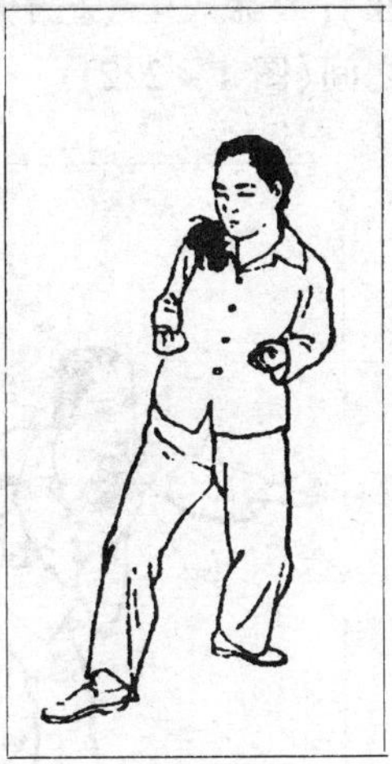

图 1－218

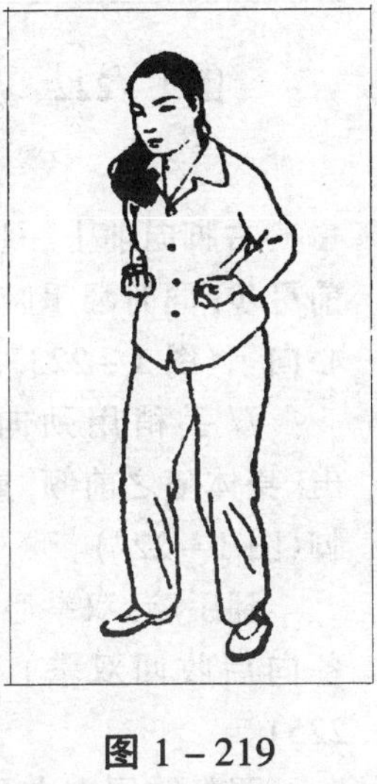

图 1－219

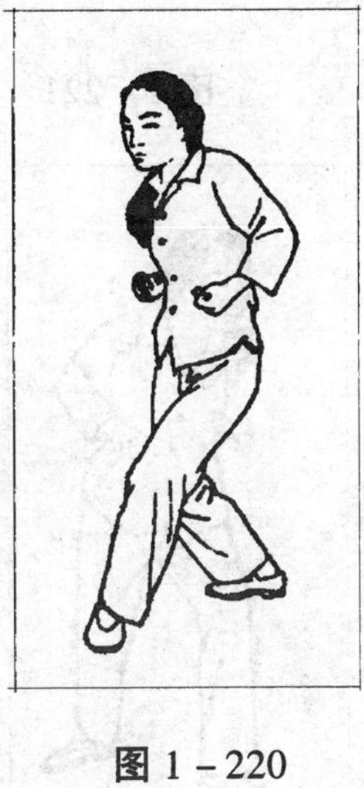

图 1－220

翻手腕，令右拳心向下，右手从右侧稍用劲向右前方打出(左手不变)，身体上部随之向前倾斜，重心在前脚(图 1－221)。

接着右手翻手腕，右拳心向上，右手向右后腰带处收回，使右拳放在右带脉穴上（左手不变）；身体随之向后收回，重心在前后两脚之间（图 1－222）。

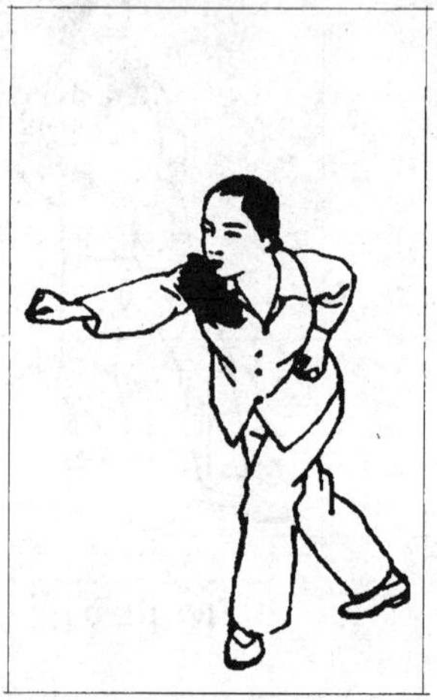

图 1－221

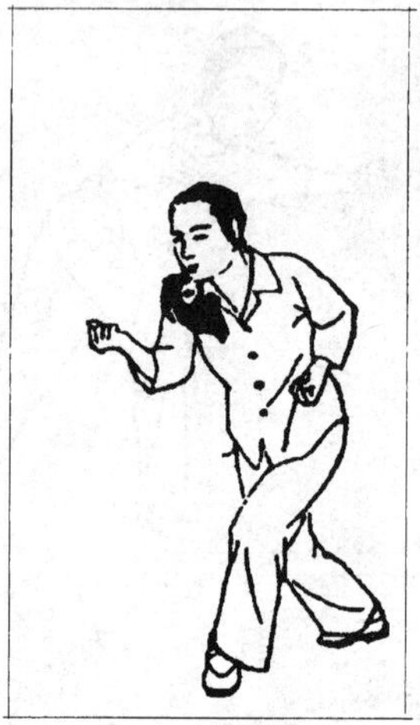

图 1－222

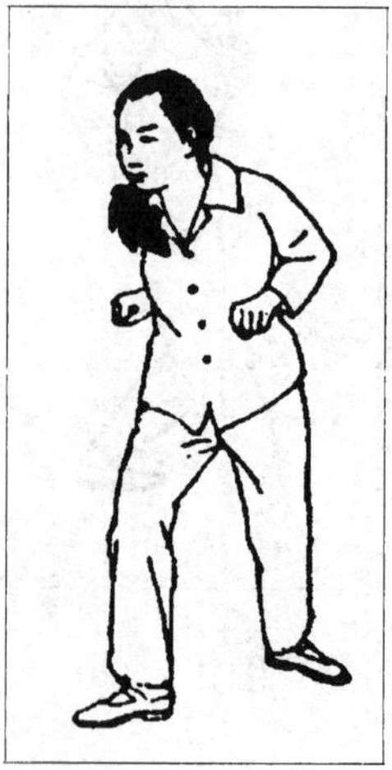

图 1－223

右脚向前上一步，呈右前弓步；同时翻手腕，令双拳心向下（图 1－223）。

双手稍用劲向前方打出；身体随之前倾，重心在前脚（图 1－224）。

翻手腕，双拳心向上（准备向后收回双拳）（图 1－225）。

双拳收回左右两侧的腰带处（带脉穴处）；接着上后

脚，双脚呈平开状（图 1－226）。

右脚向后退一步（图 1－227）。

左脚向后退一步，呈右前弓步（图 1－228）。

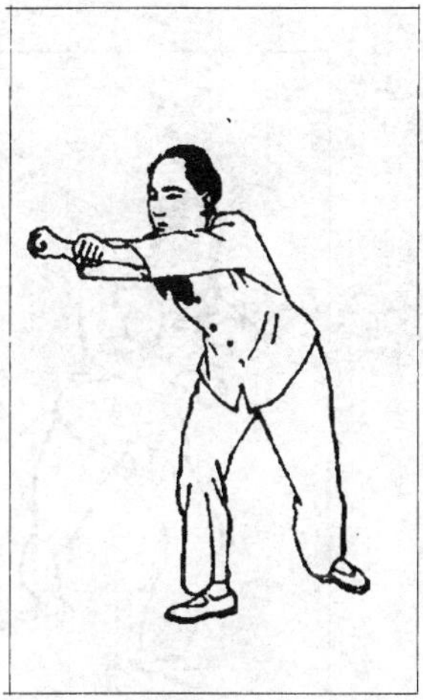

图 1－224

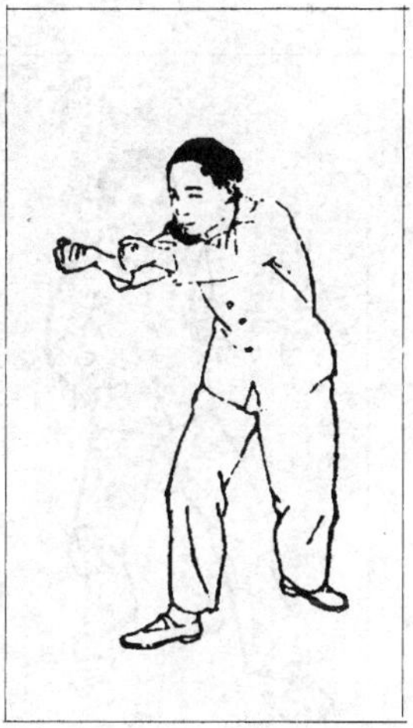

图 1－225

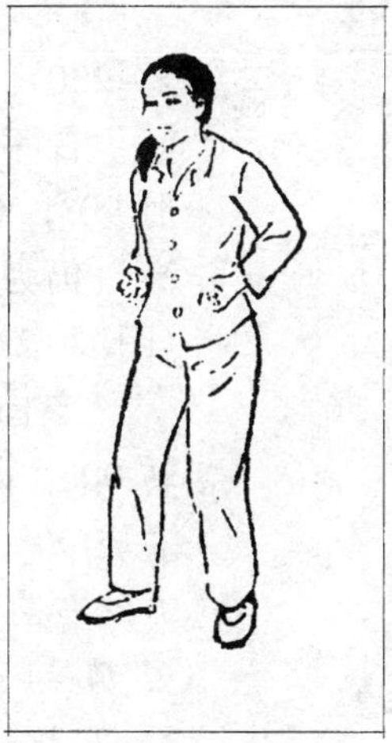

图 1－226

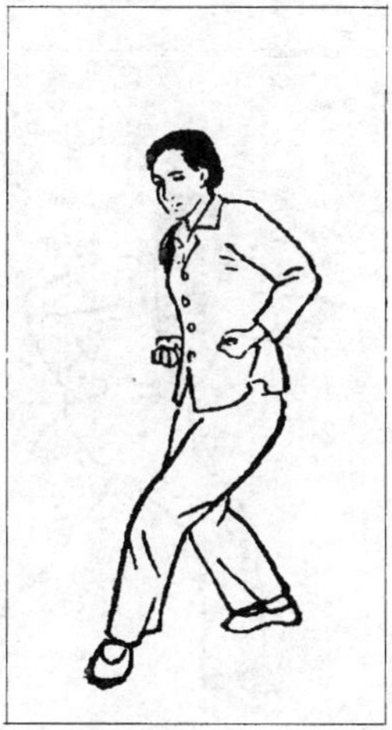

图 1－227

双拳心向上,从两侧腰带向胸前伸出,呈交叉状。男左手在上,右手在下;女右手在上,左手在下;接着双拳心向内(胸部)再向外(离开胸部),转动手腕令拳转一圈(图 1-229)。

接着右手向前方打出;左手握拳心,拳心向上,放在腰际(图 1-230)。

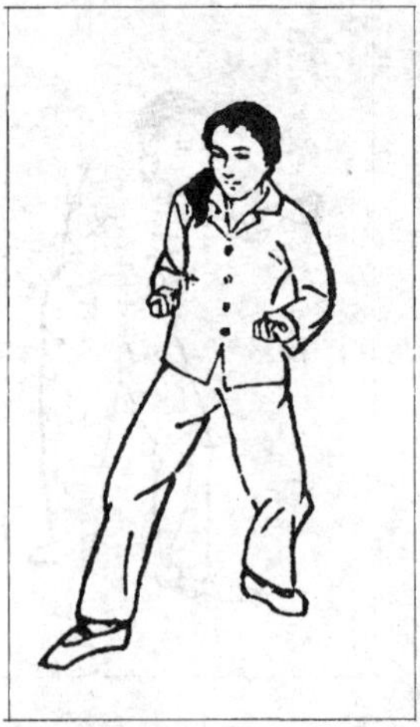

图 1-228

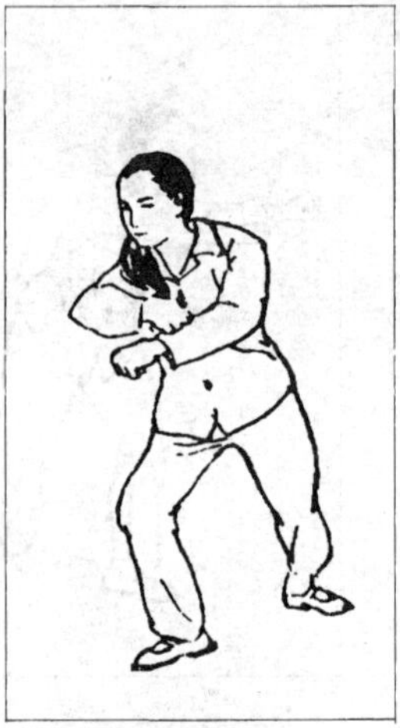

图 1-229

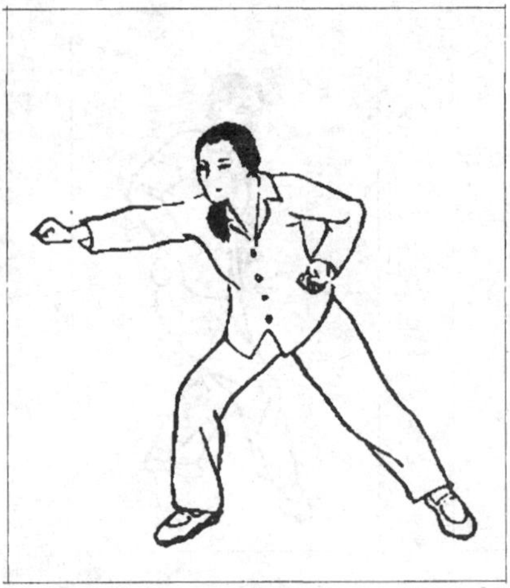

图 1-230

右手收回呈屈肘 90°,拳心齐印堂高(仍为右前弓步)(图 1-231)。

接上式。身体左转 90°,即右前脚向左转 90°,变为正前方的右前弓步;手的姿势与上同(图 1-232)。

同时收回右手，放在右侧腰带处，与左手一样，双拳心向上，虚握拳（图 1－233）。

接上势。把重心移到左脚，松提右脚，在左脚中部外一拳点穴（图 1－234）。

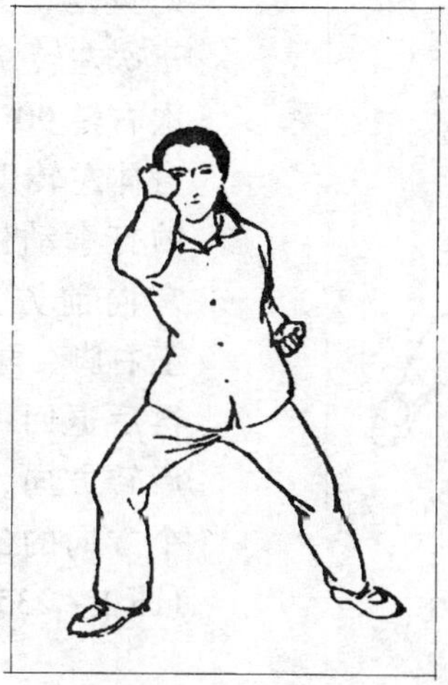

图 1－231

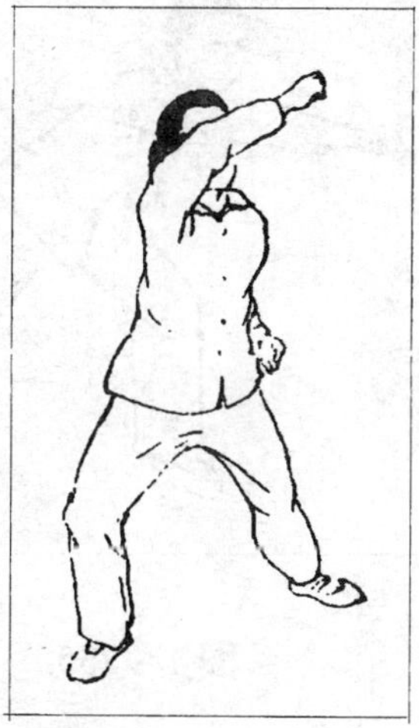

图 1－232

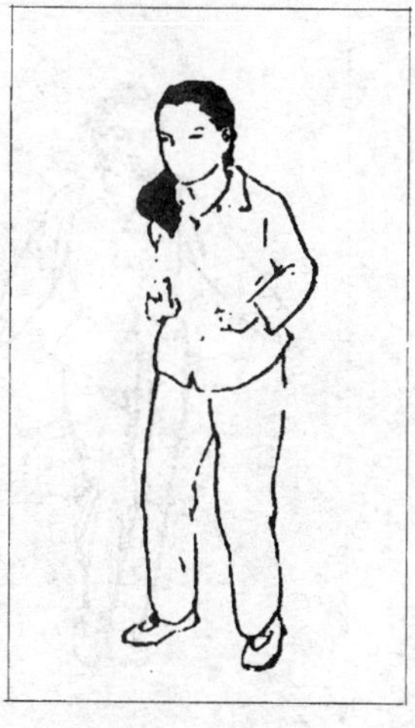

图 1－233

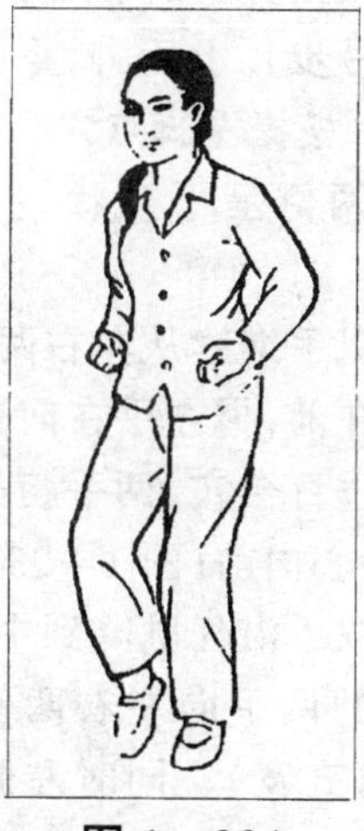

图 1－234

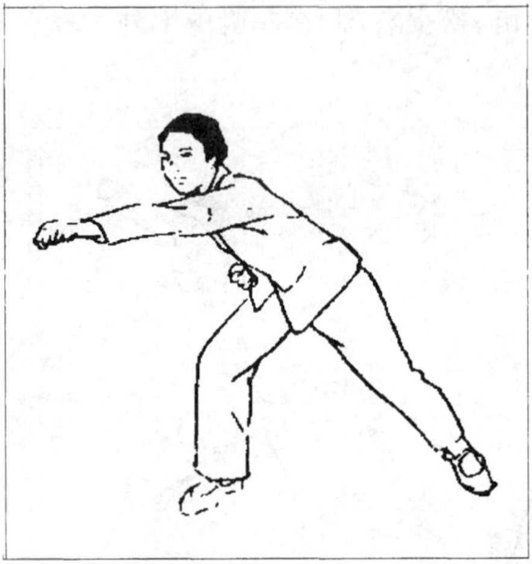

图 1－235

接着，右脚向前上一步，呈右前弓步；同时，左拳心向下、向前打出。如此重复，令身体第三次左转 90°、第四次右转 90°，即要做身体左转 四个方向的打拳动作。出中宫向前方上左脚、上右脚、再上左脚，再后退回中宫，然后转方向，做另一个方向的出拳动作(图 1－235)。

第四势　攀阴阳岭

接上势(面向东南方向呈右前弓步)。上后脚，重心移到右脚，松提左脚点穴；双手向左右两侧呈平开状（图 1－236）

双手继续从左右两侧(女右手在前，男左手在前)，向上举高过百会穴，两手腕呈交叉状，拳心向前(图 1－237)。

双手沿任脉降到中丹田，交叉的两手向左右两侧平开（与肩齐宽），同时左脚抬高 90°（直角），脚尖向下（图

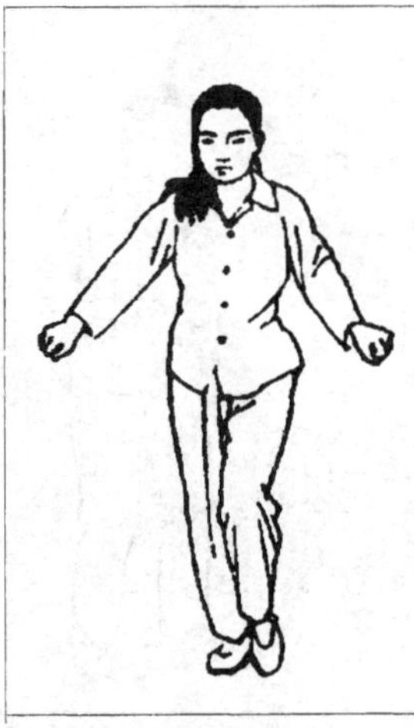

图 3－236

1－238、图 1－239)。

双手从齐肩高度向下、向前，用双拳的合谷穴打在左膝两侧的阴、阳陵泉穴上(图 1－240)。

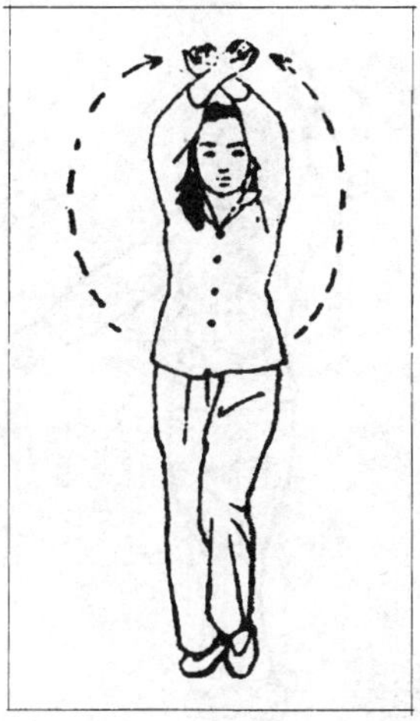

图 1－237

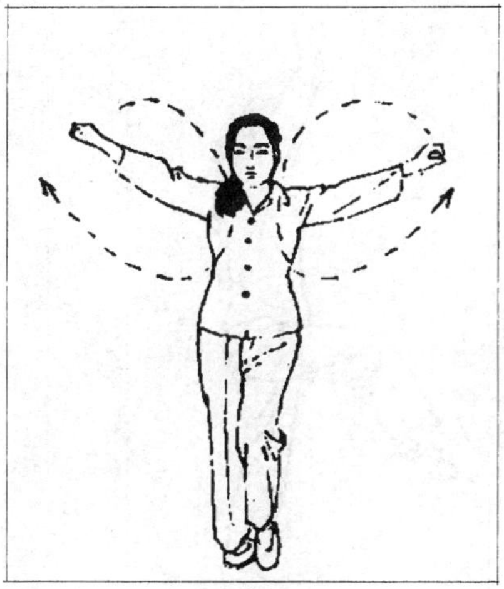

图 1－238

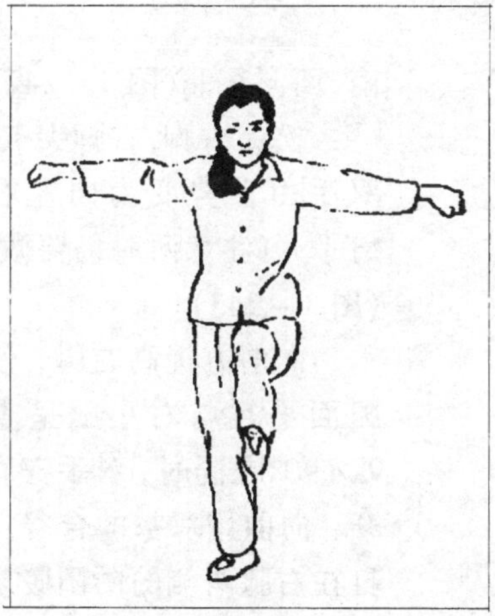

图 1－239

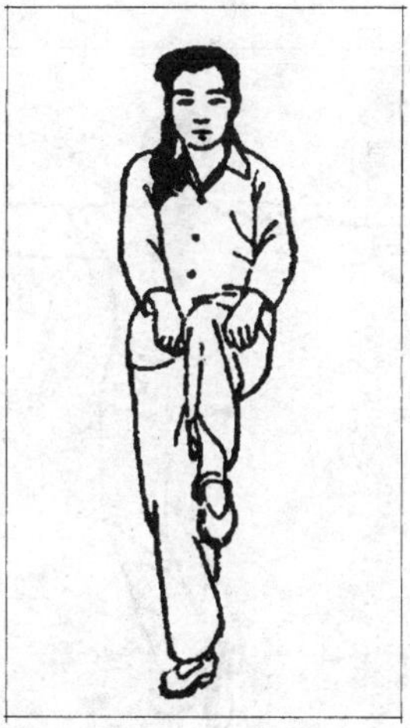

图 1－240

以右脚为中心、高抬的左脚为半径划弧，身体向左后转 180°(图 1－241)。

放下左脚着地；双手随之变为左手高、右手低。此时，背向西

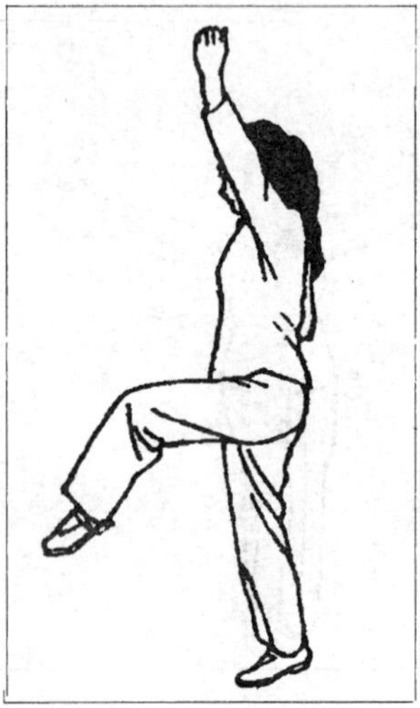

图 1－241

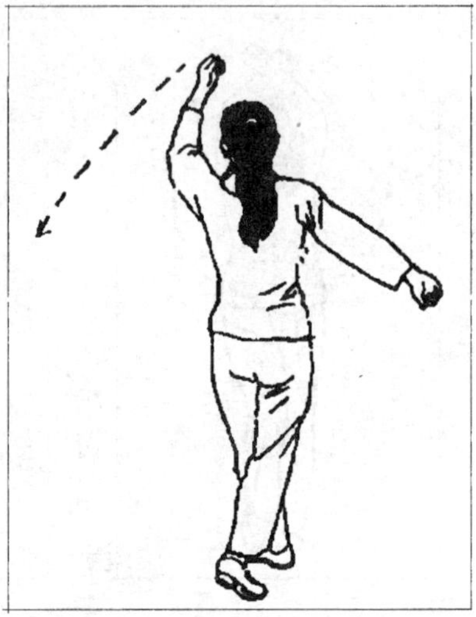

图 1－242

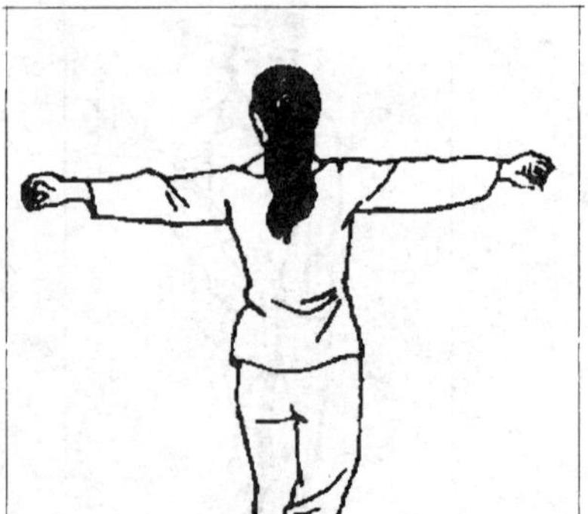

图 1－243

南，面向东北(图 1－242)。

松提右脚，右脚尖点地，双手由上势变为向左右两肩平开(注意两肘仍要微屈)(图 1－243)。

向前方提高右脚，使右腿面平且与右小腿呈直角状 (90°)；同时，双手齐肩平开，向前用双拳的合谷穴轻打在右膝两侧的阴阳陵泉上(图 1－244)。

放下右脚，向前一步呈右前弓步；双手随之由右膝向后收放在左右两侧腰带，右手向前方打出；右拳在印堂穴前方，右前臂横挡在脸部前，左手在左腰际(图 1－245)。

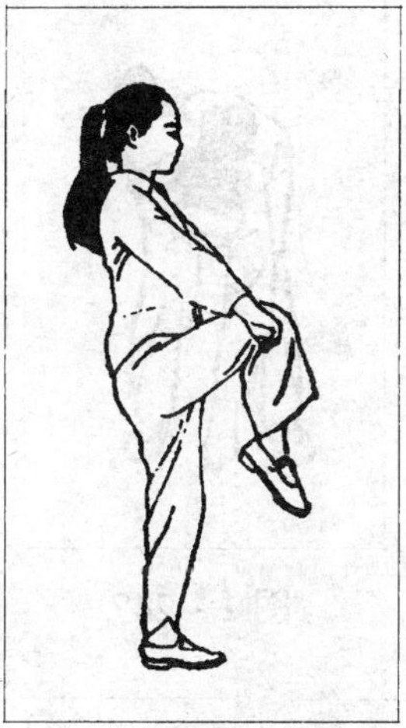

图 1－244

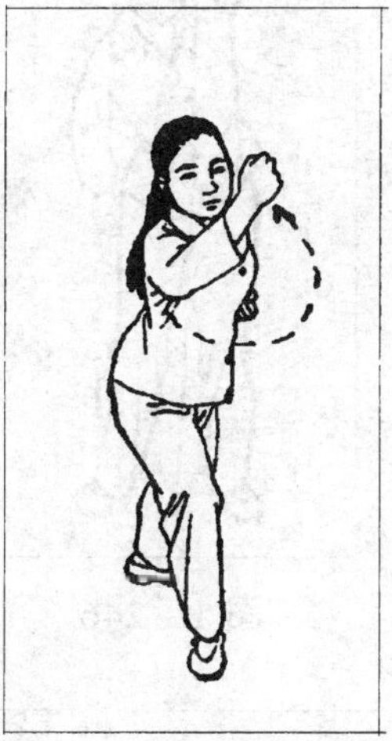

图 1－245

过渡动作：面对西南做一个膻中开合，然后用虎步出东南走小八卦，由东位进中宫，接做第五个势子。

第五势 华盖齐放

接上势。面向西南，做一个膻中开合；然后，右手虚握拳，从头后部绕过头顶百会穴，经鼻前沿任脉下降；身体随之下弯，右拳随身体下降而降，打在两脚中间的地面上（近地面）(图 1－246、图 1－247)。

左手动作与上势相同。即左手从头后部绕过头顶的百会穴，再沿任脉降至两脚间；然后身体慢慢还原上升，左手收回至左腰际(图 1－248、图 1－249、图 1－250)。

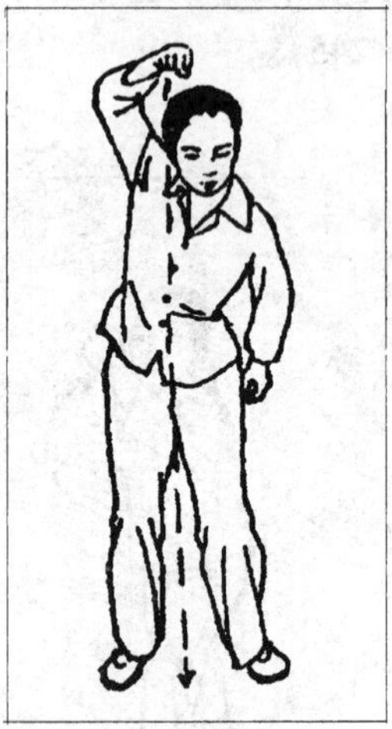

图 1－246

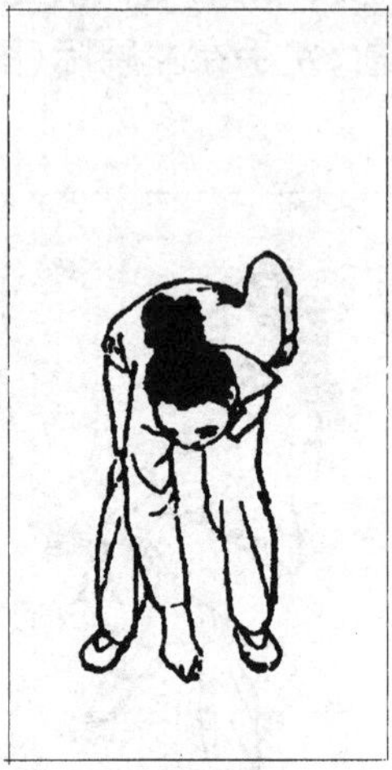

图 1－247

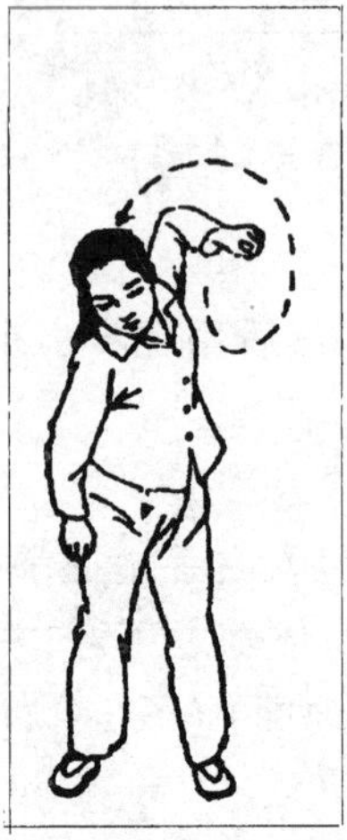

图 1－248

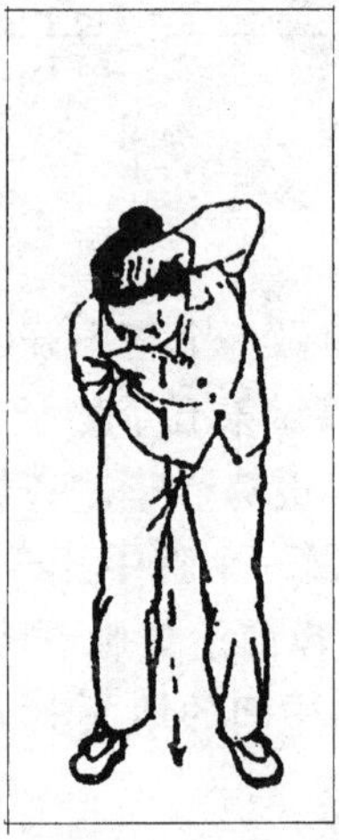

图 1－249

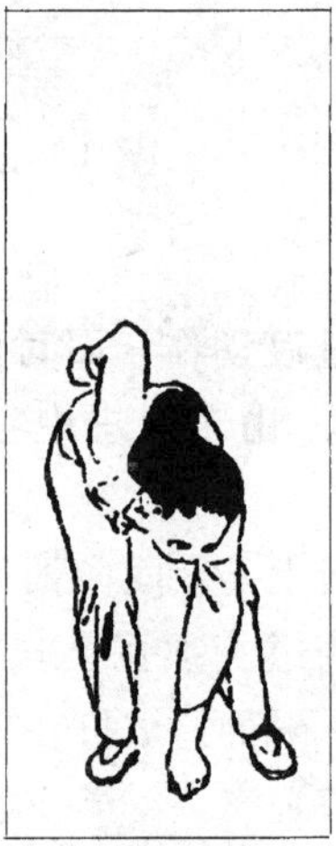

图 1－250

右脚向前上一步呈右前弓步；双手同时放在胸部华盖穴之上。手心向上；重心在右脚，后脚虚点，身体先向前下倾，再慢慢逐渐还原上升(图1－251、图1－252)。

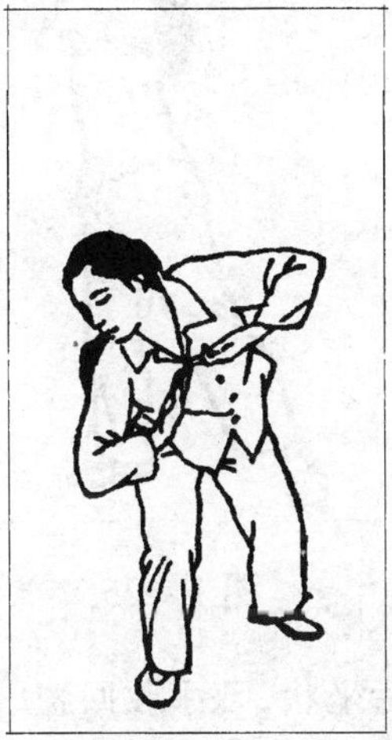

图1－251

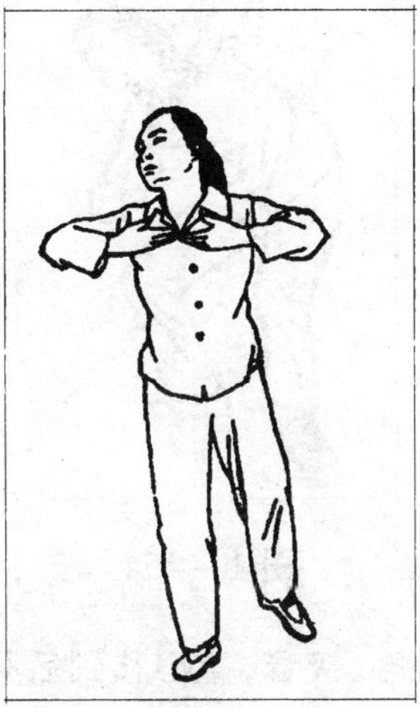

图1－252

接上势。再用左肩带动腰转向西北角，左脚顺势向前一步呈左前弓步，右脚在后，重心在前脚，后脚虚点地；双手仍在华盖穴，目视北角(图1－253、图1－254、图1－255)。

接着身体向前下倾，用右肩带动身体向右后转腰90°；同时右脚顺势向前上一步，呈右前弓步，此时

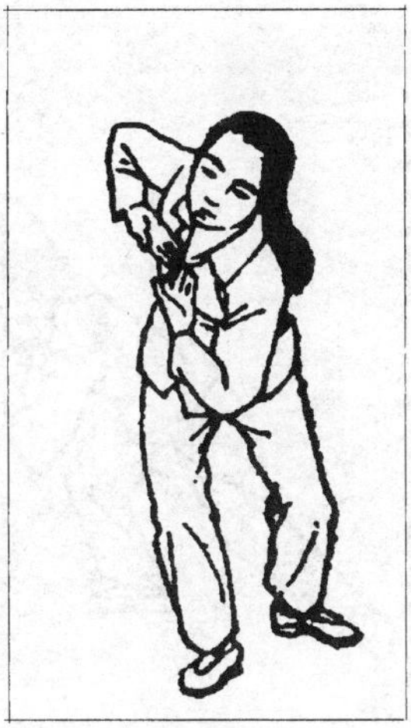

图1－253

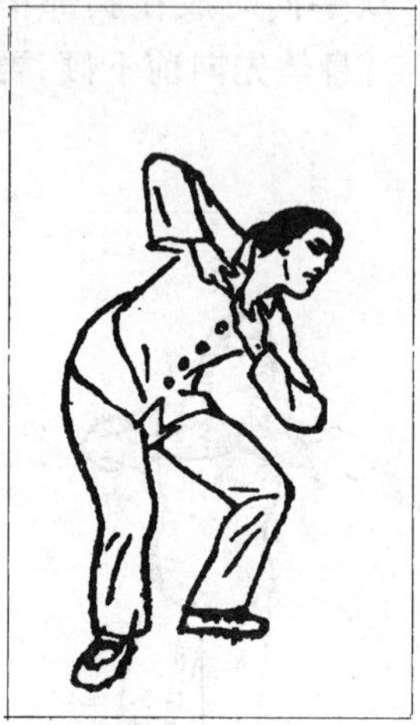

图 1－254

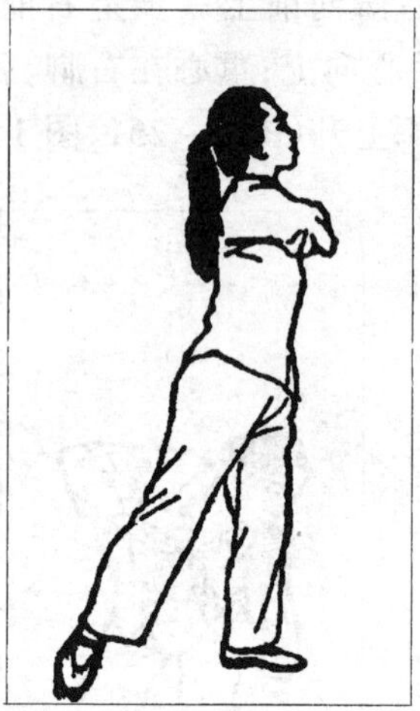

图 1－255

目视南角；接着，重心移到后脚，呈后坐状，双手收回膻中穴前做一个膻中开合；然后用虎步走出东南方位，接着走小八卦，从东位入中宫，面向西南，做一个膻中开合(图 1－256、图 1－257)。

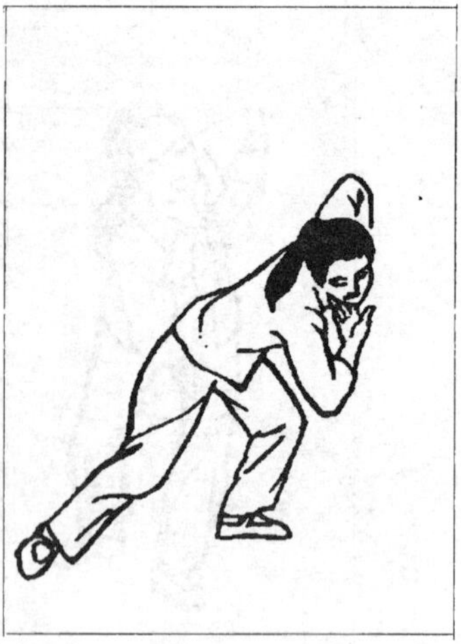

图 1－256

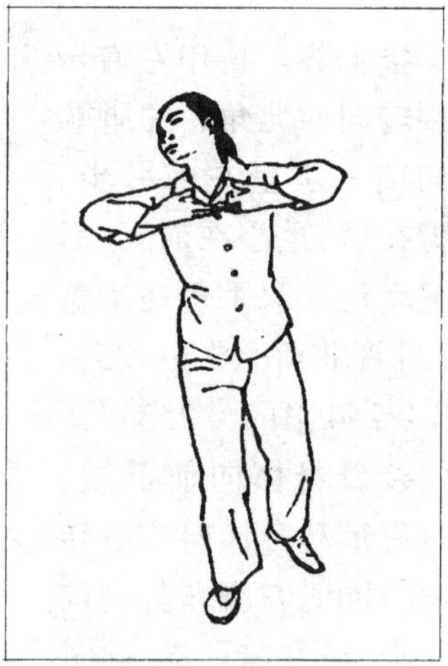

图 1－257

第六势　三越昆仑

接上势，上后脚，两脚呈平开状，双手在膻中穴前变虚握拳，并

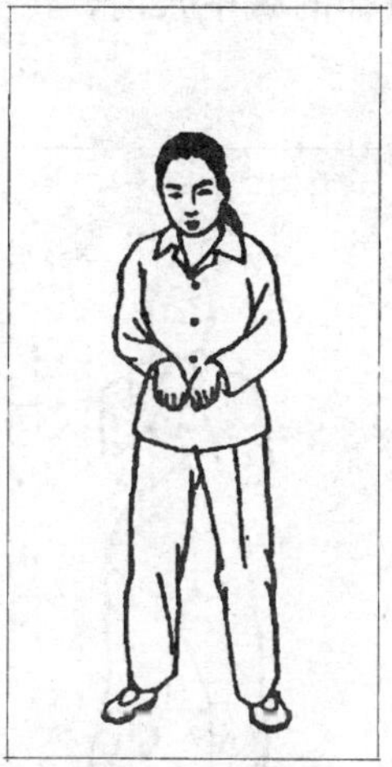

图 1－258

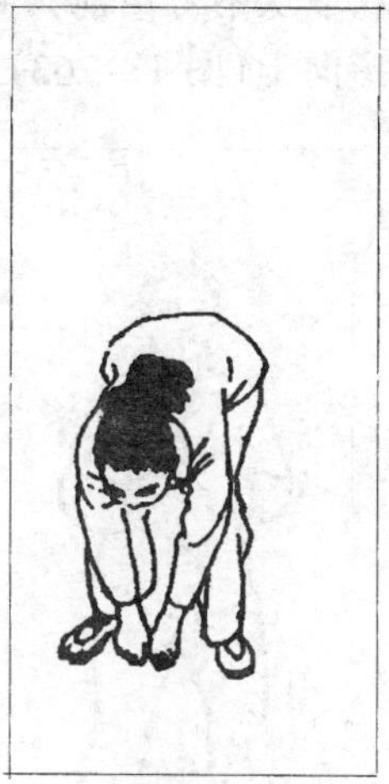

图 1－259

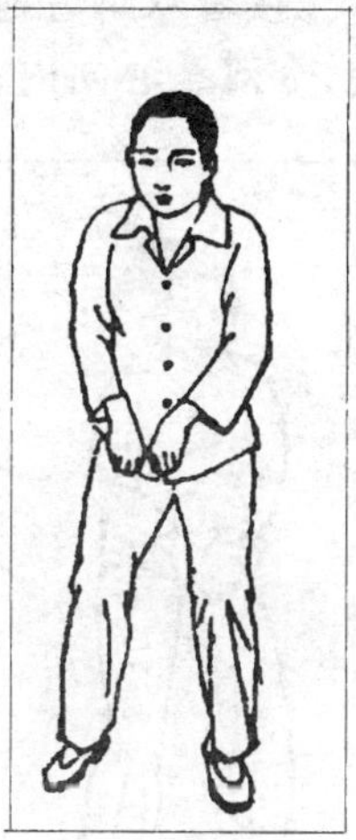

图 1－260

沿任脉降到两脚中间，双拳几乎近地面（图1－258、图1－259）。

接着身体逐渐还原上升，双拳随之向上提升至中丹田穴前方时，两脚从平开状向中间合并在一起，并同时向上跳起离地（图1－260、图1－261）。

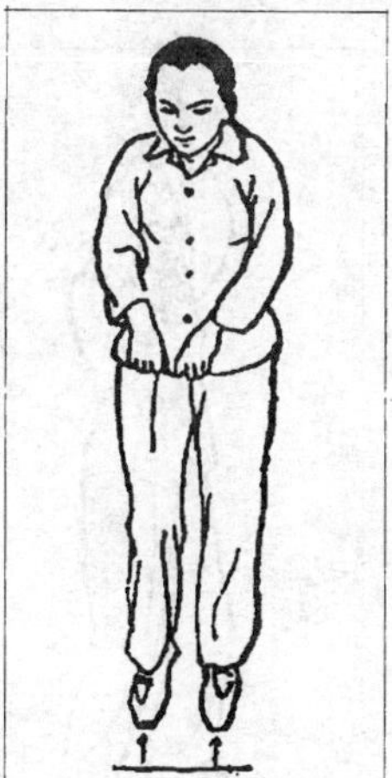

图 1－261

双脚再向左右两侧分开跳，双拳仍在中丹田前，双拳的合谷穴相对，拳指向下（图 1－262）。

接着双脚着地，双拳从中丹田前升到胸部的膻中穴前，转手腕，令双拳心向内，拳指向上（图 1－263）。

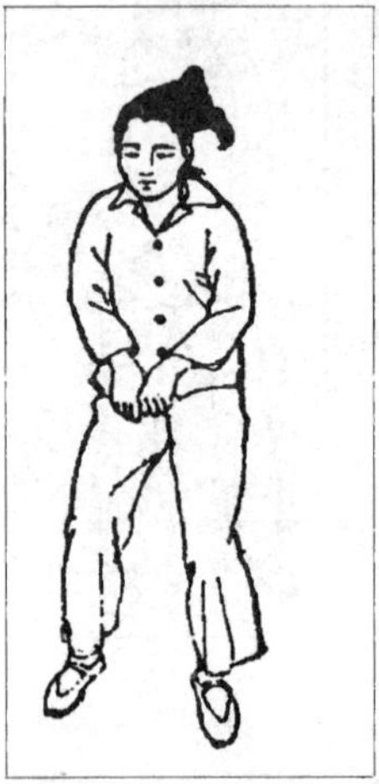

图 1－262

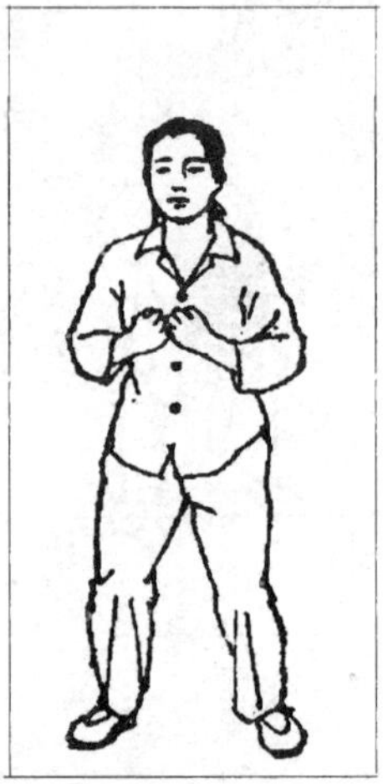

图 1－263

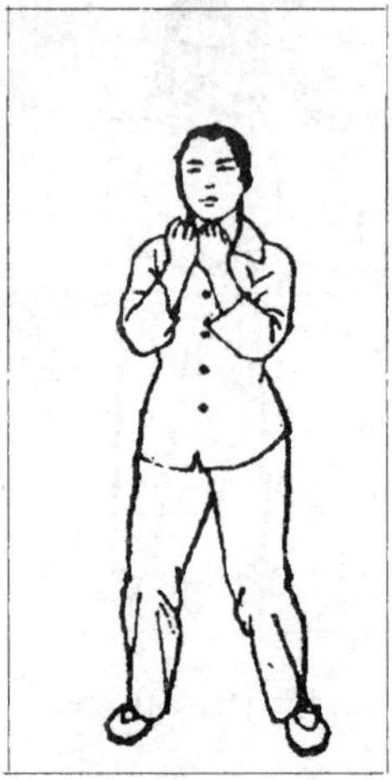

图 1－264

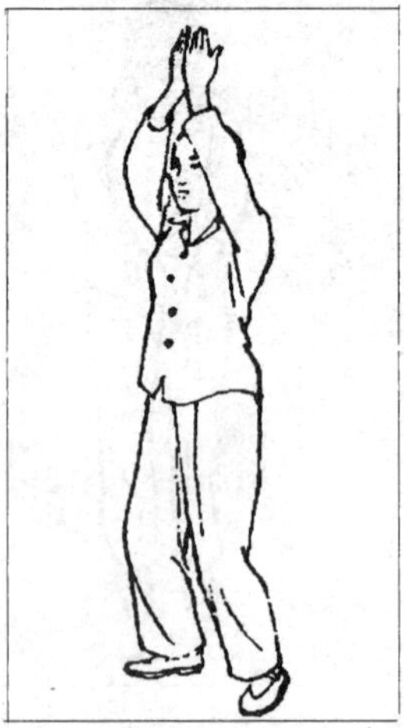

图 1－265

双拳继续从膻中穴上升到头顶的百会穴上方，然后松开双拳十指（图 1－264、图 1－265）。

松开十指的两手从百会穴上方向脸部眉心处的印堂穴下降，并在印堂穴前握拳，拳指向下降到胸部的膻中穴后，双拳的合谷穴相对，再沿任脉降到中丹田（图 1－266、图 1－267）。

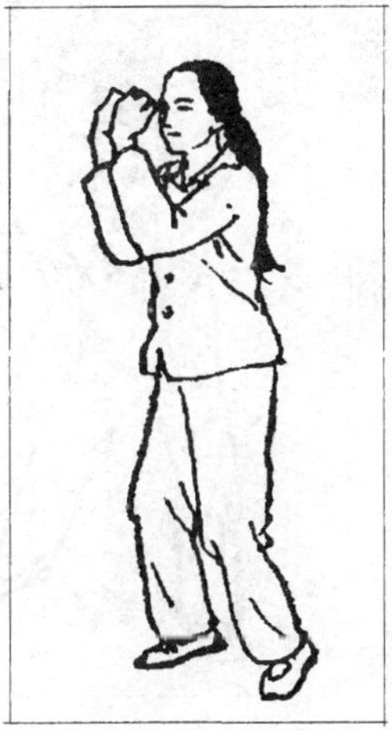

图 1－266

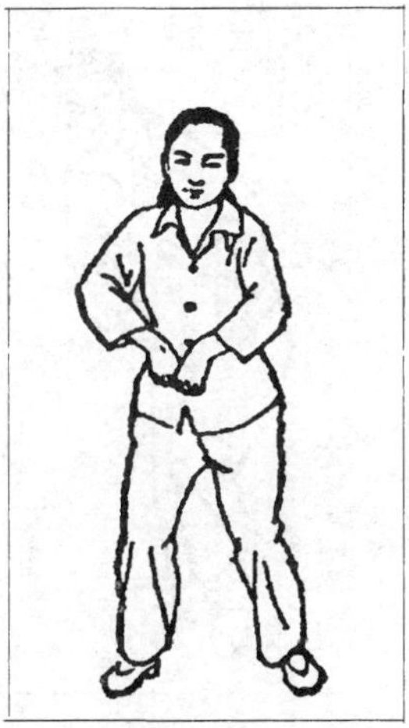

图 1－267

以上动作全过程（从图 1－258 至图 1－267）为“一跃”，共做三次，则为“三跃”。

“三跃”做完后，做过渡动作——上右脚在前，与左脚呈交叉状，做一个膻中开合。接着做第七个势子。

第七势 两弓辉环

上后脚，开脚平开，平移重心至左脚，松提右脚，在左脚中部外一拳处点穴，右脚向前方上一步，呈右前弓步，双手同时变为（图 1－368）：左手背贴放在背部的肾俞穴，右手松开手指，做向后的“单手正回环”。即右手从中丹田穴沿胸腹正中线（任脉）上升至头部上方的百会穴，再继续向右耳侧下降并降到右胯旁，再向前划弧返回中丹田穴前。此为一次，称之为辉环（注意身体随之前后移动重心，腰带随之转动）。连做三次（做慢动作）（图 1－269、图1－

270、图 1－271）。

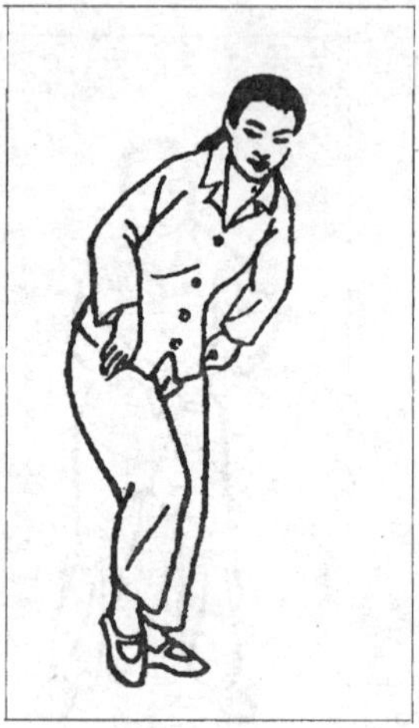

图 1－268

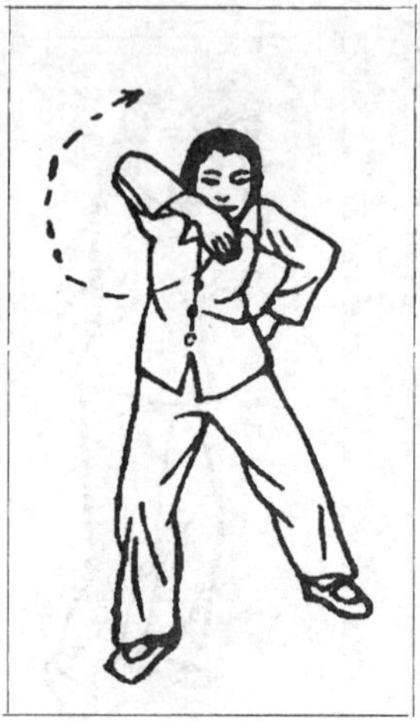

图 1－269

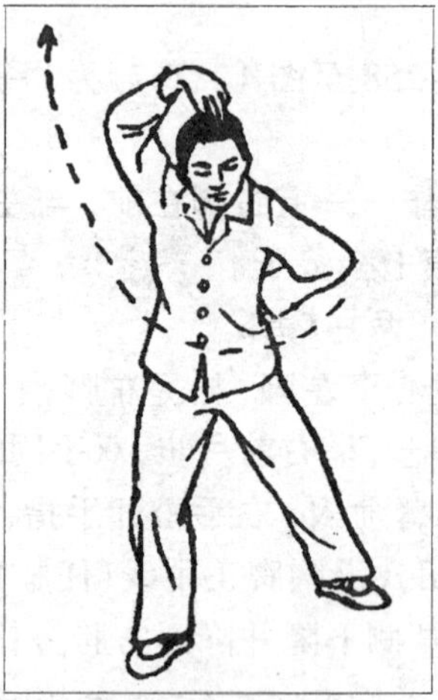

图 1－270

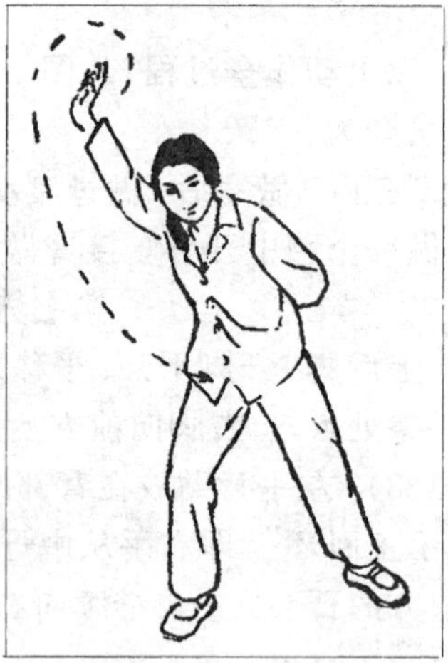

图 1－271

右手再做向前“单手反回环”。即右手从中丹田前划向右胯外侧，并向右后上方升，绕过右耳际再升到头顶百会穴上方，然后下降经脸部眉心处的印堂穴，再下降，一直沿任脉降至中丹田前。此为一次，连做三次(做慢动作)。

注意：正回环与反回环做法相同，唯方向相反。

右前弓步的右手做正、反回环动作完成后，则换做左前弓步的左手正、反回环动作：

平移重心至右脚，松提左脚点穴，向前上一步，呈左前弓步，左手动作与右手同。

左、右手均做完，就做过渡动作：接上势。上后脚(即上右脚)，两脚呈平开状，上右脚一步，做膻中开合，稍停片刻，沉气。

第八势　归山卧虎

右脚向右侧沿水平线逐渐滑出，直至呈左侧前弓步，双手同时变为：右手从右胯旁向上绕过头顶百会穴，再沿左脸划下经任脉下降至右腰处，再沿带脉(腰)把手放至背部右肾俞穴处；左手绕过左膝放在背部左肾俞穴处(图1－272、图1－273)。

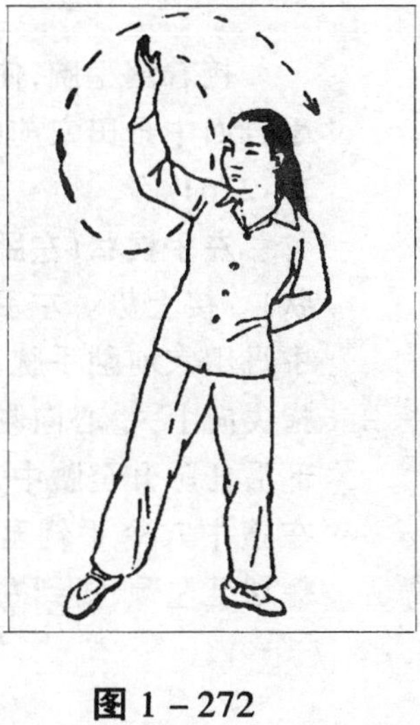

图1－272

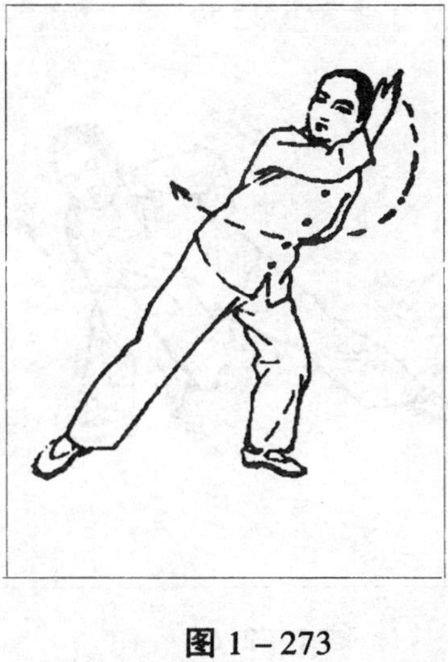

图1－273

左手从背后划回中丹田前，做单手左开合：即左手先划回中丹田前，再向左侧外开(图 1－274)。

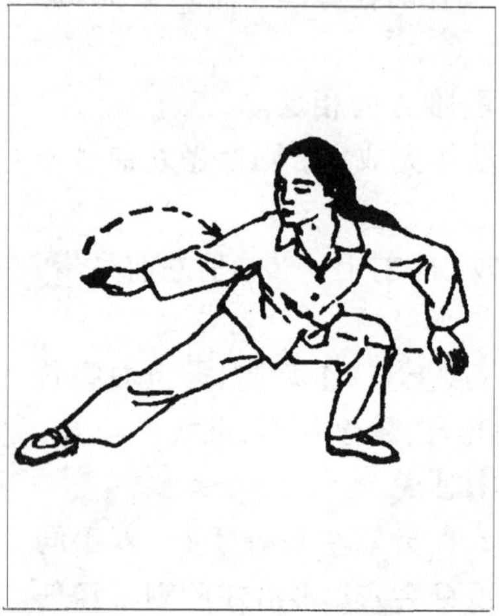

图 1－274

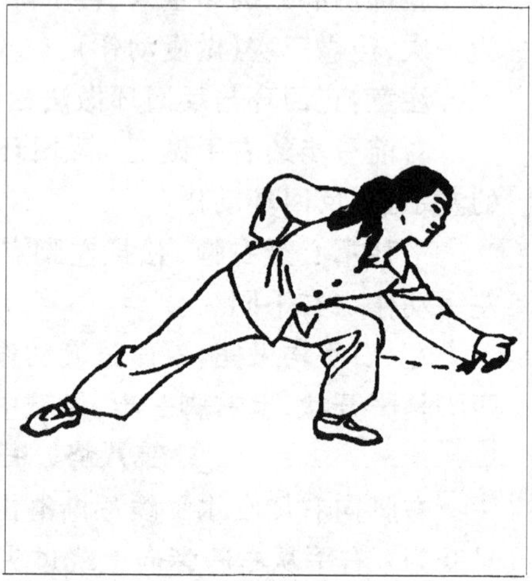

图 1－275

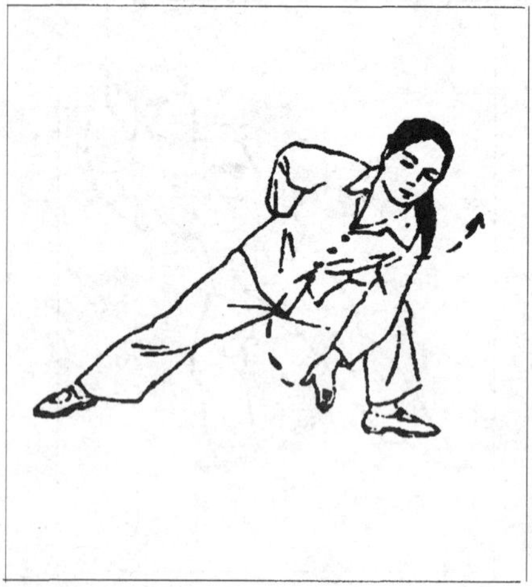

图 1－276

接着翻手腕，使左手合回中丹田穴前(图 1－276)。

左手枕状(左卧虎状)。接上势。左手从中丹田穴前翻手腕，手指尖向上，手心向胸腹部沿任脉升至膻中穴，在膻中穴令手绕至下颊划至左颈，再到左边头部的后面，至左颈处呈左手枕状（注意：颈不能真的枕在左手上，而是稍稍离开一点）（图 1－277、图 1－278）。

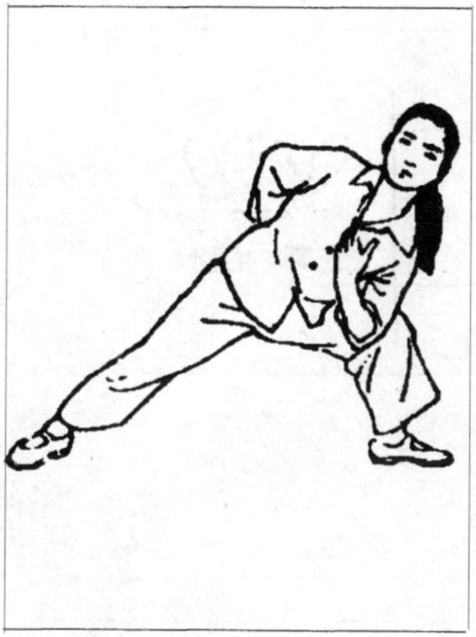

图 1－277

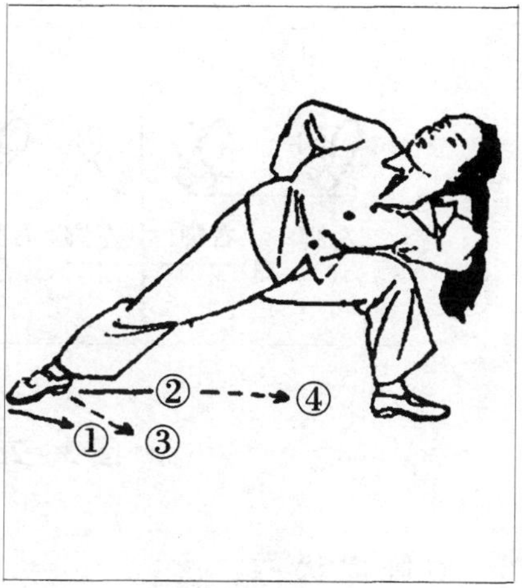

图 1－278

接着右脚利用脚尖与脚跟交替移动向左脚靠拢（图 1－279）。

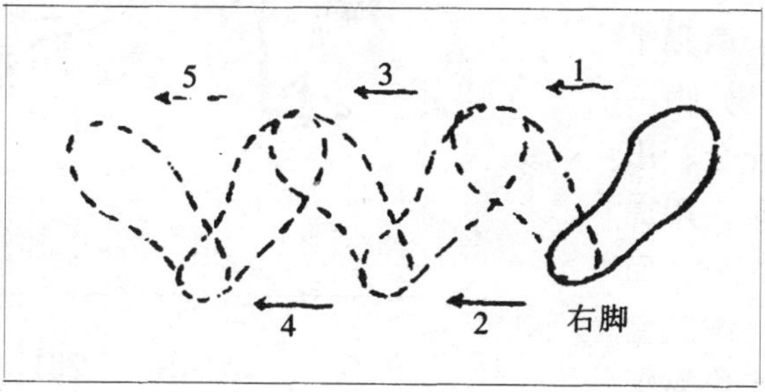

图 1－279

移到比肩稍宽时，左脚与右脚均同时脚尖向里，再脚跟向里移动，移到两脚与肩宽呈平开状为止，做一个中丹田开合，至此，左卧虎完(图 1－280)。

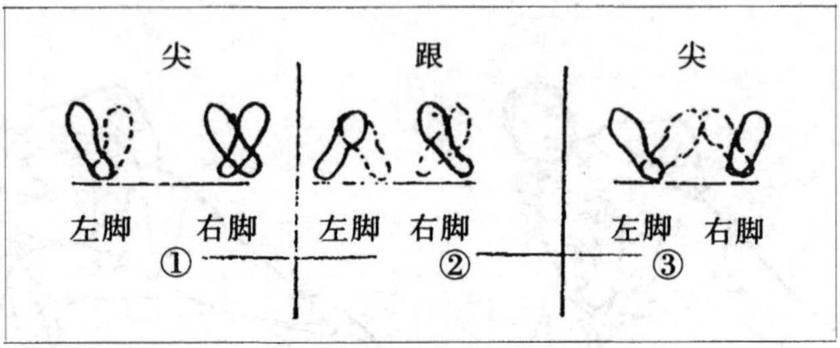

图 3－280

右卧虎状：做法与左卧虎状同，只是改为右侧弓步，呈右手的右枕状(图 1－281)。

左、右卧虎状做完，两脚平开，上右脚，做一个膻中开合；出东南方向，用虎步走大八卦，回到东位，做三叠开合，接着换练猴戏。

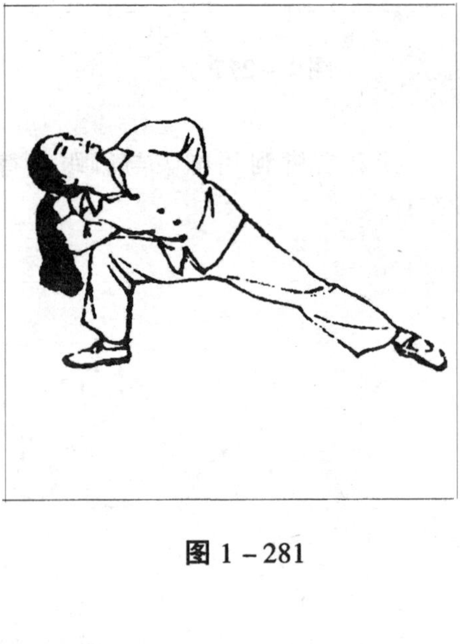

图 1－281

第六章 猴 戏

嬉荡秋千活奇经　　机智灵巧心神明

纵跳登攀疏八脉　　摇肩搔痒脾气盈

形神要领：猴性好动，善于纵跳登攀，嬉荡秋千，机敏灵巧，攀树摘果；行走时常常习惯于：左右窥视，躲躲闪闪，躬身弯腰，翘高臀部，并左右扭摆，提肩搔痒抓耳，鼓嘴唇，眨眼睛；双爪在行走时常放在两乳下方的外侧。

功理：猴戏意守中丹田穴。通过猴戏八个势子的习练，主要作用于：足少阴脾经、奇经八脉、手厥阴心包经、足厥阴肝经等。猴还练心，心主神明，能使人头脑灵活，增强记忆力，开阔心胸，故对脑神经系统的疾患有较好的疗效。

功效：脑神经系统疾患（神经衰弱、失眠、头痛、记忆力差、神经性头痛）；

上肢麻木，偏瘫，循环障碍；

肝病，各种原因引起的眼病。

功法：猴戏共有八个势子，具体练法如下：

第一势 花山戏水

在东位，接着上势的三叠开合式，即左脚在前呈交叉状，双手在左膝前做下开合式（图 1－282）。

上右脚，两脚呈平开状；双手十指松开，沿任脉升到中丹田，然后将下垂松开的十指突然向上抽提到膻中穴前，此时十指变为手指微屈的猴“爪”状（猴爪是虚拢微屈，不用劲，而虎爪稍用劲地弯曲手指，请注意区别手法）。猴爪放在胸部两乳下外缘，手指向下微屈。此时用腰胯带动臀部（注意臀部要翘高一些）做左右两边的扭摆；与此同时，双肩及上身随之颤动(图 1－283)。

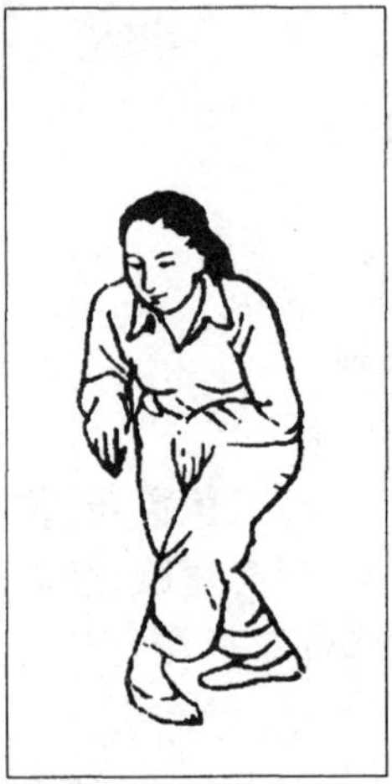

图 1－282

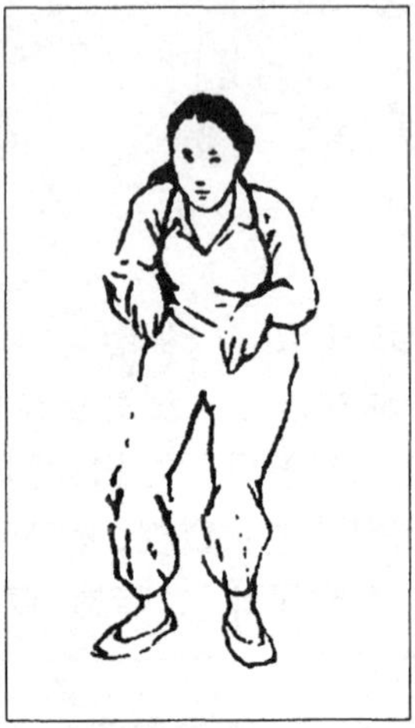

图 1－283

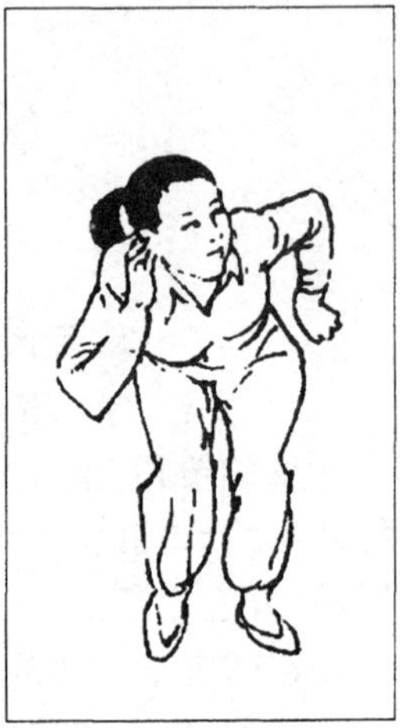

图 1－284

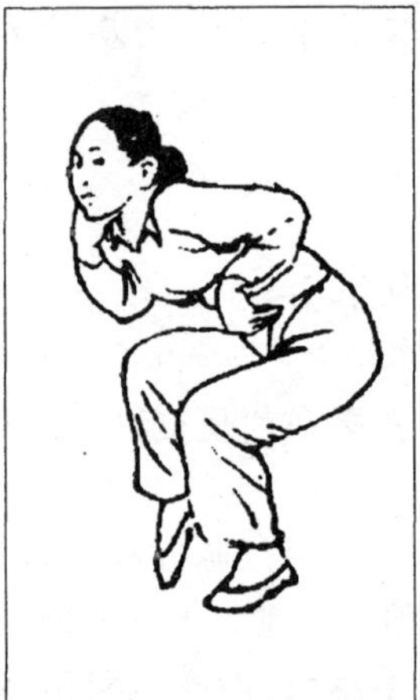

图 1－284 侧面图

松提右脚点穴，头向左右两侧窥视，眨眼，鼓嘴，并用右手摆弄右耳 (图 1－284、图 1－284 侧面图)。

再用左手摆弄左耳、眼，嘴要求与用右手摆弄右耳时相同(图 1－285)。

用双手摆弄双耳，然后用猴子“碎步”(图 1－287 至图 1－289)走大八卦。在走的过程中，要适当配合头部向左右两侧东张西望，并不时用两手交替地摆弄耳朵(图 1－286、图 1－286 侧面图)。

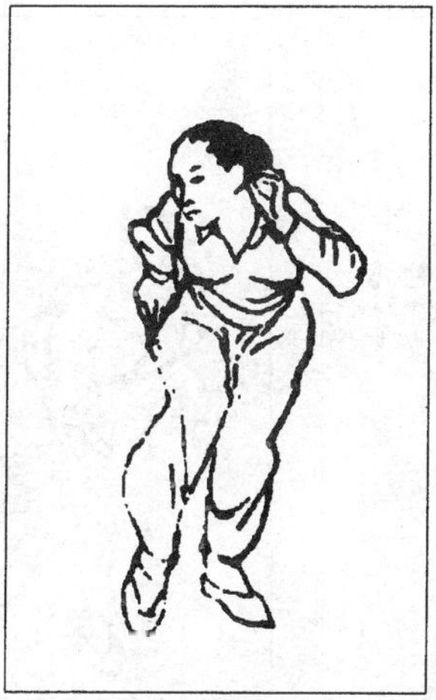

图 1－285

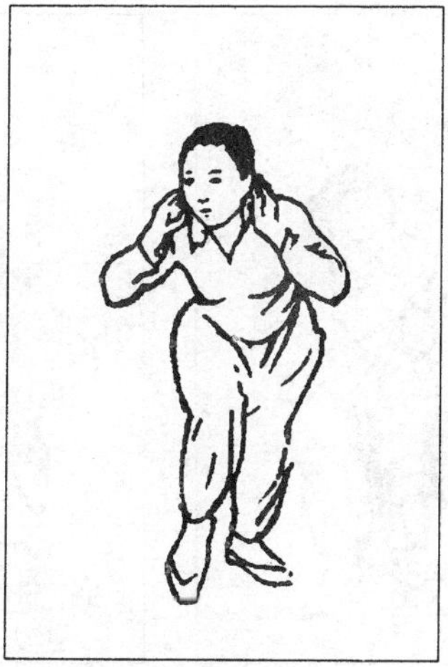

图 1－286

猴子“碎步”的走法：走时要求双脚尖着地，并使双脚尖稍向两脚中间内靠，两膝也靠近，用密集的小步向前走，左右脚各向前一小步为一个“碎步”。猴爪在碎步过程中要配合脚步，使猴手自然轻松摆动（即用双肘带动双臂前后错动地轻摆）。从东位向南走三个“碎步”沿大八卦内侧边缘走；接着右脚上

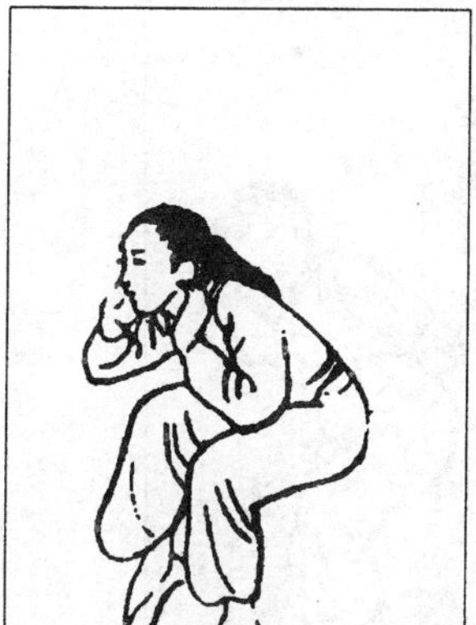

图 1－286 侧面图

一步，面向南方做一个膻中开合后，上后脚，两脚呈平开状，松腰沉气。接着做“花山戏水”的动作，“花山戏水”包括“拍水”、“泼水”

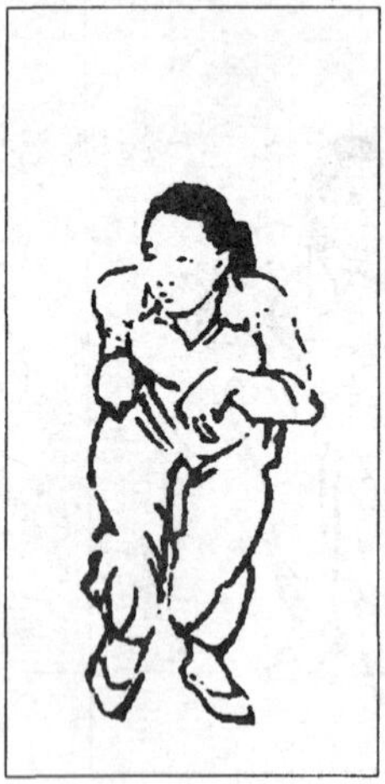

图 1－287

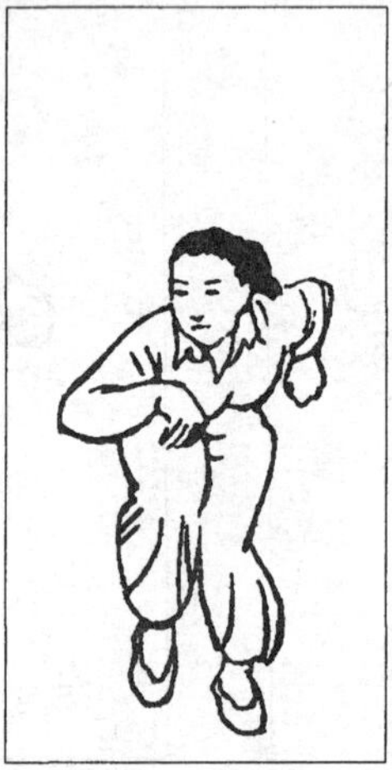

图 1－288

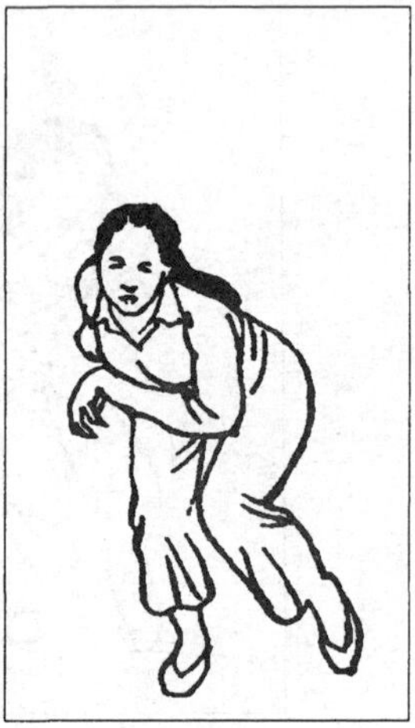

图 1－289

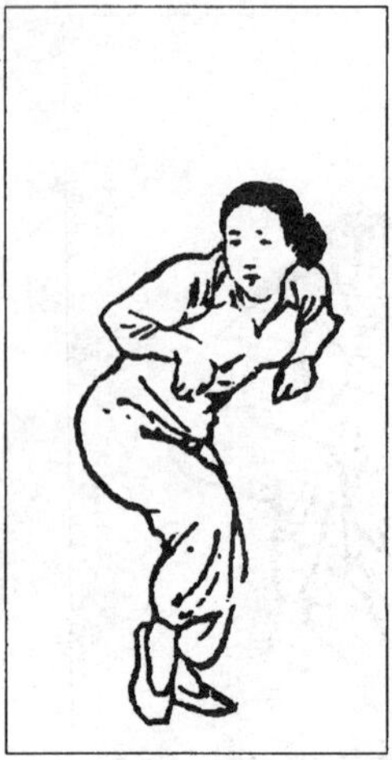

图 1－290

及“点水”三个动作（图 1－287、图 1－288、图 1－289）。

1. 拍水动作

接上势。松提右脚，点穴（图 1－290）。

右脚向前一小步，呈右前弓步，重心在右脚（图 1－291）。

接上势。用腰带动身体向左后转，身体重心移向后脚（左脚）呈左前弓步；双手变为交叉手（女的右手在下，左手在右手之上；男的相反）；上身向左膝前倾斜（图 1－292）。

双手腕放松，手心向下（图 1－293）。

然后双手向下轻拍下去，至稍离地面的高度，同时，上身随之向前膝（左膝）下弯（图 1－294）。

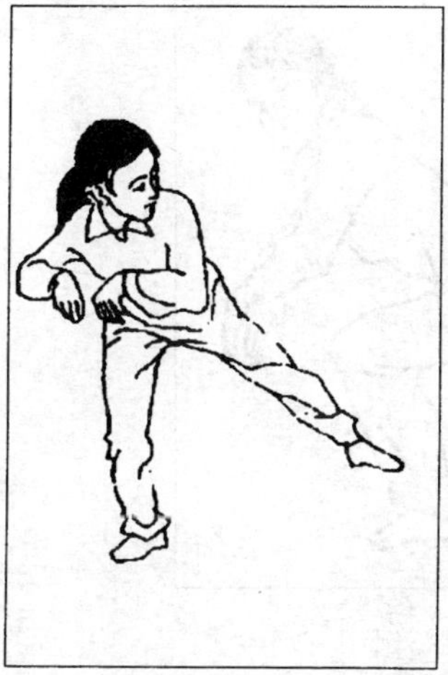

图 1－291

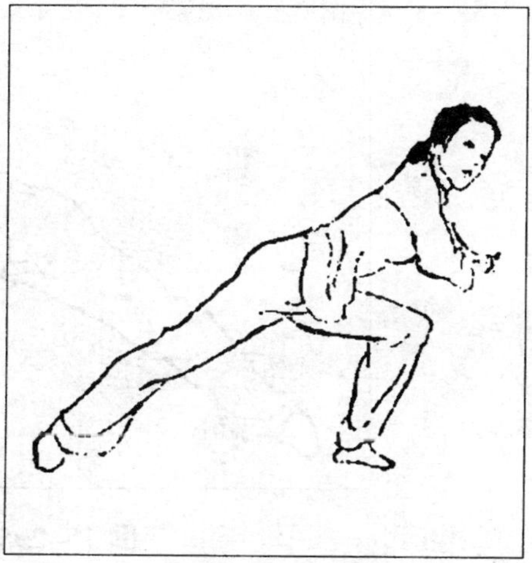

图 1－292

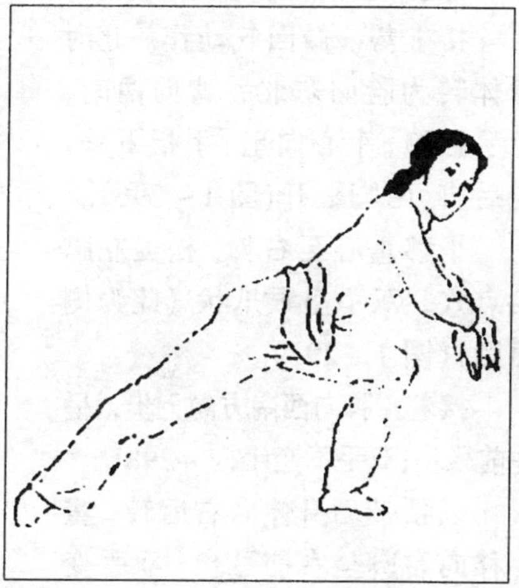

图 1－293

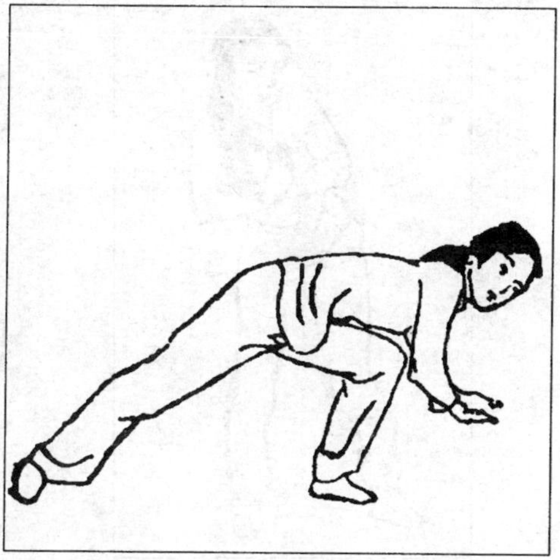

图 1－294

接着双手腕放松,向上摆提到胸前膻中穴,上身随之升回原高度。以上为拍水一次,连做三次(图 1－295)。

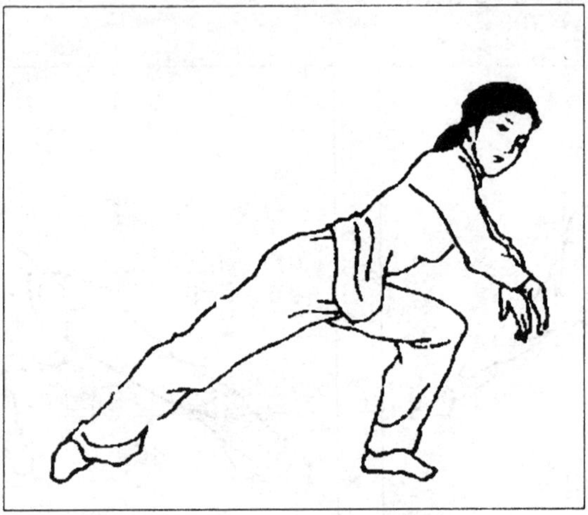

图 1－295

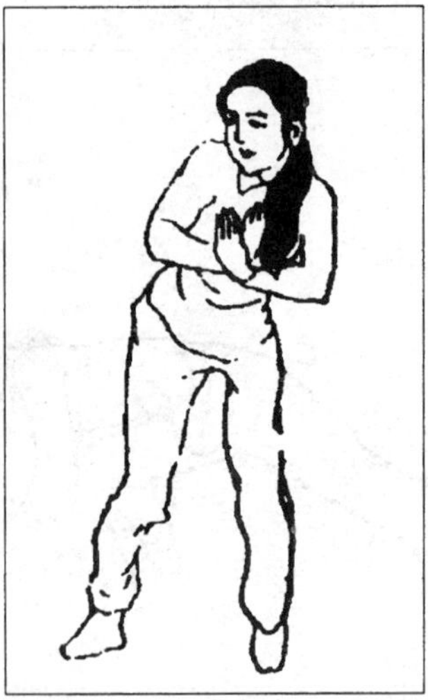

图 1－296

(此为左前弓步拍水三次)

接上势。做回气动作。此时身体转为脸向东北,背向西南,双手翻腕,手心向里,手指下垂,上后脚,两脚平开(图 1－296)。

平移重心至右脚,松提左脚尖点穴,双手呈猴爪状(此为侧面图)(图 1－297)。

接着左脚向西南方向上步,呈左前弓步;双手不变(图 1－298)。

以腰带动身体向右后转,重心移向右脚呈右前弓步;双手变为交叉手,上身向右膝前倾斜,然后双手腕放松，手心向下(图1－299)。

双手随之向下轻拍下去；双手位于右膝下方一点；同时上身随之向前膝下弯(图 1－300)。

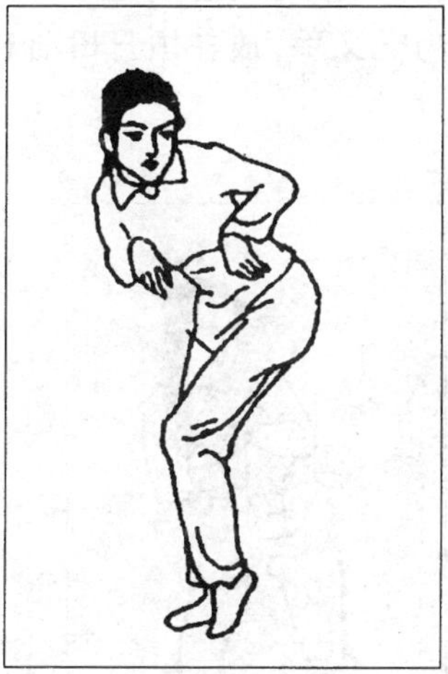

图 1－297

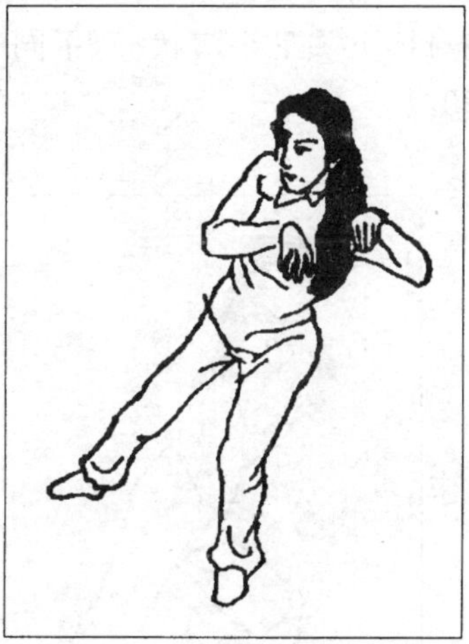

图 1－298

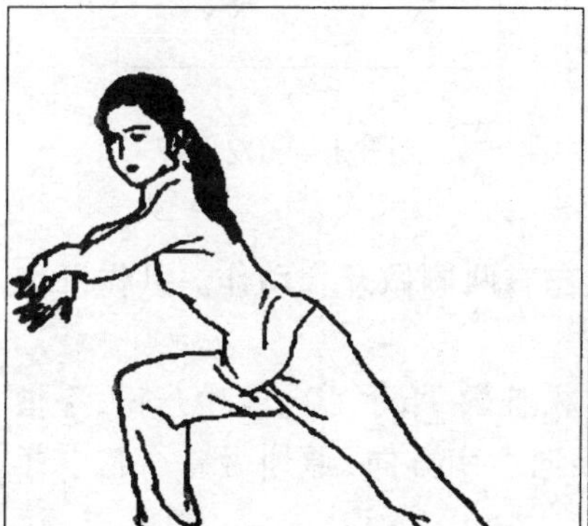

图 1－299

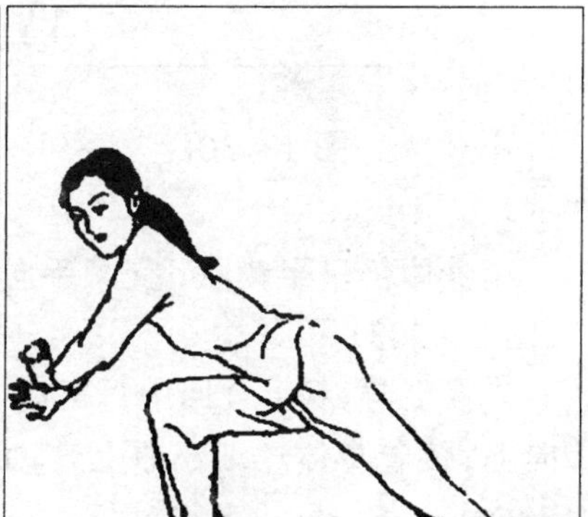

图 1－300

接着双手腕放松，向上摆提至胸前膻中穴，上身随之回升到原高度。此为拍水一次，连做三次（此为右前弓步拍水三次）（图1－301）。

接着松提右脚点穴，向右方横开一步，使之与左脚呈平开状，并使身体下降呈半蹲状；双手同时变为交叉手，放在中丹田前（图1－302）。

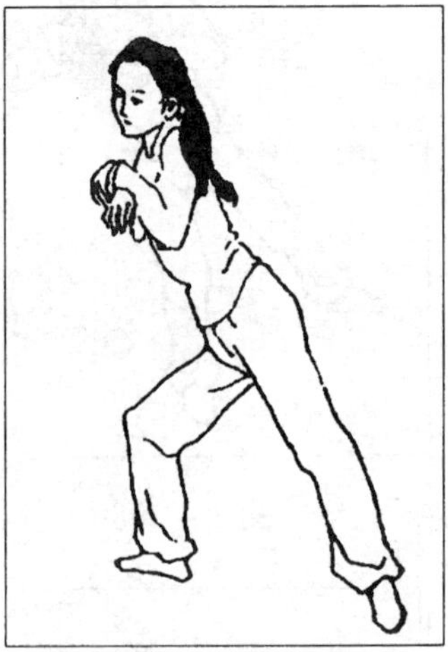

图1－301

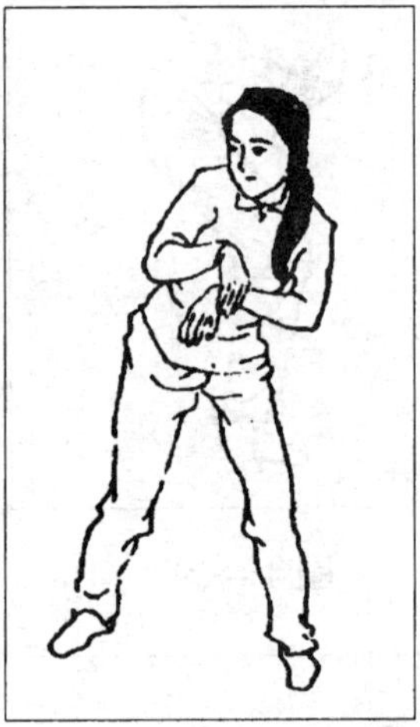

图1－302

身体仍呈半蹲状；交叉手向左右两侧做开合动作。共做三次（图1－303）。

接上势。双手合回中丹田后，松腕翻手，手心向着中丹田，手指向上；接着身体逐渐还原上升，面向西南方向，原地做一个膻中开合（图1－304）。

2. 泼水动作

平移重心至左脚尖点穴（仍在东南线上），向南方右脚上一步，呈右前弓步；双手顺势拉向右前方，十指松开（图 1－305、图 1－306、图 1－307）。

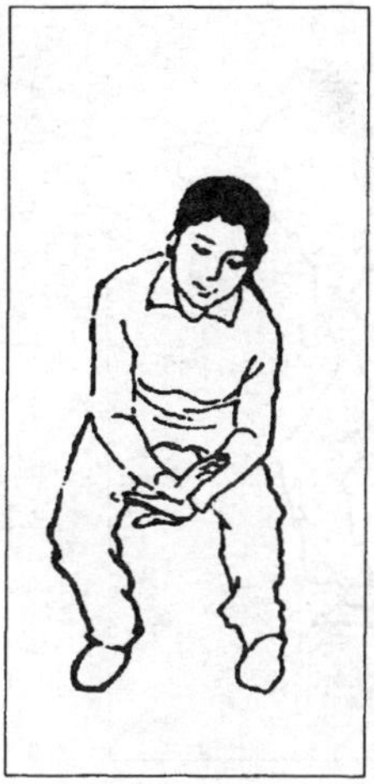

图 1－303

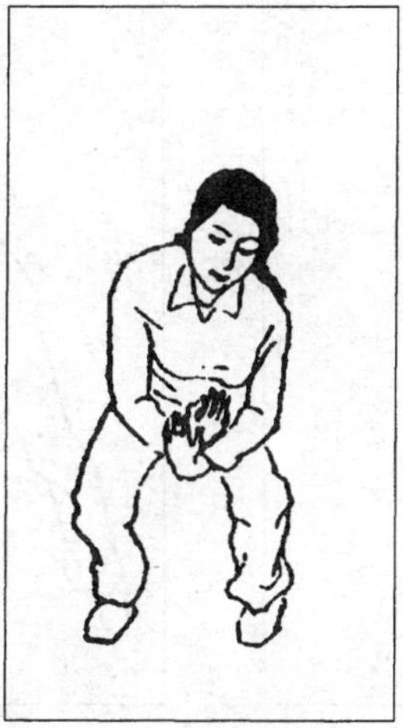

图 1－304

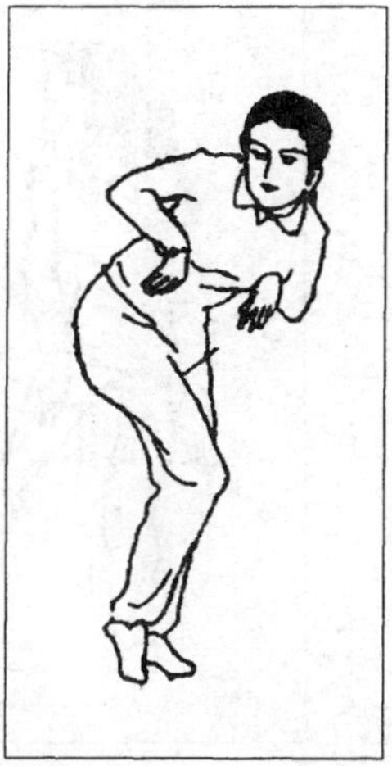

图 1－305

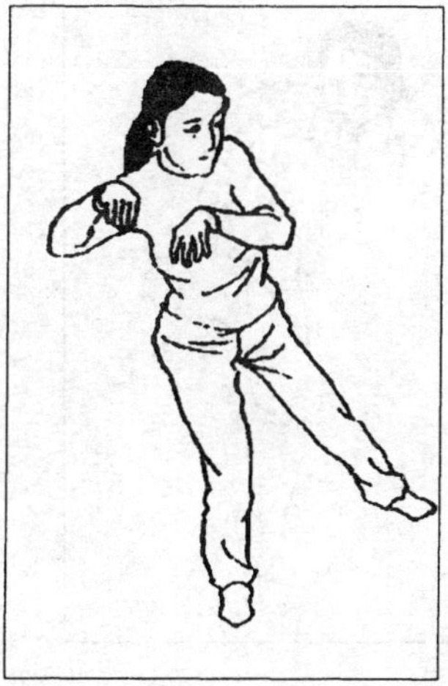

图 1－306

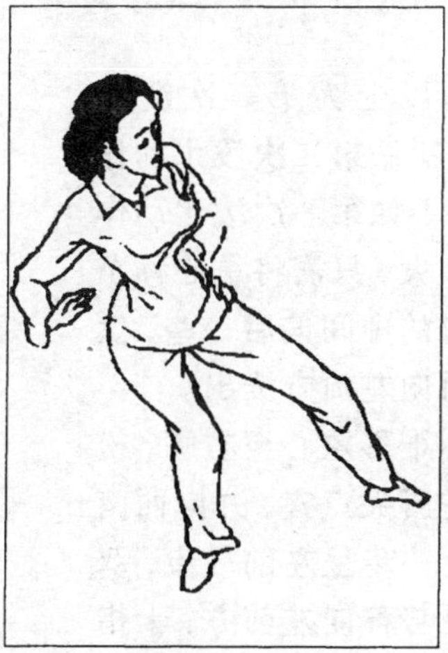

图 1－307

接上势。双手摆向左前方，做泼水状；身体重心随之移至左脚（图 1－308、图 1－309）。

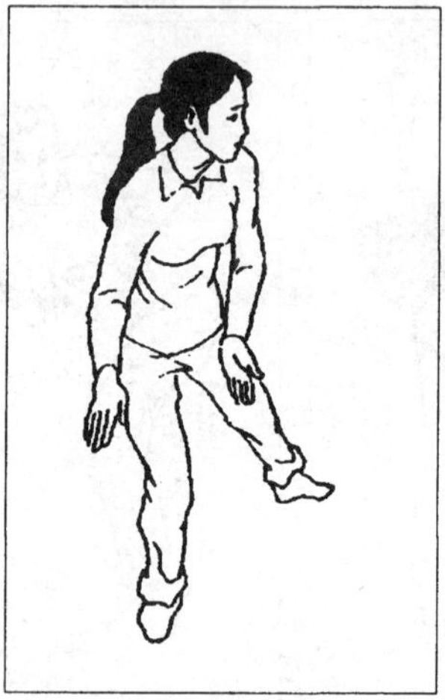

图 1－308

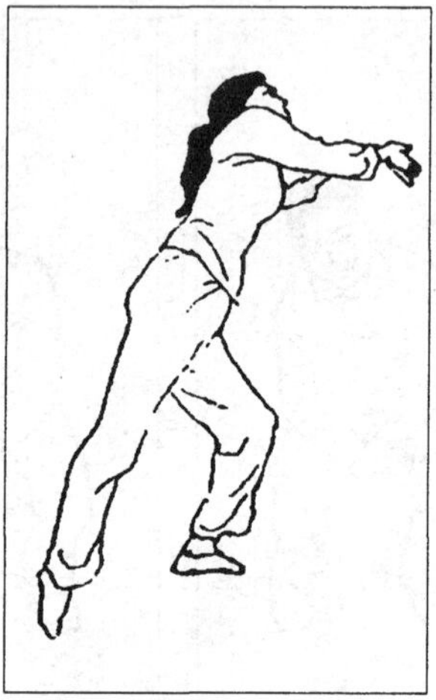

图 1－309

以上为第一次泼水动作。做第二次泼水动作时，不如第一次泼水动作那么大，只需将重心移至两脚的中间偏后一些，然后再向左前方泼出。

平移重心至右脚，松提左脚尖点穴，并向西南方上一步呈左前弓步；双手顺势移向左前方，十指松开（图 1－310、图1－

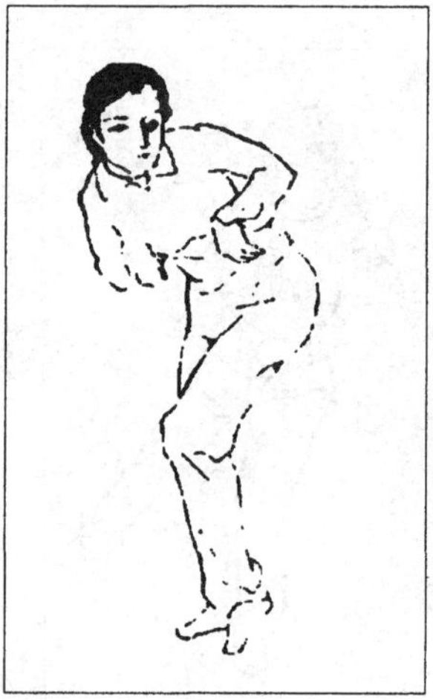

图 1－310

311、图 1－312)。

接上势。双手做泼水状,摆向右前方,身体重心随之移至右脚(图 1－313、图 1－314、图 1－315)。

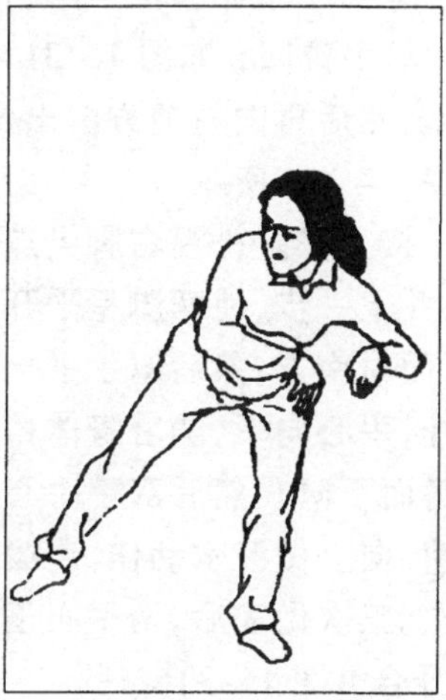

图 1－311

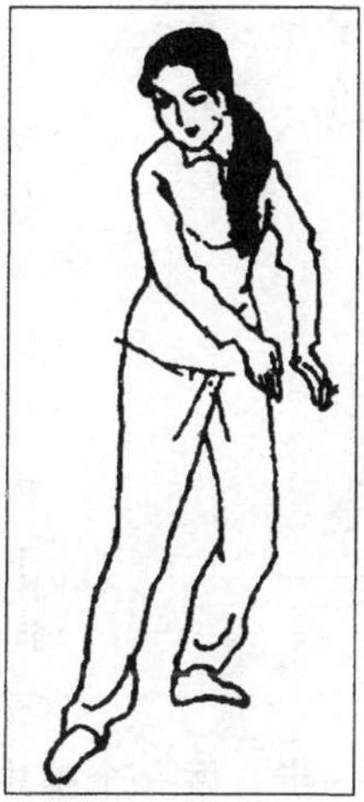

图 1－312

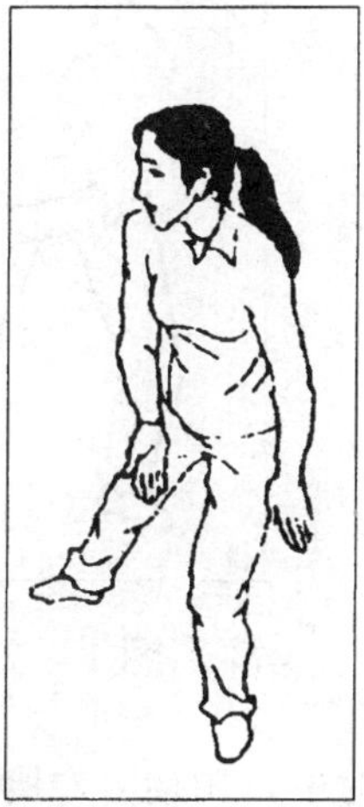

图 1－313

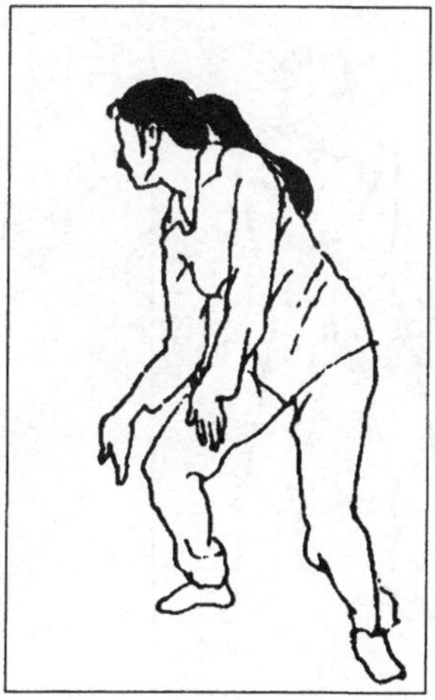

图 1－314

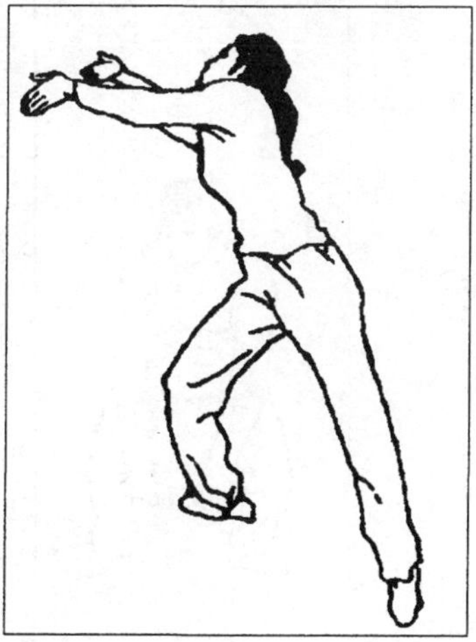

图 1－315

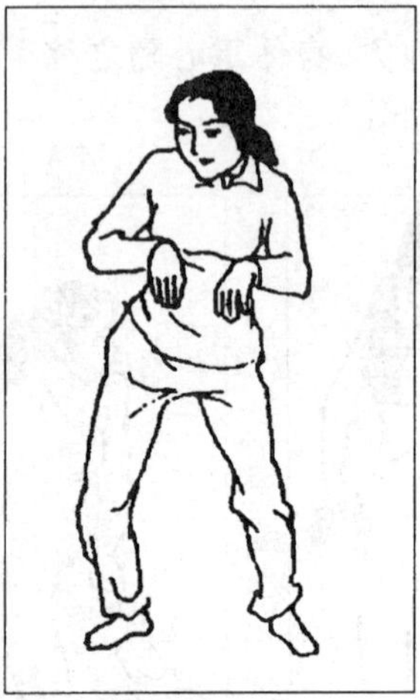

图 1－316

以上为第二次泼水动作。第二次、第三次泼水动作亦不如第一次泼水动作那么大，只需将重心移至中间稍后，双手拉回，如图 1－314 所示，然后再向右前方泼出，如图 1－315 所示。

接上势。松提右脚尖点穴，并上一步，使两脚呈平开状，面对南方；然后双手手指松开，手心向下，随着身体稍下蹲而下降；然后双手手心向前、向上做泼水动作，连泼三次。三次做完后，两手心正对中丹田前，左脚上一步，做一个膻中开合（图 1－316、图 1－317、图 1－318）。

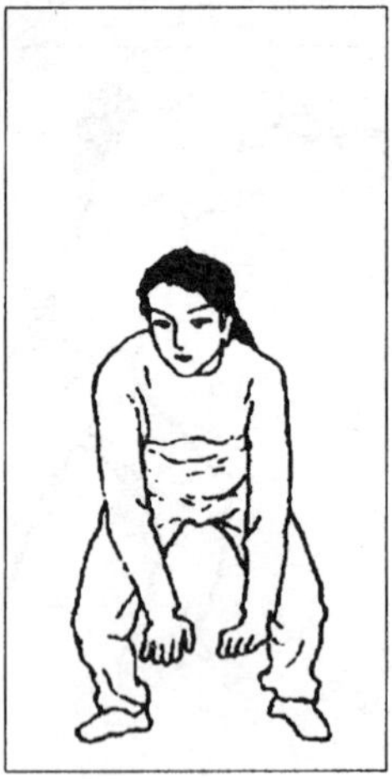

图 1－317

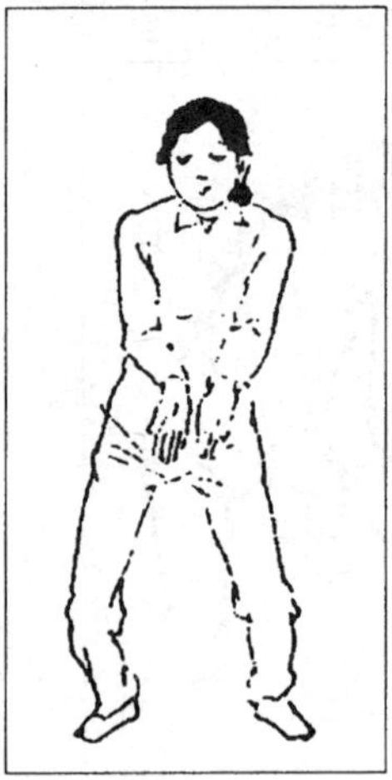

图 1－318

3. 点水动作

接上势。平移重心至左脚，松提右脚点穴，向前迈一小步（在东南方向线上）呈右前弓步；右手放在背后的肾俞穴处，左手做单手向后回环：即左手从左胯旁向前绕过左膝，沿任脉（胸腹正中线）升至头顶的百会穴上方，在此处左手五指交错弹动三次，然后左手由百会穴上方向左后划弧回到左胯旁，形成一个回环。以上为“一点水”。连续做三次回环，则为“三点水”(图 1－319、图 1－320、图 1－321)。

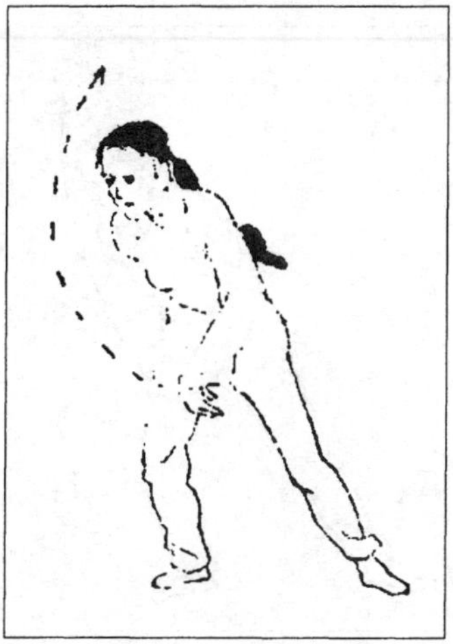

图 1－319

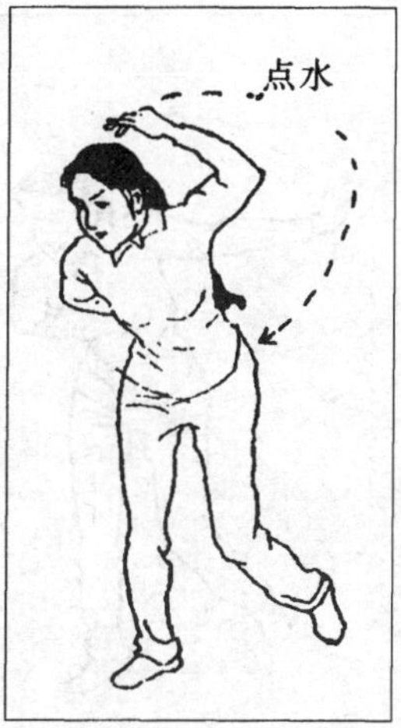

图 1－320

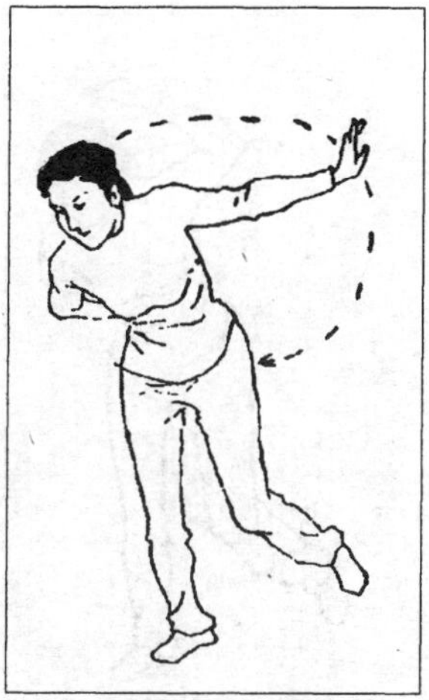

图 1－321

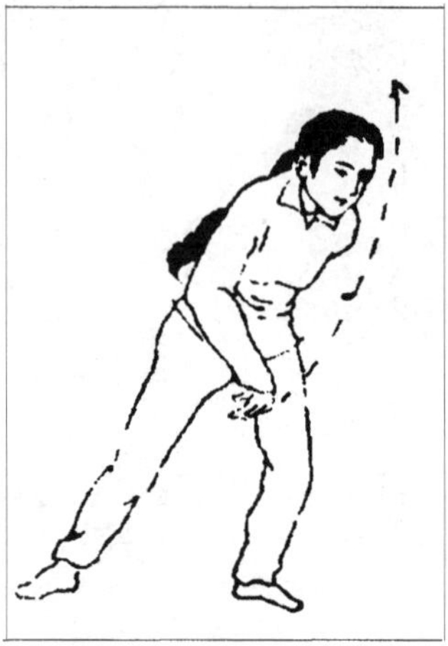

图 1－322

在西南方上一步，呈左前弓步；此时左手放在背后的肾俞穴处，右手做单手向后回环：方法同上势的左手向后单手回环，连做三次。“三点水”动作做完后，双手划弧至上丹田（印堂穴）前，做一个上丹田开合后，沿任脉降到中丹田前；然后双手手指变为虚拢微曲状（即猴指），猛然向上抽提至胸前，用猴子“碎步”走至南角，再沿小八卦路线，由东位进中宫，然后面向西南方向，做一个膻中开合。第一势做完，接做第二势（图 1－322、图 1－323、图 1－324）。

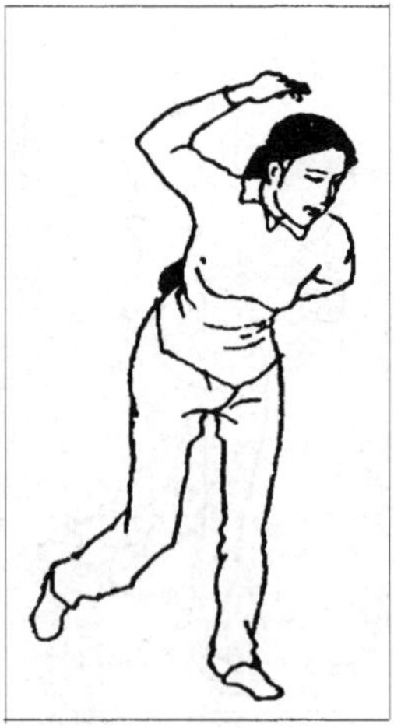

图 1－323

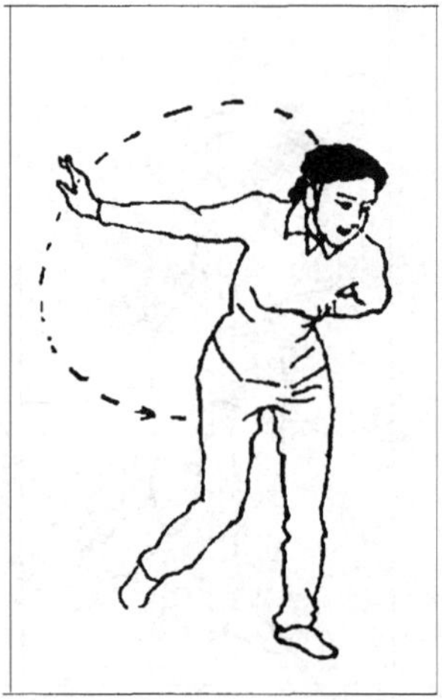

图 1－324

第二势 单打秋千

接上势。双手在膻中穴前变为"猴爪"；松提右脚点穴。此时的神态是东张西望，先向右看，再向左看(图 1－325)。

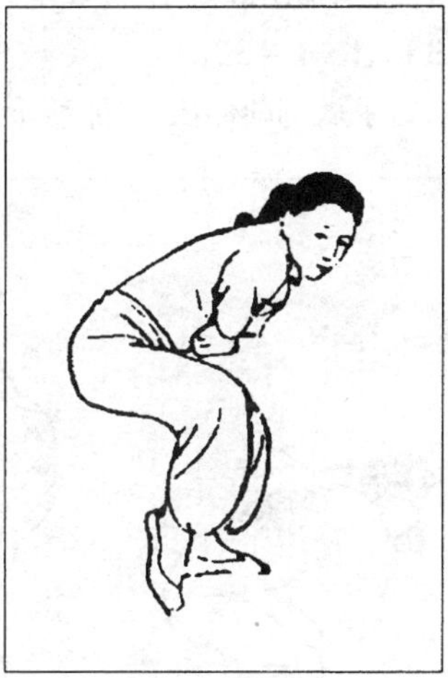

图 1－325

接上势。右脚向西方上一步，呈右前弓步，脸向北角；突然发现秋千，马上警觉地悄悄走猴子正步：即前脚(右脚)高抬腿近 90°大跨步向前，脚尖向下轻轻着地，前后脚呈 90°；然后左脚从后面向前高抬腿(即左大腿面与左小腿呈 90°，左脚尖向下)，向前跨一大步；此时身体转向西南(即沿对角线的正面、背面走)(图 1－326、图 1－327、图 1－328)。

接上势。左脚尖轻轻点地后，踏平左脚，松提右脚，向西方高

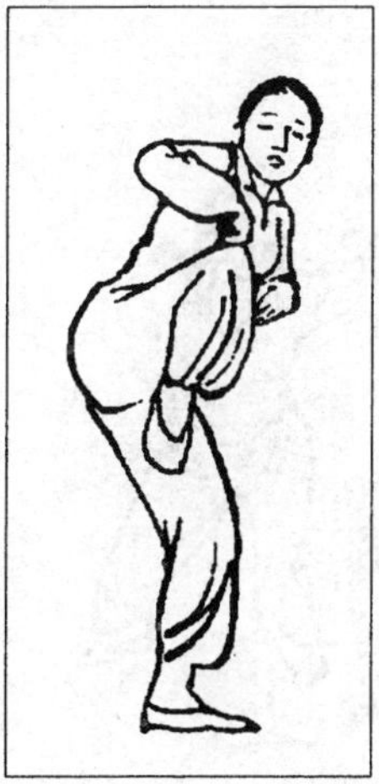

图 1－326

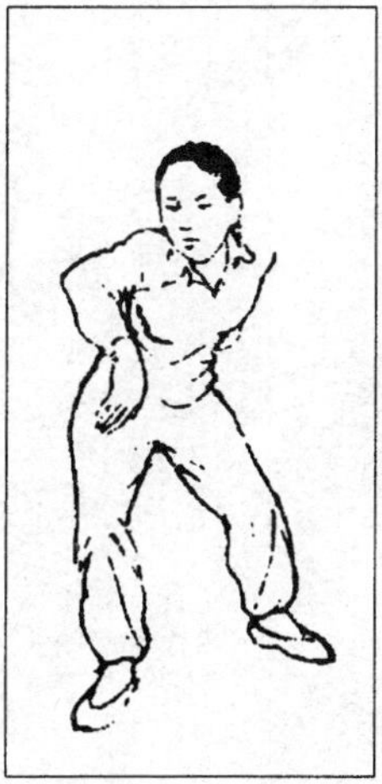

图 1－327

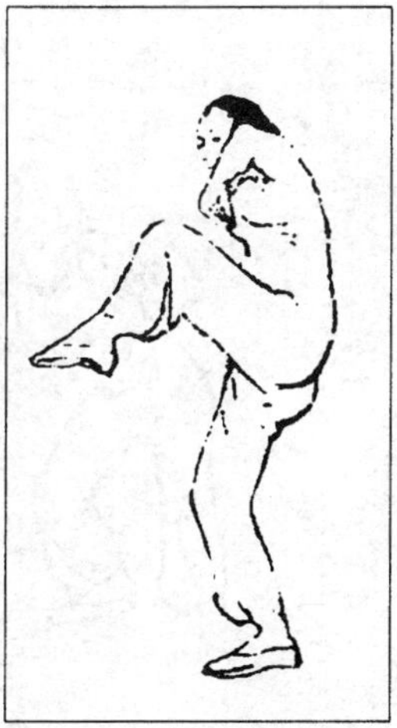

图 1－328

抬腿近 90°，脚尖向下，并向前跨出一大步，此时身体转向西北角。右脚着地后，呈右前弓步，这时已走到秋千面前(图 1－329、图 1－330、图 1－331)。

右手从胸前伸出，去抓秋千，并稍作停留(图 1－332、图 1－333)。

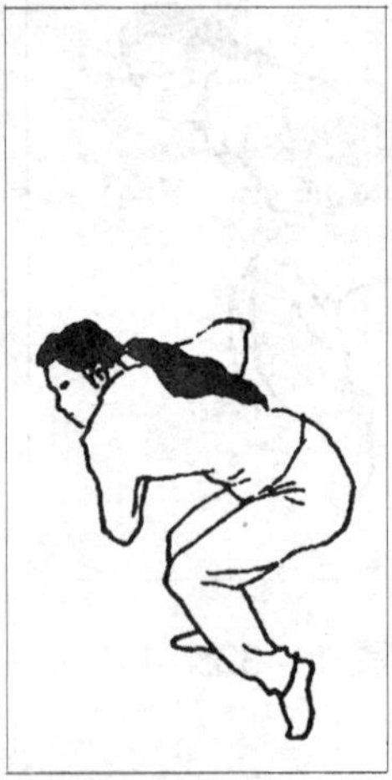

图 1－329

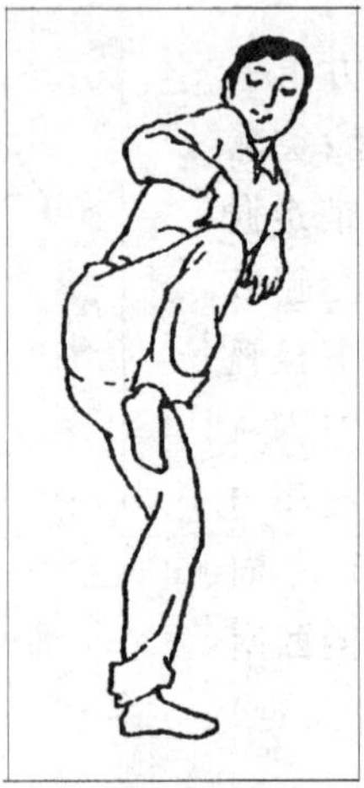

图 1－330

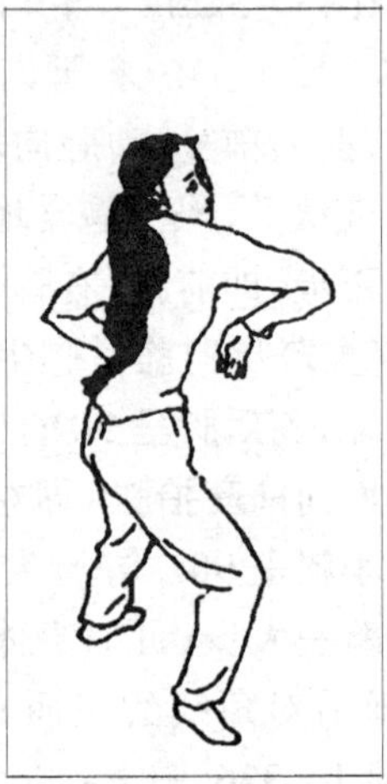

图 1－331

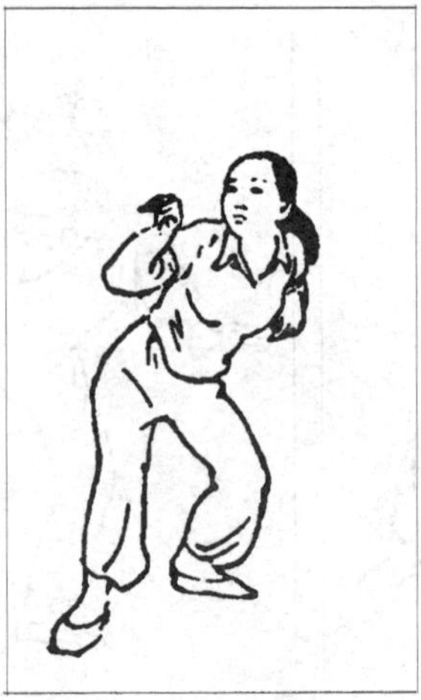

图 1－332

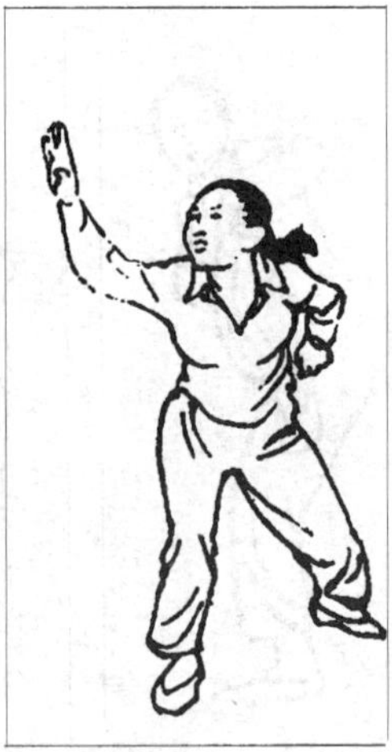

图 1－333

接着左脚向后提起，并放松脚腕，抖动左脚腕三次（图 1－334）。

然后右手向胸前收回，再向外做“后回环”一圈（图 1－335）。

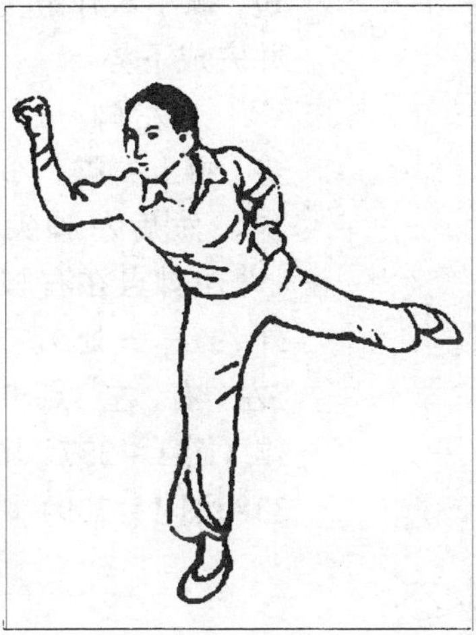

图 1－334

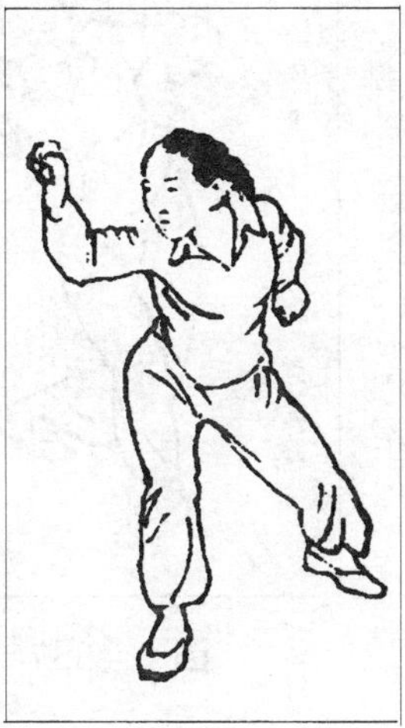

图 1－335

左手从胸前猴爪状变为向前伸出去抓秋千，此时右手回到胸前呈猴爪状，并稍停一会儿，后脚（右脚）向后提起，松脚腕，抖动右脚腕三次。接着右脚着地放平，左手收回，面向西南方向做一个膻中开合。接着做第三个势子（图 1－336）。

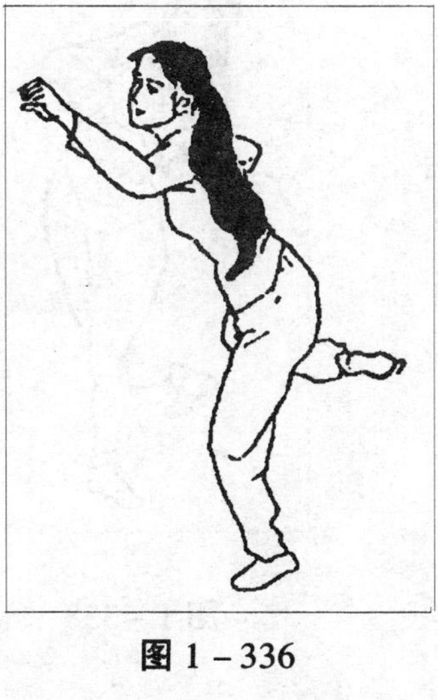

图 1－336

第三势　摇肩搔痒

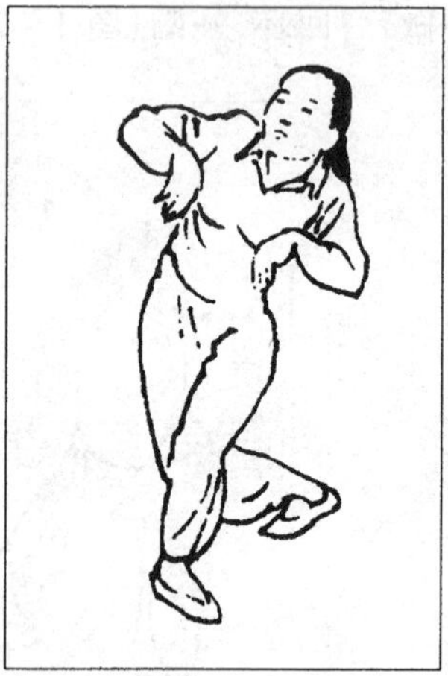

图 1－337

接上势。用碎步向东南方向，走近小八卦边，顺小八卦走一小圈并完成下势：

上左脚一小交叉步，再上右脚一小交叉步，然后左脚尖点穴（即左脚点在右脚中部外约一拳处）。此为"左、右、左"点步的动作（图 1－337、图 1－338、图 1－339）。

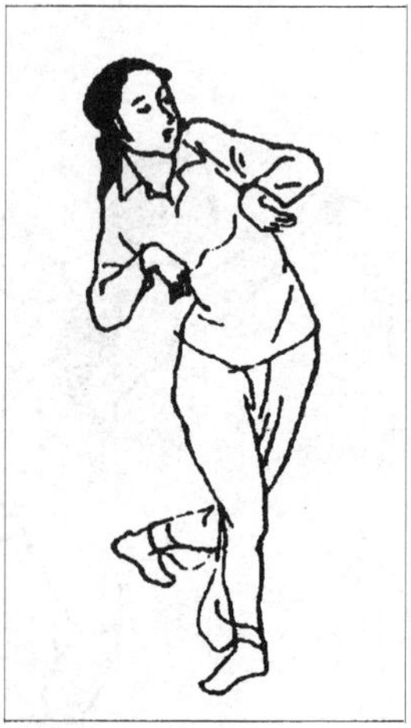

图 1－338

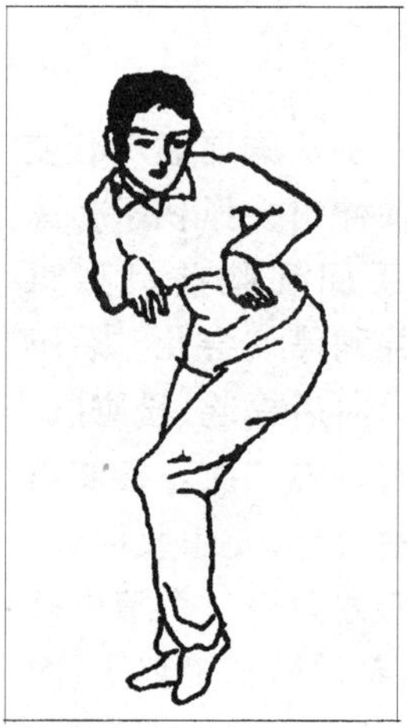

图 1－339

接上势。双手从胸前的猴爪状变为用双手猴爪做搔痒状，先搔左腹，再搔右腹，后搔前胸，眼嘴的神情要表示很痒而在搔痒状（图 1－340、图 1－341、图 1－342）。

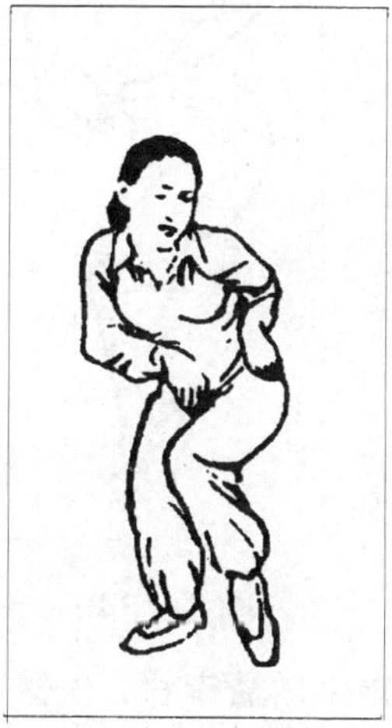

图 1－340

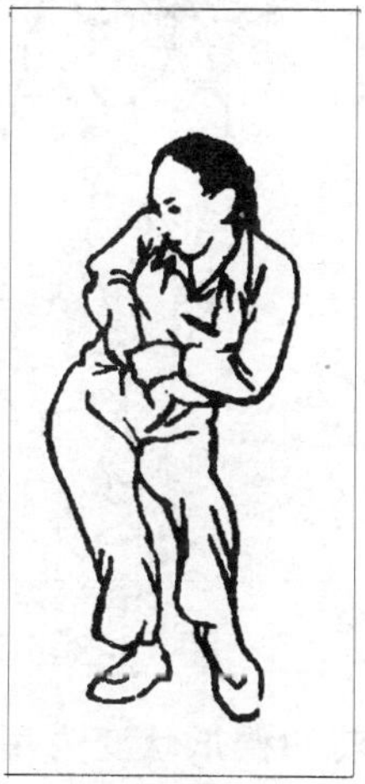

图 1－341

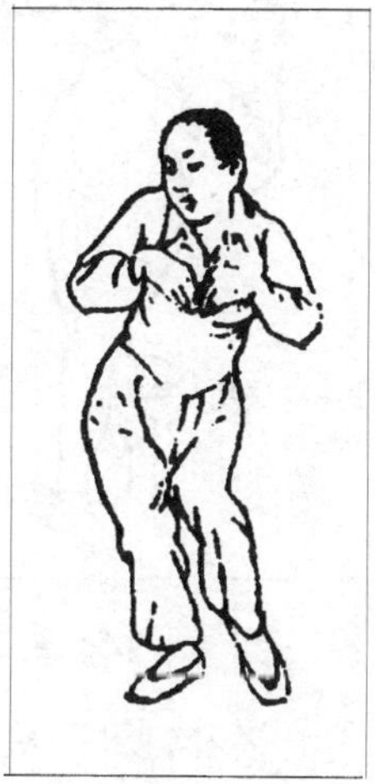

图 1－342

接上势。双手似猴爪状在胸前，上左脚一小交叉步，上右脚一小交叉步，再上左脚一小交叉步，用右脚点穴。此为“左、右、左、右”点步的动作（图 1－343、图 1－344、图 1－345、图 1－346）。

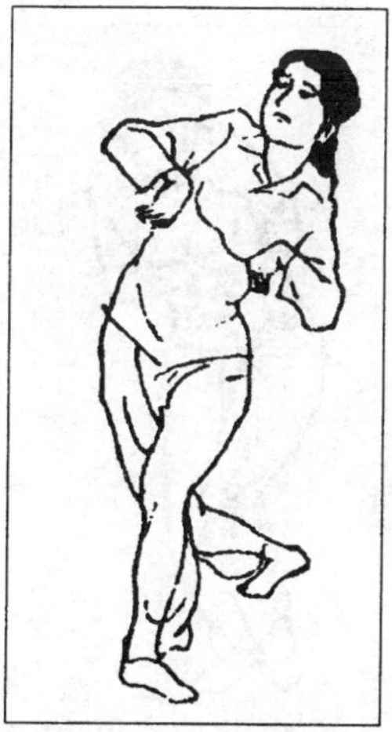

图 1－343

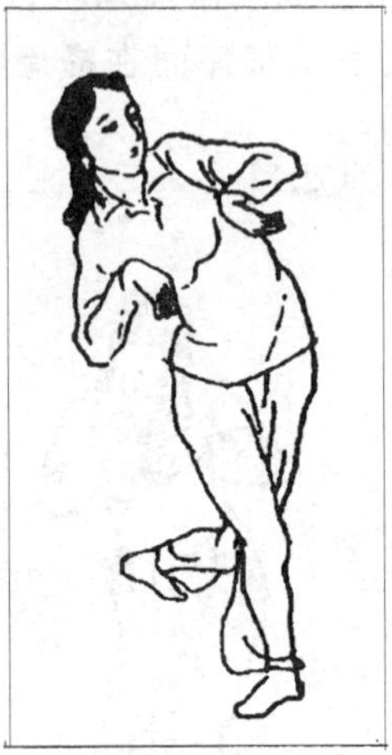

图 1－344

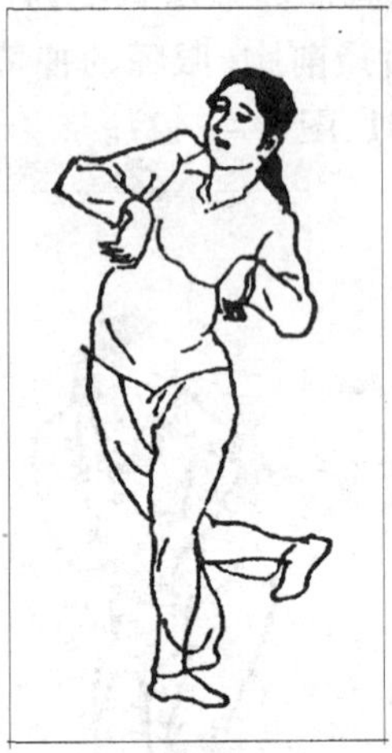

图 1－345

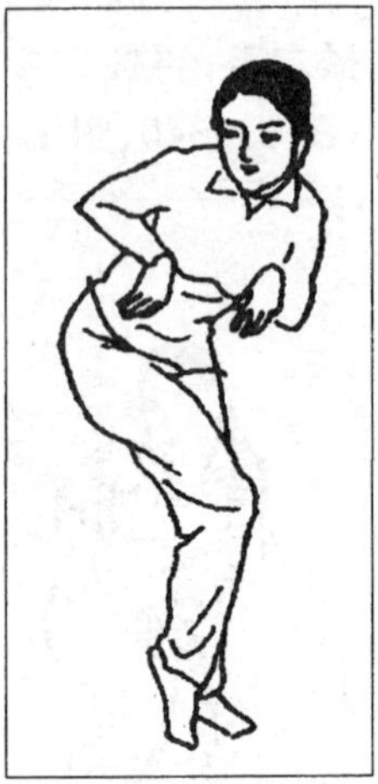

图 1－346

接着，双手从胸前的猴爪状变为用双猴爪做搔痒状，先搔右腹，再搔左腹，后搔前胸，眼嘴的神情要表示搔痒状(图 1－347、图 1－348、图 1－349)。

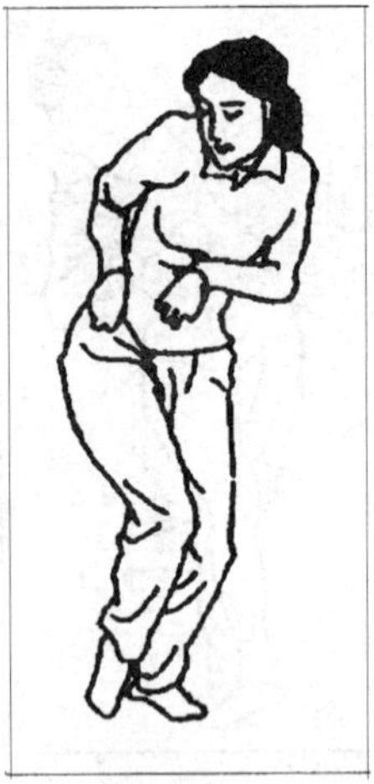

图 1－347

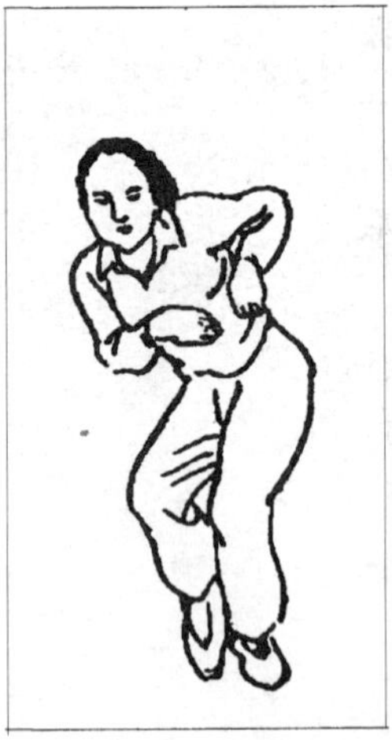

图 1－348

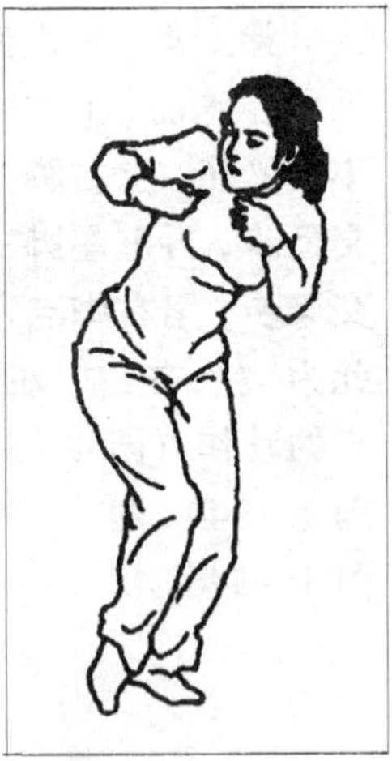

图 1－349

接上势。筛肩几次，臀部翘起并左右扭动一下；左右手可做搔耳动作，做烦躁不安地东张西望(图 1－350、图 1－351)。

上右脚与左脚平开做一个膻中开合。接做第四个势子(图 1－352)。

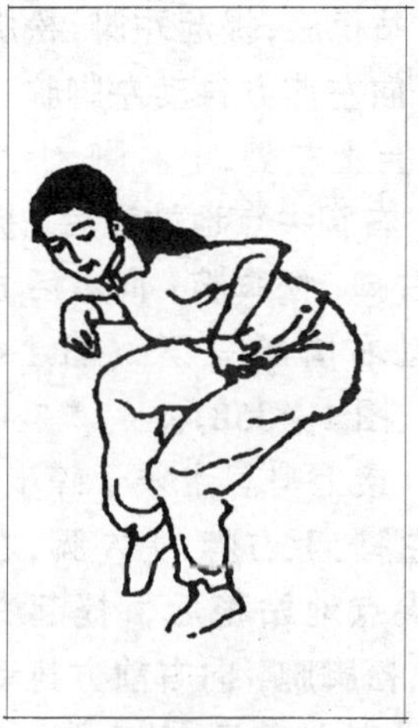

图 1－350

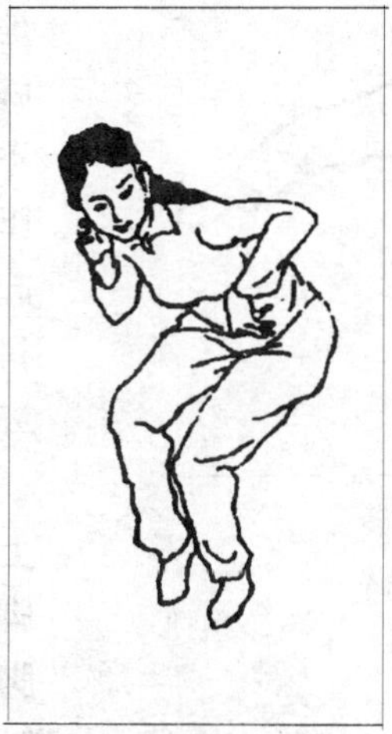

图 1－351

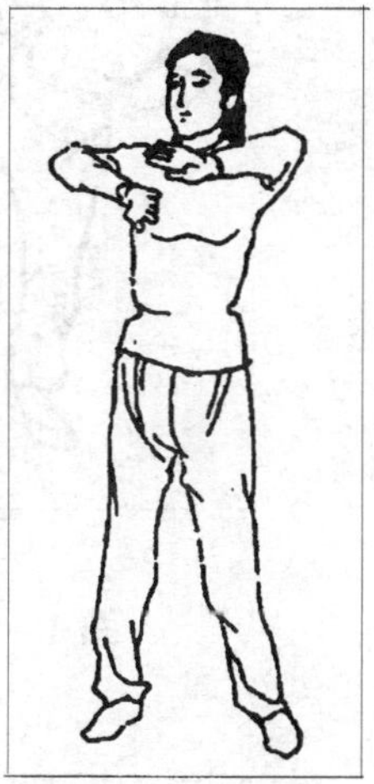

图 1－352

第四势　心绪不安

接上势。走猴子碎步，然后接做下势：

猴步上左脚，再上右脚，然后左脚点穴；站稳后，提起左脚，松脚腕，向左外侧抖动左脚腕三下（图 1－353、图 1－354）。

接上势。上左脚，上右脚，再上左脚，右脚点穴站稳后，提起右脚，松脚腕，向右

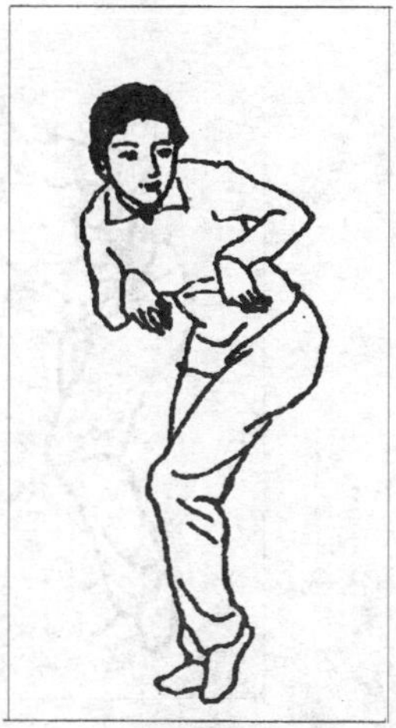

图 1－353

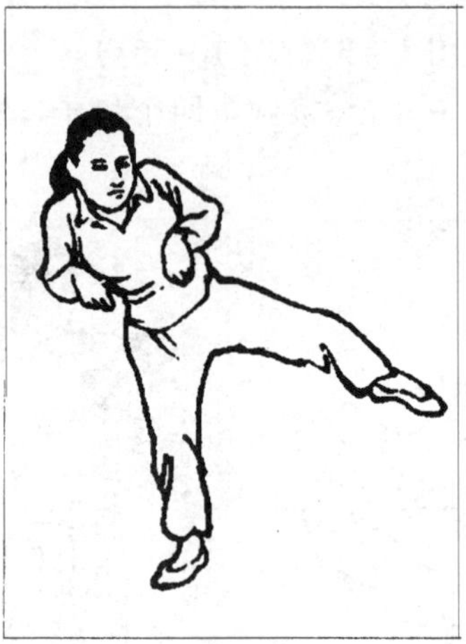

图 1－354

外侧抖动右脚腕三下（图 1－355、图 1－356）。

接上势。走猴子碎步，再上左脚，上右脚，左脚点地，站稳后，提起左脚，松脚腕，向左前方抖动左脚腕三下；再上左脚，上右脚，上左脚，右脚尖点地站稳后，提起右脚，松脚腕，向右后方抖动右脚腕三下（图 1－357、图 1－358）。

接上势。走猴子碎步，上左脚，上右脚，上左脚，右脚尖点地站稳后，提起右脚，松脚腕，向右前方抖动三下；再上右脚，上左脚，上右脚，左脚尖点地站稳后，抬左脚，松

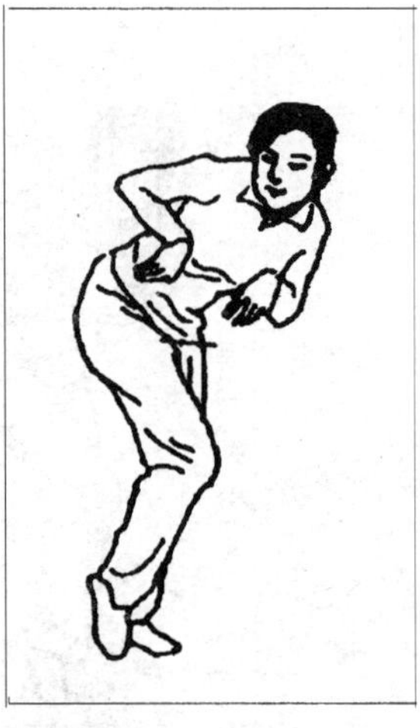

图 1－355

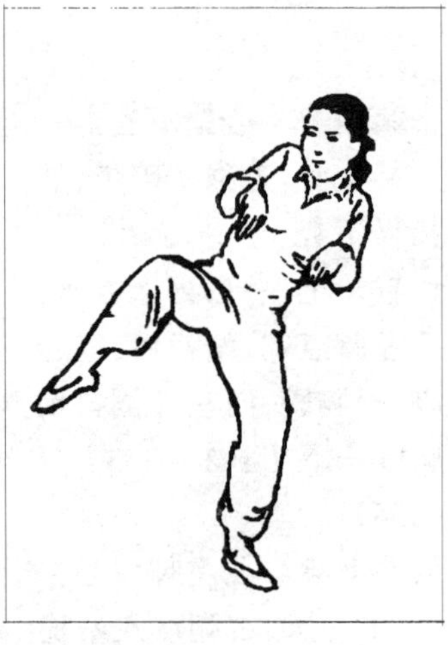

图 1－356

脚腕，向左后方抖动三下。接上势，猴子碎步走出东南，再沿小八卦路线由东位进中宫，面对西南，做一个膻中开合。接做第五个势子(图1-359、图1-360)。

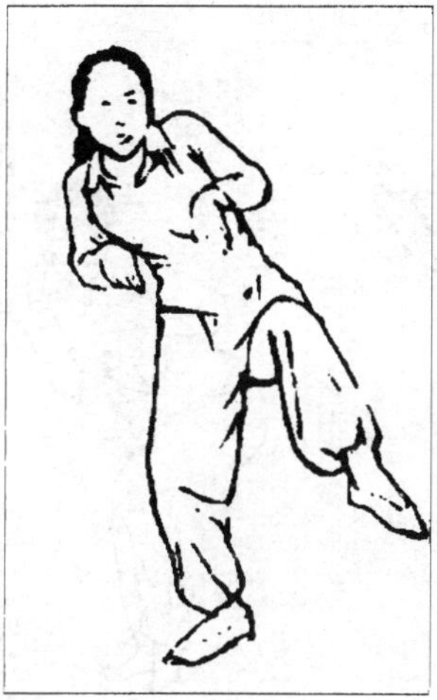

图1-357

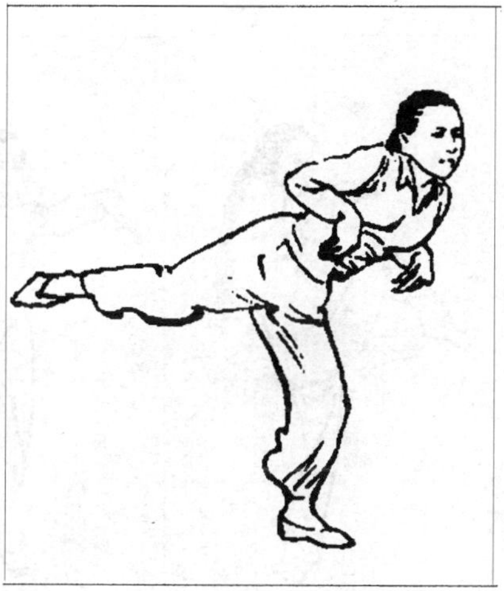

图1-358

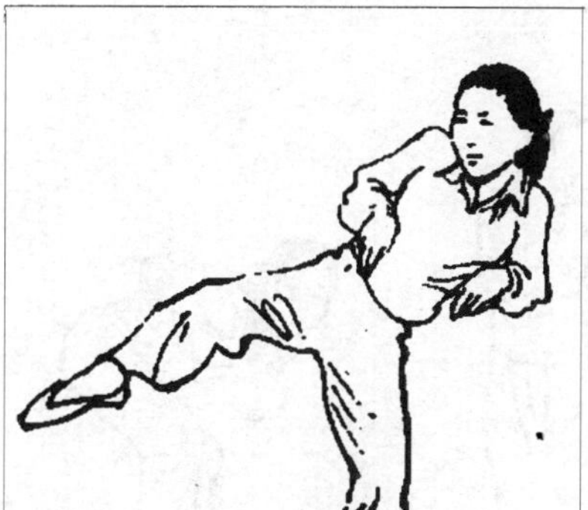

图1-359

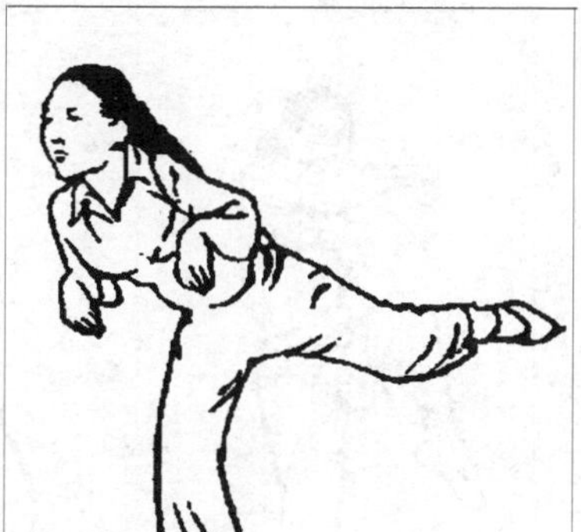

图1-360

第五势　左顾右盼

接上势。左脚高抬腿，足尖向下，向前跨一步，脚尖先着地，右脚向前点穴，眼睛的神态是随之左右慌张的窥视（图 1－361、图 1－362、图 1－363）。

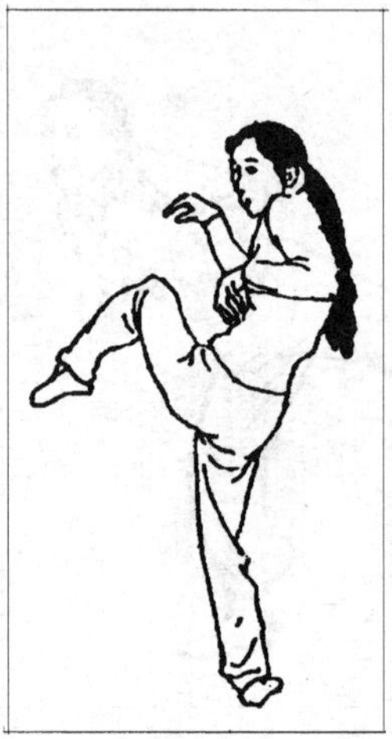

图 1－361

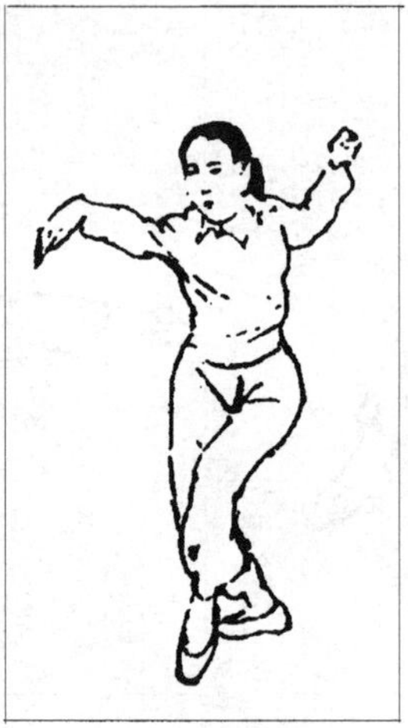

图 1－362

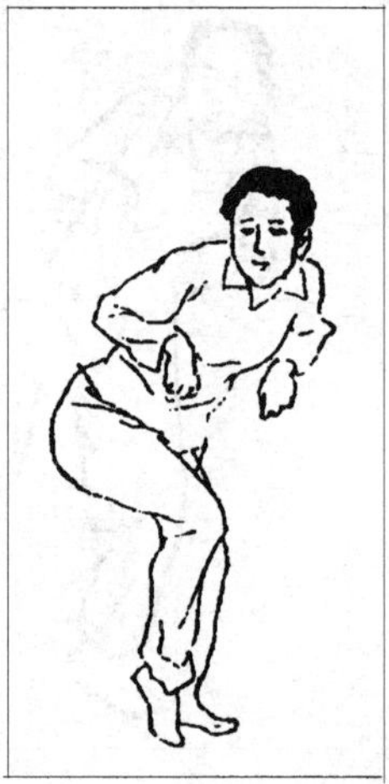

图 1－363

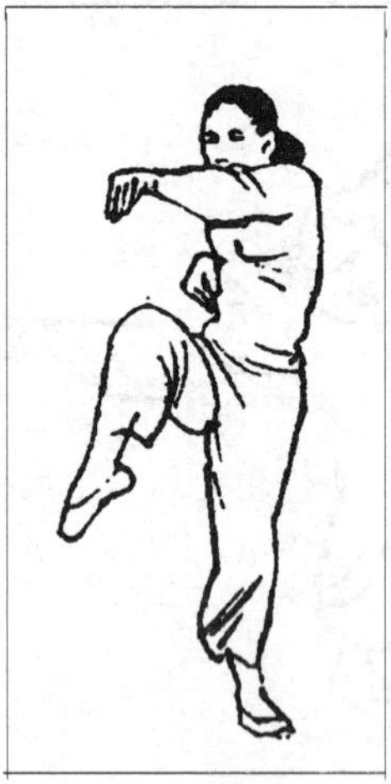

图 1－364

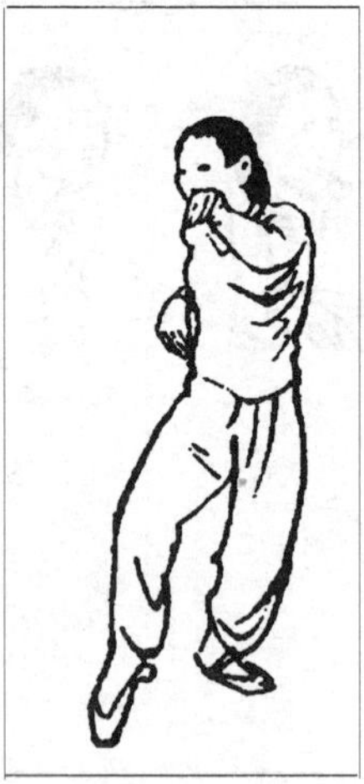

图 1－365

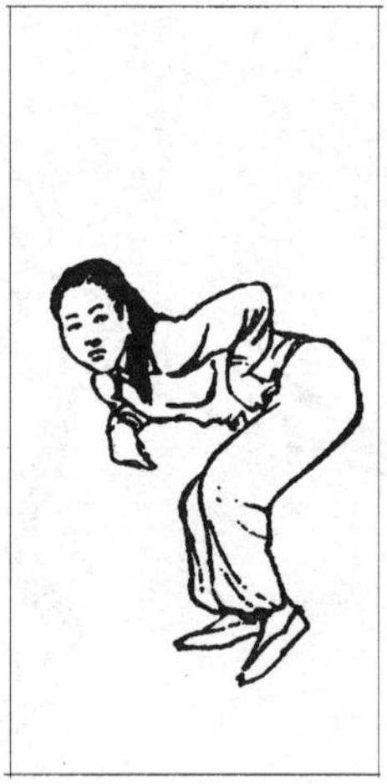

图 1－366

接着右脚高抬腿，足尖向下，向前方跨一步，脚尖先着地，然后左脚尖点穴，马上慌张地左右窥视（图 1－364、图 1－365、图 1－366）。

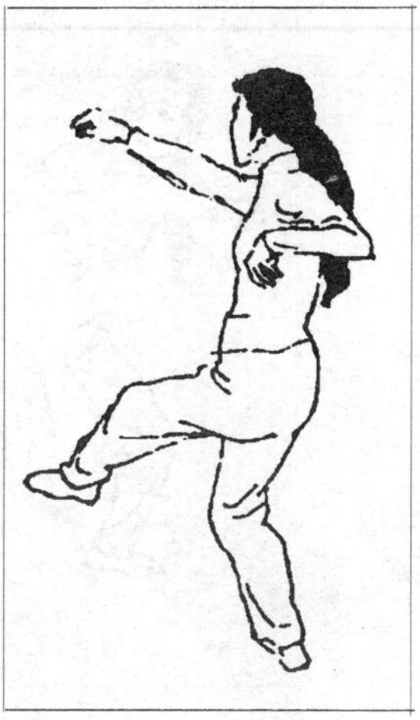
图 1－367

左脚高抬腿上一步，右脚高抬腿上一步，走到桃树下（图 1－367、图 1－368）。

接上势。双手正要向上攀拿桃树枝，突然又警觉地左右窥视，才又把眼盯住桃树上的桃子。接着练第六个势子（图 1－369、图 1－370、图 1－371）。

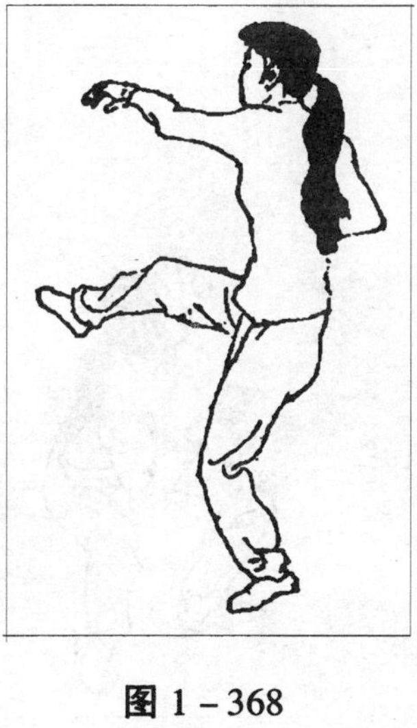
图 1－368

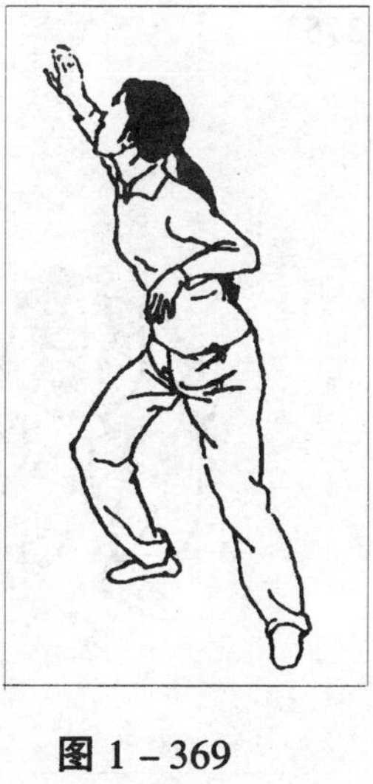
图 1－369

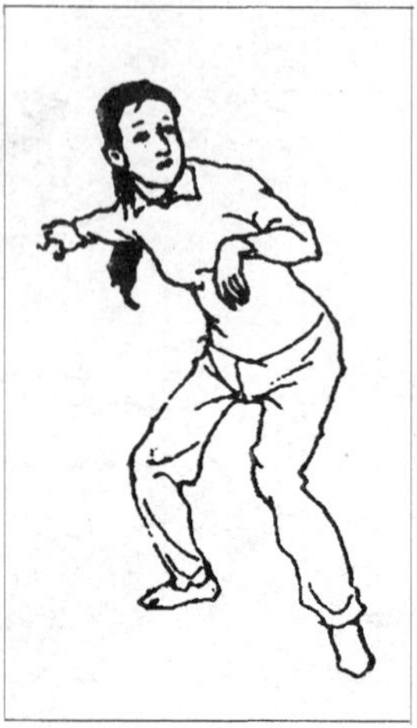

图 1－370

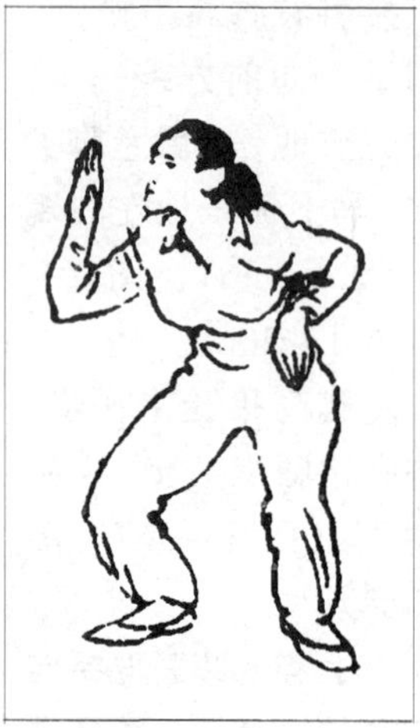

图 1－371

第六势　偷摘蟠桃

接上势。身体逐渐下蹲，然后猛然向上纵身双脚齐跳，双手抓住桃枝向左后方拉（图 1－372、图 1－373、图 1－374、图 1－375）。

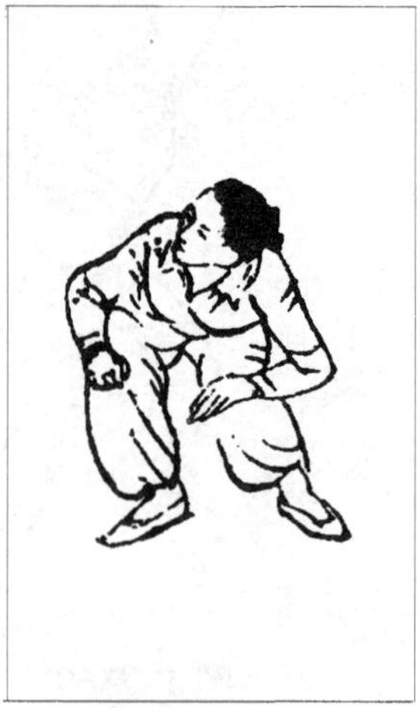

图 1－372

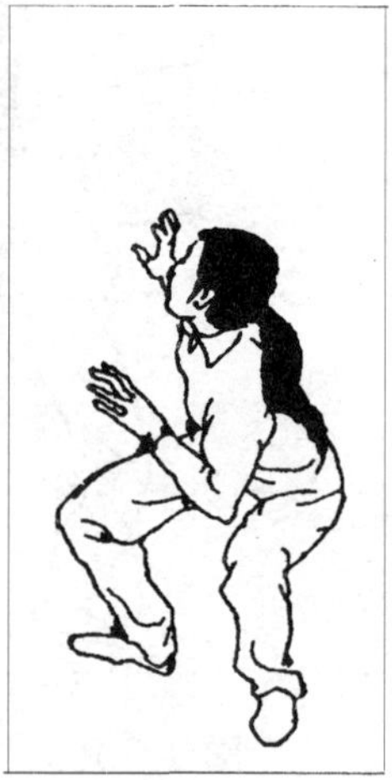

图 1－373

接上势。左手从身体左后侧向上绕过头顶的百会穴，再向前上方攀抓住桃枝，向后拉到胸前，并继续向右下方拉，然后上右手摘桃子(图1－376、图1－377)。

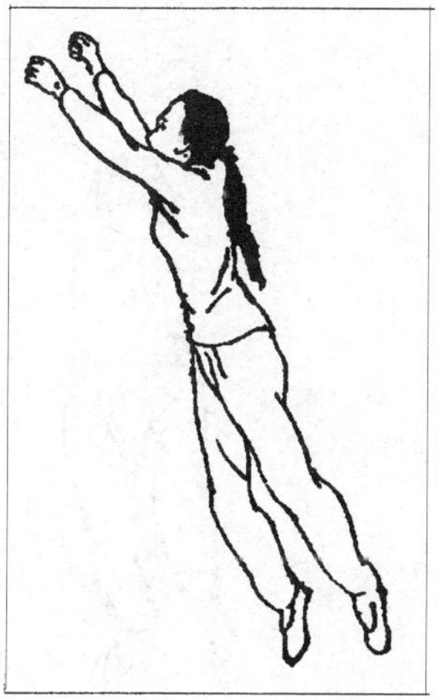

图1－374

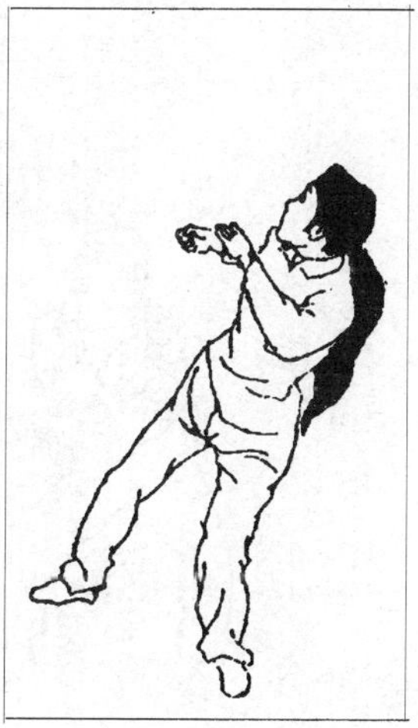

图1－375

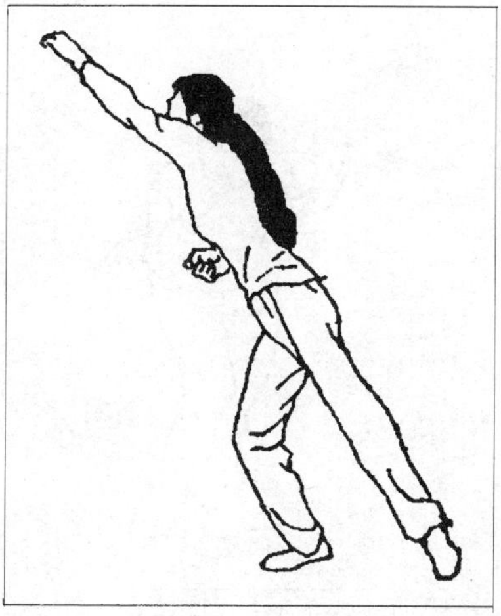

图1－376

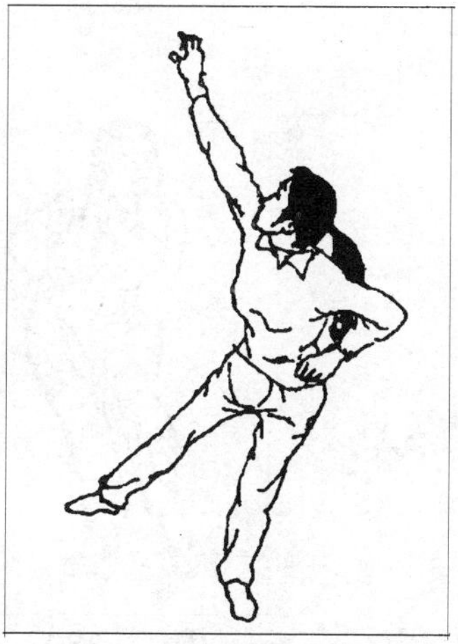

图1－377

摘下桃子后，身体从东转向东南，双手抓桃啃着吃，一会儿又扒开桃子边吃边慢慢地用碎步走近小八卦边缘(朝西方),然后身体呈半蹲状用猴子小碎步走完小八卦,从东位进中宫。接练第七个势子(图 1－378、图 1－379、图 1－380、图 1－381、图 1－382)。

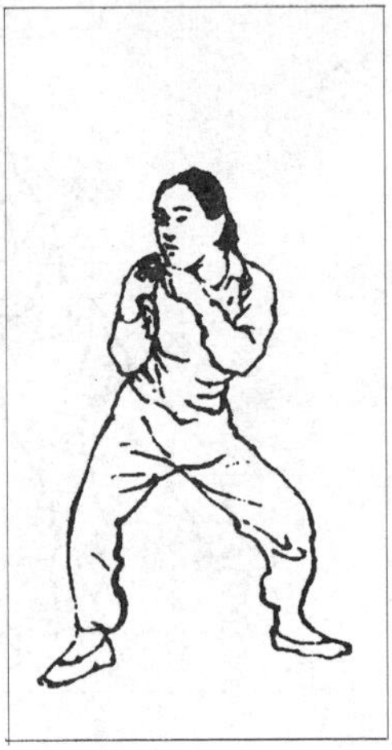

图 1－378

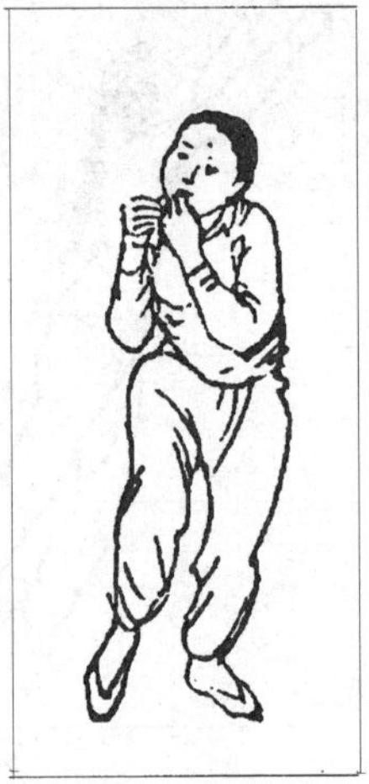

图 1－379

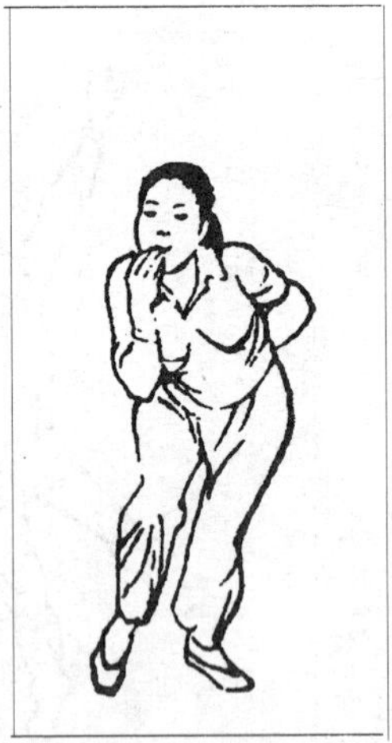

图 1－380

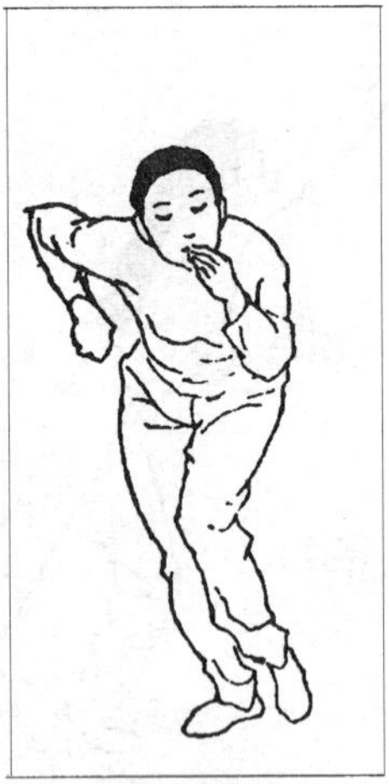

图 1－381

第七势　受即投核

接上势。吃完桃子，舔舔桃核，只好双手把桃核丢掉。此时眼睛向左右两侧窥视，走猴子交叉碎步，先向左走三步，再向右走三步，左右徘徊，同时眼睛紧紧盯住桃核（图 1－385 为点步，图 1－386 为走步）（图 1－383、图 1－384、图 1－385、图 1－386）。

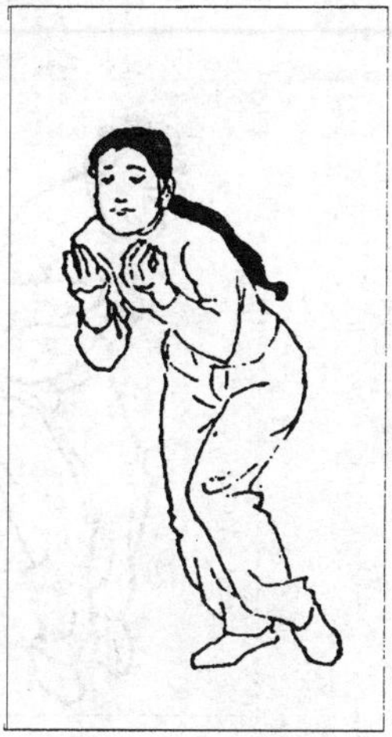

图 1－382

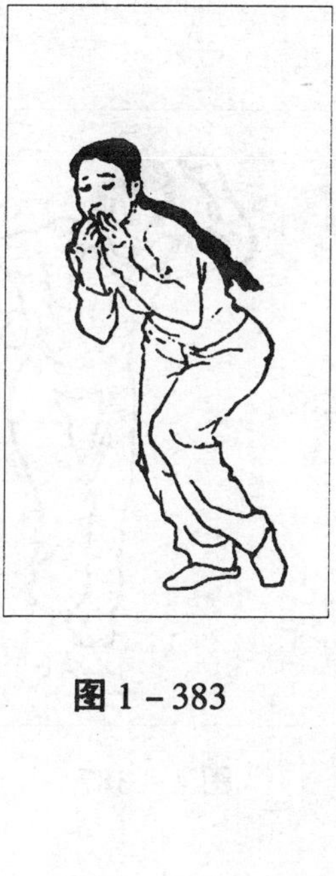

图 1－383

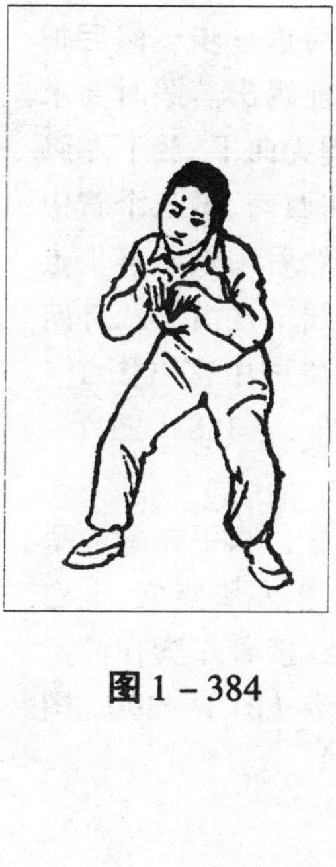

图 1－384

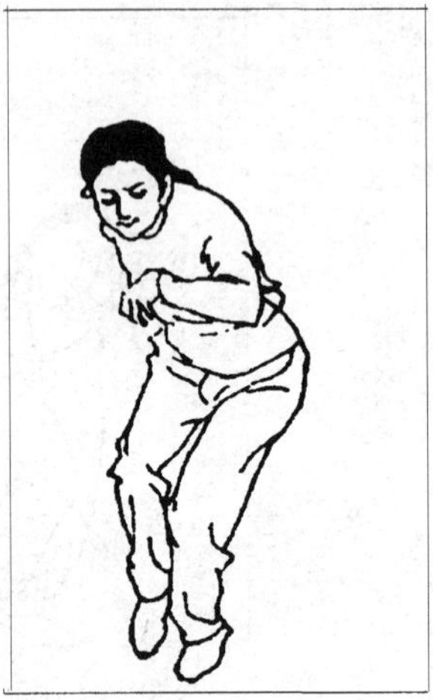

图 1－385

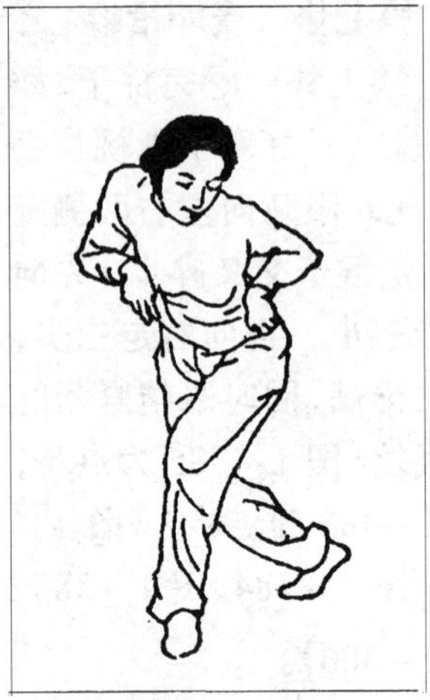

图 1－386

然后用左脚向前踢桃核：先松提左脚尖点穴，再将左脚后退一步，然后把左脚向前踢出。踢时要求踢高，脚尖向下。放下左脚后，面向西南，做三个膻中开合，然后用猴子碎步走出东南线，再沿小八卦路线由东位进中宫（图 1－387、图 1－388、图 1－389）。

接着，双手在胸前呈猴爪状，上左脚点穴，上右脚点穴；接着左脚在前走两个拖步（图 1－390、图 1－391）。

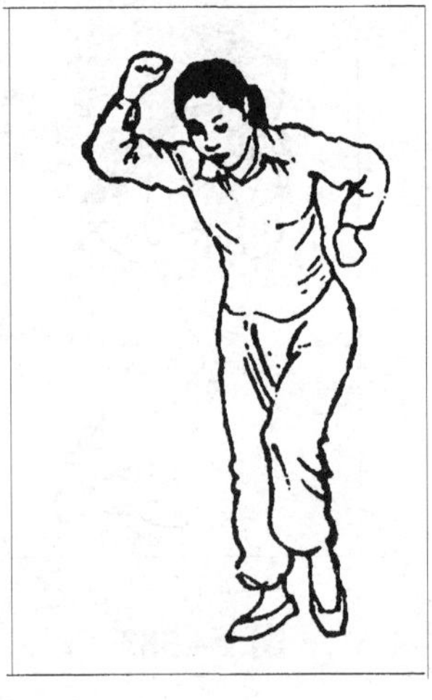

图 1－387

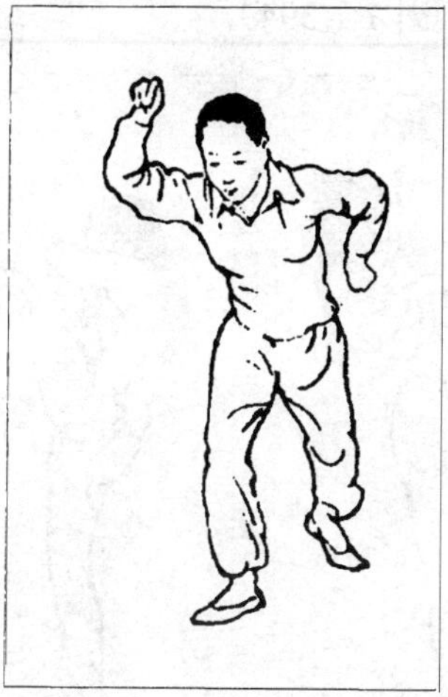

图 1－388

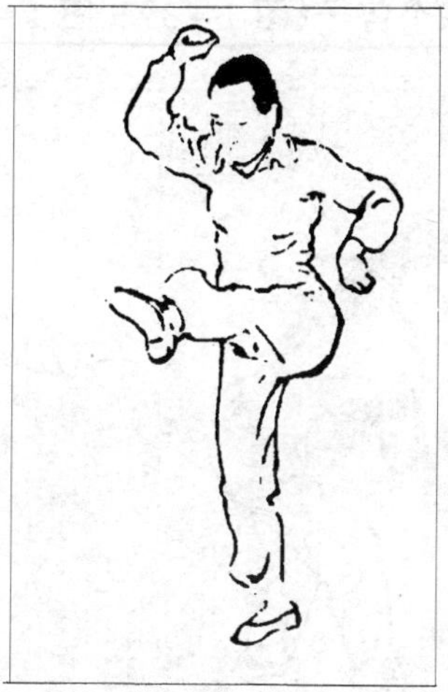

图 1－389

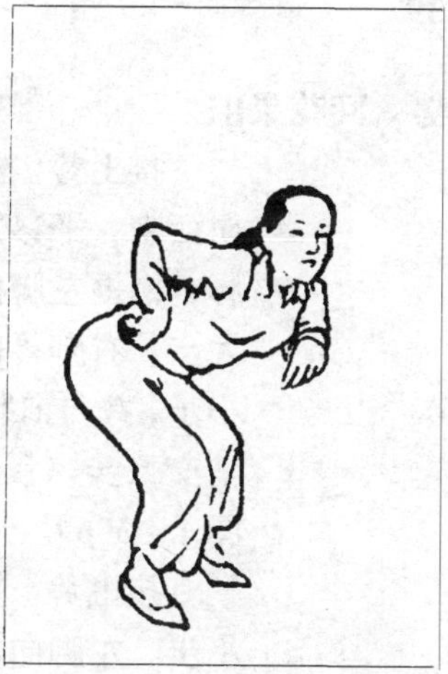

图 1－390

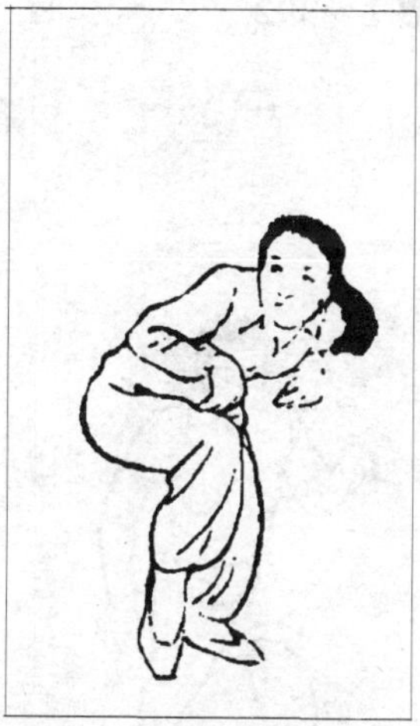

图 1－391

接上势。上左脚，以左脚为中心，右脚高抬腿向左转身 180°；放下右脚后，左脚向西北方向横上一步。此为一跳，共跳三次。三次跳完，接做一个膻中开合，走一个小八卦，继而进入中宫。接着做第八个势子(图 1－392、图 1－393、图 1－394)。

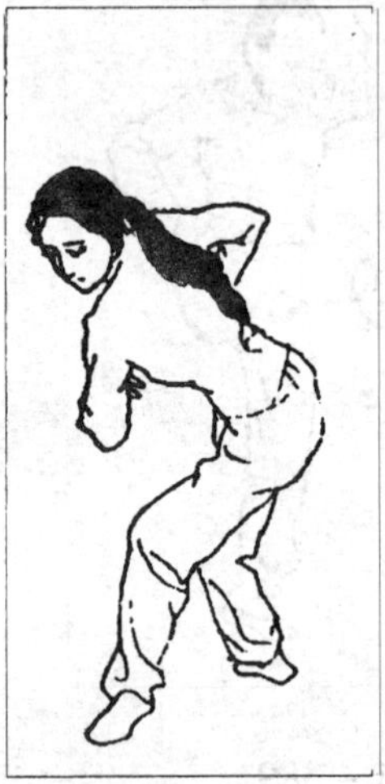

图 1－392

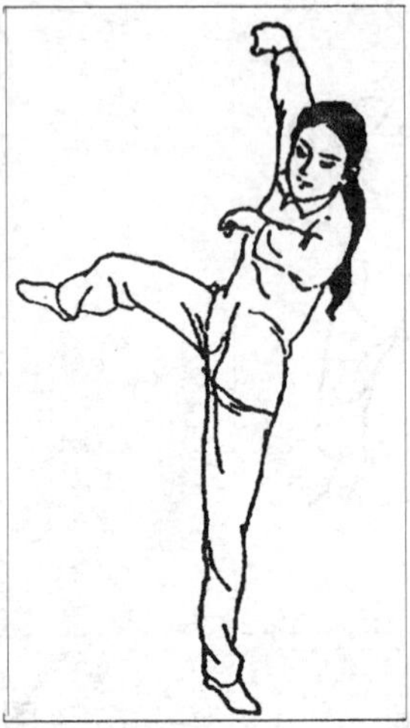

图 1－393

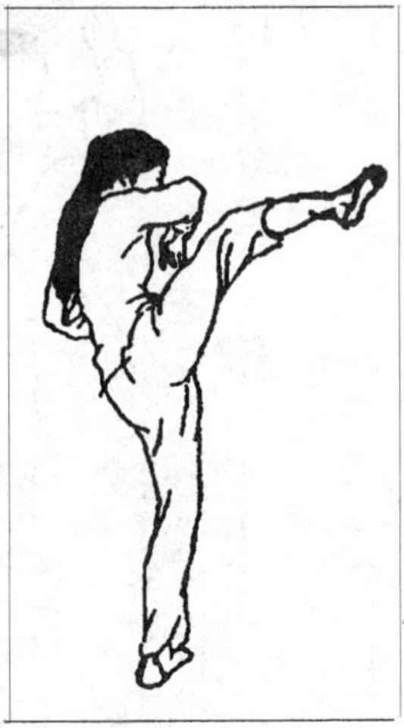

图 1－394

第八势　回花果山

接上势。在中宫面向西南，平移重心到右脚，松提左脚向后退一大步；右脚再向后退一小步，并与前脚(左脚)呈交叉步(图 1－395、图 1－396)。

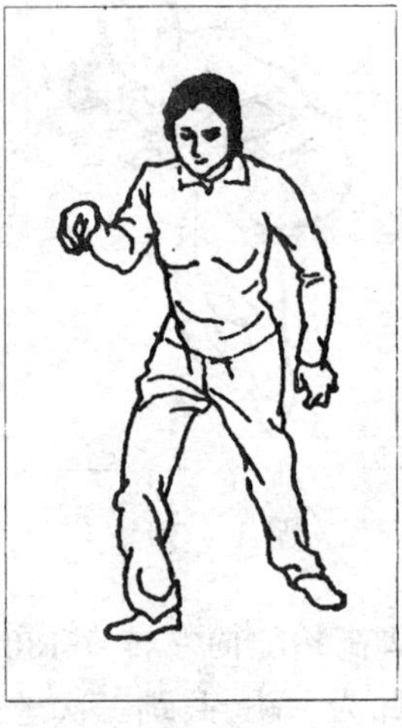

图 1－395

接上势。右脚上一小步，左脚向右眼的前方踢出。重复上述动作三次，称为“三踢”脚动作(图 1－397、图 1－398)。

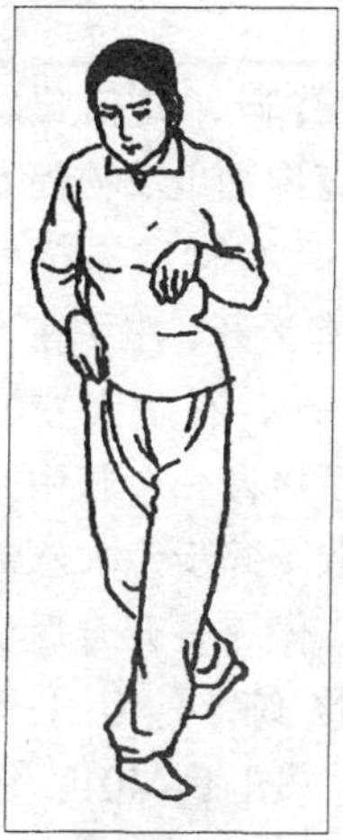

图 1－396

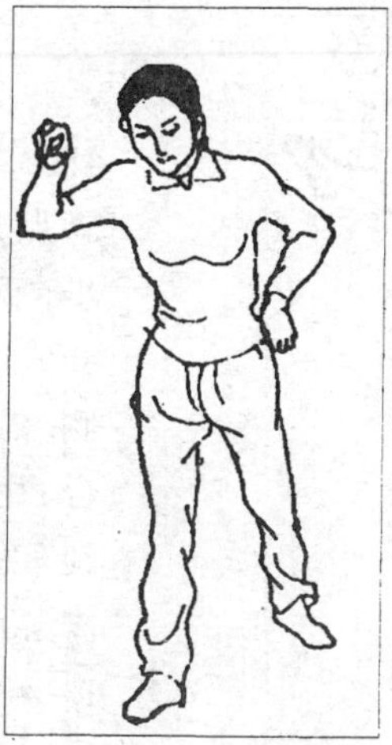

图 1－397

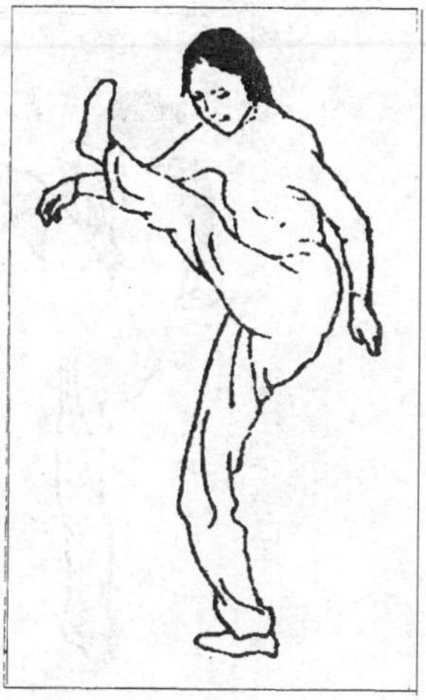

图 1－398

左脚第三次踢出后，在落脚同时，身体随之左转 90°，然后做准备抬右脚转身动作（图 1－399）。

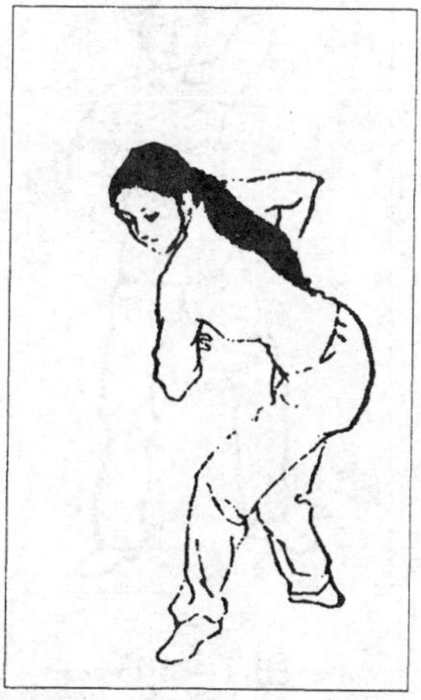

图 1－399

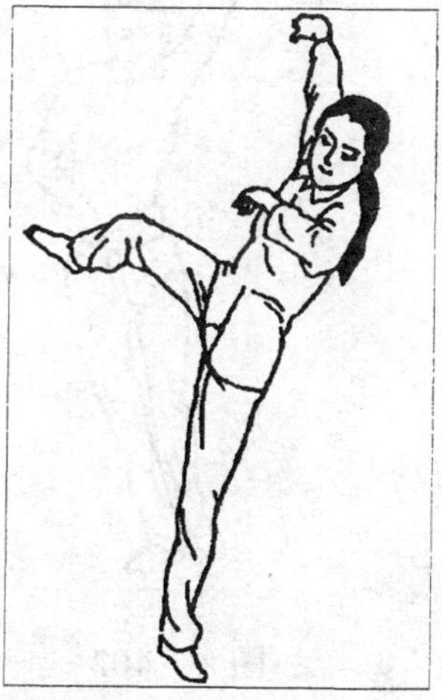

图 1－400

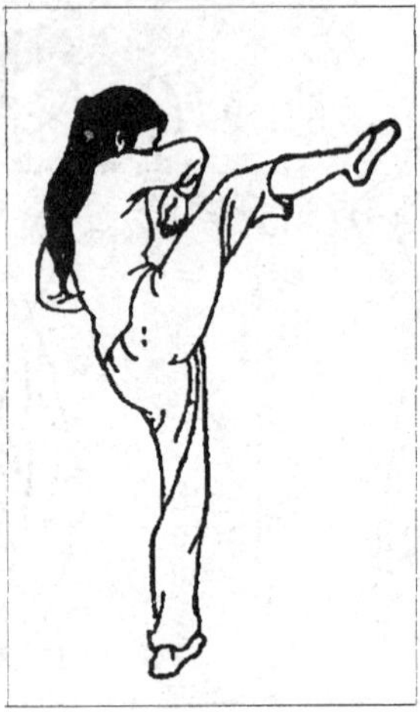

图 1－401

上右脚，高抬腿转180°，背向西北，松提右脚点穴；右脚向右横一步，两脚平开，左手在百会穴上方，右手在左腰侧。然后接做一个膻中开合，用猴子碎步走大八卦到东位，做三叠开合后变禽。接练鹤戏（图 1－400、图 1－401、图 1－402、图 1－403）。

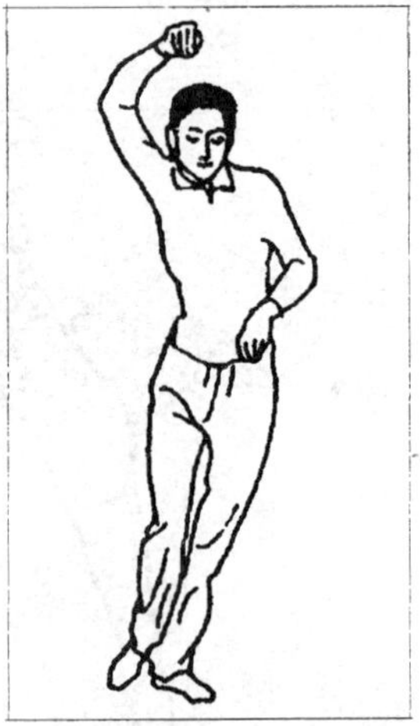

图 1－402

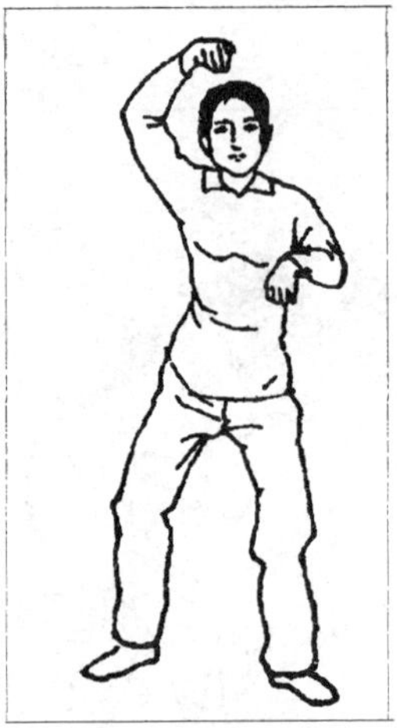

图 1－403

第七章 鹤 戏

华散缤纷利小肠　　翩翩腾空心气扬
伸肢展翅三焦贯　　补气归经福寿长

形神要领：鹤性温柔，展翅高飞，昂首挺立，侧肢练臂，两臂如絮轻盈盈，动作灵活轻巧。手练时双掌为兰花型，要把鹤的温顺、恬静、清高的特性表现出来。

功理：鹤戏意守中丹田，通过鹤戏八个势子习练，主要作用于三条阳经：手太阳小肠经，手少阳三焦经，足太阳膀胱经。鹤还练皮毛，疏通全身经络，气贯全身。

功效：关节炎、肩周炎、前臂痛、肩臂外侧后缘痛、项背痛、心悸、心痛、目痛、鼻疾、耳聋、耳鸣、咽喉炎、腹痛肠鸣等，习练此戏，疗效不错。

功法：鹤戏共有八个势子。

首先要熟知鹤戏中的手型、小拖步及各种飞势。

1. 单飞势

右单飞势：右脚在前，与左脚是丁字交叉步，后脚尖贴近前脚跟，双臂齐肩高，右手伸向右侧，左臂曲肘，左手位于膻中穴前；十指松开虚拢，呈兰花掌状，走小拖步，每走一拖步，双臂及手腕随之做上下摆动一次，如飞翔状，走时头转向右侧，目视右侧（图 1－404 为向上摆，图 1－405 为向下摆）。

左单飞势：左脚在前，与右脚是丁字交叉步；双臂齐肩高，左手伸向左侧，右臂屈肘，右手位于膻中穴前；十指虚拢，头转向左侧，走小拖步，每走一拖步，双臂及手腕上下摆动一次（图 1－406 为向上摆，图 1－407 为向下摆）。

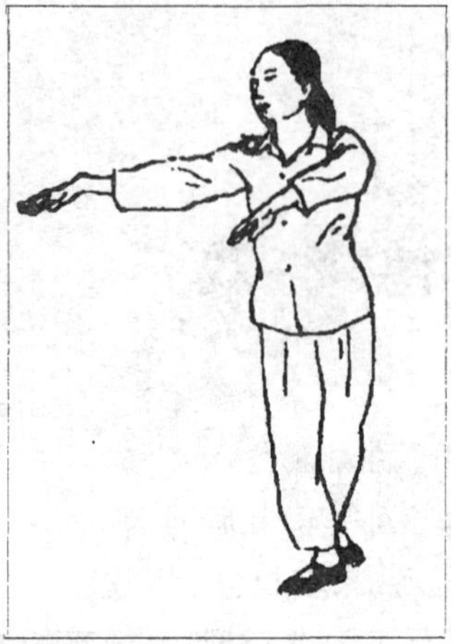

图 1－404

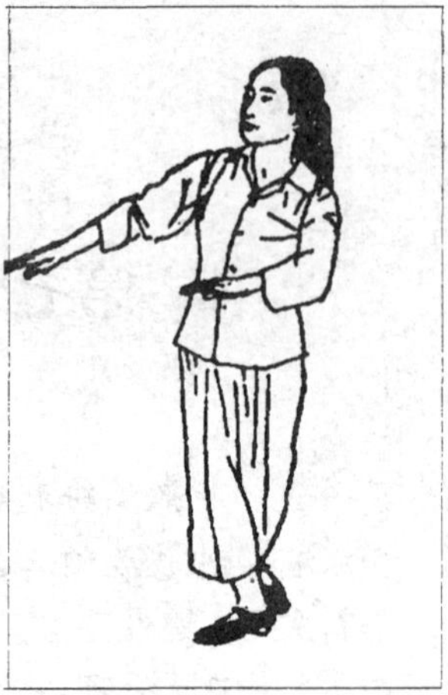

图 1－405

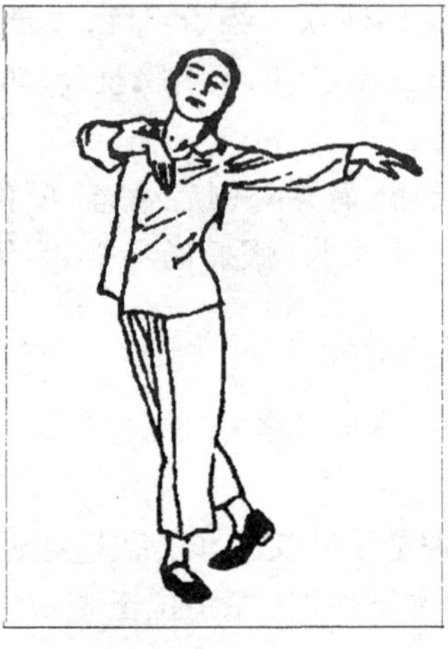

图 1－406

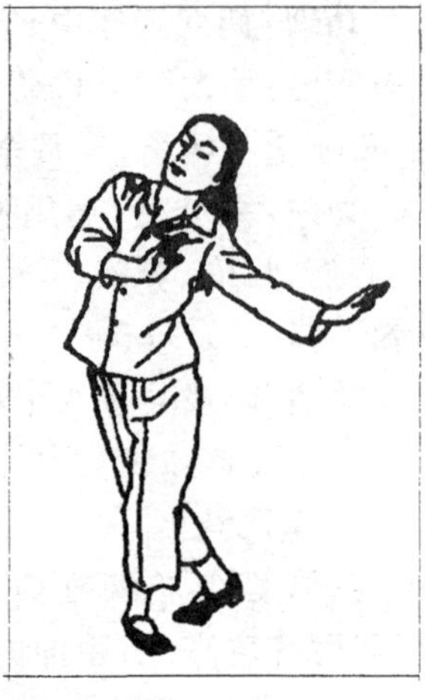

图 1－407

2. 双飞势

左脚在前，与右脚呈交叉步；双臂齐肩伸向左右两侧，每走一拖步，双臂及手腕上下摆动一次（图 1－408、图 1－409）。

3. 侧飞势

右侧飞势：右脚在前，呈右前弓步，上身向右侧前倾，重心在前脚；头贴近右上臂，双臂向前，向后各自伸出（右臂向右前方，左臂向左后方），前臂低，后臂高；走大丁字拖步，每走一拖步，双臂及手腕上下摆动一次（图 1－410、图 1－411）。

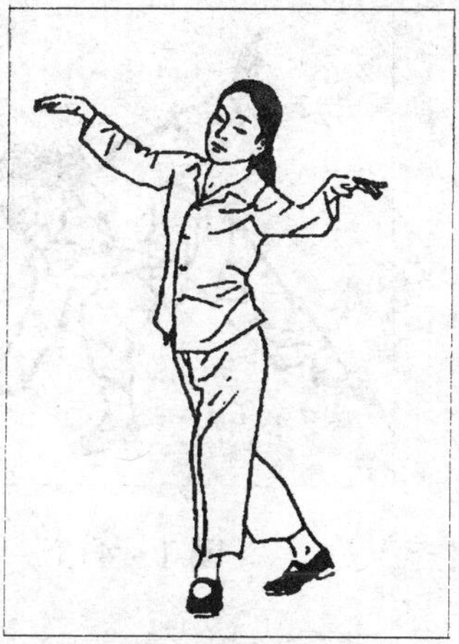

图 1－408

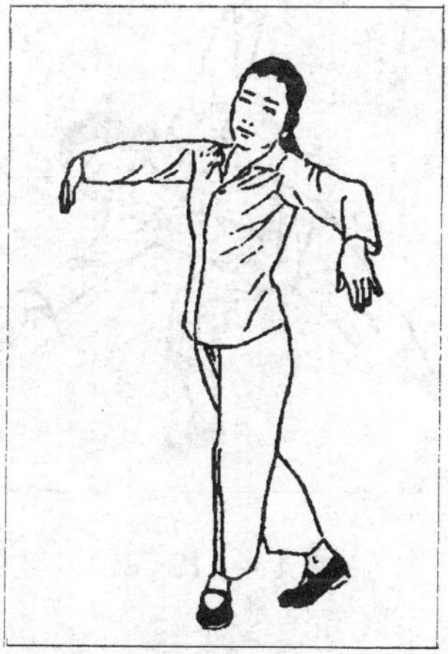

图 1－409

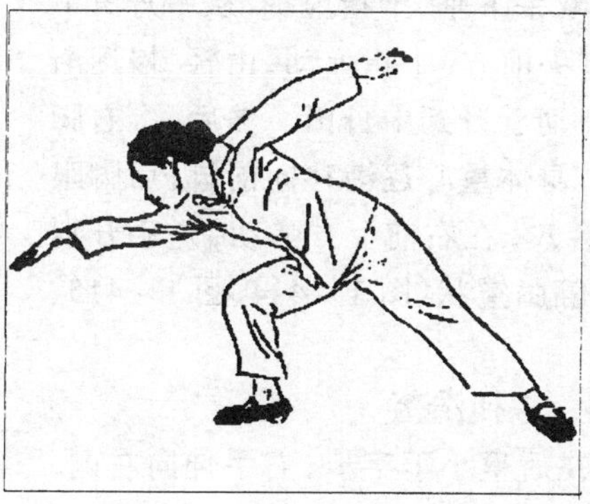

图 1－410

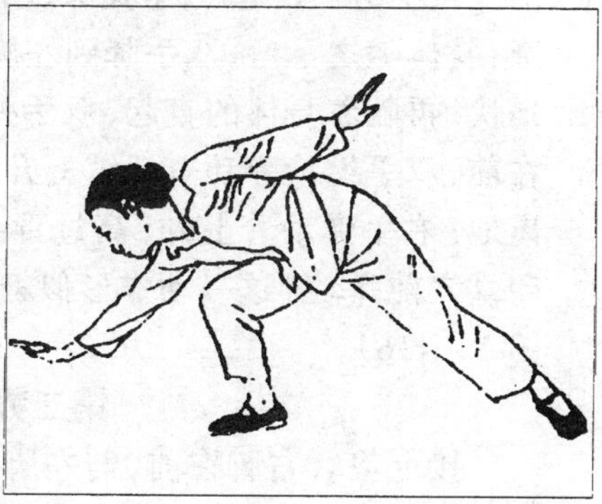

图 1－411

左侧飞势：左脚在前，呈左前弓步，上身向左侧前倾，重心在前脚；头贴近左上臂，双臂伸出（左臂在前，右臂在后），前臂低，后臂高；走丁字大拖步，每走一步，双臂及手腕上下摆动一次（图

1－412、图 1－413)。

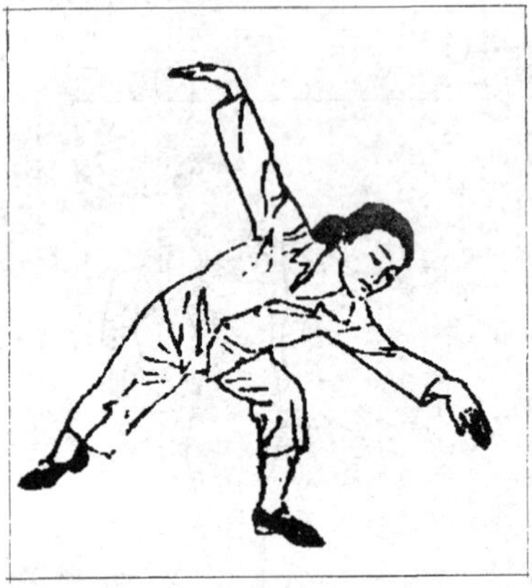

图 1－412

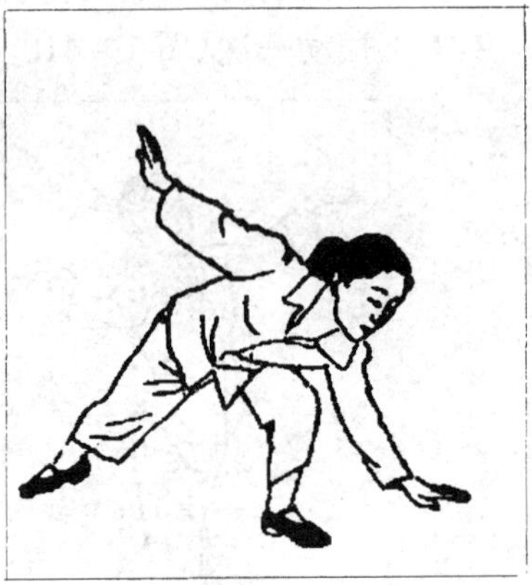

图 1－413

第一势 翩翩腾空

在东位做三叠开合。

接上势。上左脚,呈交叉步;双手下垂,十指虚拢,从中丹田下降,身体随之下弯,双手降到左脚尖前方,十指弹动,由轻、慢逐渐加快;再随着身体的直起,双手弹动着升到中丹田。然后,上右脚在前,双手继续弹动着缓缓上升,身体重心逐渐移向前脚,后脚跟离地;右手弹动着上升,高过百会穴,在右前上方弹动,左手升到印堂穴前弹动。这一动作形似翩翩腾空状(图 1－414、图 1－415、图 1－416)。

第二势 摇拽浩荡

接上势。右脚在前,与左脚在后呈小丁字步;右手伸向右侧,先做原地动脚的右单飞三次;上左脚在前,双手齐摆向左侧,做原地动脚的左单飞三次;再上右脚在前,与左脚在后呈小丁字步;双后向左右张开,做原地动脚的双飞三次(图 1－417、图 1－418、图 1－419)。

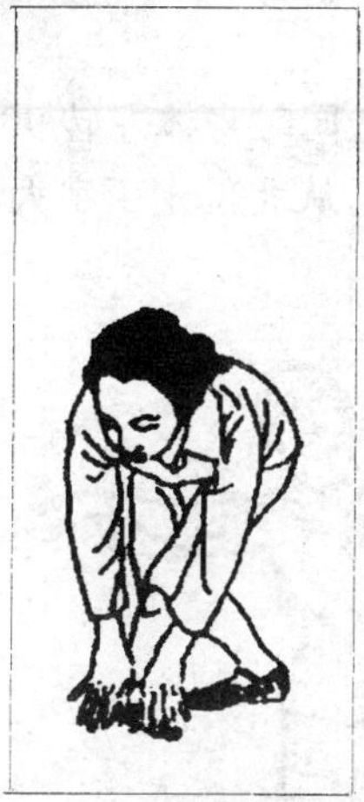

图 1－414

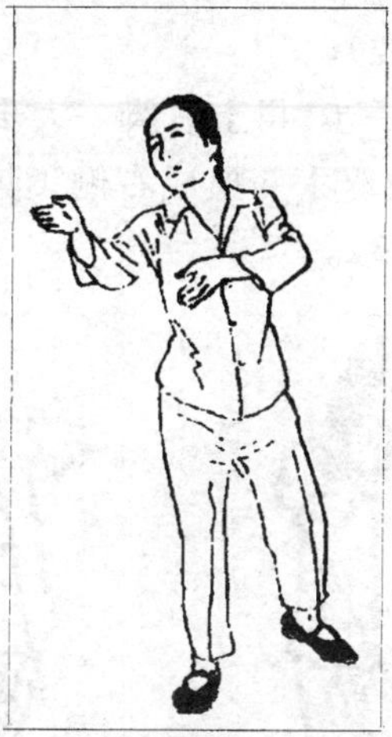

图 1－415

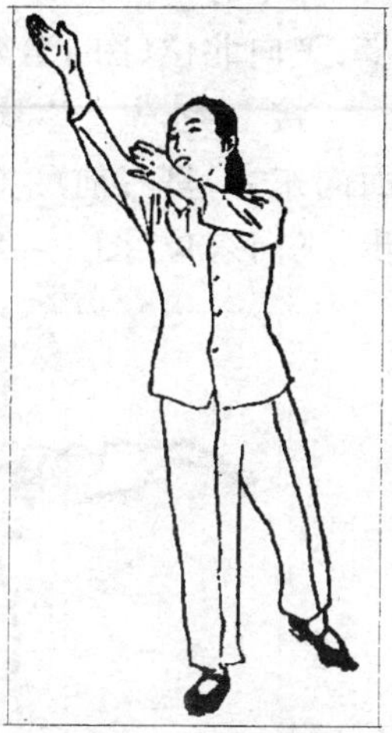

图 1－416

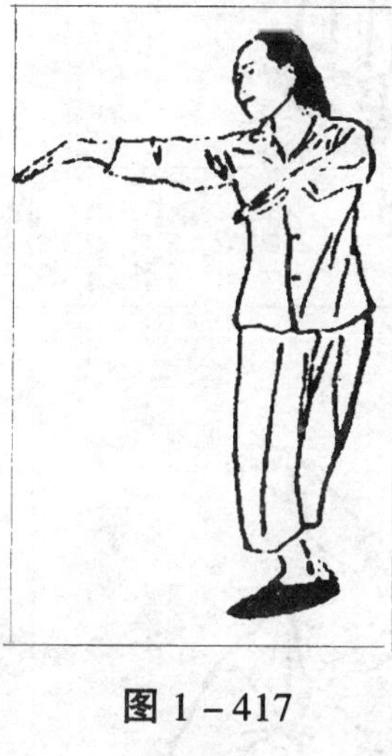

图 1－417

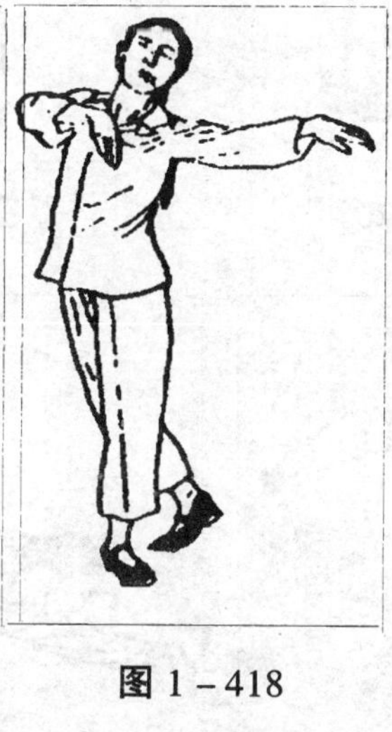

图 1－418

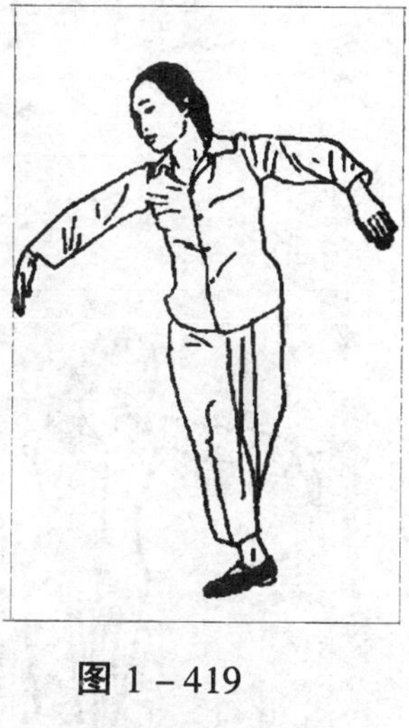

图 1－419

上左脚一步，再上右脚一步，形成丁字小交叉步；双手呈右单飞势，从东位走丁字小拖步，飞向南位（图 1－420）。

接上势。上左脚，双手变换成左单飞势；由南位走丁字小拖步，飞向西位（图 1－421）。

接上势。上右脚一步，双手变换成双飞势，由西位走丁字小拖步，飞向北位（图 1－422）。

接上势。先上左脚一步，再上右脚一大步，同时身体左转 90°，面向东方，呈右前弓步；双手变换成右侧飞势，从北位走丁字大拖步，飞向东位（图 1－423）。

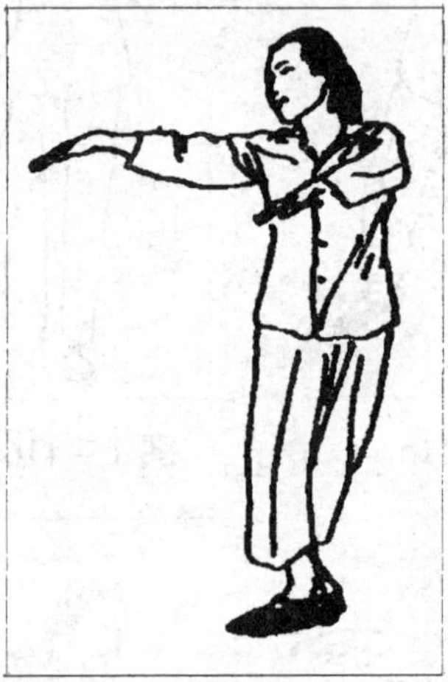

图 1－420

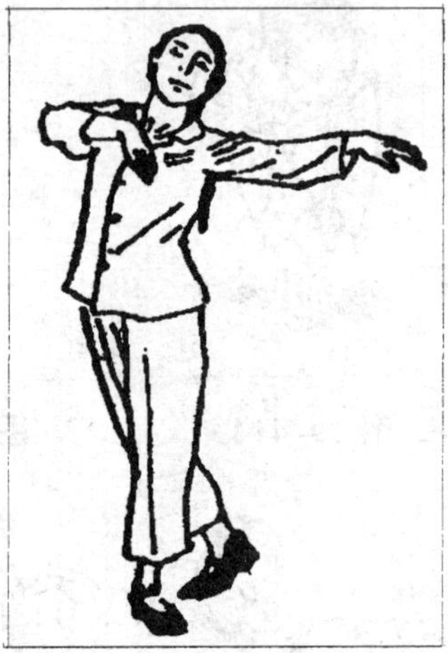

图 1－421

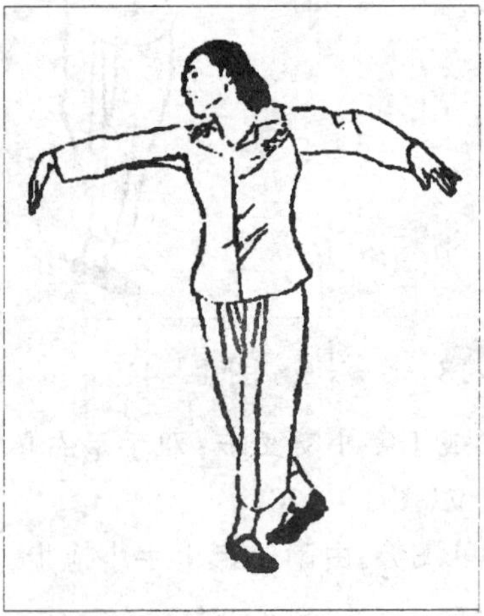

图 1－422

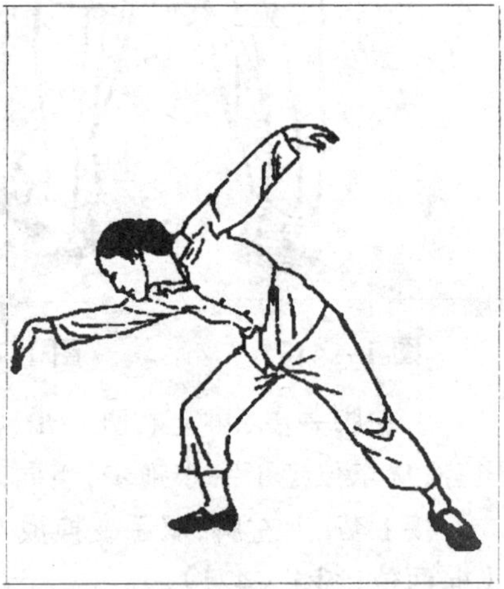

图 1－423

第三势 伸肢适意

在东位，接上势。用后(左)脚尖在原地点三点；原地向左后转身呈左前弓步；双手变换成左侧飞势，后(右)脚尖原地慢点三点，再快点三点；接着用左侧飞势，由东位飞向西位，到西位后，后脚尖

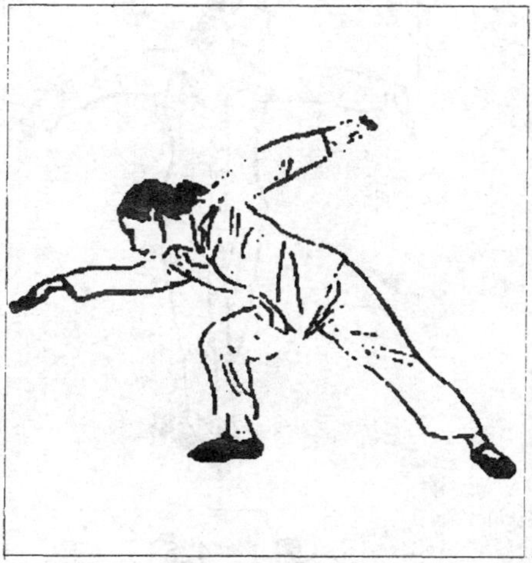

图 1－424

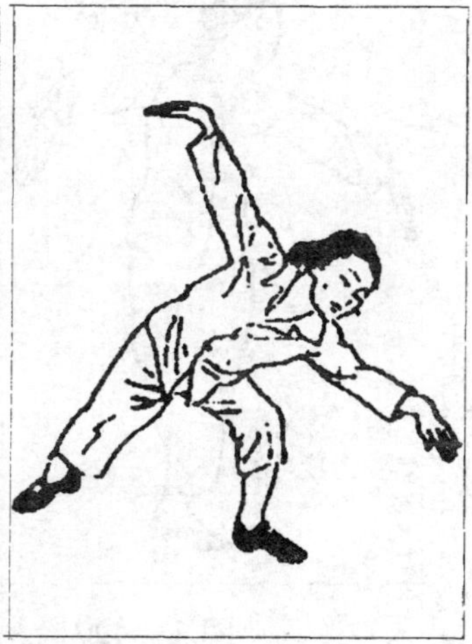

图 1－425

原地先慢点三点，再快点三点。

接上势。原地向右后转身呈右前弓步；双手变换成右侧飞势，再以西位飞回东位。在东位，后脚尖原地慢点三点，快点三点（图 1－426）。

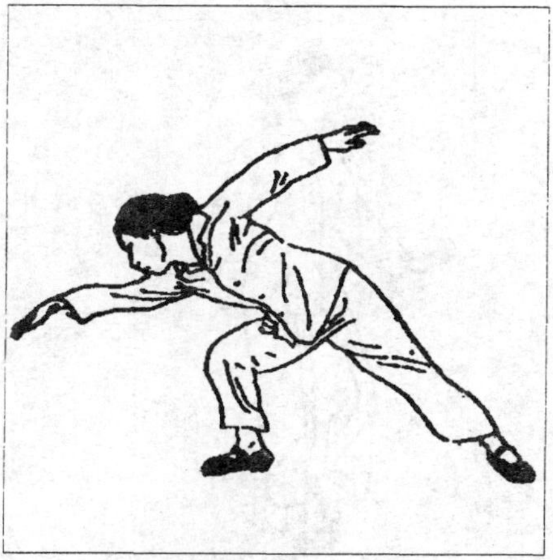

图 1－426

接上势。右脚上步，呈丁字交叉步；双手变为双飞势；走一拖步后，左脚上步呈丁字交叉步，这样左右脚交错地走丁字交叉步，从东位用双飞势飞入中宫，到中宫呈左脚在前的双飞势（图1－427、图1－428）。

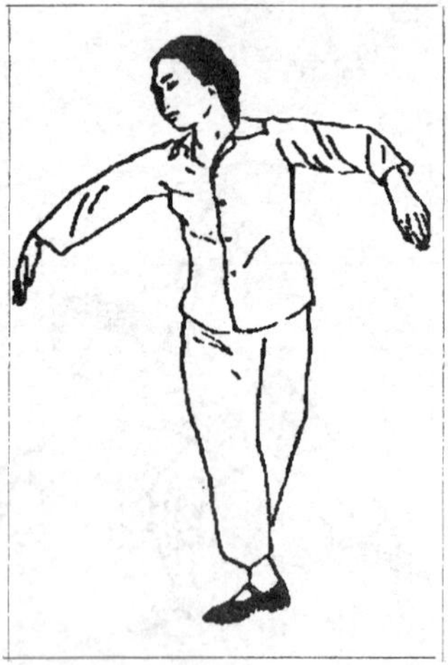

图1－427

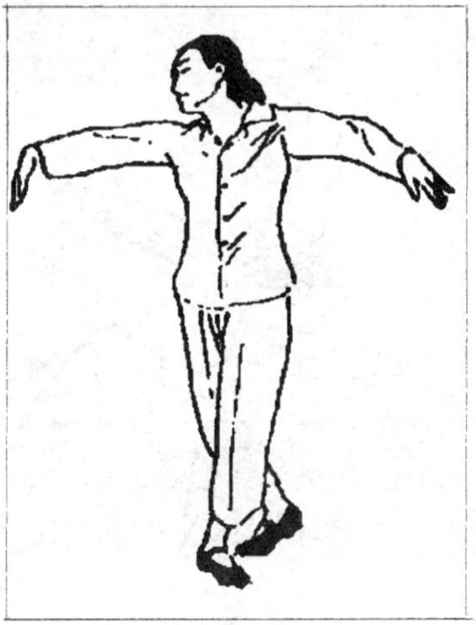

图1－428

第四势　超然独立

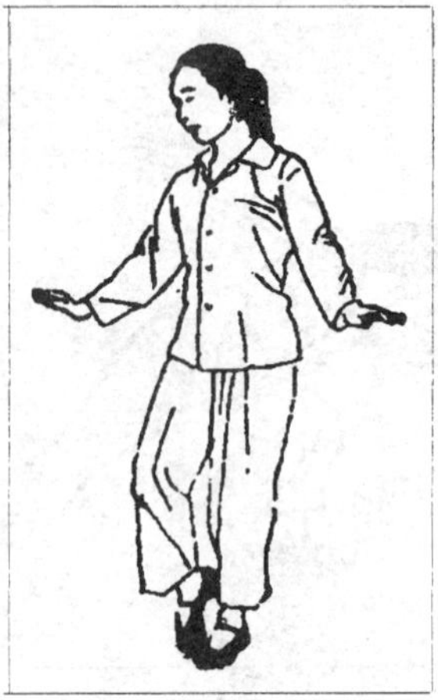

图1－429

接上势。重心移左脚，松提右脚点穴；双手呈上下摆动双飞状（摆动次数不限），由快逐渐变慢，此时沉气于中丹田（图1－429）。

双手向胸前抽提，手背相对，放在膻中穴前；右腿向前踢出，再收回右小腿与大腿呈90°，足尖下垂；同时双手由双飞状抽提收回到膻中穴前，手背相对，手指下垂（图 1－430、图 1－430 侧面图）。

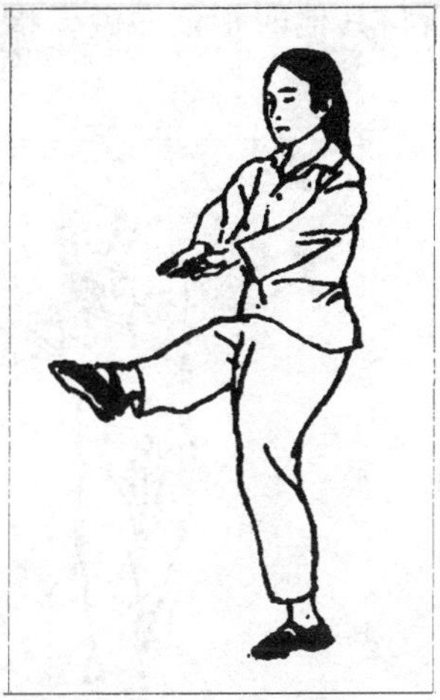

图 1－430

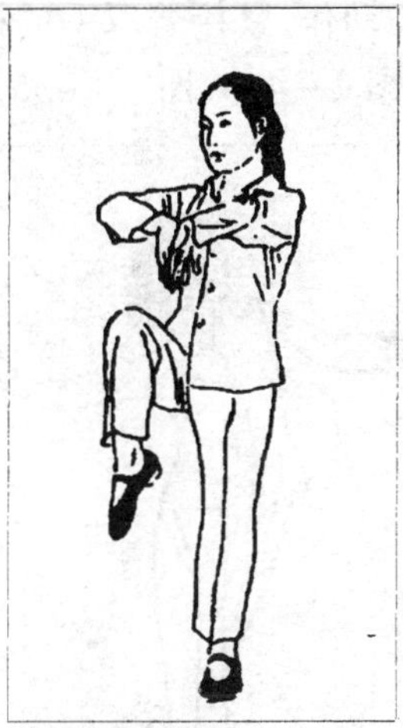

图 1－430 侧面图

接上势。右脚在左脚前放下，呈交叉步，原地做双飞动作；然后重心移至右脚，松提左脚点穴；左脚向前踢出，再将左小腿收回与大腿呈 90°；双手收回到膻中穴前，手背相对，手指下垂（图 1－431、图 1－432、图 1－433）。

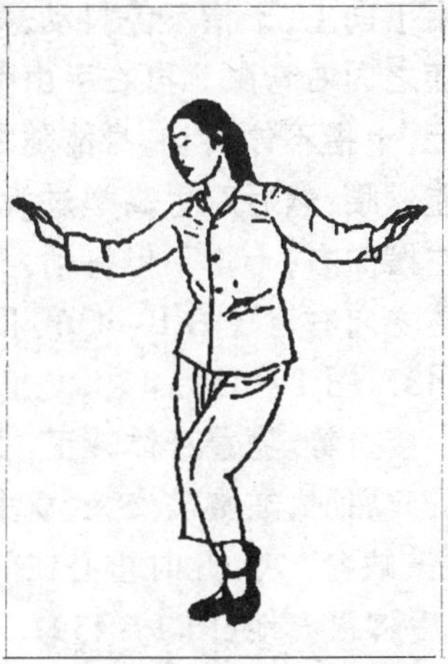

图 1－431

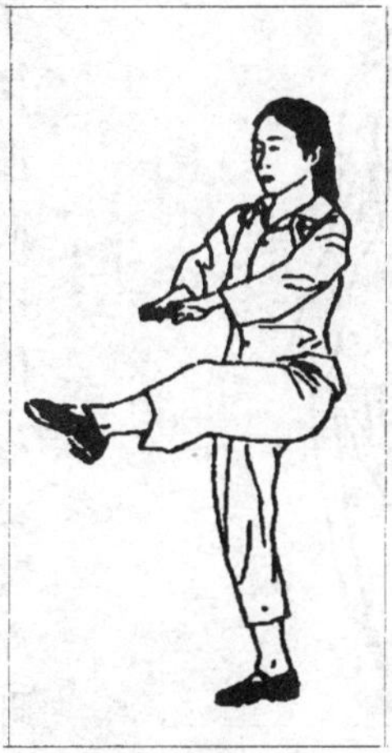

图 1－432

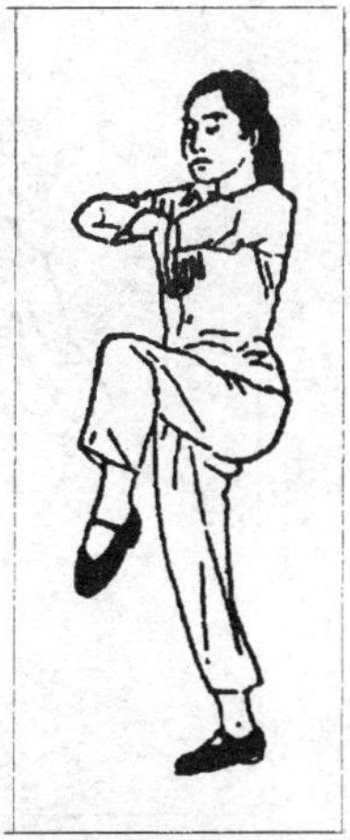

图 1－433

接上势。左脚上前，与右脚呈交叉步，原地双飞；猛然停止双手的双飞动作，紧接着双手的拇指与其他四指依序做弹指动作，继续双飞（图 1－434、图 1－435）。

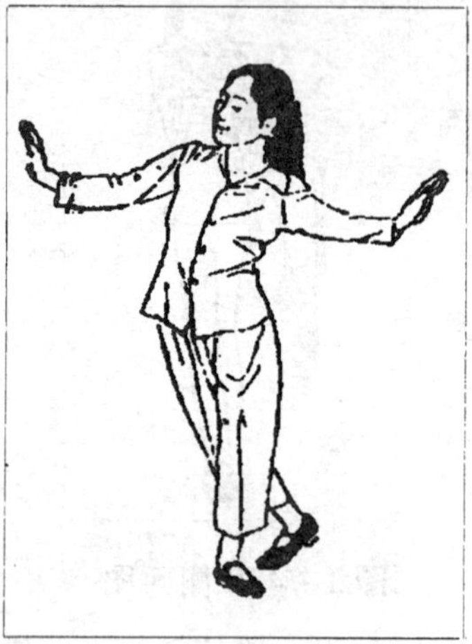

图 1－434

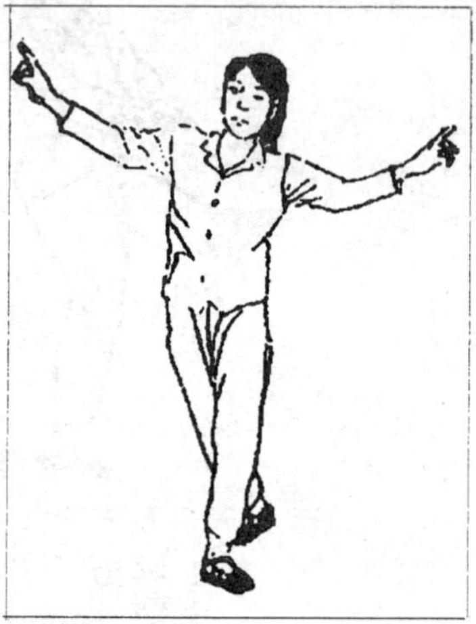

图 1－435

第五势　华散缤纷

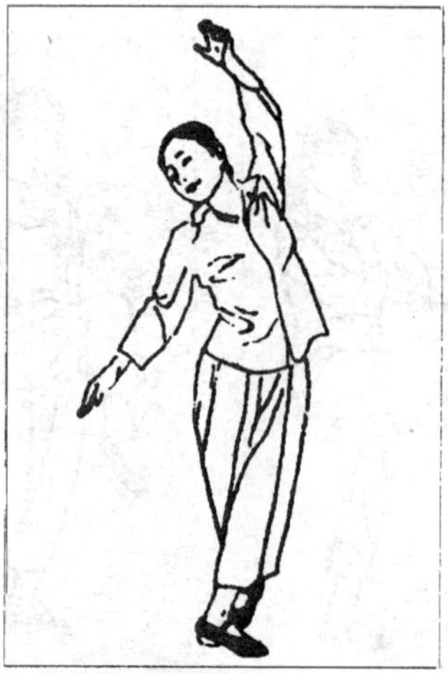

图 1－436

接上势。双手变换姿势，左手由下向上，十指不停抖动，身体随之向右弯腰；再右手由下向上，十指不停抖动，身体随之向左弯腰；然后双手高举过头，由左摆向右，十指不停抖动，身体随之向右弯（图 1－436、图 1－437、图 1－438）。

接上势。随着身体转正，双臂平肩屈肘，在胸前交叉，双手点在“缺盆”穴，此时重心在前脚，后脚跟离地（图 1－439）。

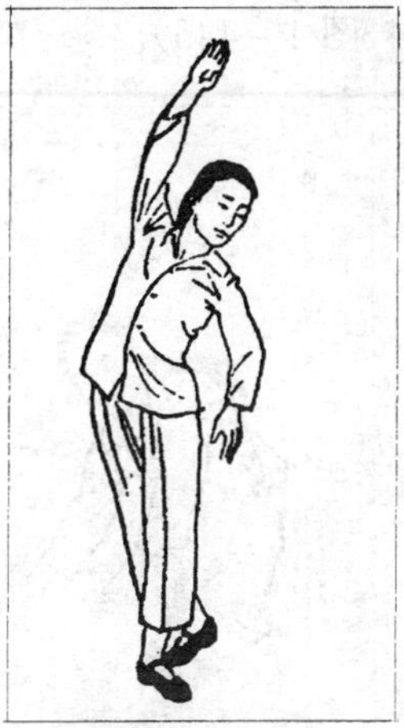

图 1－437

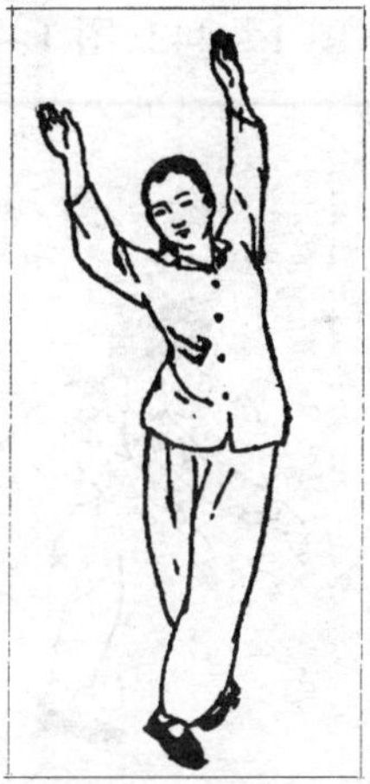

图 1－438

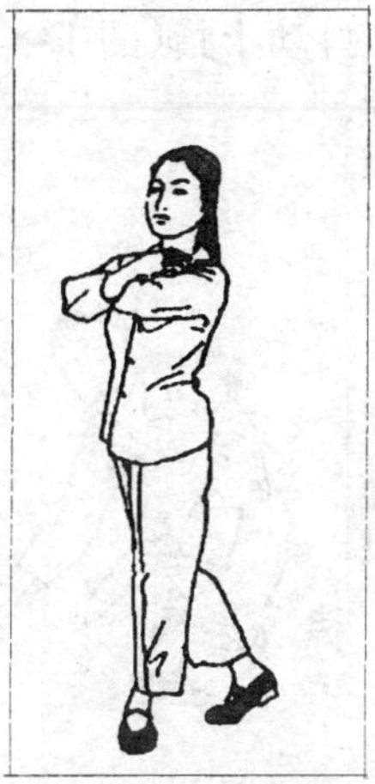

图 1－439

接上势。双手离开“缺盆”穴仍呈交叉状，头先平视向左转，再右转，然后转回正前方（图 1－440、图 1－441）。

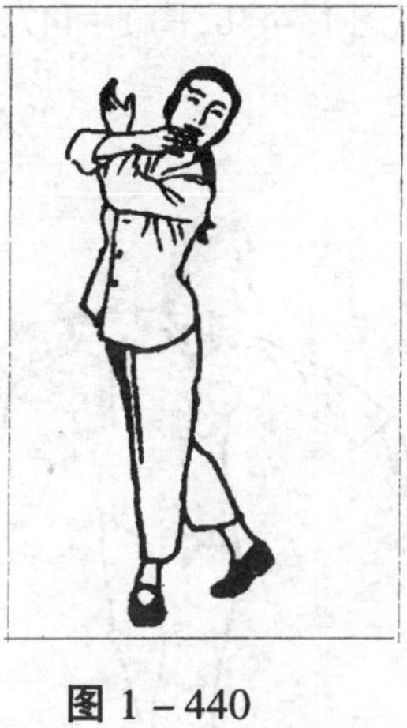

图 1－440

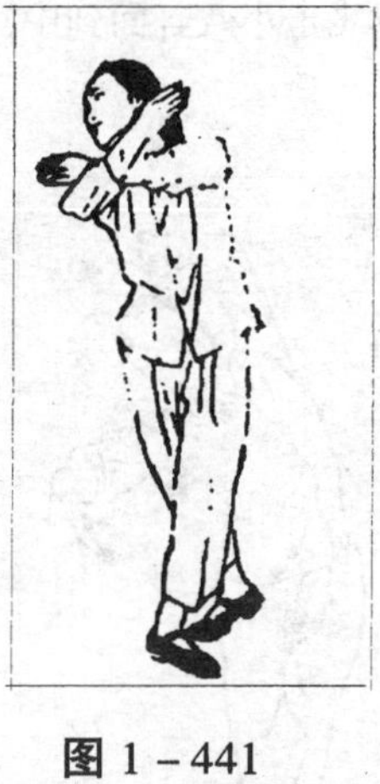

图 1－441

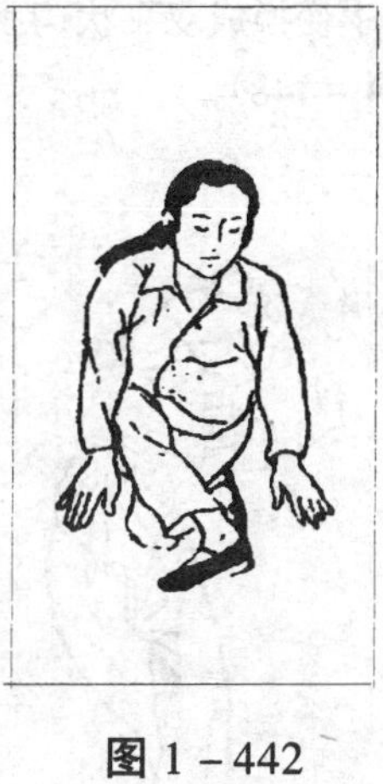

图 1－442

第六势　落花映银

接上势。上右脚，与左脚在后呈交叉步，身体逐渐下蹲至半蹲状；双手先在正前方抖动十指，再依次转向身体左侧、右侧，再左侧抖动十指(图 1－442、图 1－443、图 1－444、图 1－445)。

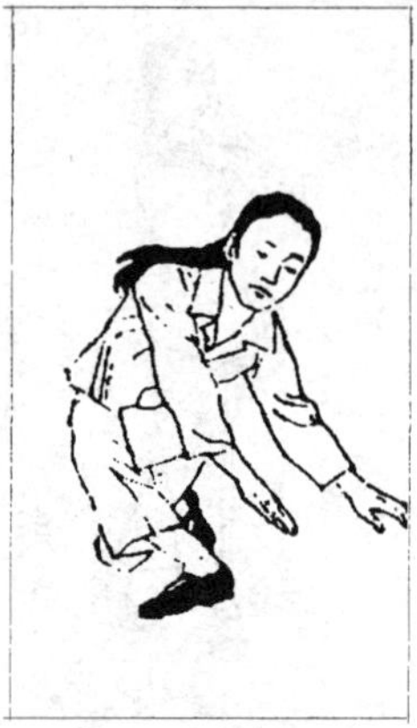

图 1－443

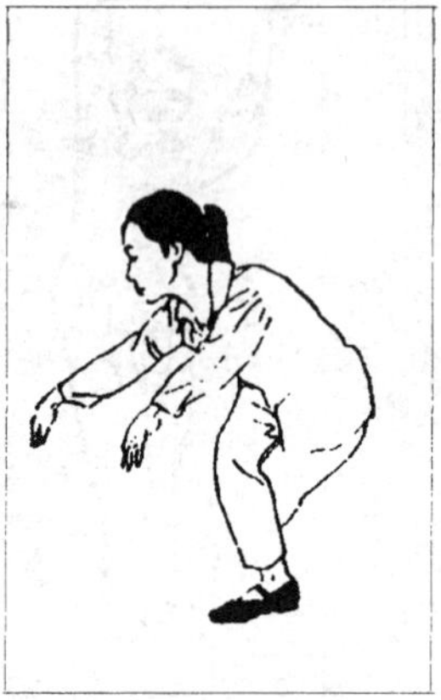

图 1－444

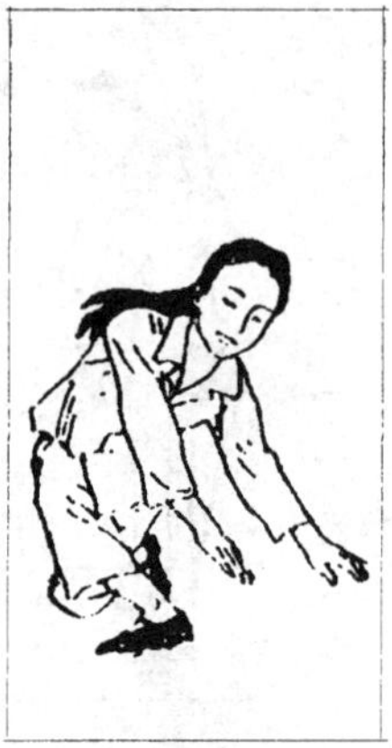

图 1－445

接上势。随着身体的还原上升,双手也随之上升,并随着腰的转动,双手先向右上方摆并上升,从右侧绕过头顶百会穴再划向左侧,随之双手变换成双飞状,用双飞走小八卦回到中宫(图 1－446、图 1－447、图 1－448)。

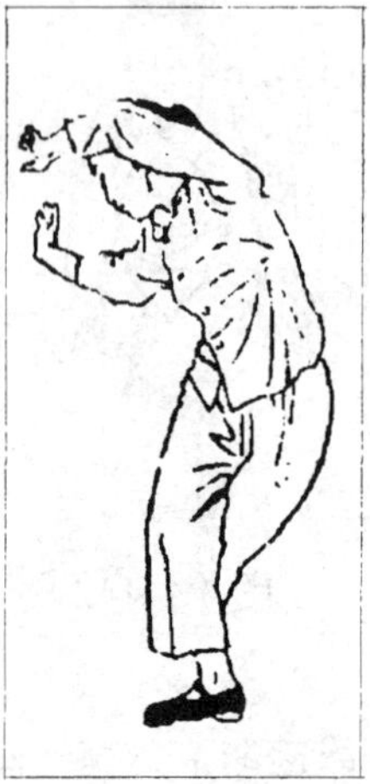

图 1－446

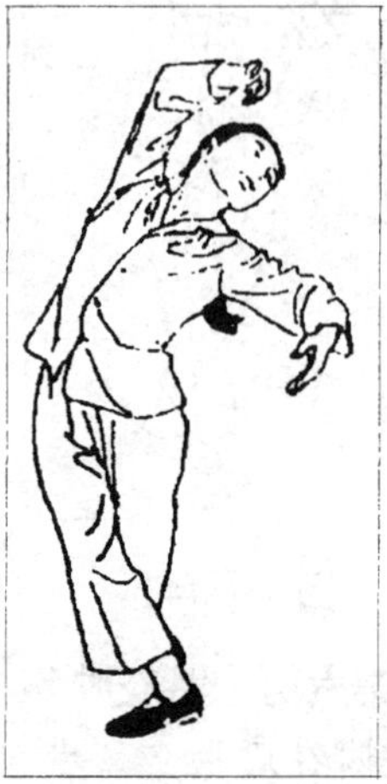

图 1－447

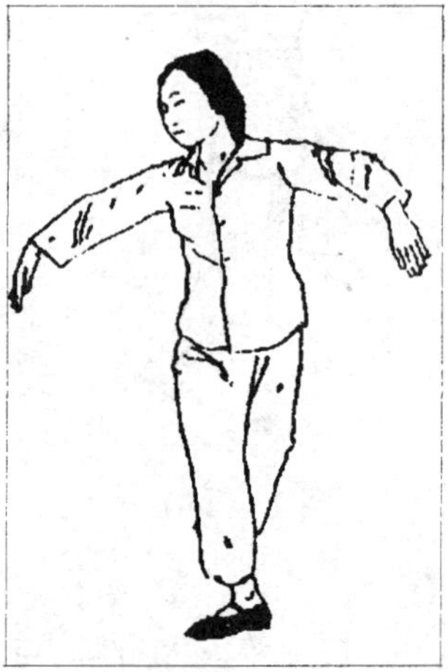

图 1－448

第七势　展翅天汉

在中宫面向西南，右脚在前，后脚随着双手做双飞摆动的节奏，一步步向后滑去，变成右前弓步，然后猛然向后踢出后脚；同时双手向左右两侧的斜后方展开，呈燕式平衡状（图1－449、图1－450）。

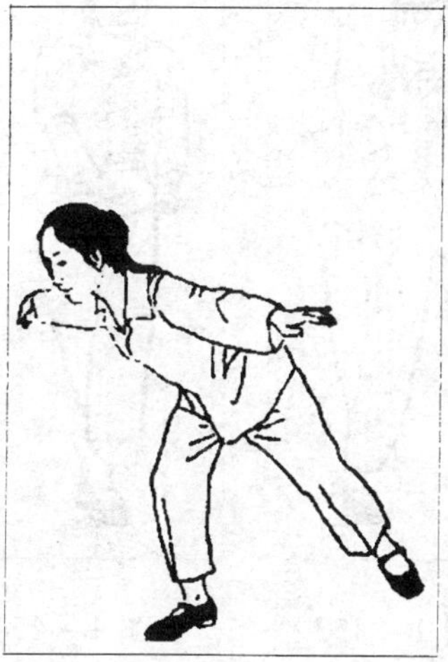

图1－449

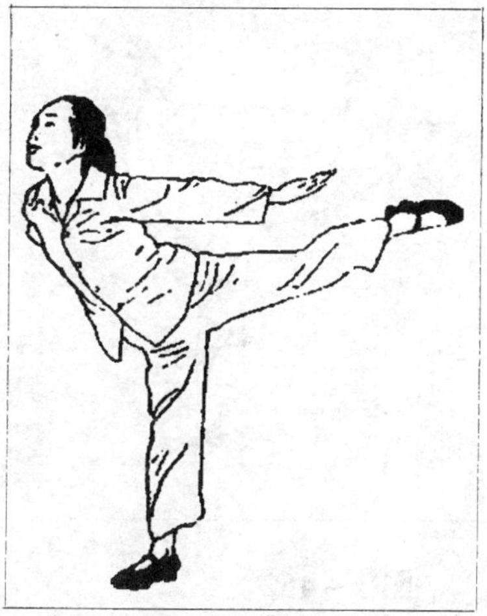

图1－450

再上左脚一步，向后滑去，变成左前弓步，然后右脚猛然向后踢出；同时双手向左右两侧斜后方展开；接着上右脚，用双飞走小八卦到北位（图1－451、图1－452）。

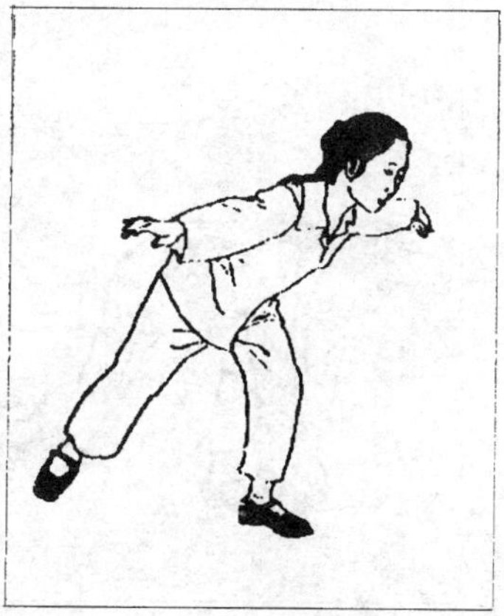

图1－451

在北位，双手逐渐从双飞状变成向前伸飞；然后身体下弯，双手变换成手背相对，指尖下垂，逐渐下降，当双手靠近地面时，猛然向后踢出后脚，双手向左右两侧斜后方展开。如此连续向后踢出三次（图 1－453、图 1－454、图 1－455、图 1－456）。

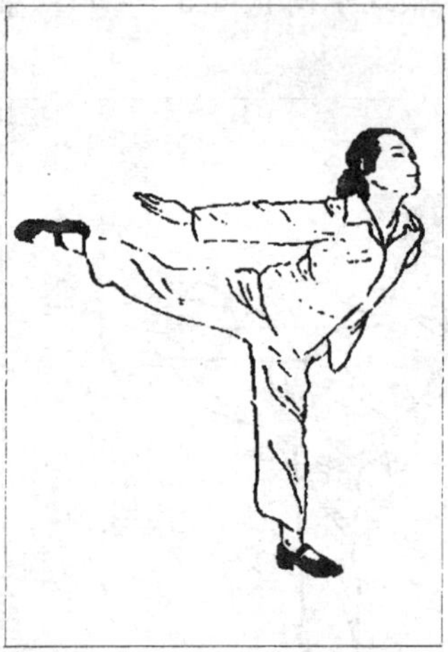

图 1－452

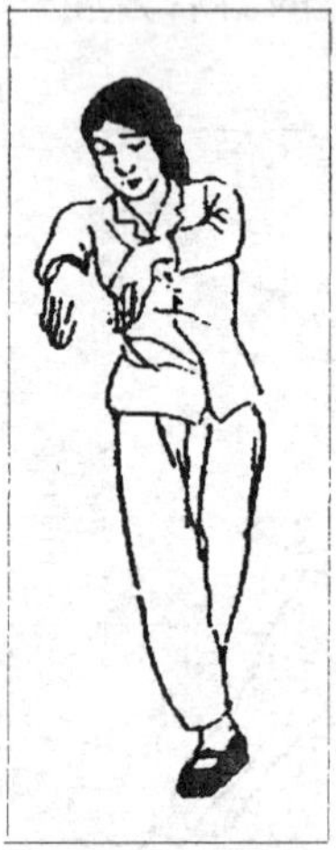

图 1－453

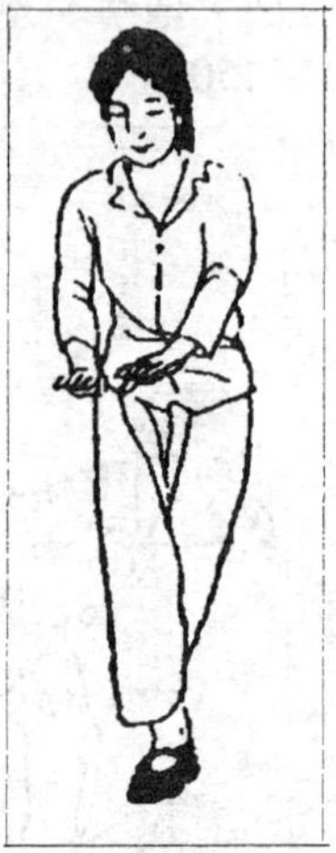

图 1－454

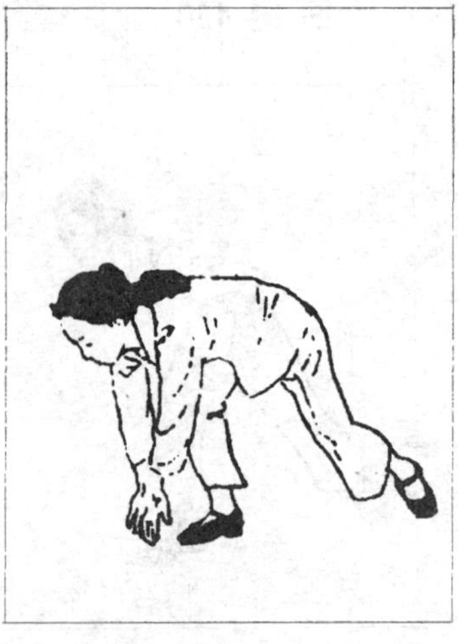

图 1－455

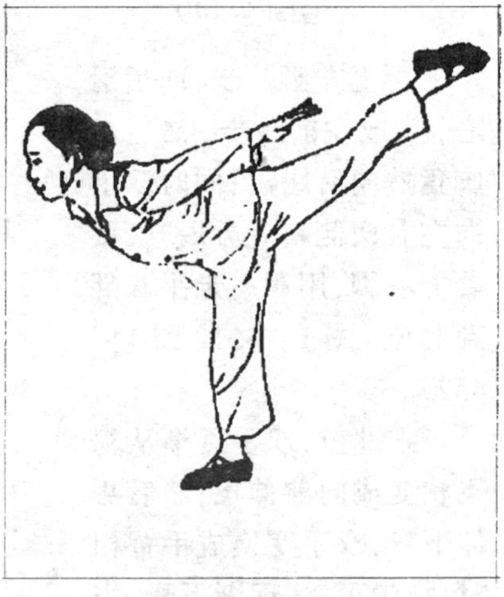

图 1－456

接着上左脚，从北位双飞到西位。在西位，双手逐渐变成向前伸飞，然后身体下弯，双手手背相对，指尖下垂，随之下降；快接近地面时，猛然向后踢出后脚，双手向左右两侧斜后方展开。如此连续向后踢出三次，用双飞走大八卦到东位（图 1－457、图 1－458、图 1－459、图 1－460）。

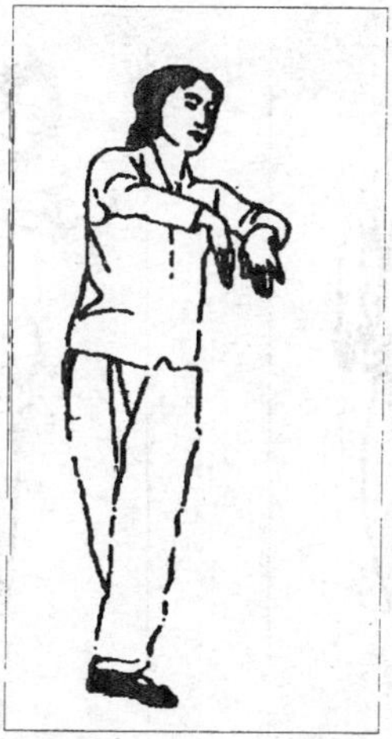

图 1－457

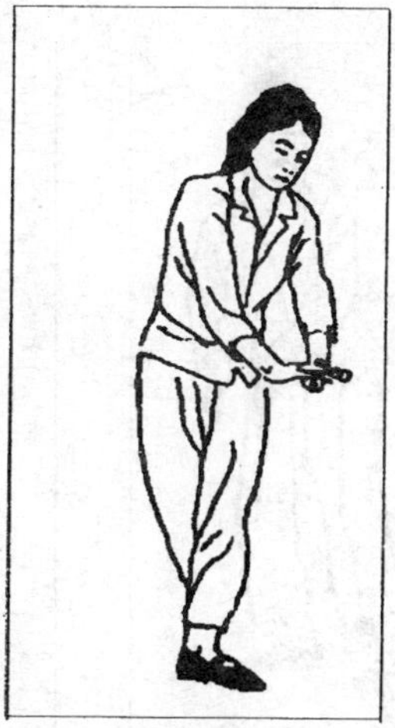

图 1－458

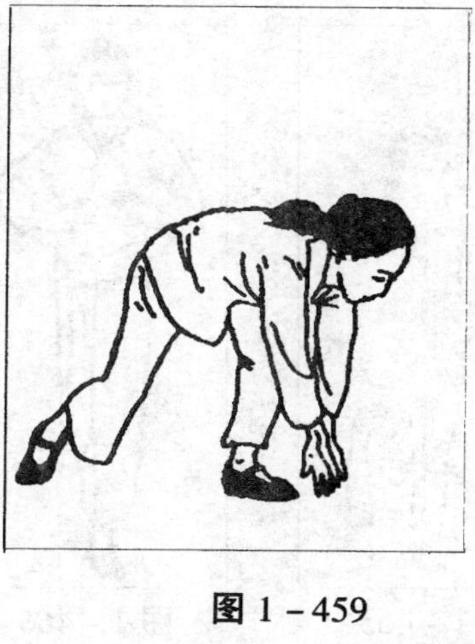

图 1－459

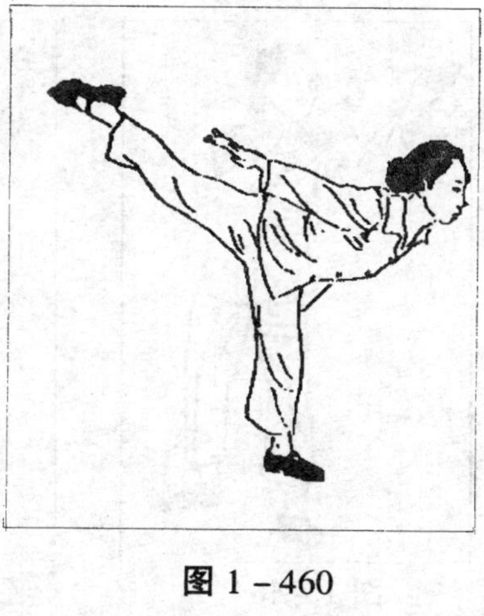

图 1－460

第八势　飞还九天

在东位，右脚在前，重心在后脚，双手在中丹田左侧，十指抖动；随着重心移向右侧，双手抖动着缓缓升向右上方，后脚跟离地，呈起飞状；双手在右上方抖动片刻后，缓慢地降回到中丹田；上后脚，两脚平行（图 1－461、图 1－462、图 1－463、图 1－464、图 1－465、图 1－466）。

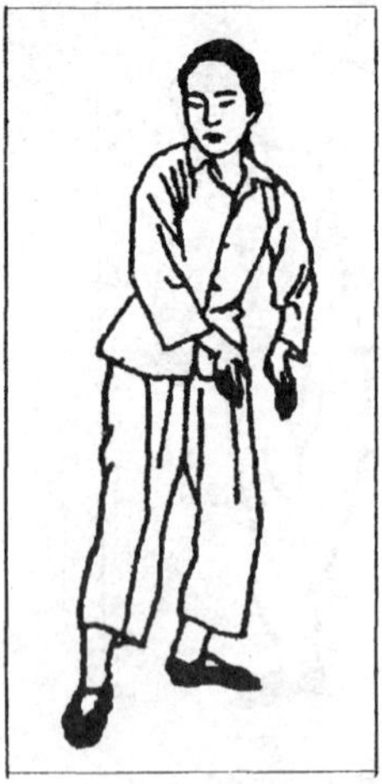
图 1－461

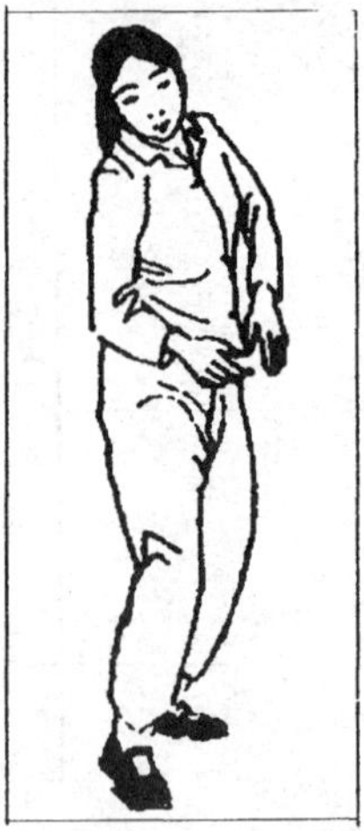
图 1－462

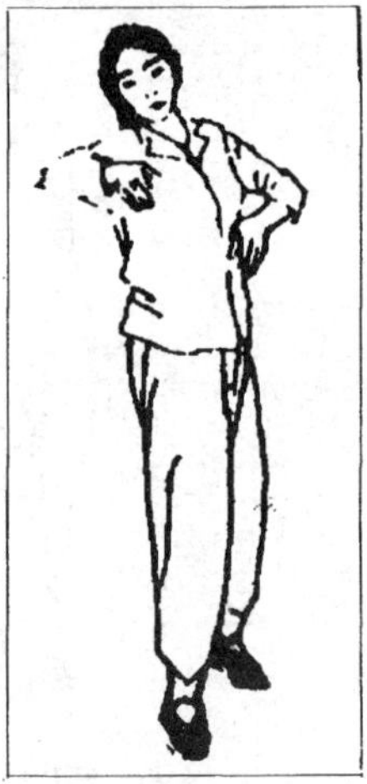
图 1－463

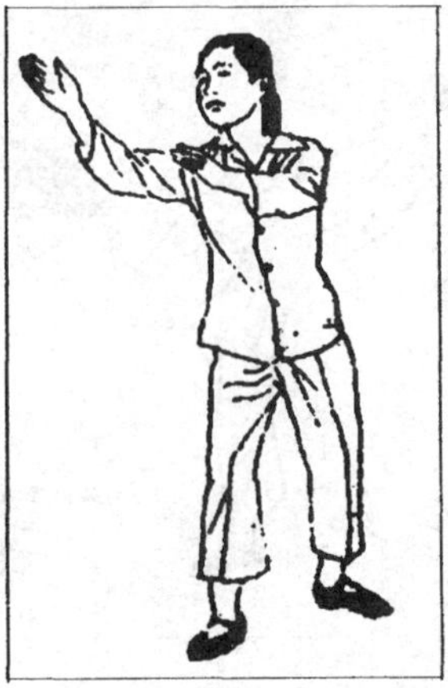
图 1－464

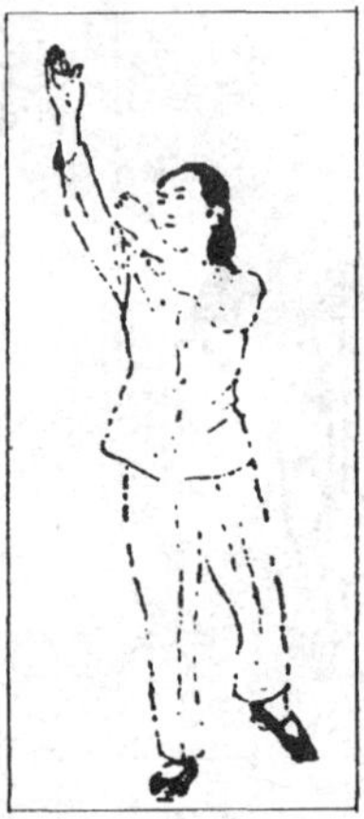
图 1－465

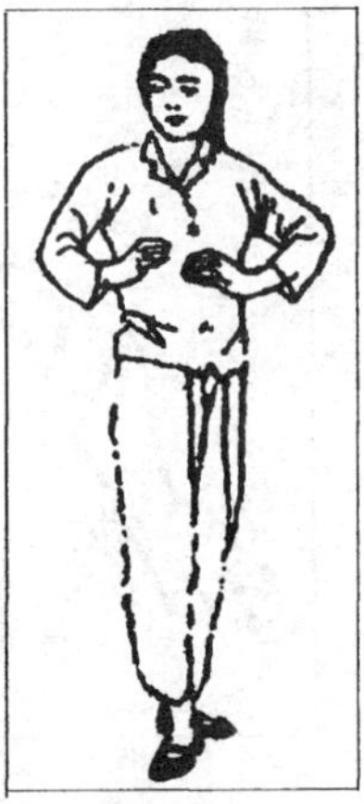
图 1－466

第八章　高级功的收功

第一节　收功的重要意义

收功是非常重要的，它是全套气功的重要组成部分之一，决不是可有可无的形式。

我们常常比喻：练功全过程有如辛勤地耕作，收功是秋收时的颗粒归仓。若草草收功或收不好功，则练功时所调动起来的全身内气（元气）回不到中丹田（气海穴），时间长了，会造成元气亏损或气血淤阻。这样就收不到"练功增补元气，防治疾病"的效果，反而对身体有损害。这是再三要求练功者务必注意的大问题。

收功的程式做得准确与否，收功时间充分与否，均可直接影响练功效果。

我们衡量练功是否有成效，主要由两方面来决定：

1. 练好功，能把体内的内气调动起来并循经全身运行。

2. 收好功，能把练功时调动的内气回收至中丹田，让元气充盈。故必须认真按照收功程式做好收功的"三导引"（势子，呼吸，意念）。不然，不但减弱练功疗效，还会产生一些不适的反应：胸闷，憋气，头晕，恶心，腹满胀闷，手脚仍有寒颤、抖动，手掌仍发热，手指肿胀等。

第二节　收功的功理、功效、功法

功理：收功是把练功中产生的"内气"，导引归原的一种功法：

利用意念导引使收功全过程的意念稳守在中丹田（气海穴），让内气全部聚集在中丹田内。

功效：1. 可把练功所产生的“内气”导引归回中丹田，直接起着补元壮阳强身的作用。

2. 在收回全部内气后，又通过功法慢慢把练功者从练功功能态渐渐恢复到常人的日常状态。

功法：收功程式包括：

中丹田三开合→揉腹→中丹田三个气呼吸→中指尖点穴三回气→松静站立，沉气片刻→恢复常态。

两脚平开，做中丹田三开合（图 1－467、图 1－468）。

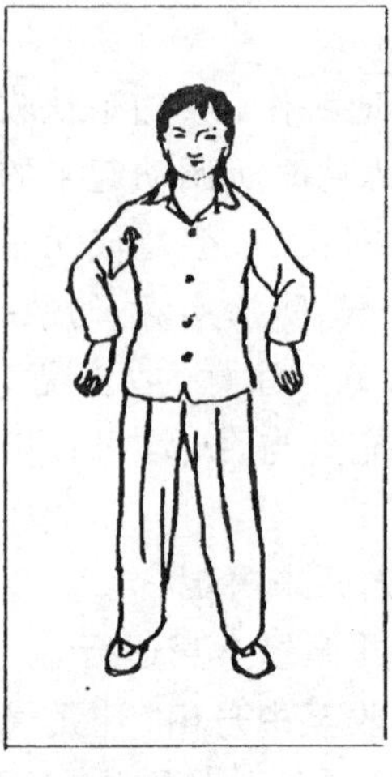

图 1－467

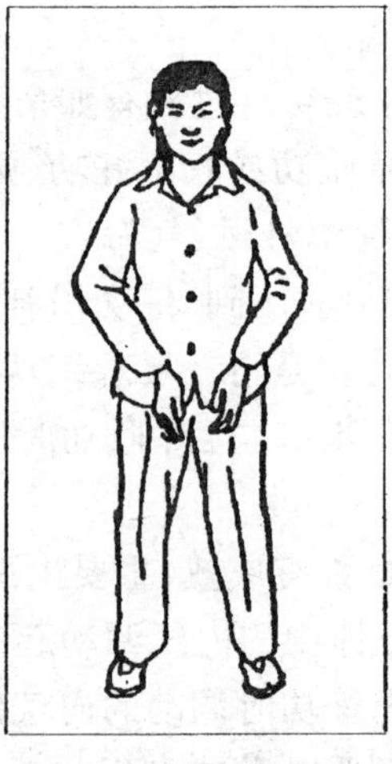

图 1－468

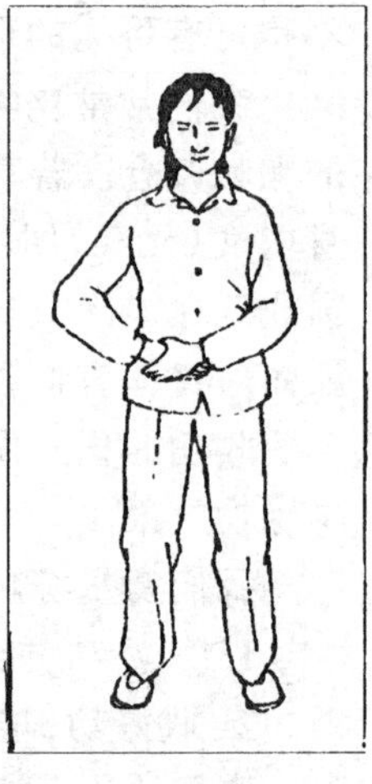

图 1－469

揉腹。

揉腹的作用在于：让意念活动继续稳守中丹田，促使内气全部归原，而不遗留在四肢。

具体做法是：接中丹田三开合的合式，双手按男左女右放在中丹田上。即男子把左手心内劳宫穴放在中丹田，右手心放在左手背外劳宫穴上；女子把右手心内劳宫穴放在中丹田，左手心放在右手背外劳宫穴上。

揉腹动作男女有别:揉腹方向相反。

女子先自脐右向左顺时针转 9 圈,再反转 9 圈。

男子先自脐左向右逆时针转 9 圈，再顺时针转 9 圈（图 1 - 469）。

女子揉腹示意图:

双手从中丹田拉向肚脐的右边，以中丹田为圆心，作顺时针的环形轻揉腹部,由小至大转 9 圈,最大的第 9 圈上不过膻中穴,下不过曲骨穴;在膻中穴，左右手交换上下位置，按反时针方向，由大至小转 9 圈，最后一小圈时只在中丹田周围微微转动；转完第 9 圈后,交换手,令右手心正对中丹田,双手轻捂中丹田(图 1 - 470)。

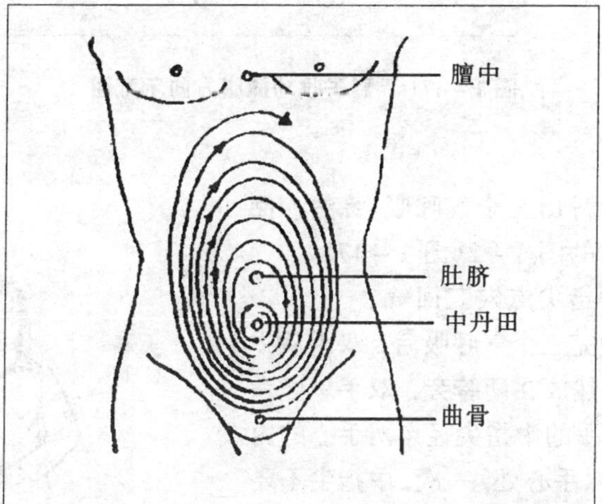

图 1 - 470　女子收功揉腹方向示意

男子揉腹示意图。

男子揉腹方向与女子相反,其他相同(图 1 - 471)。

注意:揉腹只与意念配合,对腹部只有接触感,无压迫感觉。切忌用力和过快,要轻、慢。揉时意守一直在中丹田,不要跑掉,意念不要紧抓圈数。

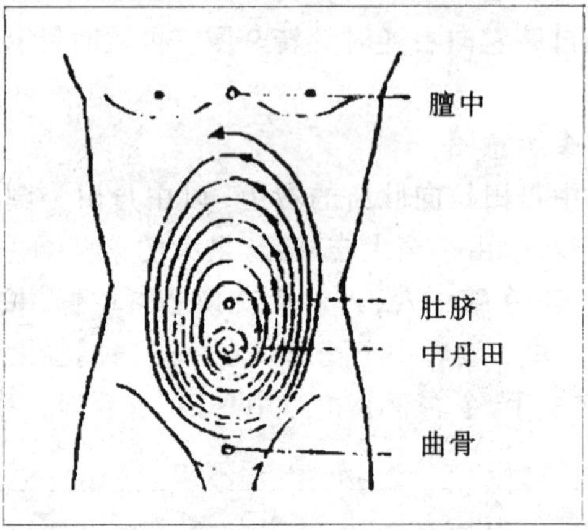

图 1－471　男子收功揉腹方向示意图

中丹田三个气呼吸。练法参阅第一章的图 1－2(图 1－472)。

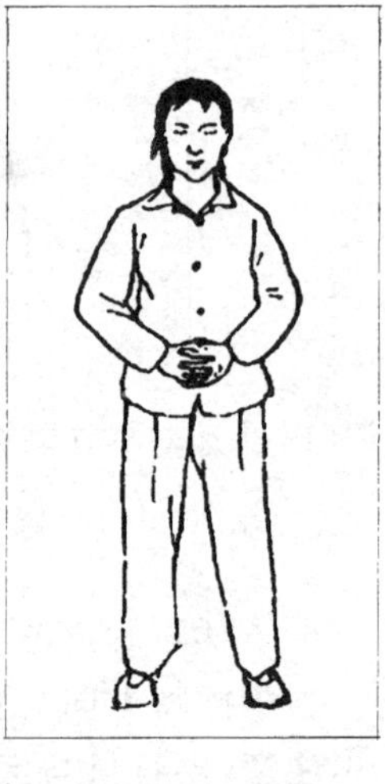

图 1－472

中指尖点穴三回气。

做完三个气呼吸后，双手从中丹田自然放在两胯旁，双手呈虚拳状，两手的中指尖轻点两手心的内劳宫穴(手心处)一次，中指尖不要马上离开手心，稍停一会儿，再点第二、第三次。此为三点穴，其作用为使残留在手上的余气通过心包经再导引回中丹田。力争做到：点滴不漏，元气全部归丹(图 1－473)。

松静站立，沉气片刻。

练法参阅第一章图 1－1。然

后收回左脚,两脚合拢,先让意念离开中丹田,再放下舌尖,眨眨眼睛,才睁开眼,恢复常态(图 1－474)。

至此,全套五禽戏习练完。

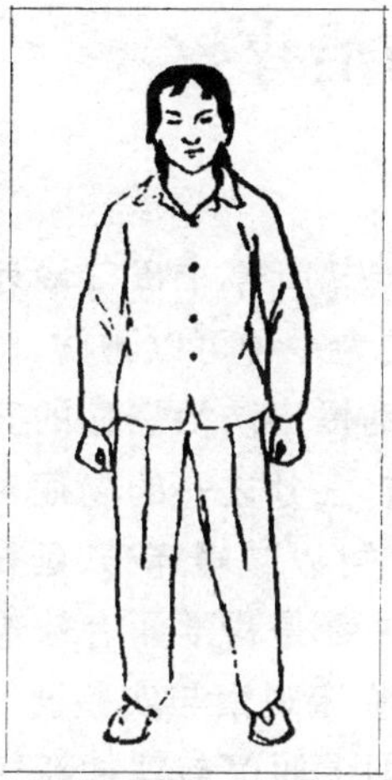

图 1－473

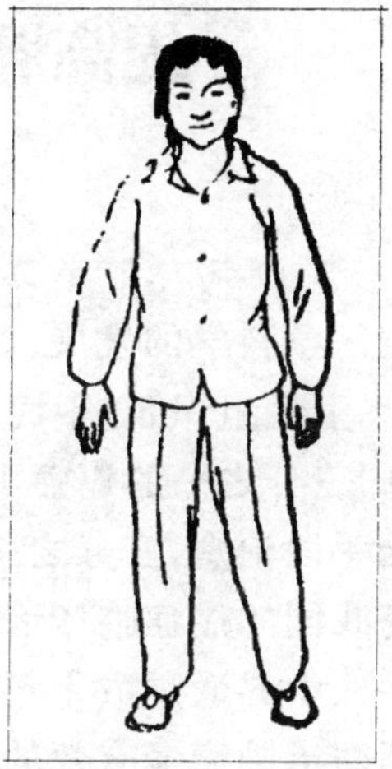

图 1－474

附录一：

走中西医与郭林新气功相结合的道路提高肿瘤防治疗效

百草中医门诊部　张大宁

随着医学科学的发展,癌症已成为一种可以预防,可以治疗的疾病。世界卫生组织80年代已经明确提出防治癌症的三个三分之一战略。即三分之一的癌症可以预防,三分之一的癌症可以通过现有的诊治手段治愈,三分之一的癌症可以减轻痛苦,延长生存期。如何提高我国的癌症临床治愈率，关键是科学而有效选择治疗途径。我国医学界通过数十年大量的临床观察与实验研究，总结出一套我国防治肿瘤最有效的方法，即中西医与郭林新气功相结合的综合疗法,这是我国肿瘤防治的特色,也是与国外肿瘤防治相比的优势。它将中西医及郭林新气功三者科学而合理的有机结合，相互渗透、相辅相成、推陈出新、互支互补，改变了以往只重视药物、放疗等理化治疗而忽略了机体本身素质、所处环境因素的片面、局部、直观疗法的不足。

综合疗法首先是在近代疾病分类学辨病的基础，与中医辨证治疗经验相结合,对疾病产生较全面的整体认识,通过两者取长补短,病症合参,针对不同肿瘤(不同病位、病期和病理类型等),选择具有针对性的抗癌措施,从而充实和扩大治疗范围,确定更有效的诊治方法,在增强机体抗病能力的同时,提高治疗效果。

在具体治疗过程中,综合疗法是采用西医手术、放疗、化疗三大主要治疗手段与中医辨证论治有机结合，把宏观与微观结合起来，整体与局部结合起来，即把调节机体内环境的稳定与抑制病原癌灶结合起来,起到扶正祛邪的效果。临床实践证明:西医的治疗手段抗癌作用较强，但却有较大的毒副作用和并发症、后遗症等。中医药则能较明显的减轻癌症病人在放、化疗中的毒副反应，提高肿瘤对放、化疗的敏感性，若在手术前、后应用，能加快术后康复。将中西医药与郭林新气功有机地结合治疗，其疗效大大优于单纯中医或单纯西医的治疗效果。因此，应用中西医与郭林新气功相结合治疗肿瘤，是我国防治肿瘤的主要途径和发展方向。

提高治疗癌症效果的另一关键问题是防治相结合的问题。中西医与郭林新气功相结合的综合疗法对预防癌症的发生和发展具有独特的功效。治疗癌前疾病从而预防肿瘤的发生；提高机体的免疫功能以达到降低复发与转移率、提高生活质量、延长生存时间乃至最终完全治愈癌症的目的。

临床实践充分证明，中西医与郭林新气功结合防治肿瘤对我国癌症康复事业的发展起到了积极的推动作用。应用现代医学手段与祖国医学辨证施治相结合的治疗方法，再配合郭林新气功，疗效显著，大有可为，是我国肿瘤防治行之有效的途径。

附录二：

新气功选功练功原则

选功练功原则即辨症施功，应根据自己的心理、生理、病理、病症和体质等条件来选练所需求对证的功。一方面要了解自己选功练功的条件，另一方面还应了解功类、功目和功节等的概念、特点和功能等，这样才能功效统一，治病延寿。

一、新气功的特点

新气功是郭林老师在传统气功的基础上创新的，强调内因自我修复、增强人体脏腑功能和免疫力的整体系统疗法。包括五种导引：意念导引、呼吸导引（调息导引）、势子导引、吐音导引和按摩导引；新气功四大导引法：通经接气法、飞经走气法、收视返听法和收发信号法；三大类功法：初级功、中级功和高级功。这三大类功法有共同的特点，也有各自的特点。

（一）新气功总的特点

1. 自我整体疗法。全身各个系统、组织器官通过练功全部调动起来，产生最佳的综合生理效应——新气功效应。

2. 三关（松静关、意念关、调息关）分渡（古气功要求三关共渡），松静、意念和调息分阶段练，这样易学、收效快、不出偏。

3. 意引气、气引形：导气令和，引体令柔（古气功有意领气之说）。以意念活动为主，配合式子活动和调息活动，产生内气，按其客观规律运行，达到意气形三合一。

4. 风呼吸法治实证，如癌和炎症等。古气功禁用风呼吸，只有息呼吸法、胎呼吸法等。

5. 圆、软、远，松静自然。功中形态要圆（或弧形），软组织要放松,闭眼平视远方,松静自然,才利于气血畅通,气引形。

6. 吐音导引治难症。古气功有音无法,新气功有音有法,主治各种癌症和疑难症。

7. 辨证论治,因人因时而异。根据人体生理、病理、医理等辨症施法、施功。癌症、炎症用泻法、泻功;慢性病虚症用补法、补功。

8. 补、泻和调整分明。①意念活动方面:意聚为补,意散为泻。②呼吸方面:预备功:先呼后吸为补,先吸后呼为泻;行功:自然呼吸为补,风呼吸为泻。③练功时手指尖或掌心的方向:手指尖或掌心方向向上为补,向下为泻。④经脉走向:势子导引和按摩顺经为补,逆经为泻。⑤势子导引的速度、力量:动势慢、柔、轻、小为补,动势快、刚、重、大为泻。⑥开合方向:线开合时掌心向上的开与合为补,掌心向下的开与合为泻;环开合时掌心向里的环开与环合为补,掌心向外的环开与环合为泻;⑦吐音强度:吐低音为补,吐高音为泻。⑧代谢率及耗能:代谢率慢、耗能低为补,代谢率快、耗能高为泻。

(二)初级功的特点

1. 治疗疾病:“八纲”辨证,癌症等症属实证,用泻法,一般慢性病属虚证,用补法。

2. 悟外导引。“三题”,定题、选题、守题。守题十二字诀(一聚一散、似守非守、若有若无)和三不原则(不盯、不抓、不追)。

3. 动静相兼,易学易练。内动(气息)与外动(肢体),内静(精神)与外静(形体)浑然一体。

4. 练养结合,攻守应变,科学练、巧练与养身结合,火候适宜。治疗癌、炎症,攻强于守。治疗慢性病,守强于攻。

5. 机理是疏通经络、调整气血。

(三)中级功的特点

1. 功理功法较高层次,调整法和补法混用。

2. 基本上每个功都有三种指标(高、中、低)的导引法。高指标指血压、眼压、血脂、血糖、胆固醇、转氨酶等指标偏高。低指标指低血压、低血糖、贫血等。

3. 以意念导引和自然呼吸导引为主。

4. 机理是疏通八脉，强气血。

5. 功效是巩固疗效。

（四）高级功的特点

1. 功理功法的最高层。偏重以补为主。

2. 三关共渡。意念、呼吸和势子三导引同步合一。

3. 意念导引是核心。坚持意守十二字诀和三不原则。

4. 机理是炼丹。意守丹田，凝神炼气、炼气生精、炼精化气、炼气化神、炼神返虚。

5. 功效是开智延寿。

二、选功练功原则

前边简述了三类功法功效逐层升级的特点，练功者要根据自己的体态（病态、弱态或一般健康态）来选择适合自己或治疗、或康复、或开智延寿的功法，对症施功，功效一致。如果再结合五行、季节和子午流注等，练功的疗效就更佳。这三类功法如果长期系统地坚持练下去，就能祛病延寿开智。如果只练初级功或中级功，不练高级功，就不能更上一层楼；如果只练高级功，不练初级功或中级功，其功力功底只能是空中楼阁。

（一）初级功的选功练功原则

中医指出：癌的成因是阴阳失调，气滞血淤，气血藏毒。新气功治癌是扶正袪邪，攻强于守，调整阴阳，行气和血，消肿散结。主要用风呼吸导引法，排除杂念，帮助入静，吸进更多更新鲜的空气，降低高脂血症，增强免疫力。风呼吸法快步行功、中度风呼吸法自然行功、一步行功、二步行功、三步行功、吐音功等有很好的防癌治癌作用。关键是辨证论治、对症施功、泻及调整得当。一般的癌患者偏重于泻，但有的晚期体极弱者，就有必要在做一个或两个快功当中做一个升降开合松静功，“调补”一下弱体，增强脏器功能。要把病症——功目——疗效三者最佳统一起来。

各种慢性病患者一般是功能性或器质性病变。新气功调治则是扶正为主,守强于攻,平衡阴阳,调补气血,疏经活络。主要用意念导引法,增强脏腑功能。升降开合自然行功、慢步行功、头部穴位按摩功、涌泉穴位按摩功、松揉小棍功、脚棍功等偏重于补,均有修复脏器机能的作用。

一般人没有什么病,只为了保健。选功练功也应从初级功开始,因其调整气血、疏通经络,为练好中级功打下良好的功力、功底基础,增强免疫力和脏腑功能。自然行功、慢步行功、头部穴位按摩功、涌泉穴位按摩功、松揉小棍功、脚棍功。

(二)中级功的选功练功原则

经过初级功的锻炼,掌握了自己的心理、生理、病理、医理及初级气功的一般规律,增强了免疫和脏腑功能,病情稳定三年后,各条经络已畅通,具有一定的身体素质、功力和功底,就可以选练中级功,但应注意五点原则:

1. 意守中丹田(气海穴)。中级功的意守中丹田取代了初级功的“三题”。意守中丹田必须做到意守十二字诀和三不原则,即“一聚一散,似守非守,若有若无”和“不盯、不抓、不追”。

2. 外导内守,百脉汇流。中级功主要是以手的掌心和指导引八脉十二经(外导),以意守练丹田之真气(内守),百脉皆开,随丹田气动,调整阴阳,调补气血。千万不要意领。

3. 松腰松胯,松静自然。腰是中级功的轴心。“腰不松,气不沉丹田”。初级功很重视松腰松胯,中级功更应重视,腰胯松得好,充足的丹田气在八脉十二经中运行得就更好。

4. 按指标高低练功。高指标者用高指标导引法,低指标者用低指标导引法,一般指标用调整指标导引法。

5. 有的中级功在治病阶段也可以当治疗功,疗效更佳。例如:吐“哈”音就有很好的治癌作用。

中级功有新气功八段锦、中调功、定步功三环导引、脚棍功、松腰功、调整功、三环功、吐音功。

(三)高级功的选功练功原则

经过三年或更长时间的中级功锻炼,身体完全进入健康态。气血、经脉和筋骨增强，有相当的功力和功底，就可以选练高级功。高级功主要是意念挂帅，分为动功和静功。静功完全是意念导引，可以达到高度入静、高度境界，开智延寿。静功分为站功、坐功和卧功。站功最容易，坐功不易入静，卧功最难。先练站功，次练坐功，最后练卧功。选练高级功，也应注意五点原则：

1. 三关共渡。松静关、意守关和调息关的和谐是在长期的初级功、中级功的锻炼过程中逐渐形成的。在高级功的练功中这三关的和谐、共渡要顺其自然，按其客观规律运行。

2. 学练静功必须练好动静相兼的动功。有病灶者不能练静功。

3. 精神内守，妙入气功态。高级功的核心是意念导引、精神内守：意聚丹田生气，炼气生精，炼精化气，炼气化神，炼神返虚，周而复始，妙入气功态，即气功十六触景象：动、痒、凉、暖、轻、重、涩、滑、掉、猗、冷、热、浮、沉、坚、软。

4. 善修静果，深入静机。善修是从生活中去修，不做坏事，只做好事，排出七情和情绪应激。有静在生活中，内气产生丰富，功中才能顺利深入静机，步入气功潜意识和玄妙的气功态。

5. 有的高级功的支节在治病阶段也可以当治疗功，加速疗效。例如：五禽戏中的鹿戏就有促进红斑狼疮患者病体康复的作用。

高级功有新气功五禽戏、调摄功、高级慢步行功、站功、坐功和卧功。

通过十年或更长时间，已全部学会了这三类功法，那又如何再选功练功呢？应再反回来专研、深练，掌握各种功目精华、特点，真正摸深吃透，再更上一个层次。其后就应该根据人的生命节律（例如人一生的少、青壮、老年三个时期、一年的四季和一日的子午流注等）、人体状态（健康状态、患病状态和第三状态）和需要（例如增加免疫力、增加脏器功能和开智）等等。总之，这三类功法都有治疗疾病、巩固疗效、延寿开智的综合作用，但比较而言又各有侧重；初级功侧重通经络治疗疾病，中级功侧重壮八脉、巩固疗效，高级功侧重炼丹延寿开智。那就根据自己所需选练功目吧。

向心道

一九九八年十二月二十三日

附录三：

新气功的特色——三关分渡

蒋金吾

编者按：

“三关分渡”的教功和学功方式是郭林新气功的特点，也是郭林新气功的优点。是从入门到走向彼岸的桥梁。是“少偏”“易练”“速效”的基础。对于刚入门的患者，未必需要深解功理的由来。然而对于已有一定练功实践的人懂此道理则不仅可以正确引导别人，更对于提高自己练功大有裨益。

郭林老师说，古气功是三关共渡，我改革为三关分渡。因为古气功是以养生为主，我改革的新气功是以治病为主。我得了癌症，深感自己病魔缠身的痛苦，也尝到了死神威胁的滋味。为了救自己的命，我才动了改革传统气功的念头。古气功只有站、坐、卧的势子。我国的站桩，一练功，站在那里，就要守丹田、配呼吸、配势子，三个关一起过。这种练功的方法，这种练功的势子对付严重的疾病，尤其是癌症，它是对付不了的。这种功法要求三种导引法一起来，是难做到的。对于一个处于生死关头的癌症病人，要求他入静练功，更是非常难以做到。“守丹田”，如果勉强守，是很容易出事的。于是我就想到把这“三关”，一关一关地过。“守丹田”是很好的一种功法，只是对初学者，不是那么容易就能守的，要练很长时间，才能达到守的目的。硬守，很容易引起头痛，头一痛，就无法练下去了。我们先练守身外的题目，我已实践了十多年，觉得这个“三关分渡”是可以采用的。从病员的反映来看，也从来没有听到有出偏的反映。练功守题而不守丹田，首先要过好松静关。我有一套松揉小棍功，这套功练好了，它是能帮助你过松静关的。从头松到脚，连脑袋都要放松。意守关过好了，再过调息关。息者即呼吸，一呼一吸为一息。意守关即守题,选一个题把它守好了,再来调整呼吸。这样,在初级功中,一关一关过好,到练中级功时,再一起共渡。

我们练初级功,是为治病的,过好松静关,再过意守关,最后再过好调息关,初级功就能把你的病治好。练中级功是为了巩固疗效,保住健康,不再生病。练好中级功后再进入高级功。气功的境界是很深的。像做学问一样,由小学到中学,由中学到大学,大学毕业后再攻读硕士、博士。

郭林老师一再强调,练初级功的人,不要自作聪明去守丹田,如果守丹田守不住,会出大事的,会出大乱子。气功有一句话叫做"引火烧身",就是你守丹田守不住,开关又没开对,不该开的地方开了,气会乱窜的,出了这种毛病,医院是治不了的,是很危险的。我们学功的人要老老实实,懂多少练多少,千万不要看了一些气功书,就去乱练。

郭林老师还曾多次在不同时间、不同场合解释"三关分渡"的含意和作用。她在上"调息导引"的大课时,又一次讲道:在我们新气功疗法里,我们多三关过渡。一个松静关、一个意守关,最后一个调息关。我们一定要渡过这三关,疗效就突出,就能够达到理想的保健和养生。在这过程当中,我们必须要有理论作指导,不能只知道一些皮毛就算,还必须实践。在古气功里边,三个关是一起过的,一练功就要意念活动,就要意守,就要配合呼吸,称为三关共渡。新气功疗法是分渡,当你练到会松了,一松下来,会松会静了,才教你意守,意守有点功底了,才跟你配合调息,调息就是呼吸。在初级功里,是不是没有呼吸导引、没有势子导引呢?不是的。只是重点在过松静关。让脑子松下来,脑子能松下来,肢体就容易松下来了。这关过好了,就不容易出事,不容易出偏差。松不下来,就入不了静,入不了静,调动不了内气,怎么能谈到疗效?但是,不是以呼吸导引为主,不是以意念导引为主的去配合势子导引。新气功里边也有要以呼吸导引为主的,好多病情、病种是需要以呼吸导引为主力来治病的。因此,我们要搞好分渡,先使你的脑袋松静下来,能松静后还必须意守，内气就能大量产生，内气一产生，再配合呼吸，就能够协调了。

呼吸导引在古气功里有好多种。是哪一派的气功，它就安排哪一种的呼吸法；在新气功里，为了避免出偏差，我对呼吸的安排是很小心的，不采取繁杂难做的呼吸法。对有病的人，把功法搞得复杂，没有好处。所以有意把它安排得最恰当、最简单、最有疗效。目的不一样，功法就不一样嘛。

附录四：

练《郭林新气功》癌症康复者与患心血管病

向心道

导语：本文是功法挖掘组在讨论治疗功法时，谈及一种社会议论和一些较早康复的癌症患者练新气功所出现的问题，即其中某些人虽然癌症是康复了,但却出现了心血管的疾病。虽然我们并未大范围地进行调查与统计，但已形成一种社会议论，是应引起关注并寻根求源以获正确解答的。会上提出三种观点，一是从医疗观点认为癌症患者练功既已康复，不可将已经过了概有年日的其他新症再与练功之作用加以因果联系。因为即使无病者也可能新患某些疾病。另一种则认为既是一直在练郭林新气功,一种疾病康复了又出现别的症候，况且又是在可察觉范围中均出现同一性质的疾病，不能说与练郭林新气功无关。于是他们以为郭林新气功在"远期疗效"上存在问题。并由此产生一种畏惧心理,致使学练郭林新气功者产生一定的心理负担，或改学其他气功。综合上述两种见解，与会者共同认识也即第三种观点：即由于癌症康复的"相对性"和练功需要的"长期性",这是与以医疗为手段治病的"即时性"是不同的;所以这一现象应视为与练功是有关的。但是否可以得出郭林新气功治疗癌症远期疗效不行，并且还可导致心脏病之说呢?当然回答是否定的!实际问题是出在辨证(辨症)施功上。我们在处理不同患者在治疗期各种问题的辨证施功处理上，尚较得体。然而在"恢复期",甚至"康复后"应如何辨证施功呢?未能及时研究解决,即以变应变地适时进行功法调整。而功法当如何进行调整? 这涉及补泻要旨、祛病及养生的原则差别。…… 本文作者向心道同志受这次会议委托在辅导员的学习会上以中医、西医、气功之机理有机地阐明这一问题缘由。

自1971年9月郭林老师在社会上传授新气功（主要是初级功）,至今已28年,治愈各种癌症和疑难病168万余人。现在大多数癌康复者仍练治癌泻功,有的出现心血管病,为什么?

一、心血管病的病因

1. 生理功能下降。“年四十,而阴气自半也……年六十,阴痿,气大衰”(《素问》)。现代医学:“人随年岁增长,神经传入冲动下降,导致皮质功能下降。人到老年,各种功能衰退,尤其是心、肾功能分别减少30%和33%,老人多患心血管病和骨科病。”

2. 心理多思虑、多干扰。“气是百病之原,血是百病之胎”(《内经》)。情绪是大脑、心理活动的外在表现,正常有序的心理活动:宁静、稳重、和谐。机体处于最稳定状态;植物神经活动平衡、内分泌良好、机体代谢旺盛、免疫力强大。而七情干扰和情绪应激会导致植物神经功能紊乱、内分泌失调、免疫力下降,易发生心血管病及癌变。

3. 癌症严重损伤心血管。癌病变过程(高粘血症),放疗、化疗、手术的治疗过程及精神重压等等使心血管受到极严重创伤。

4. 练功不得法。癌病变期应“扶正祛邪”、“攻强于守”,用增强免疫力的泻法;病灶消失康复期应“扶正为主”、“守强于攻”、用增强免疫力和脏腑功能的调整法。健康态应强体延寿,用补法。郭林老师要求练初级功康复后必须练中级功和高级功,全面掌握各类功法,对症、对体练功,运用自如,意气合一,立竿见影,保健延年。

二、心脏病的病因

心脏是心血管最主要的发病处。

1. 心脏病的发病部位在心肌:心肌纤维(与毛细血管各占心脏一半)缺血、缺氧时,聚集很多代谢物刺激心脏神经,心肌功能下降而发病。

2. 心脏病的引发部位在心包:“心痛皆属包络,实不在心”(《伤寒论》)。意指冠状动脉,其供血不足引起心肌缺血、缺氧,引发心脏病。例如,冠心病的发病过程:冠状动脉内壁损伤处,从血液流来的脂质沉积后,纤维蛋白将它包住,形成像粥一样质地柔软的纤维斑块封在血管壁上,血钙沉积之上外围变硬,血小板聚集形成血栓,堵塞血管,血液流速减慢,血流量减少,导致心肌缺血、缺氧。轻者引起缺血性心病,重者心硬。

3. 心脏病的直接原因是高粘血症。全血粘度高、红细胞聚集性增强、变形能力减低和表面负电荷减少,血小板聚集纤维蛋白原增加等,造成心肌缺血、缺氧。

三、第一杀手——心血管病

世界卫生组织发表1997年《世界健康情况》:“心肌梗死、脑溢血等每年1530万人死亡,各种癌症每年630万人死亡,慢性病死亡250万人,总计2410万人,占世界每年死亡总人数47%。”说明心血管病在当代已成为社会第一主要疾病。

以上说明心血管病和心脏病的病因及其发病的严重性。但不能误认为新气功治愈了癌症却带来了心血管病。

四、癌症康复者心血管病的治疗

1. 中医—西医—新气功结合综合治疗。

2. 养五气:淡六欲、保肾气;节思虑、护心气;调七情、疏肝气;节饮食、培胃气;防风寒、养阳气。

3. 新气功治疗

①补肾。郭林老师讲:“心脏有病,从肾治,肾只能补不能泻。”其一“肾是先天之本”。调节人体体液平衡、“内环境恒定”。其二肾克心。心脏每次排出小于有效血液循环总量的1/4或“应激状态”时,肾脏放出肾素——造成心跳加速、血压升高等。

②补心包。“诸邪之在于心者,皆在于心之包络”(《灵枢》)。现代医学:“人心包是内分泌器官,有合成、储存、分泌心纳素(收缩血管、利尿和纳来降低血压)和血管紧张素(收缩血管、升高血压),在正常与病理状况下参与调节心血管系统的功能。”《经络研究文献综述》:“仰掌经络感传沿心包经运行。”气功补心则掌心向上。

③功法。根据功底、病证和体质定功法、功势。

a. 功底深的癌症康复心血管病者：以补为主，用自然呼吸法，不带或少带风呼吸；意念导引；导气还丹，元气归身等。

b. 功底浅的癌症康复心血管病者：调整、补并用，轻度风呼吸或意念风呼吸、或自然呼吸互用；带或不带意念导引互用；导或不导气还丹。

c. 偏重治疗心脏病的功法。升降开合松静功：出左脚脚后跟点地，下蹲开合时后脚脚跟着地，功速柔慢，升降时两掌中指尖相接。自然行功：势子慢，手摆小弧度，可带或不带风呼吸，在松树或柏树林中练最好。慢步行功：转头、松腰松胯、高竖脚尖和导引回丹田。松揉小棍功：松腰、松胯和松腕，呼吸自然。

郭林老师讲："心脏病的要点是舌尖，练功时舌尖轻轻地和上腭的穴位接上。选题选紫色的东西，如紫色的玫瑰花。意守丹田或意守心脏。按肾的方向朝北去练功。"

五、学练中级功和高级功是癌症、疑难病康复者保健延寿的根本保证。

初级功是通经接气、治病，其功理、功法有局限，但为学练中

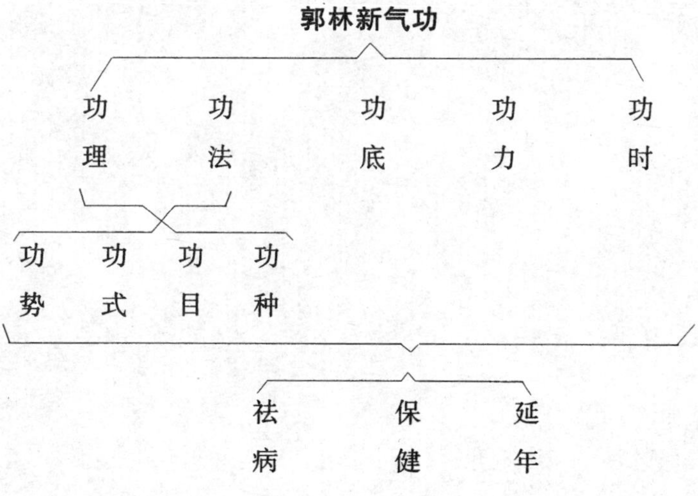

级功和高级功打下良好的基础。练初级功必须继续学练中级功和高级功,提高精神、心理和身体素质,达到保健延年。因为从初级功到高级功必须经过六大过渡、飞跃:动静相兼过渡到外静内动、三关分渡过渡到三关共渡、三题过渡到意守丹田、意在气后过渡到意气合一、通经接气过渡到收发信号、祛病过渡到延年。郭林新气功是通往健康长寿的气功云梯。如果我们能真正地、长期地、对症对体地按下图模式练功就必然会健康长寿。

附录五：

癌症病例选介

我是怎样战胜肝癌的

我是1992年5月底在体检时，B超显示肝右叶有一5.6×3.2厘米实质性占位病变。6月3日住进空军总医院观察检查，确诊为原发性肝癌，我不愿意手术，请求医院采取保守治疗，让我去八一湖学郭林新气功，未得到同意。临床大夫和科里副主任多次动员我早做手术，说气功消除不了肿瘤的。我只好要求出院，大夫在出院通知单上签署意见，说我拒绝治疗。出院后，我即去了紫竹院郭林气功辅导站学习。

我为什么不愿做手术，而选择了学练郭林气功治癌的道路呢？因为，我坚信郭林气功能够治癌，柯岩的文章《癌症≠死亡》在精神上给了我极大的鼓舞，许多晚期癌症病人在无法手术，化、放疗效果又不理想，在走投无路的情况下，去学练郭林气功竟然活下来了的病例，使我看到了战胜癌症的希望。而且，我住院期间自学郭林气功的亲身体验，更增强了我战胜肝癌的决心和信心。住院两个月，肿瘤并没有发展，还有缩小的趋势，睡得好、吃得香，肝区不胀了，腿也有劲了，不软了。我想，我只是边学教材、看录像，边练郭林气功，就能获得如此的成效，要是有老师的指点，功效会更加明显。可没想到，不到半年，肿瘤居然消失了。连大夫也说我创造了奇迹！现在，我的体质从整体上也得到了增强，没有病痛困扰，精力充沛，这完全得益于郭林新气功。

回顾六年来坚持练功的实践，我深感有以下体会：

首先，学练郭林新气功态度要严肃认真，一丝不苟。学习郭林新气功的功理功法一定要认认真真，力求弄通弄懂，知其然，又知其所以然;对每一个动作要领要严格照着去做,也不盲目模仿老师的动作,自己在实践中用心体会,加深理解,吸收消化。把功理功法和自己的具体实践结合起来,找到治疗的最佳方案。特别是在"松静"二字上,比较注意下功夫解决好,练功时做到顺其自然,随意放松。这是我之所以能在较短时间战胜肝癌的重要原因。

其次,始终保持健康的心态和精神,是战胜癌症起决定作用的主观因素,概括起来就是具有"三种精神"和做到"三个一点"。所谓"三种精神",即:

第一,不怕死精神。生离死别是人生中最大的不幸、最痛苦的,谁心里都明白得了癌症意味着什么,在生死关面前,说什么也不考虑,面对死神毫无恐惧感,这不是真话。但是,当自己认识到面对死神的威胁,怕死无济于事,反而在精神上被解除了武装,越怕死,越只有死路一条,与其等死,不如豁出去了,置生死于度外,不向命运低头,敢于同癌症拼搏,也许还能死里求生。经过拼搏,即使死了,也是一条好汉,没什么可遗憾的。在生死问题上想开了,就有了不怕死的精神支柱,有了强烈的求生欲望,精神上振作起来了,练功时思想也就放松了,这时,才能真正做到心平气和,心安神静。

第二,拼搏精神。练郭林新气功时间长,要求室外场地空气新鲜;无论刮风下雨,还是酷暑严寒,都应坚持天天练,不能三天打鱼两天晒网。因此,学练郭林新气功需要有一股子不怕苦、坚强的毅力和顽强的拼搏精神。更何况受病痛折磨、体质很差的癌症病人,更要比常人付出多得多的代价呢?

第三,实事求是的科学精神。郭林新气功能防癌治癌是有科学道理的。它特别强调辨证施功,练功必须从自己的实际情况出发,量力而行;确定功目因人因病而定;功时多少最合适;速度多快最舒服;补泻如何对症等等,练功时要多体会、探索、总结,找出最佳的治疗方案。这样,才能获得最佳的疗效。

所谓"三个一点",即:

第一,超脱一点。以前是一家之主,家里事无论大小都得管。现在是癌症病人,最忌生气、着急和劳累。因此,要有自知之明,遇事超脱一点好，还是当个甩手掌柜吧。

第二，宽容一点。生活中免不了要碰上一些不顺心、不舒心的事，同人交往时也会产生一些矛盾、误会，甚至要受点冤枉气、吃点亏。依过去的倔脾气，非要讨个公道、讲个明白不可，到头来不是自己生一肚子气，就是闹得不欢而散，得了癌症后，倔脾气不改是不行的。怎么改？就是待人处事，心胸要宽容大度一点，有时还要糊涂一点好。

第三，潇洒一点。过去几十年忙于工作，没有时间和条件做些自己爱好的事情，更难得有机会外出走走，欣赏一下大自然……现在已没有工作压力，经济上也宽裕了，生活环境也宽松了，完全可以把生活安排得多彩一点，活得潇洒一点、轻松一点，这有利于癌症病人身心的康复。

空军指挥学院退休干部

桂中矗

1998. 8. 1

于顺和膀胱癌康复情况

于顺和，男，65 岁。家住四川省巴中市州镇南池北路。

患者病情：中晚期膀胱乳状鳞癌。

1985 年 11 月 B 超检查有占位性病变，造影照片有充盈缺损，左输尿管堵塞，左肾积水。病理报告为中晚期乳头状癌。确诊后，本应马上手术，但由于身体十分虚弱，体重下降十多斤，白血球只有 2300，血小板只有 4.5 万。医生说："不手术，存活期只有三个月。"经反复考虑后，根据体质情况，仍没敢做手术只进行中医治疗。后来，跟于大元老师学习郭林新气功。1990 年 10 月又到北京市红十字会新华医院住院治疗，并向李素芳老师学习郭林新气功,每天练功 6~7 小时。当时安排的功目如下:自然行功、升降开合之后吐音、特快功、稍快、一、二、三步行功、定步功、手棍、脚棍等。由姜毓南主任进行过各种指标的检查,膀胱充气造影等检查和治疗,并服中医研究院广安门医院肿瘤专家余桂清教授的中药。经过三个月的住院治疗,1991 年经解放军五一四医院 CT 扫描,北京市红十字会新华医院照片等各项检查,膀胱内肿块消失,各个脏腑功能正常,白细胞、血小板上升到 5700 和 9.2 万,体重比未病时增加 6 斤,各种慢性病也未复发;双脚掌上的鸡眼和右尺骨小头上胡豆大的腱鞘囊肿也自然消失,原来内痔出血也好了,自 1991 年以来感冒也没发生过。中药也停了,现在身体、精神比未病时还好。

现在该同志是郭林新气功的教师、中国抗癌协会癌症康复会的会员、巴中县癌症康复小组组长;巴中县郭林新气功副会长、辅导站长,本着个人受益,大家受益的精神,热情为病人服务,并义务教学员 400 余人。

北京市红十字会新华医院郭林新气功办公室供稿

郭林新气功与癌症

王群英

1982 年诊断为剥脱性非乳头状膀胱原位癌。

这种病复发率高,有人术后多次复发。根据医院安排,术后进行了一系列的治疗,包括化疗(膀胱灌注)、服药等。有时化疗一个疗程未完,白细胞下降至 2000,血小板降到四万以下,只好停止化疗。我也不例外地复发了几次,身体越来越差,一直到知道并参加了郭林新气功学习练功后,体力才逐渐恢复,精神与生活也恢复正常。

郭林新气功是一种抗癌治癌的重要功法，我认为练自然行功、快功、三步点、吐音功收益最大。以自然行功为例，练功方法是通过脚翘手摸带功法的散步配合呼吸（吸吸呼），两手左右摆动，两吸一呼是吸入新鲜空气多于吐出的污浊气体。练功时心平气和，心安神静，轻松愉快，这样就能调节内分泌状态，提高免疫功能。我认为大量吸氧就能起到抗癌治癌作用，同时起到增强体力，调整血象的目的。

我从 1982 年患癌症至今已 16 年。我现年虽已 80 岁，练功从未间断。我是郭林气功受益者，通过我个人及病友们的经历，希望癌症患者在手术和药物治疗的同时，迅速投入郭林新气功的行列，取得最完美、最全面的治疗效果。我决心以实际行动珍惜它、维护它的信誉。

根据我 16 年练功经验，得到如下心得与体会。供参考。

一、手术、药物、气功三者相结合的治疗方法，是唯一正确的、全面的、有效的办法。对各种不同的癌症；不同的年龄都是行之有效的。

二、树立信心、决心、恒心。信心就是要相信自己能战胜疾病；决心就是要下大的决心，贵在坚持，才能收到效果；恒心就是持之以恒，把练郭林气功当做生活中不可缺少的组成部分。郭老师讲过“一日不练十日无功，十日不练百日空”。要生命不息，练功不止。

三、学功要认真，练功更要认真。动作要规范，按照“松、静、自然”的要领去做，才会产生内气，内气产生后，就会产生特殊的感觉。我走自然行功时，常常是换脚后就出现右嘴角上方肉跳，虽然时间短暂，却有一种轻松舒适感。同时要作到“圆、软、远”。我的体会，只有认真按照上述要求做时才能产生“内气”，疗效才更好。

四、练功时要绝对做到心情舒畅，在日常生活中应做到遇事不急不气，和亲朋同事不要比，对身边发生的任何事坦然处之，加强修养，永远保持良好的、乐观的精神状态。我是一个患有多种疾病的患者，除患膀胱癌外，还有高血压、糖尿病、脑梗死（这三种病严重时都住过医院治疗）、颈椎病、前列腺等疾病。多年来对一切事务，不论是疾病以及不愉快、令人心烦、着急、生气的事情，我都是坦然处之，一笑了之。我认为这是对待“癌”的最好的方法与态度。

杨彬胃癌肝转移康复情况

杨彬　男，59 岁。在吉林省四平市水利建筑勘测公司工作。家住四平市河丰路 7 号。

病案号：1547

患者病情：胃癌术后肝转移。

1989 年 9 月 5 日在长春医大三院手术，切除 2/3 胃体，初步确诊为胃小弯腺癌。术后每月做一次化疗，共做 4 个疗程。后来发现手术刀口附近（上段右侧）有拇指大硬结 3 个，长春医院认为可能有转移，建议再次手术。本人于 1990 年 6 月 19 日来北京市红十字新华医院进行综合治疗。

住院期间曾去北大医院肿瘤研究所检查，发现肝上已有转移灶。经过中西医治疗，吃北京中医院杨治英教授的中药，又跟高级气功老师于大元、李素芳学练郭林新气功。功目安排自然行功 40 分钟，升降开合之后吐“哈”音 24 个，特快功 20 分钟、（两轮）中快功 20 分钟，一、二、三步行功一小时、定步功、手棍、脚棍等。经 3 个多月中、西医、气功的治疗，取得了较好的效果。体重增加 3 公斤，精力充沛，每天坚持练功 4～5 小时，还经常给病友做思想工作，与病友交流练功体会，互相鼓励向癌魔做斗争，得到医院和病友们的好评。9 月 3 日经北大医院检查：B 超显示肝有 2.9×2.1 厘米肿物，9 月 20 日又经 514 医院 B 超检查肿物 3.0 厘米，出院前检查已缩小到 1.6 厘米，1990 年 9 月底出院回家后，仍每天坚持 5～6小时练功，有时还义务教功，后来被评为郭林新气功的助理气功师。

该同志于1992年6月来北京复查，经北大医院检查，病灶全部消失，各种脏腑均正常。至今仍然很好。

北京市红十字新华医院郭林新气功办公室供稿

郭林新气功给了我第二次生命

我叫刘文乾，确诊为胰腺癌，梗阻性黄疸。术后身体虚弱，不能化疗，只能用些营养药来支持。医生对我的孩子说：最多只能活一年。

1985年2月被确诊为胰腺癌广泛转移。3月5日，4月1日医生两次通知家属，患者是胰腺癌晚期，没什么希望，病人想吃什么尽量满足他，医院只能给用些营养药物，以维持生命，希望家属有思想准备，准备好后事……

这次出院后路都走不了，手、脚发软，体重从160斤降到了90斤，瘦得皮包骨，舌根硬了，身上的皮肤发黑发绿，老伴为我看好了寿衣。有一次在报纸上看到地坛公园有学气功治癌的，在走投无路的情况下，老伴陪我去了地坛公园郭林新气功辅导站，报名学了郭林新气功。每走一步东倒西歪，老伴怕我摔倒，时刻不敢离开我。我学功时，辅导站不收我的费，后来才知道，他们也认为我活不多久了。

开始学功时，我什么功也学不了，因自己掌握不了平衡，只有特快功勉强能学。练了一段时间后，效果就出来了，走路稳了。在身体有好转的情况下，又学了其他功目。我连续学了三期。从那以后，我一直坚持练功，一天大部分时间用在练功上，其他什么事我也不干，每天从早5点半练到中午11点，下午从3点练到6点，每天8个多小时。

练功5个月后,情况大改变,早点能吃两个馒头、半磅奶,两个鸡蛋(刚开始练功时手指肚大的饺子只能吃五个),不但能吃,而且能睡,体能增强,体质很快就恢复过来了,浑身觉得有使不完的劲。从1987年夏天开始,我什么药都不吃,各方面感觉都很正常,自我感觉比正常人还好。有很长一段时间我又到建筑工地去干活拿补差,通过B超检查一切正常,小关医院的吴主任见到我时大吃一惊,在他的印象里我该早已不在人世了。

1990年我得了胆结石症,医生要求手术。在术前我向医生提出了要求,我说我患过胰腺癌,让他剖腹后给我看一看胰腺如何。术后医生告知我,他说你的胰腺非常好,没有得过胰腺癌的迹象,我听了之后心里非常高兴,亲戚朋友都向我祝贺。我自己也在默默地想,是郭林气功,是郭林新气功给了我第二次生命。

在公园里大家在一起练功,通过话疗这种形式,我觉得很开心,脑子开窍了很多。我暗暗地下定了决心,不但要活着,而且要活的潇洒,活的有意义,活的有价值,别的大事干不了,力所能及的事还是可以干些的。我经常给外地和本地的患者咨询,不管什么时候找我,我都热情地接待,从不怕麻烦,向他们传授综合治疗的经验,并鼓励他们树立起战胜癌魔的信心和决心。我觉得,能为肿瘤患者做点力所能及的工作是一种快乐、一种满足。

直面人生　珍惜生命

我名谭菊美,江苏常州人。1990年,48岁时发现患了结肠癌,经过手术、化疗,1993年参加了常州市抗癌俱乐部,开始担任组长,1995年被评为常州市首届抗癌明显,1996年底、1997年初在俱乐部换届工作中被推举为会长,在为更多人谋划正确抗癌、健康生存的付出中,我领略到从未有过的生命乐趣。

我的经验是发现病情之后，在领导、同事、亲朋好友的关怀鼓励下，应该通过对生命的积极思索，直面人生，从面对死亡的惊悚、恐惧中觉醒过来，振奋精神，积极寻求生的机会。配合治疗，闯过道道难关，最终战胜死神，超越生命，走出生命的低谷，获得新生。归纳起来有以下几关：

一、直面人生、知足常乐

宇宙生命的规律是无始无终的，因果缘起，心物一元。因此，每个人的命运都由自己的言行所决定，不管是否觉悟到这一点，命运都事实上由自己自觉或不自觉地掌管着。因此，改造自我，精神治疗是首位，是根本。人们不如意事常有，生活艰难，工作繁忙，常会相伴而来。这时如果怨天尤人，整天满腹牢骚或郁郁寡欢则只会因此而不明事理，非但不能解决问题，反而在已经来临的困难之外，又在自寻烦恼。明智者，应该善于调节生活节奏，增强生活能力，做到工作劳累要自我超脱，生活清贫要潇洒自如。平时更不能把自己封闭在狭隘的小圈子里，要广交朋友，与人为善，根据自己能力大小处处关心别人，帮助别人，做到知足常乐。

二、综合治疗，郭林气功是个宝

中西医结合、药物治疗、食疗、病友间的话疗、多种气功治疗，都是在精神治疗的前提下，齐举并用的治疗方法。尤其是郭林新气功，气走经络，化淤化结，直接改善、恢复机体的本有功能，是防癌治癌的好功法，应该日日相伴，坚持不懈。

三、改善膳食，科学生活

日常生活中，做些适度的体育运动和力所能及的家务劳动，可以调节全身心的功能，增强机体对癌症及其他疾病的抵抗力。饮食要多样化，多吃蔬菜和水果，增加粗粮的比例，以增加纤维的摄食量。少吃腌、熏、炸、烤的食品，不吃霉变食品，不多吃脂肪，不吃过烫和过热的食品，维持标准的体重，培养卫生、科学的生活习惯。

一个癌症患者，要征服癌症，应该能体悟生命的规律，正确认识生命及生与死的问题，造就较高的生存质量，直面人生，珍惜生命。

一九九八年八月

癌症可防可治
——为防治癌症摇旗呐喊

五年前，我刚退休下来，经医生确诊我患了绝症——直肠癌，及时地进医院手术治疗，切除了癌症部位，过了手术关。但术后身体十分虚弱，生活不能自理。接着又遵照医嘱开始了放、化疗关。几个疗程下来，药物的毒副反应使我精神萎靡，四肢无力，食欲减退，白细胞下降，思想情绪低落。

面对癌魔的折磨，强烈的求生欲望迫使我振作精神，支持着我承受了放、化疗反应。这时我一方面适当地增加营养，过好饮食关，家人对我悉心照料，有利于抗癌的食品如蜂蜜、银耳、鲜鱼、番茄、绿茶，还有新鲜水果和蔬菜等，我就经常吃；而对不利于抗癌的腌腊制品，油煎烧烤食品就少吃或不吃；并同时服用中草药调理。另一方面我又坚持过好体能锻炼关。生命在于运动。五年来，我风雨无阻，不管严寒酷暑，坚持天天练郭林新气功，它使我食欲增加，睡眠正常，面色红润，体质增强，提高了自身免疫力。从此，我信心备增，身体越来越好，碰到我的熟人都说我不像是个癌症病人，还以为是医生误诊。

癌症患者重要的要过好心理调节关。我经常保持乐观的生活态度，七情（喜、怒、忧、思、悲、恐、惊）干扰会影响人的免疫功能，导致癌细胞的扩散。对付七情干扰，我的态度是凡事想开点，心境豁达，淡薄名利，对人宽容为怀，总之要自我克制情绪，泰然处之，知足常乐。对付癌症，要及早发现、早诊断、早治疗，要有一个良好的精神状态，要相信癌症可防可治,癌症不等于死亡。

我在练功中看到许多癌友,他们有说有笑地进行"话疗",共同的命运和追求,使他们的心相近,情更浓,在抗癌俱乐部这个癌症病人的特殊群体里,他们热爱生活,乐于奉献的精神,帮助病友振作精神去战胜磨难,这些生动的事例都深深地感动了我,我决心摒弃孤独、消极、见人矮三分的自卑心理,主动参加社会活动。在当今谈癌色变的社会中,人们还缺乏防治癌症的知识,也耳闻目睹到癌症正无情地吞噬着一批又一批病友的生命。我想发挥余热,为癌友做点实事,在防治癌症的战线上摇旗呐喊。五年来,我广泛搜集报章杂志上有关防治癌症的知识和国内外科技信息。我一面又采访了发生在癌症患者中间的助人为乐、奉献爱心的先进事迹。采写了几万字的通讯报道;同时又先后编辑出版了《抗癌通讯》《康复之家》等十七期内部刊物,向广大癌症患者传播防治癌症知识,受到了广大患者的欢迎。在抗癌俱乐部里,大家一致推举我担任秘书长工作。我相信在现代医学科学发展的时代,在不远的将来,人类将最终会战胜癌魔。

常州市抗癌俱乐部秘书长　张志敖供稿

附录六：

慢性病病例选介

梅花香自苦寒来

李　萍

我于 1982 年诊断为系统性红斑狼疮。当时 21 岁，刚参加工作不久。现代医学对此病无妙手回春之策，药物不能使其转危为安，病人只能面对死亡。这对于我来说，是非常残酷的现实。

正当我痛苦徘徊之际，我的同事兼好友给我带来了一个喜讯："大嫂（指张树云老师）也是这个病，曾几次病危住院，但她后来练气功，现在情况好极啦！"我如同在茫茫无际的大海中漂泊的一只小船，终于见到了航标。

我于 1989 年 4 月走向以"郭林新气功"治病的道路。在此，我由衷地感谢张老师，她是我们的良师与楷模。告诫我："无论何时也不可失去信念，多少人都是这样过来的，要坚强地活下去！"我从老师的身上获得了勇气，坚定了我用"新气功疗法"配合治病的信心、决心和恒心。

1994 年，是我永生难忘的一年。因我懒惰和掉以轻心，又忙于上班和琐事的劳累，学过的气功未能长期坚持而中断了，致使病情反复且来势凶猛。重症狼疮合并典型的肾病综合征，尿常规化验蛋白，24 小时尿蛋白定量 11 克，周身浮肿，有腹水 37 斤。毒水蔓延，使我躺不能平卧，立不能步行，入院治疗，一级护理，下肢不慎划破表皮小伤口，流水不止，感染蜂窝组织炎。当时，肾脏穿刺显示为"4 型弥漫增殖性病变"（西医将此型看作肾组织损伤最重的一型，难以逆转），B 超也显示肾组织有改变。入院期间，我虚弱得不能吹风，有一点儿风就感冒，几乎天天失眠或凌晨 3 点以后方可略入睡，病情每日愈下……医生们非常焦急，中西医都在积极治疗，但也都感到棘手和无可奈何，担心我会发生急性左心衰竭，几次会诊，都很失望，病历上不止一次注明："难以缓解，不可逆转"等。但我不愿意放弃希望，放弃生命。我想到贝多芬的话："我要扼住命运的咽喉，绝不能轻易放掉它！"于是，我在病房给张树云老师打了多次电话，电话中老师与我共渡"险关"，在精神上鼓励我，练功时辅导我，并叮嘱我："下楼，去楼道，一点点加功，循序渐进，不要急于求成。"当我第一次违背了"绝对卧床"的医嘱而走入花园时，心情真是难以言表。一个活蹦乱跳的人现在连地都几乎下不了，命运多么不公平！但我坚信老师的嘱咐，坚定不移地走向花园，吸取新鲜空气，振作精神，开始了我重病期间新阶段的"新气功治疗"。

郭林新气功疗法使我受益匪浅，这是我人生的一大转折点。从 1994 年 9 月，我腿部伤口愈合后，我便开始以 5 分钟起步练功了。刚练功一个月时，我就能自如地上下楼活动了，并感到体力有所改善，能吃能睡精神好，很少感冒。练功七个月后检查，24 小时尿蛋白定量 0.5 克，其余血的化验基本正常，强的松从刚住院时的 10 片减至 3 片，并没感到激素的副作用。此时，我不仅每日 4 小时练功，还要参加学习班学习。为提高质量，我又逐步增加了功时，练功九个月后，化验一切指标正常。1995 年我上了半班，1996 年我又上了整班。

通过亲身经历，我体会到：我的病虽属疑难病症，但不是不治之症，更不等于死亡。只要西医、中医加气功的治疗，定能攻克难关。我认准了"郭林新气功疗法"这条路。目前，曾为我治病的医生和同事们见到我都很惊讶，说出了奇迹，整个人精神焕发，精力充沛。的确，我能转危为安，并恢复今日的体质和仪态，"郭林新气功"起了举足轻重的作用。而今，我已变被动为主动，变消极为积极，由勉强外出练功为自觉和有兴趣。我坚信，前途是光明的，道路是曲折的，事在人为，有志竟成，幸福和健康属于坚韧不拔、持之以恒的勇士。

我酷爱梅花，在寒凝大地、风雪漫天的严冬，百花凋零了，只有梅花在冰雪中育蕾，雪中开花，如此火热，如此潇洒！“万花敢向雪中出，一树独先天下春！”

梅花是坚贞不屈的象征，也是春天的化身，愿所有苦练“郭林新气功”的病友们，以梅花经风傲雪，不畏严寒风霜。功夫不负有心人，没有苦中苦，岂有乐中乐，坚信——梅花香自苦寒来！

郭林新气功帮我战胜了不治之症

陈喜芝

我叫陈喜芝，今年46岁，是一名篮球运动员，后任教练。患再生障碍性贫血23年。我12岁成了篮球运动员，23岁当了教练。1976年5月结婚，8月患病，当时血色素8克，血小板8万，白细胞2000，住院骨穿，两个月卧床不起，确诊为“再生障碍性贫血”。我查书才知此病骨髓不能造血，为“不治之症”，当时精神就垮了。

当地18年的治疗，不仅不见效，而且越治越坏，真是全身从上到下都是病：再生障碍性贫血、乙肝、转氨酶高、抗体抗原阳性、胆囊炎、风湿性关节炎、慢性咽炎、子宫肌瘤、血沉快、脑血管硬化，白血球、血小板、血色素非常低，服用激素变得皮糙肉厚，服用雄激素，声音变成男声，靠输血维持生命。真可谓生不如死。没有了青春，没有了前途，没有了事业，怕耽误了爱人的前程，下狠心离了婚（爱人对我特别好，他不愿离开我）。家人看我病很重（最严重的时候，输完血血色素才2克，血小板8000，白细胞1000，心跳140下，后来眼出血，看不清东西），给我做好了死后要穿的衣服。

难道就这样了此一生？我不甘心，决心到北京找一条生路。来京后，一年的奔波治病，没有转机。真的没救了？我仍不甘心，于是买了五百元钱的书，从《郭林新气功疗法》一书中看到了张树云的病例,我如饥似渴地看了十几遍,兴奋得失眠了,4点钟起床,六点钟进公园找张树云老师学功。时间不对,星期三才有她的课,眼睁睁地盼到星期三,终于见到了张老师,我两眼泪汪汪,好似见到了久别重逢的亲人。在老师的鼓励下,我决心像她那样与天斗,与地斗,与命运斗,而且要信心百倍地活下去。我每天夜里两点钟起来练功,每天五、六个小时的功时。功夫不负有心人,经过一年的苦练,五脏六腑的病都没有了。18年来一直低得可怜的血色素竟然升到了8克。一年多来,除了感冒发烧输了一次血外,一直再没输血。这一效果是相当了不起的。在我的疾病的治疗中,我认为练功第一,医药第二。

只有经历了生离死别的人,才备感生命的可贵,才更加留恋人生,留恋社会,是郭林新气功救了我,我要倍加珍惜得之不易的生命,我要顽强地、信心百倍地活下去。我要更努力地练功,让郭林新气功伴我后半生!我要努力争取活得有意义、有价值。

郭林新气功结合中西医治疗
黑色素瘤达完全缓解

恶性黑色素瘤的发病率国外报道多为恶性肿瘤的1%~3%。我国发病率虽较低,但预后差。黑色素瘤来自黑色素母细胞,恶性度极大,可能一开始即为恶性。早期可迅速形成转移,严重威胁患者的生命。因此,如何提高黑色素瘤的诊疗水平,成为世界范围内引人瞩目的问题。我院通过学练郭林新气功辅以中西医综合治疗达完全缓解一例。

患者王禹洲、男43岁、汉族,入院日期1990年5月21日。职务,律师,住院号01514。单位:内蒙呼盟政法委。入院诊断:左眼脉络膜黑色素瘤,左眼球摘除术后。

临床资料:

1988年初左眼出现闪光，时有极亮的光环飘落，视力无改变。1989年8月左眼视野进行性缩小，视物不清，遂于1989年8月下旬来京，经同仁、协和眼底荧光造影，发现左眼玻璃液体混浊，乳头尚好，上方周边齐。网膜下有色素肿物，瘤体达11.86毫米，突向玻璃体腔内，表面网状血管迂曲，网膜浅脱，未见黄斑，无中心反光。一致诊为：左眼脉络膜恶性黑色素瘤、继发视网膜脱离，诊断明确。1989年9月12日入同仁医院眼科。1989年9月26日在局部麻醉下行左眼球摘除+异体巩膜移植+硅胶球植入术。术后病理诊断：左眼脉络膜黑色素瘤——混合细胞型，继发视网膜脱离。视网膜下渗出，视网膜萎缩（轻）前房渗出。原计划术后局部放疗。但因术后左眼术野球结膜50天未长满，错过放疗最佳时机，未放。化疗对黑色素瘤不敏感。为巩固提高手术成果，1990年5月21日来北京市红十字新华医院进行综合治疗，在学练郭林新气功的基础上辅以中医中药辨证施治，同时口服三苯氧胺，肌注干扰素等，多次定期复查未见异常。1991年6月恢复工作至今。

北京市红十字会新华医院郭林新气功办公室供稿